国家卫生和计划生育委员会"十二五"规划教材

全国高等医药教材建设研究会"十二五"规划教材
全国高等学校教材

供卫生管理及相关专业用

健康管理学
Health Management

主　编　郭　清

副主编　王培玉　闻德亮　王耀刚

编　者　(以姓氏笔画为序)

王培玉 (北京大学)　　　　　　　宋震亚 (浙江大学医学院附属第二医院)

王耀刚 (天津医科大学)　　　　　张竞超 (天津医科大学)

刘兰茹 (哈尔滨医科大学)　　　　孟凡莉 (杭州师范大学)

刘智勇 (华中科技大学)　　　　　柏高原 (天津医科大学)

李　明 (中华预防医学会健康风险　闻德亮 (大连医科大学)

　　　　评估与控制专业委员会)　　郭　清 (浙江中医药大学)

李永奇 (第四军医大学西京医院)　谢俊明 (浙江中医药大学附属第一医院)

吴海云 (中国人民解放军总医院)　鲍　勇 (上海交通大学)

何　丽 (中国疾病预防控制中心)

秘　书　孟凡莉 (杭州师范大学)

人民卫生出版社

图书在版编目(CIP)数据

健康管理学 / 郭清主编. —北京：人民卫生出版社，2015
ISBN 978-7-117-20820-8

Ⅰ. ①健…　Ⅱ. ①郭…　Ⅲ. ①健康－卫生管理学－医学院校－教材　Ⅳ. ①R19

中国版本图书馆 CIP 数据核字（2015）第 125407 号

| 人卫智网 | www.ipmph.com | 医学教育、学术、考试、健康，购书智慧智能综合服务平台 |
| 人卫官网 | www.pmph.com | 人卫官方资讯发布平台 |

健康管理学

主　　编：郭　清
出版发行：人民卫生出版社（中继线 010-59780011）
地　　址：北京市朝阳区潘家园南里 19 号
邮　　编：100021
E - mail：pmph @ pmph.com
购书热线：010-59787592　010-59787584　010-65264830
印　　刷：北京印刷集团有限责任公司
经　　销：新华书店
开　　本：787×1092　1/16　印张：30　插页：8
字　　数：636 千字
版　　次：2015 年 11 月第 1 版　2024 年 2 月第 1 版第 13 次印刷
标准书号：ISBN 978-7-117-20820-8
定价（含光盘）：69.00 元

打击盗版举报电话：010-59787491　E-mail：WQ @ pmph.com
质量问题联系电话：010-59787234　E-mail：zhiliang @ pmph.com

全国高等学校卫生管理专业
第二轮规划教材修订说明

我国卫生管理专业创办于1985年,第一本卫生管理专业教材出版于1987年,时至今日已有26年的时间。随着我国卫生事业的快速发展,卫生管理专业人才队伍逐步壮大,卫生管理专业教材从无到有,从少到多。为适应我国卫生管理专业的发展和教学需要,人民卫生出版社于2005年2月出版了第1轮全国高等学校卫生管理专业规划教材,其中单独编写教材10种,与其他专业共用教材5种,共计15种。这套教材出版八年来,为我国卫生管理人才的培养,以及医疗卫生管理事业科学化、规范化管理做出了重要的贡献。

当前,随着我国医疗卫生体制改革的不断深入,国家对卫生管理专业人才的需求量增加,卫生管理专业有了日新月异的发展,知识更新越来越快速,专业设置越来越细化,使得第1轮的教材已不能适应目前国内卫生管理专业发展和人才培养的需要。2012年在原卫生部领导的支持和关心下,全国高等医药教材建设研究会、人民卫生出版社开始组织第二轮规划教材的编写工作。全国高等医药教材建设研究会在2011年9月成立了"第二届全国高等学校卫生管理专业教材评审委员会",经过会上及会后的反复论证最终确定本次修订工作出版31种教材,并计划作为2013年秋季教材和2014年春季教材在全国出版发行。此次教材的修订工作是在贯彻党的十八大关于"深化教育领域综合改革"精神的背景下,在落实教育部、原卫生部联合下发的《关于实施临床医学教育综合改革的若干意见》的前提下,根据《国家医药卫生中长期人才发展规划(2011—2020年)》的任务要求,并结合国家卫生和计划生育委员会的总体要求,坚持"三基、五性、三特定"的原则,组织全国各大院校卫生管理专业的专家一起编写。

第二轮教材的修订工作从2012年7月开始,其修订和编写特点如下:

1. 教材编写修订工作是在教育部、国家卫生和计划生育委员会的领导和支持下,由全国高等医药教材建设研究会规划,卫生管理专业教材评审委员会审定,院士专家把关,全国各医学院校知名专家教授编写,人民卫生出版社高质量出版。

2. 教材编写修订工作是根据教育部培养目标、卫生管理部门行业要求、社会用人需求,在全国进行科学调研的基础上,借鉴国内外医学人才培养模式和教材建设经验,充分研究论证本专业人才素质要求、学科体系构成、课程体系设计和教材体系规划后,科学进行的。

3. 在全国广泛、深入调研基础上,总结和汲取了第一轮教材的编写经验和成果,尤其是对一些不足之处进行了大量的修改和完善,并在充分体现科学性、权威性的基础上,更考虑其全国范围的代表性和适用性。

4. 教材编写修订工作着力进行课程体系的优化改革和教材体系的建设创新——科学整合课程、淡化学科意识、实现整体优化、注重系统科学、保证点面结合。继续坚持"三基、五性、三特定"和"多级论证"的教材编写原则,以确保教材质量。

5. 教材内部各环节合理设置,含有丰富的内容和活跃的版式设计。包含章前案例、知识拓展、知识链接、本章小结、关键术语、习题、教学建议等,从多方面、多角度给予知识的讲授,促进知识的理解,深化内容的记忆。

6. 为适应教学资源的多样化,实现教材系列化、立体化建设,每种教材都配有配套光盘,方便老师教学和学生自主学习。

本轮卫生管理专业规划教材共计31种,全部为核心课程,单独编写教材,不再与其他专业共用。其中"管理基础课程部分"7种,"专业课程部分"20种,"选择性课程部分"4种。

本套教材所有31种书均为国家卫生和计划生育委员会"十二五"规划教材,计划于2013年秋季和2014年春季全部出版发行。

说明:2013年2月本套教材基本完稿,2013年3月"中华人民共和国卫生部"(简称"卫生部")更名为"中华人民共和国国家卫生和计划生育委员会"(简称"国家卫生和计生委")。本套教材的编委会已经考虑到此类问题,并把教材中相关名称作了修改,但是许多法规和文件还在沿用以前的名称,为了保持学术的严谨性,此类地方出现的名称不做修改。由于时间紧张,如有修改不到位的地方还请广大师生批评指正!

全国高等学校卫生管理专业
第二轮规划教材目录

书　名	版　次	主　编	
1. 管理学基础	第2版	冯占春	吕　军
2. 经济学原理		刘国恩	李　玲
3. 组织行为学	第2版	刘　毅	
4. 公共事业管理概论		殷　俊	
5. 公共关系学		王　悦	
6. 人际沟通及礼仪		隋树杰	
7. 公文写作与处理	第2版	邱心镜	
8. 管理流行病学		毛宗福	姜　潮
9. 卫生管理统计及软件应用		贺　佳	
10. 卫生管理运筹学	第2版	秦　侠	
11. 卫生管理科研方法		王　健	
12. 社会医学		卢祖洵	姜润生
13. 卫生事业管理学		张　亮	胡　志
14. 卫生服务营销管理	第2版	梁万年	
15. 卫生经济学		孟庆跃	
16. 卫生法学		黎东生	
17. 医疗保障学	第2版	姚　岚	熊先军
18. 卫生政策学	第2版	郝　模	
19. 药品管理学		张新平	刘兰茹
20. 卫生监督学	第2版	樊立华	
21. 医院管理学	第2版	张鹭鹭	王　羽
22. 卫生保健伦理学		佟子林	
23. 卫生财务管理		程　薇	
24. 卫生人力资源管理		毛静馥	
25. 卫生信息管理学	第2版	胡西厚	
26. 卫生项目管理		王亚东	
27. 卫生技术评估		陈　洁	于德志
28. 卫生应急管理		吴群红	杨维中
29. 国际卫生保健		马　进	
30. 健康管理学		郭　清	
31. 公共卫生概论		姜庆五	

全国高等学校卫生管理专业
第二届教材评审委员会名单

顾　问
王陇德　文历阳　陈贤义

主任委员
张　亮

副主任委员
郝　模　孟庆跃　胡　志　杜　贤

委　员
（以姓氏笔画为序）

马　进　王　羽　王　悦　毛宗福　孔军辉
申俊龙　任　苒　杨　晋　李士雪　吴群红
邱鸿钟　张新平　张鹭鹭　高建民　郭　岩
郭　清　梁万年　景　琳　曾　诚

秘　书
王　静　戴薇薇

主编简介

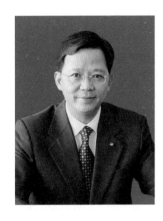

郭　清

　　男，1963 年 2 月生于江西省。现任浙江中医药大学副校长，教授，博士生导师。美国麻省医药学院名誉科学博士、哈佛大学博士后，享受国务院政府特殊津贴。教育部高等学校公共管理类专业教学指导委员会副主委，国家卫生和计划生育委员会基本公共卫生服务专家委员会委员，国家中医药管理局中医药改革发展专家咨询委员会专家委员，中华医学会健康管理学分会副主委，中国健康管理产学研联盟副理事长、学术与新技术管理专家委员会主委，中华预防医学会初级卫生保健分会主委，中华预防医学会社会医学分会副主委。

　　从事高等教育工作 29 年，创建了我国第一个健康管理学院，是服务国家特殊需求"治未病与健康管理"博士人才培养项目的负责人，国家中医药管理局"十二五"重点学科"治未病与健康管理"学科带头人，教育部"移动健康管理系统"工程研究中心主任。近年来主持编写由人民卫生出版社出版的《健康管理学概论》《中国服务业发展报告 2013》等，担任《健康管理师》培训系列教材的执行副主编，《健康研究》杂志主编。主持"十二五"和"十一五"国家科技支撑计划重点项目、"十五"国家科技攻关重点项目等省部级以上科研项目 30 多项，研究成果多次被国务院、国家卫生和计划生育委员会、国家中医药管理局等制定有关政策和颁布文件时采纳，并在新华社内刊、《中国科学院院刊》等登载。曾获全国优秀科技工作者，首届中国健康管理杰出贡献奖，2011 年被评为中国十大医改新闻人物。

副主编简介

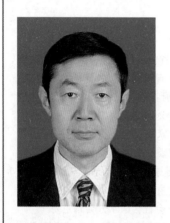

王培玉

男，1959年8月出生于内蒙古凉城县，现任北京大学医学部公共卫生学院教授，副院长，社会医学与健康教育系主任。1982年毕业于北京医科大学，1985—1988年在河北医科大学公共卫生学院攻读硕士学位，1991年10月赴日本山梨大学医学部留学，1996年获医学博士学位，之后留该校任教。2003年回到北京大学医学部任现职，从事慢性病的健康管理、健康教育、流行病学与营养学（营养与慢性病，母婴营养）等方面研究、教学与社会实践。

近10年来，在国内外学术杂志发表论文200多篇，其中100余篇为国际学术杂志论文；承担、完成多项国家自然科学基金，北京市自然科学基金及国际合作科研项目；主编《健康管理学》《常见慢性病社区综合防治管理手册》《健康科普讲演教程与实践》以及《护理健康促进》等。社会兼职有：《中华健康管理学杂志》副主编，*Journal of Epidemiology* 副主编，*Environmental Health and Preventive Medicine* 杂志副主编；中国营养学会营养与慢性病分会副主任委员，中国健康促进与教育协会常务理事，中国环境诱变剂学会常务理事，国家卫生和计划生育委员会职业技能鉴定指导中心 - 健康管理师国家职业技能鉴定专家委员会委员，北京市营养学会常务理事，中华医学会健康管理学分会常委，澳大利亚 Griffith 大学，日本滋贺医科大学，苏州大学等国内外6所大学的客座教授。

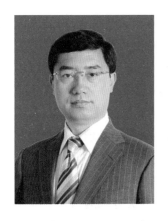

闻德亮

男，1966年出生于辽宁省。大连医科大学教授，博士研究生导师，国务院政府特殊津贴专家。现任大连医科大学校长，同时兼任教育部普通高等学校本科教学工作评估专家委员会委员、教育部临床医学专业教学指导委员会副主任委员、全国高等学校教学研究会第三届常务理事、中华医学会教育技术分会第七届委员会副主任委员、中华医学会医学教育分会第七届委员会委员、中华预防医学会卫生事业管理分会第二届委员会委员。

长期从事高等医学教育研究和教学工作。先后主持科技部"十一五"国家科技支撑计划重点项目、教育部人文社会科学研究项目等10余项课题。作为主要完成人获得国家级教学成果二等奖1项、辽宁省教学成果一等奖、二等奖各1项；作为主要参与者获得中华医学科技奖1项、辽宁省科技进步一等奖1项、辽宁省科技进步二等奖2项。作为主编或副主编编写国家级教材5部。

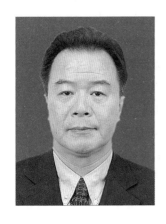

王耀刚

男，1965年2月生于天津市。现任天津医科大学副校长、卫生事业管理学教授、教育管理学研究员、博士研究生导师。

先后就读于天津医科大学、南开大学、天津大学，获得医学、法学学士学位，公共管理硕士学位，管理学博士学位，美国U.C.Berkeley高级访问学者。从事高等医学教育与管理工作20余年，近年开展健康管理、卫生经济、卫生政策与管理、慢病防控与管理相关教学、科研与实践工作。主持国家科技部、国家自然科学基金、国家卫生和计划生育委员会、天津市科学技术委员会、天津市教育委员会科研及教学研究课题10余项，指导博士、硕士研究生30余名，在著名医学综合杂志 *The Lancet* 等国内外学术刊物发表相关领域科研及教学研究论文60余篇。

前　言

　　健康管理学起源于 20 世纪 80 年代的美国,由健康体检发展而来,由健康保险推动,由健康信息技术支撑,因公众不断增长的健康物质和精神需求而壮大。自 2000 年以来,我国健康管理研究日益增多,内容丰富,进展迅速。研究领域涉及健康信息管理、健康风险监测与评估、健康干预、健康政策研究、健康服务产品研发等多方面,相关理论与学科体系初步形成,人才培养层次逐渐完善,人才队伍建设不断壮大,国家也颁发相应的政策文件,积极推动健康管理服务业的发展,为健康管理发展的法制化、规范化、科学化提供了有力支持。

　　为适应我国健康管理的发展,完善学科体系构架,加快人才培养进度,积极推进我国健康管理理论及实践服务的发展。各位编委在有关专家的指导下编写了《健康管理学》一书,以期对健康管理学科和服务的发展起到一定的理论与实践指导作用。

　　本书内容包括医学相关的基础知识、中医治未病的相关理论、健康管理涉及的信息管理、风险评估、健康教育、生活方式管理、心理干预、疾病管理等健康管理内容,同时也包括了公共场所、体检中心、保险行业中健康管理的相关知识,并对我国健康服务业发展现状进行概括和展望。在每一章节,我们都划定了学习目标,明确指出该章节的重点和难点,其后紧跟案例,引发学生兴趣和思考,自然而然地引入学习内容。在每一章节学习后,总结了各章的重点内容,配合相关习题对所学知识进行练习。同时,该书为了扩大学生知识面,根据每章特点设置了知识拓展和知识链接,以增强本书的可读性,拓展读者知识面。本书适用于健康管理专业的本科学生及相关领域从业人员,也可作为自学教材使用。

　　本书在编写过程中,通过编写会、初稿互审、主编和副主编审稿、定稿会、主编和副主编统稿等环节严格控制编写质量。参阅了大量论著、教材、文献和指南,得到各位编者所在院校的支持与帮助,在此一并表示衷心的感谢!

　　由于健康管理学科发展迅速,内容涉及面广,编著者水平及时间有限,难免有所纰漏与错误,恳请同行专家及广大读者批评指正,愿与大家一道为发展我国的健康管理事业作出贡献。

郭　清

2014 年 12 月 1 日

目　录

第一章　概　论

第二章　医学基础知识

第三章　相关基本知识

第四章 中医治未病的理念和方法

第五章　健康信息管理

第六章　健康风险评估

第七章　健康教育学

第八章　生活方式的健康管理

第九章　心理健康管理

第十章　重点人群与疾病的健康管理

第十一章　家庭、学校和工作场所健康管理

第十二章　健康管理在健康体检中的应用

第十三章 健康管理在健康保险中的应用

第十四章 健康服务业概述

概　论

学习目标

通过本章的学习,你应该能够:

掌握　健康管理的概念;健康管理的基本步骤和常用服务流程。

熟悉　我国健康管理的需求现状;健康管理的主要目标和相关学科的关系;智能健康管理的概念和研究内容。

了解　健康管理兴起的背景和发展趋势。

章前案例

健康养老地产案例分析

××健康养老地产坐落于浙江乌镇,总规划面积达5500亩,规划了养生养老、健康医疗和休闲度假三大主题,是一座国内功能齐备、设施先进、模式丰富、规模庞大的复合休闲健康养老主题园区。

该社区除了具备基本的养老设施建设外,还由××大学健康管理系按照健康管理的要求和内容,针对老年人的生理特点,进行日常健康管理指导服务。包括日常和定期的体检,健康档案的建立,健康信息的搜集,日常健康数据的监测,健康危险因素分析,健康风险评估。针对不同老年人的健康危险因素和健康风险,进行个性化的健康教育,提供日常生活方式的注意事项,进行针对性的健康干预,同时建立跟踪随访机制,保证健康干预措施的有效执行。

此外,该高校也提供一整套的老年人日常监测应急系统,包括常规生命体征监测,疾病变化预警系统,突发应急事件的处理流程等,保证老年人真正做到无后顾之忧。

××健康养老地产在养老地产中属于一个前沿的试验田,其建设理念并不局限于建筑设计等硬件条件,更多集中于健康管理服务等软件设施,这更符合国家发展健康管理服务业的精神。该养老地产也是我国探索老年健康服务体系、服务平台搭建、服务流程标准等一系列研究的示范基地,对推进全市乃至全省健康管理服务水平,提高老年人健康水平等方面,具有重要的探索意义和引领作用。

笔记

第一节　健康管理的兴起与发展

一、健康管理的演变

医学模式是认识健康与疾病等医学问题的思维方法。自古至今,医学模式在持续演变。自古代神灵主义医学模式到自然哲学的医学模式,随着社会生产力和科学技术水平的提高,人们对疾病的认识从求神问卜、符咒祈祷到寻求以自然的原因解释疾病,以朴素的唯物论和辩证法为指导将人体看成一个整体来寻求分析解决疾病的方法,从而产生了如我国传统医学和古希腊医学等医学体系。随着西方文艺复兴,自然科学的发展推动生物科学的进步,逐渐形成了解剖学、组织学、生理学等生物学体系,使人们开始从生物学的角度来认识生命、健康和疾病。伴随科技的进步,实验医学、基础医学得到迅速发展,人们对疾病的认识深入到细胞水平,这一阶段的医学模式称之为生物医学模式。生物医学模式的产生大大延长了人类寿命,在临床医学、公共卫生方面产生巨大推动作用,为现代医学作出了巨大贡献。

随着医学研究的不断深入和临床医学的不断进步,生物医学的还原论和心神二元论使其存在着深深的缺陷,使得医学过程变成纯粹的技术过程,忽视了人的生物性和社会性的统一。因此,1977 年美国 Rochester 大学内科学教授 Engel(恩格尔)提出了生物-心理-社会医学模式,认为导致人类疾病的不只是生物因素,还有社会因素和心理因素。在医学科学进步的同时,随着方法论的发展,对健康和疾病的认识开始由传统的单因单果向多因单果以及多因多果深入,在整体与整合的观念下,认为社会与心理因素在人的健康长寿方面或在疾病的发生发展方面,起着决定性的作用。生物-心理-社会医学模式要求临床医生在了解患者疾病和病史时,应从患者的社会背景和心理变化出发,对患者所患疾病进行全面的分析和诊断,从而制订有效的综合治疗方案;要求医疗工作者提高对患者的心理、社会因素作用的观察和分析能力,提高治疗效果。生物-心理-社会医学模式能更加全面客观地观察与解决现代健康和疾病问题,所以至今该模式一直被世界各地所推崇。

当今医学发展的趋势特征是生命与健康规律的认识趋向整体,疾病的控制策略趋向系统,正走向"4P"医学模式。"4P"医学模式即预防性(preventive)、预测性(predictive)、个体化(personalized)和参与性(participatory),被誉为 21 世纪医学发展的新方向。其核心是将预警、预防、个性化治疗及强调个体和群体的参与性有机结合为一体,全面提高人类的健康水平。健康管理学源于预防医学和临床医学,但不同于传统的预防医学和临床医学,是一门新兴的综合性医学学科。健康管理学学科主要包括健康监测与评估、健康教育与健康干预、慢性病与生活方式管理、健康管理与健康保险、健康与生产力管理、健康管理与卫生技术评估等。现代保健医学、特勤医学、预防医学等学科的发展,西方发达国家近年兴起的健诊学、慢病管理学、抗衰老医学等,是健康管理学产生的学科基础。同

笔记

时，结合我国的传统文化背景，中医学所积累的整体观和辨证施治的方法，是我国几千年文化的结晶，中医学强调通过调理达到身体系统内部的平衡以及与外部环境的平衡，以提高自身免疫力和自我修复能力来防病治病，在应对因人体代谢紊乱导致的慢性非传染性疾病方面显示出它独特的优势。两千多年的中医理论，其"治未病"的理念和实践与健康管理的主要内容可以互为补充和促进，是符合我国特色的健康管理，这一理念的结合穿越古今、跨越时空。健康管理学主要研究人的健康和行为方式的理论与实践，并与现代医学技术服务相结合，实现健康维护与促进的医学。健康管理学理论和实践的发展，对新医改形势下疾病的预防和控制，尤其是慢性非传染性疾病的防治，以及社会卫生资源合理配置和监督评价，必将产生重大影响，已受到了国内各领域专家的关注和业内人士的重视。

（一）古代健康管理的思想

健康管理思想早已有之，即祖国传统医学的"治未病"。"治未病"思想源自距今已有两千余年历史的中医学典籍《黄帝内经》。《素问·四气调神大论篇》指出："圣人不治已病治未病，不治已乱治未乱，此之谓也。夫病已成而后药之，乱已成而后治之，譬犹渴而穿井，斗而铸锥，不亦晚乎？"是指医术高明的医生能在病情潜伏之时掌握病情并早期治疗，若病患已经发生才给予治疗，就如同口渴了才挖井取水，临到打仗才铸造兵器，为时已晚。这段文字是现有可考记载中对"治未病"思想的最早概括。

战国时期名医扁鹊，医术高超，魏文王曾求教于扁鹊："你们家兄弟三人，都精于医术，谁是医术最好的呢？"扁鹊："大哥最好，二哥差些，我是三人中最差的一个。大哥治病于病情发作之前（上工治未病），那时候患者自己还不觉得有病，但大哥就下药铲除了病根；二哥治病于病情初起之时（中工治欲病），症状尚不十分明显，患者也没有觉得痛苦，二哥就能药到病除；我治病于病情十分严重之时（下工治已病），患者痛苦万分，家属心急如焚。此时，他们看到我在经脉上穿刺，用针放血，或在患处敷以毒药以毒攻毒，或动大手术直指病灶，使重症患者病情得到缓解或很快治愈，所以我名闻天下。"魏王大悟。这种"上医治未病"的思想，可谓中国古人对健康管理最精辟和朴素的概括。

（二）新中国健康管理之路

1975 年，当中国政府将一份中国卫生状况的报告递交给世界卫生组织（WHO）后，WHO 总干事长马勒博士震惊了：在当时世界人口平均寿命只有 55 岁的状况下，中国人的平均寿命却已达到 65 岁！而且中国的农民享受着最基本的医疗保障——合作医疗，有着一张从县到乡镇一直到村的"农村三级医疗预防保健网"，有着一支直接为广大农民群众防病治病的基层卫生技术队伍——"赤脚医生"。中国，作为一个人口众多的农业大国，又是一个经济、文化落后的穷国，刚刚经历了"文化大革命"的政治动乱，却在全世界面前呈现了一片卫生保健的绿洲，这可能吗？1975 年，世界卫生组织总干事哈夫丹·马勒博士来到中国考察，他看到了新中国成立后 20 多年里中国卫生事业所取得的巨大成绩：中国卫生工作坚持预防为主的方针；用较短时间建立起遍布城乡的三级医疗预防保健网；创立

笔记

了适合中国国情的合作医疗制度；多层次、多渠道培养了近130万名乡村医生；广泛开展爱国卫生运动；城市对口支援农村；国家、集体、群众共同集资兴办卫生事业等；特别是实行了"把医疗卫生工作的重点放到农村去"的卫生政策；从而使人民的健康水平迅速提高。结合中国情况，世界卫生组织经过调查和论证，"人人健康"的设想在1977年5月第30届世界卫生大会上形成决议，使得"人人健康"成为各国政府和世界卫生组织在20世纪内的主要卫生目标。1978年9月，由世界卫生组织和联合国儿童基金会在前苏联阿拉木图召开了国际初级卫生保健会议。这次会议宣布，初级卫生保健是实现"2000年人人享有卫生保健（Health for all by the Year 2000）"的关键，这就是著名的《阿拉木图宣言》。从此，中国的基层卫生保健经验得到了世界的公认，许多国际友人称赞说：中国是初级卫生保健的楷模和发源地。这一赞誉并不为过，也可以说，新中国人民健康水平的迅速提高是健康管理的成功范例。

（三）国际健康管理的趋势

20世纪末，时任法国总统密特朗邀请了75位诺贝尔奖得主，以"21世纪的挑战和希望"为主题汇聚巴黎，会后发布了《巴黎宣言》："好的医生应该是使人不生病，而不是能把病治好的医生"，"医学不仅是关于疾病的科学，更应该是关于健康的科学。"

当前健康管理的全球化发展趋势强劲，各国均在抓紧制定和实施"国家健康促进"行动规划，健康管理及其相关产业成为重点关注领域与优先发展方向。如美国正在实施的第三个"健康人民（Health People）2010"规划，奥巴马提出全民健康保险计划，全力推进医疗保健改革方案；欧盟国家正在实施的第二个"欧盟成员国公共健康行动规划（The Second Programmer of Community Action in The Field of Health 2008—2013）"；日本正在实施的第三个"健康日本21（Healthy Japan 21）"国家健康促进行动规划。

健康管理于20世纪80年代首先在美国出现，随后健康管理行业在欧美风行，并逐渐形成一个独立的行业，现已发展成十分庞大的产业。据统计，目前有7700万美国人在约650个健康管理组织中接受医疗服务，超过9000万的美国人成为健康管理计划的享用者，这意味着每10个美国人就有7个享有健康管理服务。2002年，时任美国总统布什在对众议院的年度国情咨文中提倡升级医疗信息技术建设，并制订了一份计划，以确保大多数美国人在今后10年内拥有电子健康档案（electronic health record，EHR）。在医院信息系统（hospital information system，HIS）方面，由联邦政府主导、集产业学术界共同参与的电子病历（electronic medical record，EMR）普及推进组织，每年投入HIS的开发费高达100多亿美元。同时，为支持医院信息系统建设向标准化发展，美国政府签署了一份医疗保险改革和医疗电子商务标准化的立法并已生效。2009年，美国总统奥巴马在健康保险改革方案中提出要建立覆盖全民的健康保险，为每一位公民建立电子健康档案，为此将投入200亿美元。

在日本，1995年"医用画像电子保存的共同规格"公开后，厚生省投入大量财力用于EMR的开发，一次性给予预算2.9亿日元。很多私人医院也使用了

4

EMR系统，能进行含有声音、图像等多媒体情报的综合处理。目前，日本医院信息系统协会正在致力于EMR信息系统安全性问题的研究。

英国国民医疗保健服务系统与IT（Information Technology）供应商签署了为期10年，金额逾55亿英镑的合同，致力于如全科医生数据系统（the general practice research database，GPRD）、医生网络软件系统（doctors independent network database，DIN）、欧洲健康档案项目（the good european health record，GEHR）等卫生信息技术应用的开发，并于2002年着手开展电子健康档案项目，2014年全面实现电子健康档案的应用，号称是世界最大的一笔用户信息化订购单。

澳大利亚也进行了通用的医疗和公共卫生数据定义的研发，并在全澳大利亚的卫生服务机构进行推广应用。澳大利亚卫生系统随之开发并实施了一套条理分明、排列有序的临床编码和卫生分类方法，编制了国家健康数据字典（National Health Data Dictionary，NHDD），其中之一是进行电子健康记录的研发，要求电子健康记录系统必须具有可交换、可操纵和整合多种源数据的能力。此外，在全国范围内开展"全民健康信息网络"的建设，在这项举措的影响下，电子健康档案系统在国家及区域化层面都得到了很大的发展。

二、我国健康管理的兴起

健康管理（health management）由健康体检发展而来，由健康保险推动而发展，由健康信息技术支撑而普及，由世人不断增长的健康物质和精神需求牵引而壮大，目前已成为世界各国提高国民健康水平，扩大内需，拉动消费，促进社会经济可持续发展的重大举措和有效途径。

健康管理在我国的兴起与快速发展，一方面是国际健康产业和健康管理行业迅猛发展影响的结果；另一方面也是伴随着中国改革开放近40年来，社会经济持续发展、国民物质与精神生活不断改善与提高，健康物质文化与精神需求增加的结果。1994年，中国科学技术出版社出版的我国第一部《健康医学》专著中，将"健康管理"作为完整一章，首次表述了健康管理的初步概念与分类原则、实施方法与具体措施等。2007年7月28日，中华医学会健康管理分会成立，同年10月，《中华健康管理学杂志》创刊发行；2011年1月郭清教授主编的《健康管理学概论》由人民卫生出版社出版发行，是我国健康管理学科的第一本教材，明确了健康管理学科的知识体系；同年9月，我国首个健康管理学院于杭州师范大学成立；2012年，"治未病与健康管理"成为国家中医药管理局"十二五"部级重点学科；2013年12月，杭州师范大学服务国家特殊需求博士人才培养项目"治未病与健康管理"获国务院学位委员会批准实施，标志着健康管理学科的本—硕—博三级人才培养体系构建完成；2013年杭州师范大学健康管理学院获批"移动健康管理系统"教育部工程研究中心。

2013年，在《国务院关于促进健康服务业发展的若干意见》（国发〔2013〕40号）文件中，国家首次明确提出加快发展健康服务业，把提升全民健康素质和水平作为健康服务业发展的根本出发点、落脚点。其发展目标是到2020年，基本建立覆盖全生命周期、内涵丰富、结构合理的健康服务业体系；健康管理与促进服务水平明显提高；中医医疗保健、健康养老、健康体检等多样化健康服务得到较大发展。这是我国健康服务业发展的纲领性指导文件，明确了包括健康管理在内的健康服务业未来发展方向和广阔前景。2014年1月人民卫生出版社出版了由杭州师范大学主编的《中国健康服务业发展报告2013》，该报告首次对我国健康服务业发展状况进行系统总结。

三、健康管理服务需求现状

（一）人口现状

2010年第六次全国人口普查数据显示，截止到2010年11月1日，中国的总人口为13.39亿，60岁及以上人口达到1.776亿，占总人口的13.3%，而65岁以上人口达到1.189亿，占全国总人口的8.9%。人口平均预期寿命达到74.83岁，比10年前提高了3.43岁。男性人口平均预期寿命为72.38岁，比10年前提高了2.75岁；女性为77.37岁，提高4.04岁。除人口数量增长外，我国人口老龄化程度也逐渐加剧。据民政部数据显示，截至2013年年底，我国60岁及以上人口数量已超过2亿，占总人口的14.9%，同2010年第六次全国人口普查相比，60岁及以上人口的比重上升1.64个百分点。保守估计，到2050年，中国60岁及以上的老年人将达到4.3亿之多。我国人口老化起步晚，速度快，数量大。自1999年我国步入老龄化社会以来，尽管比发达国家晚了几十年，但我国人口老龄化速度惊人，人口老龄化加速发展，老年人口基数大、增长快并日益呈现高龄化、空巢化趋势，需要照料的失能、半失能老人数量剧增。

然而我国社会养老服务体系建设仍然处于起步阶段，还存在着与新形势、新任务、新需求不相适应的问题。主要表现在：缺乏统筹规划，体系建设缺乏整体性和连续性；社区养老服务和养老机构床位严重不足，供需矛盾突出；设施简陋、功能单一，难以提供照料护理、医疗康复、精神慰藉等多方面服务；布局不合理，区域之间、城乡之间发展不平衡；政府投入不足，民间投资规模有限；服务队伍专业化程度不高，行业发展缺乏后劲；国家出台的优惠政策落实不到位；服务规范、行业自律和市场监管有待加强等。同时，我国的人口老龄化存在"未富先老"的尴尬境地，是在社会保障制度不完善、历史欠账较多、城乡和区域发展不平衡、家庭养老功能弱化的形势下发生的，所以加强社会养老服务体系建设的任务将十分繁重。

（二）疾病现状

第66届世界卫生大会于2013年5月在瑞士日内瓦通过了《2013—2020年预防控制非传染性疾病全球行动计划草案》，非传染性疾病主要包括心血管病、糖尿病、癌症和慢性呼吸道疾病，通常称为慢性或生活方式相关疾病。世界卫生组织的统计数据显示，非传染性疾病已成为人类的头号死因。

2008年有3600万人死于非传染性疾病，占当年全球5700万死亡人数的63%。WHO预测，在下一个10年，全球死于非传染性疾病的人数将增加17%，而在非洲，这一数字将达到24%。预计到2030年，这类疾病每年将夺走5200万人的生命。在我国，随着生活水平的提高，由不良生活方式如吸烟、酗酒、膳食

笔记

不平衡、运动不足等生活行为危险因素引发的慢性病患病率迅速上升,慢性病相关危险因素流行趋势日益严重。

1. 慢性病成为中国人群主要死因　全国疾病监测系统资料表明,近20年来,中国慢性病死亡占总死亡的比例呈持续上升趋势,已经由1991年的73.8%上升到2012年的84.5%,死亡人数超过600万。2006年,原卫生部与WHO联合举行仪式,发布了《中国慢性病报告》及全球报告《预防慢性病———一项至关重要的投资》中文版。报告显示,慢性病正在严重威胁全球人民的健康与生命,已成为全世界几乎所有国家成人最主要的死因。慢性病危害80%发生在中低收入的发展中国家,其中,中国居民的健康面临十分严峻的挑战。心血管疾病、糖尿病等已经成为威胁城市居民的主要疾病。

(1)心血管疾病成为我国居民健康的头号杀手:2014年8月8日,《中国心血管病报告2013》发布。报告显示,心血管病死亡占城乡居民总死亡原因的首位,农村为38.7%,城市为41.1%;中国心血管病危险因素流行趋势明显,导致心血管病的发病人数持续增加,估计目前心血管病患者2.9亿,脑卒中患者至少700万,心肌梗死患者250万,心力衰竭患者450万,肺心病患者500万,而今后10年心血管病患病人数仍将快速增长。2012年心血管病死亡率为255/10万,每5例死亡中有2例死于心血管病。根据几何级数法估算,目前全国高血压患病人数达2.7亿,每10个成人中至少有2人患高血压。高血压的知晓率、治疗率和控制率总体呈上升趋势,但仍分别低于50%,40%和10%,农村低于城市,男性低于女性,经济欠发达地区低于较发达地区。

(2)糖尿病将给中国居民健康带来严重威胁:第5版的国际糖尿病联盟(IDF)版图显示,20~79岁的人群中,我国糖尿病患者9240万,位列全球第1位,占糖尿病总人数的1/4,糖尿病前期为14820万。城市人口的糖尿病人数高于农村,在城市,糖尿病患病率为11.4%,农村为8.2%。2013年,发表于《美国医学会杂志》(JAMA)的一项近10万人大型调查表明,我国18岁及以上成人样本中,根据国际最新临床诊断标准(将糖化血红蛋白大于等于6.5%作为诊断糖尿病的标准之一)进行诊断的糖尿病估测患病率为11.6%,约1.139亿人,糖尿病前期人群可达到4.934亿。糖尿病将是我国重大的公共卫生问题之一。

在中国,半数的心血管疾病、脑卒中和失明由糖尿病所致,60%的慢性肾衰竭的罪魁祸首是糖尿病。根据全国卫生统计年报资料,我国城市和农村13年来的糖尿病死亡率上升趋势明显。

2. 慢性病相关危险因素流行日益严重

(1)超重和肥胖:最新数据显示,中国已成为世界第二大肥胖国。北京大学公共卫生学院教授、国家卫生计生委"全民健康生活方式行动"指导专家委员会运动专家组组长李可基教授表示,目前中国已经有3亿人"超重"。BMI大于28以上的肥胖人群现已突破1亿,肥胖率已突破10%,其中城市成年人体重超重者已经突破40%。随着生活水平的显著提高,我国国民超重和肥胖患病率也快速上升。据2010年全国疾病监测地区慢性病及危险因素监测主要结果显示,按照中国成人超重与肥胖判定标准,2010年,18岁及以上居民超重率30.6%,肥胖率12%。

更令人担忧的是,超重和肥胖已成为儿童和青少年突出的健康问题。儿童肥胖问题出现于 20 世纪 90 年代,从大城市、城郊向城乡地带扩展,到了 2005 年,城乡皆出现儿童超重和肥胖率急剧上升的情况。数据表明,全球儿童肥胖率 2010 年为 6.7%,同期我国数据为 8.1%,相比 1985 年的 0.2% 高出了近 8 个百分点。

在《中国居民营养与健康现状调查》国务院新闻办召开的新闻发布会上,时任原卫生部副部长王陇德院士,就中国人营养与健康的现状和变化趋势回答《健康报》记者提问时明确指出:经济水平发展以后,政府给群众以正确的健康知识引导非常重要。如果我们现在不及时开展正确的干预,就会步一些国家的后尘。如我国超重和肥胖的比例是 3:1,如果不正确引导,这些超重者中有很大一部分将会发展为肥胖。现在一些国际药厂把目光瞄准中国,他们认为中国将来糖尿病的发生率肯定要超过西方,而糖尿病的很多并发症严重影响健康,可以致残。这将会给经济和社会的发展造成巨大的影响和损失。因此,控制慢性病是我们工作的当务之急。

(2)血脂异常:血脂异常是心、脑血管疾病的重要危险因素,2002 年《中国居民营养与健康状况调查》首次获得了有代表性的我国人群血脂资料,我国成人血脂异常,患病人数达 1.6 亿,总患病率为 18.16%。2010 年全国调查显示,血清总胆固醇(TC)≥6.22mmol/L 的患病率在 18 岁以上男性、女性分别为 3.4% 和 3.2%,血清甘油三酯(TG)≥2.26mmol/L 的患病率在男女分别为 13.8% 和 8.6%,在血脂异常患者中,50% 患有高血压,37.5% 患有冠心病,超过 30% 患有外周动脉疾病。

(3)不健康的生活方式:膳食不合理、身体活动不足及吸烟是造成多种慢性病的三大行为危险因素。

1)膳食不合理:在我国经济迅速发展,食物供应不断丰富的 20 年中,人们偏离平衡膳食的食物消费行为亦日益突出。主要表现为:肉类和油脂消费的增加导致膳食脂肪供能比的快速上升,谷类食物消费的明显下降,食盐摄入居高不下。

2)身体活动不足:随着我国工业化进程的加快和生活方式的改变,我国居民身体活动不足的问题日益突出,而人们自主锻炼身体的意识和行动并未随之增加。据 2009 年年底原卫生部公布的《首次中国居民健康素养调查报告》结果显示,我国居民具备健康素养的总体水平为 6.48%,每 100 人中不到 7 人具备健康素养。《中国居民营养与健康状况调查》结果也表明,我国居民每周参加 3 次以上体育锻炼的比例不足 1/3,以 30～49 岁的中年人锻炼最少。

3)吸烟:全球每年因吸烟死亡的人数高达 600 万,我国则突破了 100 万。中国是烟草生产和消费大国,生产和消费均占全球 1/3 以上。根据 2010 年全球成人烟草调查(GATS)中国项目报告,目前 15 岁以上烟民有 3.56 亿,被动吸烟者 7.38 亿。每年因吸烟相关疾病所致死亡人数超过 100 万,如对吸烟流行状况不加以控制,至 2050 年,每年因吸烟死亡人数将突破 300 万。

3. 慢性病严重影响我国劳动力人口 2008 年第四次国家卫生服务调查显示:慢性病患病率按人数计算为 157.4‰;按性别分类男性为 177.3‰、女性为 222.5‰;在年龄分类中,65 岁及以上老年人为 645.4‰。中华人民共和国国家

笔记

统计局数据显示：2012年中国城市男性的前5位死亡原因分别是：恶性肿瘤、心脏病、脑血管病、呼吸系统、损伤和中毒，每十万人年死亡率分别是：恶性肿瘤为208.11、心脏病为136.38、脑血管病为130.68、呼吸系统为87.55、损伤和中毒为45.66。城市女性的前5位死亡原因分别是：心脏病、恶性肿瘤、脑血管病、呼吸系统、其他疾病。每十万人年死亡率分别是：心脏病为126.8、恶性肿瘤为120.12、脑血管病为109.8、呼吸系统为63.41、其他疾病为23.78。由此可以看出，慢性病是导致死亡的主要原因。

慢性病的后果是对患者的生活质量有严重的不利影响；造成过早死亡；对家庭、社区和整个社会产生巨大的负面并且被低估的经济影响。

4. 慢性病给个人、家庭及社会造成沉重的经济负担　慢性病在我国发病率逐年升高，随之而来的则是个人、家庭及社会所面临的沉重医疗和经济负担。目前，我国每年用于癌症患者的医疗费用近千亿元，虽然花费高昂，但中晚期癌症的治疗效果尚不满意，其不良预后不仅给患者家属带来巨大的痛苦，也影响了社会的稳定。

1992年我国卫生总费用为1096.86亿元，2002年卫生总费用为5790.03亿元，2012年卫生总费用为27 846.84亿元，由此可以看出，我国的卫生总费用近20年呈数倍增长的趋势。在2012年卫生总费用中，政府支出8365.98亿元、社会支出9916.31亿元、个人现金支出9564.55亿元。卫生费用的增长，一方面取决于居民利用各类医疗卫生服务的数量，另一方面是医疗卫生服务的价格（费用）水平。其中慢性病已成为居民健康水平下降、导致卫生总费用上升的原因。

《2013中国卫生统计年鉴》显示：在2012年疾病平均住院医药费中，慢性病治疗费用仍居高不下。比如：肺恶性肿瘤、食管恶性肿瘤、胃恶性肿瘤出院者人均医疗费分别是11 193.9元、13 231.9元、14 714.0元，心肌梗死冠状动脉旁路移植术医疗费高达34 835.1元。

2012年12月，《中国的医疗卫生事业》白皮书发布，显示居民慢性病患病、死亡呈现持续快速增长趋势，慢性病导致的死亡占中国总死亡的85%，导致的疾病负担占总疾病负担的70%。由此可以看出，慢性病治疗费用高昂，个人、家庭乃至社会、国家都承受着沉重的医疗和经济负担。

（三）医疗保障现状

为了深入贯彻党的十八大精神，国务院办公厅发布《深化医药卫生体制改革2013年主要工作安排》（国办发〔2013〕80号），提出坚持以科学发展观为指导、改革创新，坚持为人民健康服务的方向，坚持预防为主、以农村为重点、中西医并重，坚持保基本、强基层、建机制的基本原则，全面实施"十二五"医改规划，明确强调着力加快健全全民医保体系。主要体现在巩固扩大基本医保覆盖面、积极推进重特大疾病保障和救助机制建设、积极推进疾病应急救助制度建设、深化医保支付制度改革、提高基本医疗保险管理能力和服务水平、继续鼓励以政府购买服务的方式，委托具有资质的商业保险机构经办医疗保障管理服务。

我国基本医疗保险体系包括城镇职工基本医疗保险、城镇居民基本医疗保险和新型农村合作医疗"三大支柱"。截至2012年末，城镇基本医疗保险参保人

笔记

数达 53 641.3 万人，城镇职工基本医疗保险参保人数达 26 485.6 万人，城镇居民基本医疗保险参保人数 27 155.7 万人，参加新型农村合作医疗人数 8.05 亿人。

新型农村合作医疗补偿受益人次自 2004 年到 2012 年，从 0.76 亿上升到 17.45 亿，在保障农民获得基本卫生服务、缓解农民因病致贫和因病返贫方面发挥了重要的作用。2013 年 9 月 5 日，国家卫生计生委和财政部出台《关于做好 2013 年新型农村合作医疗工作的通知》，要求从 2013 年起进一步提高筹资水平，积极探索建立与经济发展水平和农民收入状况相适应的筹资机制，各级财政对新农合的补助标准从每人每年 240 元提高到每人每年 280 元，2014 年上升到 320 元。进一步提高保障水平、推动重大疾病保障工作，引导农民合理就医流向，推动实现"小病不出乡，大病不出县"。同时加快推进商业保险机构参与新农合经办服务和大病保险工作，更好地发挥社会力量在管理社会事务中的作用，从而切实维护农民的健康权益、提高农民的综合素质。

随着市场经济的不断发展，人民生活水平和保健意识的日益提高，医疗需求也相应地不断增长，其中以农村居民的医疗保健需求增长最快，随着新型农村合作医疗制度的实施，农村基层的医疗水平有所改善，但离满足人民群众的医疗需求尚有差距。同时，我国医疗资源分布不均，国家医疗投入资金不断增长，慢性患者数逐年增多，养老体系不完善等一系列问题也随着国家经济的发展逐渐暴露出来。所以，要实现"防保在社区、小病在社区、大病进医院、康复回社区"的服务模式，达到分流患者，减轻医院压力，缓解我国医疗资源超负荷运行现状的目的，则需要我们建立"家庭 - 社区 - 医院"的健康管理模式，将中华医学精髓和健康文化与现代健康管理理念和方法有机结合，进行积极、有效的居民健康管理。

四、健康管理是实现人人健康的必然途径

（一）医学的目的是促进和维护健康

习近平总书记强调："人民身体健康是全面建成小康社会的重要内涵，是每一个人成长和实现幸福生活的重要基础。"健康的人力是中国改革开放经济起飞的主要动力之一。然而，近 20 多年来，新生和复现的传染病，慢性非传染性疾病等问题给国民健康和国民经济带来了严重威胁。"13 亿中国人的健康，不能光靠打针吃药。面对我国医疗卫生服务的挑战，我们必须认真管理我国的健康资源。"原卫生部陈竺部长在《中国健康管理相关机构现状调查报告 2007—2008》中及时地提出了这样带有全局性的观点。

以维护健康为宗旨，实现预防为主、主动健康的目标，建立全面、全程、连续和个性化的健康管理服务模式，已成为卫生服务的发展方向，并得到了国内外实践的验证。健康管理服务发展需要大量从事健康管理服务的专业人员的支撑，健康管理师国家职业资格便是在这样的时代背景下产生的，其为健康管理师的职业发展提供了良好的社会环境。

（二）需要全方位去看待复杂的健康问题

影响人类健康的内在影响因素是基于遗传差异化的个体衰老过程，外在影响因素则是个体和群体所处的自然环境与社会环境。人类疾病的表现形式主要

笔记

有急性非传染性疾病和外伤、传染性疾病以及慢性非传染性疾病。根据疾病表现形式的形成原因、社会影响和应对办法，形成了不同的卫生服务模式。近代西方医学的临床医疗服务体系已经积累了较为成熟的应对急性非传染性疾病和外伤的方法和措施，近代西方医学公共卫生服务体系建立了较为完善的应对传染性疾病的疾病预防与控制体系。在我国，基于临床医疗服务的监测与评价手段和公共卫生服务的评估与干预理念所建立的健康管理服务还处于形成之中，它是应对慢性非传染性疾病快速增长的一种新型卫生服务模式。

很多人把钱投入治疗上，特别是临终前的抢救上，这些治疗费用占整个医疗费用的 70% 以上。但是收益率最高的健康投资却是参加健康管理，控制各自的健康危险因素，降低疾病风险，将疾病预防在先。英国的婴儿死亡率、孕产妇死亡率等位于世界最低国家之列，要学习它的社区卫生服务模式，让社区医师掌握健康管理理念与方法，当好健康的"守门人"，使去上级医院看病的人越少越好。健康管理放在社区最适合，把社区里每一个居民的健康都管理起来，这是今后医疗发展的一个趋势。健康管理的技能和方法推动健康管理学学科的实践探索，健康管理学学科理论的积累对指导健康管理服务的开展与健康管理师培训的规范有重要意义。

五、健康管理与新医改

改革开放以来，随着我国经济的发展和人民生活水平的提高，人民群众对医药卫生服务提出了更高的要求。老龄化、疾病谱的变化及环境恶化等导致医疗卫生需求增长，以及医疗资源供给过度、市场化等原因，我国社会出现了老百姓"看病难"和"看病贵"的情况。为有效解决当前我国医药卫生事业发展水平与人民群众健康需求及经济社会协调发展要求不适应的矛盾，中共中央、国务院在结合几十年来卫生发展实践探索的经验，提出了《中共中央、国务院关于深化我国医药卫生体制改革的意见》。

在新的医疗体制改革方案和"健康中国 2020 战略"总体框架下，紧紧围绕我国政府建设高水平小康型社会的总体要求，创立现代健康管理创新体系，创新服务模式与技术手段，使慢性非传染性疾病得到有效控制，在实现大幅度提高国民健康素质与健康人口构成比例，提高国民平均期望寿命和健康寿命中发挥重要作用；使健康管理相关产业成为国家拉动内需，扩大消费的民生工程和新的支柱产业之一；使健康管理成为引领和推动中国科技与产业发展的重要领域，最终实现健康管理与健康服务大国。

坚持理论研究与实践探索相结合，着力构建有中国特色的健康管理学科与产业体系；坚持需求牵引与产业推动相结合，以学术引领产业，以产业推动学术和学科发展；坚持体系构建与功能重组相结合，构建健康管理医学服务新模式和中医特色预防保健新体系；坚持技术标准与服务规范相结合，努力规范健康管理服务流程，提高行业核心竞争力；坚持成果示范与推广应用相结合，加大健康管理科技投入与成果转化的步伐，努力满足国人不断增长的健康需求；坚持引进、消化与自主创新相结合，充分吸收和利用各国先进的健康管理经验和技术，努力构建国际化的健康管理技术合作与服务平台；坚持政府主导与社会广泛参与相结合。

六、健康管理师职业与培训

健康管理师是 2005 年 10 月劳动和社会保障部第四批正式发布的 11 个新职业之一。2005 年 12 月，劳动和社会保障部 425 号文件《关于同意将医疗救护员等 2 个新职业纳入卫生行业特有职业范围的函》，将健康管理师列为卫生行业特有职业（工种）归入国家卫生计生委进行管理。

国家卫生计生委职业技能鉴定指导中心负责该职业的职业技能鉴定相关工作，是该职业国家职业资格唯一的认证单位。

健康管理师是从事对人群或个人健康和疾病的监测、分析、评估以及健康维护和健康促进的专业人员，其工作内容包括：采集和管理个人或群体的健康信息；评估个人或群体的健康和疾病危险性；进行个人或群体的健康咨询与指导；制订个人或群体的健康促进计划；对个人或群体进行健康教育和推广；进行健康管理相关技术的研究与开发；进行健康管理技术应用的成效评估等。

健康管理师是卫生行业特有的国家职业，其国家职业资格证书是对持证人从事健康监测、健康评价、健康维护、健康促进等相关工作技术水平的认证，是其具有相应专业水平的证明，由该职业全国唯一认证单位——国家卫生计生委职业技能鉴定指导中心组织鉴定及发证。健康管理师认证设一级、二级和三级等 3 个级别，2007 年起，率先启动二、三级培训和鉴定。符合报名资格的学员经过培训后，参加国家卫生计生委职业技能鉴定中心组织的国家职业资格健康管理师鉴定考核，经考试合格者，可获得由劳动和社会保障部与国家卫生计生委职业技能鉴定指导中心共同认定并颁发的《国家职业资格证书》。

第二节 健康管理基本概念

一、健康管理的相关概念

（一）健康与健康观

古希腊人关于健康的最初认识与描述："健康意味着（身体内）血液、黏液、黄胆液和黑胆汁四种液体达到平衡状态"。而医生的目标就是"通过饮食、休息、锻炼的手段和有限的几种药物来重建体液平衡"，恢复机体的健康状态。尽管这种原始的健康观及健康描述是朴素和过于简单的，但已经散发着唯物主义的健康管理思想与理念。

传统消极的健康观及健康定义："健康就是没有疾病"。此定义既没有揭示出健康的本质与特性，也没有表达出人体生命过程的不同状态及变化规律，因此对认识、评价与管理健康没有实际意义。

生物医学的健康观与健康定义表述：从生物医学的角度看健康，会得出许许多多关于健康的定义或概念表述。其中具有代表性的观点：其一认为："健康就是身体的良好状态"。这一观点尽管可以被大众普遍接受,但它却忽略了人体生命的特有属性以及健康的可测量性。其二认为:"健康是正常的功能活动"。这种观点只是把健康理解为正常的功能活动,而忽略了人体心理、精神的作用与影响。其三认为:"健康是人体检查数据的统计学正常值范围"。这是目前临床与保健医学领域应用最广泛的一个定义。虽然该定义为健康体检与健康管理提供了一个可测量的、相对准确及量化的概念,但其缺陷是忽视了健康的心理与社会适应性方面的属性及评价要求。

世界卫生组织关于健康的定义不断完善。1948 年世界卫生组织(World Health Organization,WHO)宪章中首次提出三维的健康概念:"健康不仅仅是没有疾病和虚弱,而是一种身体、心理和社会上的完善(well being)状态"。1978 年,WHO又在召开的国际卫生保健大会上通过的《阿拉木图宣言》中重申了健康概念的内涵,指出"健康不仅仅是没有疾病和痛苦,而是包括身体、心理和社会功能各方面的完好状态"。在《渥太华宪章》提出:"良好的健康是社会、经济和个人发展的重要资源"。1984 年,在《保健大宪章》中进一步将健康概念表述为:"健康不仅仅是没有疾病和虚弱,而是包括身体、心理和社会适应能力的完好状态"。1989年,WHO又进一步完善了健康概念,指出健康应是"生理、心理、社会适应和道德方面的良好状态"。

(二)疾病的概念

所谓疾病是指"一定的原因造成的生命存在的一种状态,在这种状态下,人体的形态和(或)功能发生一定的变化,正常的生命活动受到限制或破坏,或早或迟地表现出可觉察的症状,这种状态的结局可以是康复(恢复正常)或长期残存,甚至导致死亡"。随着医学科学的不断发展,人们查明一些症状常由一定的原因引起,该原因在人体内造成特定的病理改变,症状只是这些病理改变基础上出现的形态或功能的变化,该过程有一定的转归(痊愈、死亡、致残、致畸等),于是人们称这一过程为"疾病",对尚未查明原因者则称之为"综合征"。根据国际疾病分类手册(International Classification of Disease,ICD-10),疾病名称有上万个,而且因为新的疾病还在不断发现中,其名称会越来越多。分析目前人们关于疾病概念的认识,可以将其归纳为广义的疾病和狭义的疾病两大类。广义的疾病是针对健康而言,也就是说只要不符合健康的定义,就可以认为是有"病"了;狭义的疾病是根据疾病分类手册而言,也就是指具有一定诊断标准的、具体的疾病名称(包括综合征)。

知识链接

亚健康的概念

基于健康和疾病(狭义)的认识,人们发现有相当一部分人既不属于健康范围,也不满足疾病的诊断标准,而是处于两者之间,因此称为"亚健康"或"亚健康状态"。基于近年来中国学者对亚健康概念与内涵的理解和认识,中华中医药学会在 2006 年发布的《亚健康中医临床指南》中将亚健康定义为:

笔记

"亚健康是指人体处于健康和疾病之间的一种状态。处于亚健康状态者，不能达到健康的标准，表现为一定时间内的活力降低、功能和适应能力减退的症状，但不符合现代医学有关疾病的临床或亚临床诊断标准。"处于亚健康状态者，如不及时加以干预，有可能进一步发展为疾病，当然也可通过积极的治疗使机体恢复到健康状态。

亚健康的涵盖范围较为广泛，初步认为其涉及的范畴主要有以下几方面：身心上不适的感觉所反映出来的种种症状，如疲劳、虚弱、情绪改变等，其状况在相当时期内难以明确；与年龄不相适应的组织结构或生理功能减退所导致的各种虚弱表现；微生态失衡状态（即人体正常微生物群与其宿主的各级生态组织，及其相应生态空间的相互依赖的动态生理性平衡状态发生了不平衡，则称之为亚健康，如果发生失调则为亚临床或临床状态）；某些疾病的病前生理病理学改变。但具体来说，其内涵和外延还有待进一步探索。如亚健康状态与健康状态的界定，亚健康状态与亚临床、临床前状态的关系及界定，亚健康状态与一些综合征之间的关系，亚健康状态的严重程度等。

（三）健康管理的概念

由于不同专业视角的局限性，目前国内外对于健康管理的定义或概念还没有明确的表述。如从公共卫生角度认为：健康管理就是找出健康的危险因素，然后进行连续监测和有效控制；从预防保健角度认为：健康管理就是通过体检早期发现疾病，并做到早诊断及早治疗；从健康体检角度认为：健康管理是健康体检的延伸与扩展，健康体检加检后服务就等于健康管理；从疾病健康管理角度认为：健康管理说到底就是更加积极、主动的疾病筛查与及时诊治。因此，无论在定义的表述、概念及内涵的界定上均存在明显的不足或不完整，没有一个定义、概念能被普遍接受。

参考 2007 年施行的《健康管理师（试行）—国家职业标准》中对于健康管理师的职业定义，可以初步认为健康管理是以现代健康概念为指导，运用医学、管理学等相关学科的理论、技术和方法，对个体或群体健康状况及影响健康的危险因素进行全面连续的检测、分析、评估以及健康咨询、指导和健康危险因素干预，实现以促进人人健康为目标的新型医学服务过程。

通俗而言，健康管理是以人的健康为中心，长期连续、周而复始、螺旋上升的全人、全程、全方位的健康服务。健康管理有三部曲：①了解和掌握你的健康，即健康状况的检测和信息收集；②关心和评价你的健康，即健康风险的评估和健康评价；③改善和促进你的健康，即健康危险因素的干预和健康促进。健康管理以最优化的资源投入获取最大的健康效益。落实到健康管理的操作流程，健康体检可谓前提，健康评估是手段，健康干预是关键，健康促进则是目的。

健康管理概念内涵的要素与重点：健康管理是在健康管理医学理论指导下的健康服务。健康管理的主体是经过系统医学教育或培训并取得相应资质的医务工作者。健康管理的客体是健康人群、亚健康人群（亚临床人群）以及慢性非

笔记

传染性疾病早期或康复期人群。健康管理的重点是慢性非传染性疾病及其风险因子。健康管理服务的两大支撑点是信息技术和金融保险。健康管理的公众理念是"病前主动防，病后科学管，跟踪服务不间断"。

二、健康管理学的概念及学科范畴

健康管理学的概念：健康管理学是研究人的健康与影响健康的因素以及健康管理相关理论、方法和技术的新型交叉学科，是对健康管理医学服务实践的概括和总结。

健康管理学科范畴：健康管理学是集医学科学、管理科学与信息科学于一体，重点研究健康的概念、内涵与评价标准、健康风险因素监测与控制、健康干预方法与手段、健康管理服务模式与实施路径、健康信息技术以及与健康保险的结合等一系列理论和实践问题。

三、健康管理学的科学基础

健康管理的科学性建立在慢性病的两个特点上。首先，健康和疾病的动态平衡关系及疾病的发生、发展过程及预防医学的干预策略是健康管理的重要科学基础之一（图 1-1）。个体从健康到疾病要经历一个完整的发生和发展过程。一般来说，是从处于低危险状态到高危险状态，再到发生早期改变，出现临床症状。往往在被诊断为疾病之前，有一个时间过程。在急性传染病，这个过程可以很短。在慢性病，这个过程可以很长，往往需要几年甚至十几年乃至几十年的时间。期间的变化多数并不被轻易地察觉，各阶段之间也并无截然的界限。在被诊断为疾病之前，进行有针对性的预防干预，有可能成功地阻断、延缓甚至逆转疾病的发生和发展进程，从而实现维护健康的目的。其次，在慢性病的危险因素中，大部分是可以干预的，属于可以改变的因素，这为健康风险的控制提供了第二个重要的科学基础（图 1-2）。世界卫生组织指出，高血压、高血脂、超重及肥胖、缺乏体力活动、蔬菜及水果摄入量不足以及吸烟，是引起慢性病的重要危险因素。这些危险因素相关的慢性病在目前医学发展情况下难以治愈，但其危险因素却是可以预防和控制的。这就是健康管理的科学基础。

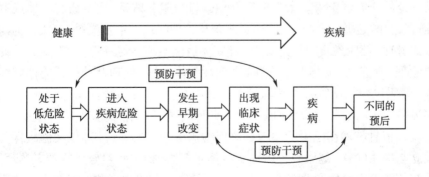

关口前移，重心下移

图 1-1　疾病的发生、发展过程及干预策略

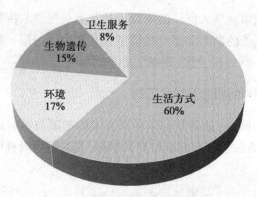

图 1-2 慢性病的相关危险因素

例如，我们可以通过健康风险分析和评估的方法确定冠心病、脑卒中、癌症、糖尿病等慢性病的高危人群，通过有效的干预手段控制健康危险因素，减少发病风险，可以在这些疾病发展的早期，尚未发展成为不可逆转之前阻止或延缓疾病的进程。在上述健康管理过程中，我们可以利用先进的信息技术，通过分析大量的健康和疾病数据，包括基因数据，影像结果，生物学标志物指标以及传统的临床指标，从中得出与个人健康相关的、非常有意义的健康管理信息，指导健康管理过程，达到最优效果。

四、健康管理学与相关学科的关系

健康管理学是一门新兴的医学学科，它依赖于基础医学、临床医学、预防医学的理论与技术。不同于传统的医学，它研究的主要内容、服务对象、服务内容与服务模式，从理论到实践都具有很大的创新性。因此，健康管理学应成为医学科技创新体系之一。现代医学科技创新体系应包括：基础医学创新体系；预防医学创新体系；临床医学创新体系；特种医学创新体系；健康管理学创新体系。

（一）健康管理学科体系构架

宏观健康管理学科与服务体系：主要研究国家政府和社会层面的宏观健康促进与健康管理问题。包括国家健康立法、公共健康促进与健康管理政策及策略、公共或（和）公益性健康管理与卫生服务机构、机制与模式以及相关法律法规及规范的研究制定等。微观健康管理学科与服务体系：主要研究个体或群体（包括家庭）的健康促进与健康维护、改善与管理问题。主要包括：健康行为与生活方式管理，健康素质与能力管理，健康体适能监测与促进管理，健康与劳动力资源管理，营养、运动与健康管理，主动性整体心理、生理及社会适应性健康管理等；健康风险控制管理学科与服务体系：主要研究引起慢性非传染性疾病的诸多风险因子的检测、评估与风险控制管理问题；健康信息技术学科体系：主要研究现代信息技术在健康管理与健康保险服务中的实际应用，以及健康保险险种设立与应用问题；健康教育培训学科体系：主要研究针对健康管理者的理论、技术与技能等方面的专业培训和面向广大健康管理需求者的健康教育与健康自我管理知识及技能培训等；中医治未病与特色养生保健学科与服务体系：主要研究如何将祖国传统医学"治未病"和养生保健的理论、技术及特色产品适时应

16

用到现代健康管理学科与服务体系中,并在健康管理理论研究与实践中得到传承及发展。

(二)健康管理学学科分类

从研究维度分为:生理健康管理学、心理健康管理学、社会适应性健康管理学等;从研究层次分为:宏观健康管理、微观健康管理;从研究主体分为:慢病风险管理、生活方式管理、健康保险、社区健康管理及劳动生产力管理等;从研究主要对象分为:健康人群、亚健康人群、慢病人群等。

五、健康管理基本步骤

健康管理是一种前瞻性的卫生服务模式,它以较少投入获得较大的健康效果,从而增加了医疗服务的效益,提高了医疗保险的覆盖面和承受力。一般来说,健康管理有以下三个基本步骤。

第一步是了解和掌握你的健康,开展健康状况检测和信息收集。只有了解个人的健康状况,才能有效地维护个人健康。因此,具体地说,第一步是收集服务对象的个人健康信息。个人健康信息包括:个人一般情况(性别、年龄等),目前健康状况和疾病家族史、生活方式(膳食、体力活动、吸烟、饮酒等),体格检查(身高、体重、血压等)和血、尿实验室检查(血脂、血糖等)。

第二步是关心和评价你的健康,开展健康风险评估和健康评价。根据所收集的个人健康信息,对个人的健康状况及未来患病或死亡的危险性用数学模型进行量化评估。其主要目的是帮助个体综合认识健康风险,鼓励和帮助人们纠正不健康的行为和习惯,制订个性化的健康干预措施并对其效果进行评估。患病危险性的评估,也被称为疾病预测,可以说是慢性病健康管理的技术核心。其特征是估计具有一定健康特征的个人在一定时间内发生某种健康状况或疾病的可能性。

在健康风险评估的基础上,我们可以为个体和群体制订健康计划。个性化的健康管理计划是鉴别及有效控制个体健康危险因素的关键。将以那些可以改变或可控制的指标为重点,提出健康改善的目标,提供行动指南以及相关的健康改善模块。个性化的健康管理计划不但为个体提供了预防性干预的行动原则,也为健康管理师和个体之间的沟通提供了一个有效的工具。

第三步是改善和促进你的健康,开展健康危险干预和健康促进。在前两步的基础上,以多种形式来帮助个人采取行动,纠正不良的生活方式和习惯,控制健康危险因素,实现个人健康管理计划的目标。与一般健康教育和健康促进不同的是,健康管理过程中的健康干预是个性化的,即根据个体的健康危险因素,由健康管理师进行个体指导,设定个人目标,并动态追踪效果。如健康体重管理、糖尿病管理等,通过个人健康管理日记、参加专项健康维护课程及跟踪随访措施来达到健康改善效果。一位糖尿病高危个体,其除血糖偏高外,还有超重和吸烟等危险因素,因此除控制血糖外,健康管理师对个体的指导还应包括减轻体重(膳食、体力活动)和戒烟等内容。

健康管理的这三个步骤可以通过互联网的服务平台及相应的用户端计算机

系统来帮助实施。应该强调的是,健康管理是一个长期的、连续不断的、周而复始的过程,即在实施健康干预措施一定时间后,需要评价效果、调整计划和干预措施。只有周而复始,长期坚持,才能达到健康管理的预期效果。

六、健康管理常用服务流程

一般来说,健康管理的常用服务流程由以下五部分组成。

(一)健康体检

健康体检是以人群的健康需求为基础,按照早发现、早干预的原则来选定体格检查的项目。检查的结果对后期的健康干预活动具有明确的指导意义。健康管理体检项目可以根据个人的年龄、性别、工作特点等进行调整。目前一般的体检服务所提供的信息应该可以满足这方面的要求。

(二)健康评估

通过分析个人健康史、家族史、生活方式和从精神压力等问卷获取的资料,可以为服务对象提供一系列的评估报告,其中包括用来反映各项检查指标状况的个人健康体检报告,个人总体健康评估报告,精神压力评估报告等。

(三)个人健康管理咨询

在完成上述步骤后,个人可以得到不同层次的健康咨询服务。个人可以去健康管理服务中心接受咨询,也可以由健康管理师通过电话与个人进行沟通。内容可以包括以下几方面:解释个人健康信息及健康评估结果及其对健康的影响,制订个人健康管理计划,提供健康指导,制订随访跟踪计划等。

(四)个人健康管理后续服务

个人健康管理的后续服务内容主要取决于被服务者(人群)的情况以及资源的多少,可以根据个人及人群的需求提供不同的服务。后续服务的形式可以是通过互联网查询个人健康信息和接受健康指导,定期寄送健康管理通讯和健康提示;以及提供个性化的健康改善行动计划。监督随访是后续服务的一个常用手段。随访的主要内容是检查健康管理计划的实现状况,并检查(必要时测量)主要危险因素的变化情况。健康教育课堂也是后续服务的重要措施,在营养改善、生活方式改变与疾病控制方面有很好的效果。

(五)专项的健康及疾病管理服务

除了常规的健康管理服务外,还可根据具体情况为个体和群体提供专项的健康管理服务。这些服务的设计通常会按患者及健康人来划分。对已患有慢性病的个体,可选择针对特定疾病或疾病危险因素的服务,如糖尿病管理、心血管疾病及相关危险因素管理、精神压力缓解、戒烟、运动、营养及膳食咨询等。对没有慢性病的个体,可选择的服务也很多,如个人健康教育、生活方式改善咨询、疾病高危人群的教育及维护项目等。

七、健康管理的主要目标

在新的医药卫生体制改革方案下,紧紧围绕我国政府建设高水平小康型社会的总体要求,创立现代健康管理创新体系,创新服务模式与技术手段,使慢性

笔记

非传染性疾病得到有效控制,在实现大幅度提高国民健康素质与健康人口构成比例,提高国民平均期望寿命和健康寿命中发挥重要作用,使健康管理相关产业成为国家拉动内需,扩大消费的民生工程和新的支柱产业之一,成为引领和推动中国科技与产业发展的重要领域,最终实现健康管理与健康服务大国。

八、健康管理的主要任务

建立一个新学科——即在逐步统一和完善健康管理相关概念(定义)的基础上,建立起一个与现代医学创新体系相匹配、能够适应和满足我国健康管理及相关产业发展需求的新的医学学科。

构建一个新体系——即研究构建中国特色的健康管理学科与产业体系:包括国家健康研究体系、健康管理学科体系、健康管理信息化服务体系、产品与技术研发体系、教育培训体系、慢性非传染性疾病风险监测评估与管理控制体系、国人健康/亚健康评价指标与评估模型体系(国人健康量表)、中医治未病与养生保健体系。

创建一批新平台——即研究构建一批中国特色的健康管理科技研发创新平台:包括健康管理学科与理论研究平台、健康管理关键技术与特色产品研发平台、健康管理信息技术与网络服务支持平台、健康管理社区服务模式创新示范平台。

研发一套新标准——即研制并颁发一套健康管理相关技术标准与规范:包括健康体检技术标准与规范、健康评估技术标准与规范、健康风险预测预警技术标准与规范、特殊职业/环境医学适应性选拔评定技术标准与规范、国人健康/亚健康评价标准与实施规范、健康管理和干预效果评价标准与规范、健康管理相关仪器设备与干预产品的技术标准与规范、健康信息技术与网络化服务标准与规范。

创建健康管理服务新模式——包括医院/疗养院健康管理新模式、社区健康管理医学服务新模式、新农合健康管理医学服务新模式、健康保险与健康管理服务新模式等。

打造首批健康管理示范基地——包括科研与培训基地、预防性体检与健康管理示范基地、产品研发与转化基地、社区健康管理与健康促进基地、疗养院与中医治未病健康管理基地、健康保险与健康管理示范基地、健康信息技术应用示范基地等。

培训造就一支健康管理专业队伍——包括科研、教学、产品研发、技术服务等专家或专业团队。

形成一个大产业——即健康管理服务与相关产业规模空前壮大,成为新的支柱产业。

第三节　智能健康管理

新医改激活了进展缓慢的卫生信息化,引来了各地数字医院和区域医疗网络的建设高潮,许多与医疗相关的 IT 新技术和新应用也随之进入医疗健康领域,智能健康管理的概念进入人们的视野。

笔记

一、智能健康管理的概念

智能健康管理是整合医疗与信息技术相关部门、企事业单位的资源,进行全面合作,通过信息化技术,研究健康管理信息的获取、传输、处理和反馈等技术,实现区域一体化协同医疗健康服务,建立高品质与高效率的健康监测、疾病防治服务体系、健康生活方式与健康风险评价体系,进行健康评价、制订健康计划、实施健康干预等过程,达到改善健康状况,防治常见和慢性疾病的发生和发展,提高生命质量,降低医疗费用的目的,最终实现全人、全程、全方位的健康管理。

二、智能健康管理的必要性

1. 智能健康管理是合理配置医疗卫生资源,提高医疗健康服务的必然选择　移动数字医疗和智能健康管理坚持预防为主、促进健康和防治疾病相结合,推进信息科技和医疗技术相结合,开发提供用于个人和社区居民的微型、智能、数字化人体穿戴式多参量医学传感终端等医疗与健康管理设备,以移动医疗数字信息化技术管理为手段,为居民提供实时的健康管理服务,为医护人员提供在线的医疗服务平台,为卫生管理者提供健康档案实时的动态数据,形成自我健康管理及健康监测、健康风险评估和远程医疗协助有机结合的循环系统,实现对个体健康的全程监控,显著提高重大疾病诊断和防治能力,提高医疗服务效率、质量、可及性,降低医疗成本与风险,为全民健康水平的提高提供强有力的科技支撑。

2. 智能健康管理是加快卫生信息化建设的迫切需要　"十一五"以来,我国卫生信息化建设取得较快发展,但由于健康管理和卫生服务本身固有的特殊性和复杂性,卫生信息化尚缺乏顶层设计和信息标准,顶尖的信息技术没有很好地与现代医学技术嫁接、交互、整合,信息孤岛和信息烟囱问题突出,组织机构建设滞后,专业技术人员匮乏、分散。智能健康管理充分发挥移动信息化优势,积极助力医疗行业打通内外部信息孤岛,构筑医患沟通平台和健康信息共享机制,开发效率更高、成本更低的数字医疗服务产品及平台,制定信息标准和规范,培养智能健康管理人才,从而助推卫生信息化建设的加快发展。

3. 智能健康管理是进一步推广全民健康事业的需要　我国经济发展、尤其是东部地区经济的快速增长,居民对健康需求的日益增长,健康产业的大力兴起,为智能健康管理的实施奠定了良好的基础;"国家数字卫生关键技术和区域示范应用研究"等多项国家课题的研究与报告,为智能健康管理构建了先进的信息技术与现代医学技术交互、整合、开发的平台,推动了区域卫生资源互通共享,满足政府、企业和居民的需求。

三、智能健康管理的研究内容

1. 数字健康(eHealth)　eHealth 最早出现在 2000 年,由于 eHealth 产业链涉及范围较广,有信息运营商、软件与硬件、IT 服务、医疗器械,医疗与健康管理行

20

业，内容也覆盖了全民健康信息网络、电子健康记录、远程医疗服务、移动医疗设备和通讯，以及越来越多基于 IT 和通讯技术的疾病预防、健康监测和生活方式管理的系统和设备，至今没有人给 eHealth 下一个统一、清晰的定义。

目前，关于 eHealth 的常用涵义有如下几种：① eHealth 为记录健康信息，个人主动参与疾病诊疗和健康管理；② eHealth 其实是一系列医疗信息化系统，例如电子病历、数据挖掘等；③ eHealth 其实是一种管理理念，通过互联网和其他相关技术在医疗健康行业的应用，提高医疗机构向患者传递医疗服务的效率、效果和质量；④ eHealth 是一种全新的健康生活方式，借助 IT 技术在预防、诊断、治疗、随诊、康复及健康促进全方位的应用，最大限度地整合和利用医疗健康资源，提高公众的健康状况；⑤ eHealth 过程中信息集成、IT 和通讯技术起到重要作用，是患者主动参与诊疗的过程。

健康管理对于控制慢性病发展、控制看病成本、预测疾病的发展，避免严重并发症，提高生命质量和医疗服务质量都有重大意义。随着老龄化社会的到来，21 世纪应优先发展健康产业，包括共享与综合保健，个人的健康保健应有一个专业团队负责，团队的成员来自医疗保健系统的各个级别层次。这除了要求获得有效、安全的电子健康记录（I-EHR），建立区域医疗信息网络（RHINs），还需要同步和异步协作服务工作，这时出现了一种更广泛的新型 eHealth 服务工作，eHealth 的内涵不断扩展。

在智能健康领域，主要瞄准 eHealth 的数字化、微小化、智能、微创/无创、准确、安全、可靠等关键需求，集成创新开发用于个人和社区居民的微型、智能、数字化人体穿戴式多参量医学传感终端等医疗与健康管理设备，包括新型传感终端的研制开发、微功率智能终端技术、传感监测技术、数据的自适应容错技术、质量控制方案、防冲突和定位技术等。

2. 移动健康（mHealth）　随着移动通信技术和医疗技术设备的发展，促进了移动通信系统在医疗保健行业的应用，出现了 mHealth 一词，并成为 eHealth 的一部分。mHealth 是把计算机技术、移动通信以及信息技术应用于整个医疗过程的一种新型的现代化医疗方式，它是面向社会的、全面的医疗信息、医疗服务和健康管理服务的复杂系统。

mHealth 最早用于紧急医疗支持（eEmergency）。自 2000 年以来有关于无线、应急远程医疗系统的报道，大多数的应用是集中在传输疾病的主要特征参数，如远程心电（ECG）对心脏病的诊断。最新的研究一部分集中在支持紧急医疗服务，即提供了创伤平面图像或视频传输（例如：超声），或者集中于集成系统以用于针对特定的紧急情况，如脑卒中。

移动电话的普及，为运用移动技术支持医疗服务提供了关键的基础。据一项移动通信医疗服务应用的社会大众调查显示，60% 被调查者有通过手机挂号和查询医疗健康信息服务的需求，65% 的人希望医疗检查结果能发送到本人手机上；57.8% 的人对手机健康热线咨询有需求；35.6% 的人认为对术后、诊后、产后手机跟踪服务有需求。随着 3G 手机逐渐普遍化，手机的功能越来越强大，运营商已逐渐从它自身的领域向其他产业扩张，移动医疗就是其中之一。mHealth

笔记

的一个概念为是利用手机终端采集用户的多种生理信息,如体温、血压、血氧、脉搏、心电等。手机终端利用采集器来实现采集的功能,采集器与手机可以是一体或分体,两者之间采用有线(如 USB)或无线(如蓝牙)的方式传递信息。

过去,阻止移动医疗成为现实的障碍是网络连接、安全性、可靠性以及低成本和低功耗等要求,但随着 3G 无线通信技术在全球逐渐普及,以及技术不断演进、速率不断提高,无线通信技术对移动医疗支撑已经不是问题。目前,在该领域的主要应用有:远程数据采集、远程监控、疾病与流行病传播跟踪、诊断与治疗支持、无缝隙监护与健康管理、教育与通知、针对医疗工作者的交流与培训,以及开发与运用便携式医学传感终端。移动医疗信息系统的核心思想就是通过使用掌上电脑(终端设备),通过无线网络连接后台使用的服务器和数据库,实现相关信息的浏览、查询、采集和传输,彻底解决有线医疗信息系统存在的各种问题。移动医疗的范围非常宽,并且各种应用都还在持续不断地发展。

在发展中国家的偏远农村,由于医疗卫生工作者的严重短缺以及地理障碍和沟通障碍,限制了医疗保健工作的开展。大型医院由于人员短缺或者床位不足,患者无法住院或者无法进行出院后的随访和健康干预。mHealth 干预可以提供高效的解决办法。

无线和移动设备及技术会对医疗健康产业产生重大的影响,可使远程医疗监测、咨询和医疗更加灵活、方便。mHealth 通过及时的医疗信息服务为解决医疗资源短缺问题提供了空前的机会。越来越多的数据表明,mHealth 通过它的低成本、高效、广泛应用,在许多医疗资源匮乏的地区,改变了医疗的传递方式。但是也存在一些挑战。

健康信息系统的一个最主要挑战是可扩展性和可持续性,特别是在急需初级卫生保健信息的经济落后地区。健康信息系统如何能够辐射到偏远的农村,如何利用移动通信技术收集、处理、分发健康数据,也是挑战之一。

移动设备正在高速地进入医疗健康领域,对于临床医生和消费者日益成为一种日常必需的健康管理工具。但人们对移动便携式设备对于保证人体健康的认识,设备开发与供应商对设备开发供应机会的把握、与服务提供者的知识和能力相关的服务质量,信息系统的整合和信息服务的互通、互认,传递的医疗健康信息的管理、减低使用设备的风险等,都是应解决的问题。

mHealth 的发展趋势为:针对远程用户应能进行随时随地的,不受时间和空间限制的,没有信息限量的传递交换多种类的和可靠的用户资料视频、生理参数、伤检分类、数据和交流,开展诊断、治疗、干预,实现无缝隙的健康管理。

智能健康管理领域主要瞄准 mHealth 的移动、实时、可靠等关键需求,集成创新基于无线局域网络和移动网络的医疗健康数据安全高效传输技术,包括可靠无线信道编码技术、医疗数据时间戳技术、移动数字医疗数据传输协议、可靠的无线路由和多网接入技术、智能移动多媒体健康终端开发技术等。

3. 我的健康(iHealth) iHealth 也是智能健康的意思。受消费者对远程医疗服务的需求、对健康生活和健身的增长意识和需求推动,2010 年全球移动医疗所创造的价值高达 500 亿～600 亿美元,大部分来自远程监控服务和技术,很多国家已经在开发移动医疗的业务,在商业模式、通信技术、生理信息采集器等方面都有相关的研究。

iHealth 的研究方向主要为:瞄准其海量、异构、智能、个性化服务等关键需求,创新性地研究并建立以组织化医疗中心为龙头的、区域一体化协同的、交互式诊断与干预的智能健康管理服务体系,实现对全人、全程、全方位的健康管理。主要包括心脏病、糖尿病等常见重大疾病的特征参数与诊断模式技术、具有自主知识产权的居民健康档案规范和统一数据交换技术、健康数据中心的云存储技术、区域化协同健康服务体系的云计算技术、多源异构数据融合和智能数据挖掘技术、移动健康管理的多媒体交互技术、数字健康的信息安全体系等。

第四节　健康管理相关产业实施原则与策略

健康管理是一个全新的概念和交叉学科,无论其内涵的表述或外延的界定以及许多实践问题,均需要在较长时间内才能得到进一步的完善与提高。但作为现代服务业的一种形式,它本身也遵循了产业的基本规律,在市场的引导下会有一个自我优化和发展的过程。按照产业链的原理,健康管理产业的上游一般指的是健康体检和评估,中游指的是健康干预和管理,包括健康人群的健康教育以及按病种的干预手段,疾病管理就包含在这一类的服务中,也包括人群的管理;下游指的是医疗的资源管理,包括导医以及日常医疗服务的管理。随着需求的明确和产业分工的形成,行业的规划和管理也会日益规范。

健康管理服务的目的是帮助那些健康的人循着健康的轨道继续成长,同时要帮助那些已经患病的人能够有效管理不健康的状况,因而在解决方案上需要有很好的可塑性。在实践中探索将是健康管理发展的必然之路。专家建议,健康管理产业在发展的过程中,应该坚持理论研究与实践探索相结合,着力构建中国特色的健康管理学科与产业体系;坚持需求牵引与产业推动相结合,以学术引领产业,依托政府的支持,以产业推动学术和学科发展;坚持体系构建与功能重组相结合,构建健康管理医学服务新模式和具有中医特色的预防保健新体系;坚持技术标准与服务规范相结合,努力规范健康管理服务流程,提高行业核心竞争力;坚持成果示范与推广应用相结合,加大健康管理科技投入与成果转化的步伐,努力满足国人不断增长的健康需求;坚持引进、消化与自主创新相结合,充分吸收和利用各国先进的健康管理经验和技术,努力构建国际化的健康管理技术合作与服务平台;坚持政府主导与社会广泛参与相结合。

健康管理服务作为一种新的卫生服务模式在我国刚刚起步,但它却迅速成为我国应对重大疾病患病率快速上升和医疗卫生费用急剧增长的重要措施,健康管理服务的普及将对提高我国人民的健康水平、深化医药卫生体制改革起到至关重要的作用。

笔记

本 章 小 结

随着医学研究的不断深入和临床医学的不断进步,传统生物医学模式逐渐转变为生物 - 心理 - 社会医学模式,人们对生命和健康规律的认识趋向整体,对疾病的控制策略趋向系统,健康管理正是在这一背景下逐渐兴起的。随着我国老龄化进程加快、慢性病发病率逐年升高、国家医疗负担加剧,对健康管理的需求也在扩大,使得健康管理事业的人才培养日益紧迫。

健康管理作为一门新兴学科,重点研究健康的概念、内涵与评价标准、健康风险因素监测与控制、健康干预方法与手段、健康管理服务模式与实施路径、健康信息技术以及与健康保险的结合等一系列理论和实践问题。同时,随着信息移动技术的发展,智能健康管理体系成为我国合理配置医疗资源、提高医疗健康服务,推广全民健康事业的必然选择。

本章主要介绍了健康管理产生的学科背景和发展方向,健康管理和健康管理学的基本概念,健康管理的基本步骤、常用服务流程及健康管理学科的主要目标和任务,同时介绍了智能健康管理的研究内容和必要性。

(郭　清)

关键术语

健康管理　health management
电子健康档案　electronic health record, EHR
医院信息系统　hospital information system, HIS
电子病历　electronic medical record, EMR
世界卫生组织　World Health Organization, WHO
国际疾病分类手册　International Classification of Disease, ICD-10
数字健康　eHealth
我的健康　iHealth
移动健康　mHealth

练习题

一、填空题

1. 医学模式自古至今分为_____、_____、_____、_____四种。
2. 目前,健康的概念包括_____、_____、_____和_____的良好状态。
3. 世界卫生组织指出的,引起慢性病的重要危险因素包括:高血压、_____、_____、_____、蔬菜及水果摄入不足、_____。
4. 智能健康管理的研究内容包括_____、_____、_____。
5. 健康管理的三部曲为_____、_____、_____。

二、简答题

1. 健康管理的基本步骤是什么?
2. 健康管理的常用服务流程是什么?

笔记

医学基础知识

通过本章的学习，你应该能够：

掌握 临床医学与预防医学基础知识。

熟悉 现代医学主要诊断技术与治疗方法。

了解 临床预防服务与康复医学基本内容。

章前案例

　　在生物医学模式的推动下，近代医学进入了实验医学时代。在形态学方面，促进了从器官、组织、细胞和分子水平上对人体结构和生理、病理过程的深入研究；在功能学方面，从定性研究发展到精确的定量研究；在应用自然科学研究成果方面，加强了医学与现代科学新技术（特别是计算机、电子学、光学技术等方面）的紧密结合，促进了医学技术的进步，大显著提高了临床诊断和治疗水平。但传统的生物医学模式只根据患者身体检查和化验参数是否偏离正常值来诊治疾病，而忽视了心理和社会因素对这些参数的影响。事实上，心理因素、社会因素对人体的健康和疾病的发生有着重要影响。由于生物 - 心理 - 社会医学模式是一种既从生物学方面，又从心理和社会因素方面看待人类健康和疾病的新医学模式，因此，生物医学模式向生物 - 心理 - 社会医学模式的转变，标志着以健康为中心的医学科学，已迈进一个崭新的发展时期，促进了社会医学、医学社会学和整体医学的建立和发展。

第一节　人体形态与功能概述

一、人体是局部与整体、形态与功能的统一

　　人体是一个完整的机体。虽然人体由许多各自执行不同功能的器官系统所构成，并可分为若干个局部，但是任何器官系统都是有机体不可分割的组成部分，不可能离开整体而独立生存。局部可以影响整体，整体也可以影响局部。

　　人体的各个器官都有固有的功能活动特点，如"眼司视，耳司听"等。形态结构是一个器官功能活动的物质基础；反之，功能的变化又能影响该器官形态结构的发展。因此，形态与功能是相互依存又互相影响的。一个器官的成型，除在胚胎发生过程中有其内在的因素外，还受出生后周围环境和功能条件的影响。

认识和理解形态与功能相互制约的规律，人们可以在生理限度范围内，有意识地改变功能条件或增强功能活动（例如，加强锻炼可使肌肉发达等），从而促进组织和器官的发展，达到增强体质、促进健康的目的。

二、人体的组织、器官、系统与分部

人体是由无数微小的细胞有机组合构成的。因此，细胞是构成人体形态结构和执行各种功能的基本单位，是一切生物进行新陈代谢、生长发育和繁殖分化的形态基础。形态相似和功能相关的细胞借助细胞间质结合起来构成的结构称为组织。构成人体的组织有 4 种：上皮组织、结缔组织、肌组织和神经组织。几种组织结合起来，共同执行某一特定功能，并具有一定的形态特点，即构成器官，如心、肺、肝、肾等。若干个功能相关的器官联合起来，共同完成某一特定的连续性生理功能，即形成系统。如口腔、咽、食管、胃、小肠、大肠和消化腺等构成消化系统。食物经口裂进入人体，最终经肛门排出粪便；食物经受了物理性和化学性的消化过程，消化后的营养物质被吸收，食物残渣被排出，这就是消化系统所执行的功能。人体共由九大系统所组成，即运动系统、消化系统、呼吸系统、泌尿系统、生殖系统、内分泌系统、脉管系统、神经系统和感觉器。

虽然人体是由许多器官系统构成的，然而它们却共同组成一个完整统一的整体。各系统之间相互联系、相互影响、相互制约和相互依存，彼此协调，而不是彼此孤立。这些器官系统在神经体液调节下既有分工、又有合作，共同完成统一的生命活动。人体按部位可分为头部（又分为颅、面部）、颈部、背部、胸部、腹部、盆会阴部（后四部分称为躯干部）、上肢和下肢（上肢和下肢合称为四肢）。

三、人体各系统概述

1. 运动系统　人体的运动系统由骨、关节、肌肉构成。全身共有 206 块骨，借关节连接而成骨骼，全身骨骼肌 500～600 块，在神经系统支配下完成各种运动，并对身体起着重要的支持和保护作用。

2. 内脏　包括消化、呼吸、泌尿和生殖 4 个系统。它们主要位于胸腔、腹腔和盆腔内，消化、呼吸两系统的部分器官则位于头、颈部，泌尿、生殖和消化系统的部分器官位于会阴部。在胚胎发生中，呼吸与消化两系统关系密切，呼吸系统是在消化系统的基础上发生的。泌尿与生殖系统在形态和发生上的关系更为密切，常合称为泌尿生殖系统。

消化和呼吸系统分别自外界摄取营养物质和氧，供细胞进行物质代谢。代谢最终产物由泌尿系统、呼吸系统和皮肤排出体外，食物残渣以粪便形式排出。消化系统的胰腺还有内分泌功能。生殖系统的睾丸和卵巢产生生殖细胞，并能产生性激素，故内脏系统的功能是进行物质代谢与繁衍后代。由于内脏自外界摄取物质或将某些物质排出体外，因此各系统都有孔道与外界相通。

3. 脉管系统　包括心血管系统和淋巴系统，是人体内一套封闭的管道系统。血液和淋巴在管道内循环流动，不断地把消化器官吸收的营养物质、肺吸收的氧和内分泌腺（或组织）分泌的激素等输送到身体各器官、组织和细胞，供他们进行新陈代谢;同时又将各器官、组织和细胞代谢产物,如二氧化碳、尿素等运送至肺、肾和皮肤等气管排出体外。这样,就保证了人体内、外界环境和身体各部之间的物质交换和运输,以维持生理活动的正常进行。

4. 神经系统　由脑、脊髓以及与它们相连并遍布全身各处的周围神经所组成,在人体各器官、系统中占有特殊重要的地位。人体各系统的不同细胞、组织和器官都在进行着不同的功能活动,但是这些活动又不是孤立不相关的,而是在时间和空间上严密组合在一起、互相配合的,这样人体才能完成统一的生理功能。人体中把不同细胞、组织和器官的活动统一协调起来的一整套调节机构就是神经系统。正是靠这种协调,人体才能适应或驾驭不断变化着的内环境和外环境,维持自身和种系的生存与发展。因此可以说,神经系统是人体内起主导作用的系统。

5. 内分泌系统　是机体的重要调节系统,其功能是分泌各种激素,对机体的新陈代谢、生长发育和生殖活动进行体液调节。内分泌系统与神经系统功能活动相辅相成,共同调节和维持机体内环境的稳定。内分泌系统是由内分泌腺(如垂体、甲状腺、甲状旁腺、肾上腺等)和分布到其他器官的内分泌细胞(如胰岛细胞、睾丸间质细胞、卵巢内的黄体等)组成。

6. 感觉器　是感受器及其复制装置的总称。感受器是机体接受内、外界环境各种刺激的结构。不同类型的刺激,首先要经由相应的感受器来接受,并通过感受器的换能作用,把刺激能量变为神经冲动,经感觉神经和中枢神经系统内的传导路,把冲动传导到中枢神经系统的大脑皮质,产生各种感觉,从而建立机体与内、外界环境间的联系。感受器的种类很多,结构简繁不一。有的感受器结构很简单,有的感受器在长期的进化过程中对某种刺激具有高度的敏感性,形态结构变得比较复杂,具有各种对感受器起保护作用和使感受器的功能充分发挥作用的辅助装置,如视器和前庭蜗器等。

第二节　临床医学概述

一、临床医学的概念

临床医学(clinical medicine)是研究疾病的病因、诊断、治疗和预后,提高临床治疗水平,促进人体健康的科学;是直接面对疾病、患者,对患者直接实施治疗的科学。它根据患者的临床表现,从整体出发,结合研究疾病的病因、发病机制和病理过程,进而确定诊断,通过预防和治疗以最大限度地减弱疾病、减轻患者痛苦、恢复患者健康、保护劳动力。

在现代医学的结构与体系中,把临床医学归入应用医学范畴,这是因为临床医学需要在基础医学所取得的知识基础上诊治患者,二者的关系与基础科学(如数学、物理、化学、天文、地理、生物等学科)和应用科学(如各种工程技术)的关系有类似之处。然而还应看到,基础医学与临床医学的关系中,不仅基础医学的研究目的是为了认识人体生命活动(主要是健康人的,也包括患病者的生命活动)的奥秘,发现其中的规律,临床医学同样也担负着重要的认识生命活动的任务。

现代临床医学随着基础医学的发展而不断进步,逐渐形成了许多分科和专业。如传染病科、神经科、心脏科、肾病科、内分泌科、消化科、呼吸科、普外科、泌尿外科、矫形外科、胸心外科、神经外科、肿瘤科、儿科、妇产科、老年病科、放射科和重症监护科等,至少包括50余个学科、专业。

临床医学对疾病诊断与防治,都应考虑自然、生物、心理、社会等诸多因素。为控制包括艾滋病在内的传染病,为防治"公害病"、"精神病"、"文明病"、"职业病"和减少意外伤亡,提高全民的健康水平,临床医学必须放眼大医学、大卫生、大预防、大教育的新视野,不仅需要医生、药物和手术,更需健康促进、维护、健康教育;不仅要医药卫生部门努力,更需要社会投入、全民参与。近年来,临床医学心理学、精神卫生学、社会医学与医学社会学、健康教育学,以及临床预防医学、全科医学、社区医学等的发展,正是现代医学新模式在临床医学中的体现。

二、临床医学的主要特征

与一般的应用科学相比,临床医学有其显著的特点,如:

1. 临床医学研究和服务的对象是人 其复杂性大大超过其他自然科学。

2. 临床工作具有探索性 临床上面对患者,不可能在未知因素全部搞清楚后再去防治,只能探索性地最大限度缓解患者的痛苦,挽救和延长患者的生命。这是与许多应用科学的显著区别之一。

3. 临床医学启动医学研究 医学发展史上,对疾病的认识通常是从临床上先总结出这些疾病的表现规律,然后才进行基础研究。

4. 临床医学检验医学成果 无论是基础医学还是其他学科的医学成果,都必须在临床应用中得以检验。离体研究的成果不一定适用于整体或在体的情况,动物实验的结果并不能完全取代人体试验的结果。

三、临床医学的发展趋势

1. 微观深入与宏观扩展 随着一大批基于分子生物学分子医学学科群的形成,研究工作不断由细胞水平向亚细胞水平,甚至分子水平深入。另外,在"生物 - 心理 - 社会医学模式"的指导下,环境医学、社会医学、职业医学、临床流行病学等新学科相继出现。

2. 学科体系的分化与综合 随着医学研究不断深入,医学学科也不断分化。有统计显示,全世界目前已有独立的医学专业学会500余个,医学新兴学科和边缘学科就达200多个。另一方面,在医学专业不断分化的同时,学科间的相互交叉和渗透日趋明显,例如,儿科学、妇科学、产科学之间的相互渗透形成了围生医学等。近年来,在系统论思想的指导下建立了系统生物学、系统生理学、系统病理学、系统药理学等;在临床医学中,提出了系统生物肿瘤学等,用系统方法指导科学研究取得了丰硕成果。

3. 医学与高科技的结合日趋密切 基础医学和高新科技的成果,不断创

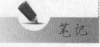
笔记

造出新的诊断和治疗方法。如在诊断方面,计算机处理技术使影像学领域包括CT、MRI、数字减影、超声、同位素等医学图像检查发生了革命性变化。在治疗方面,如基因工程技术对新药、生物技术产品的开发,大大丰富了治疗手段,提高了疗效;通过内镜操作手术,使外科学经历了深刻的变革;基因治疗的出现,不仅可能用相对简便的方法治疗众多基因缺陷与变异所致的疾病,而且还可能通过基因重组和修补,改进人体的生理功能。

当前,系统医学范畴的转化医学(translational medicine)越发引起大家的关注。转化医学是一个致力于克服基础研究与临床和公共卫生应用严重失衡的医学发展的新模式,其主要目的就是要打破基础医学与药物研发、临床及公共卫生之间的固有屏障,在其间建立起直接关联;从实验室到病床,把基础研究获得的知识成果快速转化为临床和公共卫生方面的防治新方法。其核心是在从事基础医学发现的研究者和了解患者需求的医生及卫生工作者之间建立起有效的联系,特别集中在分子基础医学研究向最有效和最合适的疾病预防诊断、治疗和预防模式的转化。随着后基因组时代的到来,系统医学思想将改变临床医学研究思路,提升疾病诊治水平,加速临床医学发展进程。

21世纪是生命科学、信息科学的世纪,也必将是生命科学与信息科学融合、交汇发展的世纪。作为生命科学最重要组成部分并与诸多学科相汇合的医学科学的发展趋势如何,这是全世界普遍关注的问题。据专家们预测,21世纪的医学将进入高科技时代,医学的理论和技术将有更大的发展,从根本上解除危害人类的最严重的疾病威胁。健康需求猛增,人们对健康长寿、健身健美、社区和家庭医学服务的需求越来越大,以强调优化生存环境,提高生命质量和增进身心健康为重点的第三次卫生革命方兴未艾。

第三节　现代医学主要诊断技术

根据临床诊断思维,现代医学的诊断主要是通过问诊采集病史,全面系统地了解患者的症状;通过视诊、触诊、叩诊和听诊等体格检查发现患者存在的体征,并进行一些必要的实验室检查,如血液学检查、生物化学检查、病原学检查、病理学检查,以及心电图、X线和超声等辅助检查,收集这些临床资料后,予以综合分析,得出临床诊断。

在临床诊断的过程中,医师要随时密切注意结合既往本人和他人的临床实践经验,不断对自己的诊断进行验证。同时,每一次的临床诊断过程,同样也是又一次的临床实践过程。在反复的临床实践过程中,临床经验得到不断丰富,进而为下一次的临床诊断提供更加丰富的经验。

一、病史采集

(一)病史采集与问诊

病史采集(history taking)即问诊,是通过医师与患者进行提问与回答来了解疾病发生与发展的过程。只要患者神志清晰,无论在门诊或住院的场合下均可

笔记

进行。许多疾病经过详细的病史采集,配合系统的体格检查,即可提出初步诊断。从诊断学角度来看,问诊是医师通过对患者或相关人员的系统询问获取病史资料,经过综合分析而作出临床判断的一种诊法。

问诊是病史采集的主要手段,所获取的资料对了解疾病的发生、发展、诊治经过、既往健康状况和曾患疾病的情况,以及对目前所患疾病的诊断具有极其重要的意义,也为随后对患者进行的体格检查和各种诊断性检查的安排提供了最重要的线索和基本资料。

问诊是医师诊治患者的第一步,其重要性还在于它是医患沟通、建立相互信任的医患关系的最重要时机,正确的方法和良好的问诊技巧,使患者感到医师的亲切和可信,有信心与医师合作,这对诊治疾病十分重要。问诊的过程还有其他功能,如教育患者,向患者提供信息,甚至交流本身就是治疗的一部分。交流与沟通技能是现代医师重要的素质特征。

(二)病史采集的内容

问诊根据临床情景和目的的不同,大致可分为全面系统的问诊和重点问诊。前者即对住院患者所要求的全面系统的问诊;后者则主要应用于急诊和门诊及专科疾病的诊断。

1. 全面系统的问诊 主要包括:①一般项目;②主诉:患者感受的最主要痛苦或最明显症状或(和)体征,也就是促使其就诊最主要的原因及其持续时间;③现病史:是病史的主要部分,它记述患者患病后的全过程,即发生、发展、演变和诊治经过;④既往史:包括患者既往的健康状况和过去曾经患过的疾病(包括各种传染病)、外伤手术、预防注射、过敏,特别是与目前所患疾病有密切联系的情况;⑤系统回顾:由很长的一系列直接提问组成,用以作为最后一遍搜集病史资料,避免问诊过程中患者忽略或遗漏的症状或未曾诊断的疾病;⑥个人史和家族史,女性还应包括月经史和生育史。

2. 重点的病史采集 是指针对就诊的最主要或"单个"问题(现病史)进行问诊,并收集除现病史外的其他病史部分中与该问题密切相关的资料。重点的病史采集不同于全面的病史采集过程,基于患者表现的问题及其紧急程度,医师应选择那些对解决该问题所必需的内容进行问诊,以一种较为简洁的形式和调整过的顺序进行。但问诊中仍必须获得主要症状的以下资料:全面的时间演变和发生发展情况,即发生、发展、性质、强度、频度、加重和缓解因素及相关症状等。

二、体格检查

体格检查(physical examination)是指医师运用自己的感官,或借助于传统或简便的检查工具,如体温表、血压计、叩诊锤、听诊器、检眼镜等,来客观地了解和评估患者身体状况的一些最基本的检查方法。许多疾病通过体格检查再结合病史,就可以作出临床诊断。

(一)基本方法

体格检查的方法主要有5种:视诊、触诊、叩诊、听诊和嗅诊。

笔记

1. 视诊（inspection） 是医师用眼睛观察患者全身或局部表现的诊断方法。全身视诊可了解患者一般状况，局部视诊可了解患者身体各部位的改变。

2. 触诊（palpation） 是医师通过手接触被检查部位时的感觉来进行判断的一种方法。可检查体温、湿度、震颤、波动、牙痛、摩擦感以及包块的位置、大小、轮廓、表面性质、硬度、移动度等。触诊在腹部检查中非常重要。

3. 叩诊（percussion） 是指用手指叩击身体表面某一部位，使之震动而产生声响，依据震动和声响的特点来判断被检查部位的脏器状态有无异常的一种方法。叩诊分为直接叩诊法和间接叩诊法，间接叩诊法应用最多。

4. 听诊（auscultation） 是医师根据患者身体各部分活动时发出的声音来判断正常与否的一种诊断方法。可分为直接听诊法和间接听诊法两种。间接听诊法需要使用听诊器，注意听诊器的正确使用，切忌隔着衣服听诊。

5. 嗅诊（olfactory examination） 是通过嗅觉来判断发自患者的异常气味与疾病之间关系的一种方法。来自患者皮肤、黏膜、呼吸道、胃肠道、呕吐物、排泄物、分泌物、脓液和血液等的气味，有时可迅速提供具有重要意义的诊断线索。

（二）主要内容

1. 一般检查为整个体格检查过程中的第一步，以视诊为主。包括：全身状态检查、皮肤、淋巴结。

2. 头部包括头颅、眼、耳、鼻、口。

3. 颈部检查颈部外形、颈部姿势与运动、颈部皮肤与包块、颈部血管、甲状腺及气管。注意手法轻柔。

4. 胸部检查的内容很多，包括胸廓外形、胸壁、乳房、胸壁血管、纵隔、支气管、肺、胸膜、心脏和淋巴结等。

5. 腹部主要由腹壁、腹腔和腹腔内脏器组成。腹部检查的顺序为视、听、叩、触，但记录时为了统一格式，仍按视、触、叩、听的顺序。

6. 生殖器、肛门、直肠。

7. 脊柱与四肢。

8. 神经系统，系统的神经系统检查，能获取对疾病的定位与定性诊断信息。

三、实验诊断

实验室检查（laboratory examinations）主要运用物理学、化学和生物学等实验室技术和方法，通过感官、试剂反应、仪器分析和动物实验等手段，对患者的血液、体液、分泌液、排泄物以及组织细胞等标本进行检验，从而获得反映机体功能状态、病理变化或病因的客观资料。实验室检查结果为临床诊疗、防治和预后判断提供了有力的分析依据。

（一）实验室检查主要内容

1. 临床血液学检测 主要包括红细胞的检测及血红蛋白的测定、白细胞的检测、网织红细胞的检测、血小板的检测等。

2. 血栓与止血检测 主要包括出血时间测定、血块收缩试验、凝血时间测定、活化部分凝血活酶时间测定、血浆凝血酶原时间测定、纤维蛋白原测定、凝

笔记

血酶时间测定、D- 二聚体测定等。

3. 排泄物、分泌物及体液检测　主要包括尿液检测、粪便检测、脑脊液检测等。

4. 肾功能实验室检测　主要包括肾小球功能检测、肾小管功能检测等。

5. 肝脏病的实验室检查　主要包括蛋白质代谢功能检查、胆红素代谢检测、血清酶检测等。

6. 生物化学检测　主要包括血糖及其代谢产物的检测、血清脂质和脂蛋白检测、心肌酶和心肌蛋白检测、血清电解质检测、内分泌激素检测等。

7. 免疫学检验　主要包括血清免疫球蛋白检测、血清补体检测、细胞免疫检测、肿瘤标志物检测、自身抗体检测等。

8. 病原体检测　主要包括病毒性肝炎检测、性传播疾病病原体检测等。

9. 其他检测　主要包括基因诊断、流式细胞术和染色体检测等。

（二）实验室检查的影响因素和质量体系

1. 影响检测的因素　包括受检者的生理因素和生活状态、标本的采集和处理、仪器与试剂、操作人员的技术与方法、检测结果的记录、计算机的输入、与临床的沟通等。

2. 完善质量保证体系

（1）血液标本的采集和处理

1）采血部位：①毛细血管采血：结果代表局部的状态。成人常在指端，婴幼儿可用拇指或足跟。②静脉采血：代表全身信息和需血量较多时采用。通常多在肘部静脉、腕部静脉或者手背静脉。婴幼儿可在颈外静脉采血。③动脉采血：常用于血气分析。

2）采血时间：①空腹采血：指在禁食 8 小时后空腹采取的标本，一般在晨起早餐前采血。②特定时间采血：如激素、糖耐量测定以及药物检测等，检查微丝蚴需在半夜唤醒后采集标本。③急诊采血：不受时间限制。

3）标本采集后的处理：①常用的抗凝剂有：草酸盐、枸橼酸钠、肝素、乙二胺四乙酸二钠（EDTA-Na$_2$）。②及时送检和检测：血液离体后可产生一些变化，故应尽快送检。③微生物检测的血标本：尽可能在使用抗生素前采样，应立即注入培养皿中送检，并防止标本的污染。

（2）骨髓标本的采集和处理：如用作骨髓细胞形态学检查，应立即制成涂片，并在空气中晃动使其迅速干燥，以防细胞聚变或溶血，及时送检。

（3）排泄物、体液标本的采集和处理：尿液、粪便、浆膜腔积液等标本均应随时尽快送检。

（三）实验室检查的临床应用和评价

1. 正确选择实验室检查项目　医生一定要在认真而详细地询问病史和进行体格检查得到初步诊断的基础上，从疾病诊断的实际需要出发，选用针对性和特异性较强的项目进行检查，做到有的放矢，避免滥用和浪费。

2. 常用诊断性试验的评价指标　常用的指标有诊断灵敏度、诊断特异性和诊断准确度。

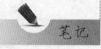

（1）诊断灵敏度：指某检验项目对某种疾病具有鉴别、确认的能力。诊断灵敏度的数学式为所有患者中获得真阳性结果的百分数。

（2）诊断特异性：指某检验项目确认无某种疾病的能力，其数学式为所有非患者中获得真阴性结果的百分数。

（3）诊断准确度：指某检验项目在实际使用中，所有检验结果中诊断准确结果的百分比。

（四）参考值范围

参考值是指对抽样的个体进行某项目检测所得的值；所有抽样组测得值的平均值加减 2 个标准差即为参考范围。各实验室因使用的方法和设备不同，可有不尽一致的参考值。必须结合临床全面考虑，必要时还需进行动态观察。

四、影像学检查

临床常用的影像学检查有 X 线检查、超声成像、CT 成像和磁共振（MRI）成像。20 世纪 70 年代以来，由于单光子发射计算机断层和正电子发射计算机断层技术的发展，核医学显像成为临床医学影像诊断领域中一个重要组成部分。

（一）X 线成像

X 线成像，是基于 X 线对人体组织的穿透性，以及不同组织由于厚度、密度的差异，对 X 线吸收衰减不同而形成图像。高密度、高厚度组织在 X 线片呈白色，低密度、低厚度组织则呈黑色。X 线片检查可获得永久性图像记录，对复查疾病的进展有重要帮助，是目前呼吸系统、骨关节系统、消化系统等疾病的首选影像学检查方法。但 X 线检查是一种有射线的检查方法，部分造影检查为有创性，碘造影剂有发生过敏反应的风险。

1. 检查方法　按照 X 线检查手段不同分为普通检查和造影检查两种。普通检查为不引入造影剂的一般性透视或摄片检查；造影检查为将造影剂引入体内的腔、隙、管、道内的检查。按照成像方式不同分为透视检查和摄影检查。透视检查简单易行，可以通过不同体位观察，了解心脏大血管搏动、膈运动、胃肠蠕动等，但透视缺乏永久性图像记录，荧光屏亮度较差，对于组织器官的密度、厚度差较小或过大的部位如头颅、骨盆等均不宜透视。摄影检查是目前最常用的检查方法，将组织的厚度、密度改变永久性地记录在照片上，图像清晰，对比度好。缺点是只能得到一个方向的重叠图像，为了立体观察常需要做互相垂直的两方向摄像，不能做动态观察。

2. 数字 X 线成像和数字减影血管造影　数字 X 线成像（DR）是将普通 X 线摄影装置或透视装置同电子计算机相结合，使 X 线信息由模拟信息转换为数字信息，从而得到数字图像的成像技术。DR 依其结构上的差别可分为计算机 X 线成像（CR）、数字 X 线荧光成像（DF）和平板探测器数字 X 线成像。数字减影血管造影（DSA）是通过电子计算机进行辅助成像的血管造影方法。它是应用计算机程序进行两次成像完成的。在注入造影剂之前，首先进行第一次成像，并用计算机将图像转换成数字信号储存起来。注入造影剂后，再次成像并转换成数字信号。两次数字相减，消除相同的信号，得到一个只有造影剂的血管图像。这种

笔记

图像较以往所用的常规脑血管造影所显示的图像更清晰和直观,一些精细的血管结构亦能显示。

3. 疾病 X 线图像表现 疾病 X 线图像改变,可有大小改变;形态改变;轮廓改变;密度改变;功能改变等。

(二)CT 检查

CT 图像不同于 X 线检查所获得组织厚度和密度差的重叠图像,而是 X 线束穿过人体特定层面进行扫描,经计算机处理而获得的重建图像。CT 图像的分辨率由图像像素所代表的对应体素的大小决定,体素由扫描野的大小、矩阵的行列数及层厚决定,扫描范围越小,矩阵数越多,层厚越薄,其分辨率越高。

1. CT 检查优缺点

(1)优点:CT 图像为人体组织断面像,其密度分辨率明显优于 X 线检查图像,能良好地显示人体内各部位的器官结构,除发现形态改变外,还能检查组织的密度变化,扩大了影像学的检查范围。

(2)缺点:CT 检查是有射线的检查方法,较难发现器官组织结构的功能变化,个别部位如颅底部骨伪影可影响后颅凹脑组织检查;因成像野的限制,不宜检查四肢小关节,难以显示空腔器官的黏膜变化;做强化扫描时有造影剂的不良反应存在。

2. 检查方法 按照 CT 检查时造影剂的应用与否,可将 CT 检查分为平扫、造影强化扫描和造影扫描。

(1)平扫:为不给予造影剂的单纯 CT 扫描,对腹部扫描有时给予口服造影剂如水、碘剂等,目前也属平扫范围。

(2)CT 造影强化扫描:为了观察病变组织的血供和与血管的关系,常进行此种强化扫描。一般从肘静脉注射 60% 碘剂造影剂约 100ml 后进行病变区扫描。

(3)CT 造影扫描:为 X 线造影检查后进行的 CT 扫描,如脑池碘剂或空气造影,脊髓造影后进行脑、脊髓的 CT 检查。

3. CT 特殊检查技术

(1)螺旋 CT:常规 CT 采用间断进床式垂直层面扫描获得单层数据,螺旋扫描采用连续进床式螺旋层面扫描获得容积数据,其可进行薄层面重建及多方位图像重建。

(2)CT 直管造影:由肘静脉注射造影剂时进行受检部位的螺旋 CT 扫描,获得容积数据后采用表面覆盖法或最大密度投影法进行血管重建,观察血管改变及病变与血管的关系。

(3)CT 仿真内镜检查:采用病变部位螺旋扫描,获得容积数据,送工作站进行图像内腔重建。

(4)定量 CT 检查:主要适用于骨矿含量测量,使用标准体的骨密度做比较,定量骨矿含量。

(5)多层 CT 扫描:常规 CT 采用单层探测器做单层扫描,多层 CT 采用不同或相同尺寸的多排探测器组合,在一次扫描中完成多层数据采集,加快扫描速度,降低了 X 线管的负荷,缩短扫描时间。

笔记

（三）超声成像

超声是指振动频率在 20 000 次 / 秒（Hz，赫兹）以上，超过人耳听觉阈值上限的声波。超声检查是利用超声波的物理特性和人体器官组织声学特性间的相互作用，获取信息并处理后，形成图形、曲线或其他数据，以诊断疾病。

1. 超声诊断的种类

（1）超声示波诊断法：即 A 型超声诊断法，是将回声以波幅的形式显示。此法目前已被其他方法取代。

（2）二维超声显像诊断法：即 B 型超声诊断法，此法是将回声信号以光点的形式显示出来，为灰度调制型。由于连续扫查，可以由点、线而扫描出脏器的解剖切面，是二维空间显示，又称二维法。

（3）超声光点扫描法：它是 B 型超声诊断法中的一种特殊显示方式，常用于探测心脏，通称 M 型超声心动图。

（4）多普勒超声诊法：即 D 型超声诊断法。应用多普勒效应原理，将接收到的多普勒信导显示为频谱图和可闻声信号，以测定心脏血管内血流方向和速度。用于检查心脏疾病、周围血管疾病、实质器官及其病变的血流灌注、胎儿血液循环及围生期监护。

2. 超声检查的主要用途

（1）检测实质性脏器的大小、形态及物理特性。

（2）检测某些囊性器官（如胆囊、胆道、膀胱和胃等）的形态、走向及功能状态。

（3）检测心脏、大血管和外周血管的结构、功能及血流动力学状态，包括对各种先天性、后天性心脏病，血管畸形及闭塞性血管病变的诊断。

（4）检测脏器内各种占位性病变的物理特性。根据占位性病变的声学分型，鉴别占位病变的实质性、囊性，还是囊实混合性，部分还可鉴别良、恶性。

（5）检测积液（如胸腔积液、心包积液、胆囊积液、肾盂积液及脓肿等）的存在与否，及对积液量的多少给予估计。

（6）产科上可确定妊娠，判断胎位、胎儿数量；确定胎龄，评价胎儿生长发育情况；发现胎儿畸形；评定胎儿生理功能。超声引导下还可对羊水、脐血、胎儿组织取样进行染色体等实验室检查，或对胎儿进行宫内治疗。

（7）在超声引导下进行穿刺进行针吸或组织活检，或进行某些引流及药物注入治疗。

（四）磁共振成像

磁共振成像（MRI）是利用人体氢原子核（质子）在巨大、恒定、均匀的磁场中受射频脉冲激动后共振，经接收线圈接收后计算机处理的人体断面图像。

1. 检查方法　按照 MRI 检查时造影剂使用与否，分为平扫和强化扫描两种。

（1）平扫：为不使用造影剂的一般扫描，在腹部检查时有时给患者口服一些顺磁性药物如枸橼酸铁胺等充盈，以分辨胃肠道，也属平扫范围。

（2）强化扫描：同 CT 检查强化扫描一样，用于观察病变的血供及其与血管的关系。目前，用于临床的 MRI 造影剂主要为 Gd-DTPA，经肘静脉注射该造影剂分布于血管外组织间隙，引起局部 MRI 信号增强，以发现病变的范围，决定病变性质。

（3）MRI 特殊成像技术：如 MR 血管成像（MRA）、MR 胰腺胆管成像（MRCP）、功能 MR 成像（FMR）等。

2. MRI 图像优缺点

（1）优点：MRI 图像无射线损害；图像不受人体正常组织的干扰，不像 CT 有骨骼等干扰伪影；MRI 强化扫描使用钆造影剂，无不良反应。

（2）缺点：MRI 成像检查时间较长；因成像线圈和成像野的限制，小关节小部位的成像开展不普及；机器昂贵，运行费用高，检查费用高。

五、其他辅助检查

临床诊断，除前述病史采集、体格检查、实验诊断、影像诊断以及病理学诊断外，还有许多其他的辅助检查方法，常用的主要有以下几个。

（一）心电图

心脏机械收缩之前，先产生电激动，心房和心室的电激动可经人体组织传到体表。利用心电图机从体表记录心脏每一心动周期所产生电活动变化的曲线图形称为心电图（electrocardiogram，ECG）。心电图除主要用于心脏疾病的诊断外，也广泛应用于各种危重患者的抢救、手术麻醉、药物作用和电解质紊乱的监测以及航天、登山运动的心电监测等。

由于心电图主要反映心脏激动的电学活动，因此对各种心律失常和传导障碍的诊断分析具有肯定价值，到目前为止尚没有任何其他方法能替代心电图在这方面的作用。另外，特征性的心电图改变和演变是诊断心肌梗死可靠而实用的方法。除上述两种情况外，房室肥大、心肌受损和心肌缺血都可引起一定的心电图变化，有助于诊断。

（二）内镜检查

内镜是一种光学仪器，由体外经过人体自然腔道送入体内，对体内疾病进行检查。内镜发展已有 100 余年历史，至今已有 4 代，依其出现顺序为：硬式内镜、可曲式内镜、纤维内镜和电子内镜。光导纤维内镜利用光导纤维传送冷光源，管径小，且可弯曲，检查时患者痛苦少。借助内镜可以直接观察到脏器内腔病变，确定其部位、范围，并可进行照相、活检及进行某些治疗。在诊断上，内镜应用最广者是消化道和支气管的检查。

上消化道内镜检查包括食管、胃、十二指肠的检查，是应用最早、进展最快的内镜检查，通常亦称胃镜检查。下消化道内镜检查包括乙状结肠镜、结肠镜和小肠镜检查，以结肠镜应用较多，可达回盲部甚至末端回肠，了解部分小肠和全结肠病变。纤维支气管镜是呼吸系统疾病诊疗的重要方法之一。纤维支气管镜因管径细，可弯曲，易插入段支气管和亚段支气管；同时可在直视下作活检或刷检，亦可作支气管灌洗和支气管肺泡灌洗，行细胞学或液性成分检查，并可摄影或录像作为科研或教学资料，已成为支气管、肺和胸腔疾病的诊断、治疗和抢救上一项重要手段。

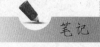
笔记

（三）核医学检查

核医学是一门利用开放型放射性核素诊断和治疗疾病的学科。核医学诊断方法按放射性核素是否引入受检者体内，分为体外检查法和体内检查法。体内检查法根据最后是否成像又分为显像和非显像两种。利用放射性核素实现脏器和病变显像的方法称为放射性核素显像，这种显像有别于单纯形态结构的显像，是一种独特的功能显像，为核医学的重要特征之一。核医学的必备物质条件是放射性药物、放射性试剂和核医学仪器。

第四节　现代医学主要治疗方法

治疗（therapy）是应用药物和非药物等手段，减少患者痛苦，使疾病控制、好转或痊愈的过程，也是临床决策的重要内容。随着人类社会的不断进步，许多确切有效的药物，如维生素、抗感染药物、抗肿瘤化学治疗药、抗精神病药等被发明和发现，外科手术不断完善，新的治疗手段亦不断出现。现代医学主要的治疗方法有药物治疗、手术治疗、介入治疗、放射治疗、物理治疗，其他还有心理治疗、基因治疗、移植治疗、免疫治疗、食疗、自然疗法等。

一、药物治疗

药物治疗是指用一切有治疗或预防疾病的物质用于机体疾病，使疾病好转或痊愈，保持身体健康，是最常用和最主要的治疗方法。

我国管理部门对药品的定义为："用于预防、治疗、诊断人的疾病，有目的地调节人的生理功能并规定有适应证或者功能主治、用法和用量的物质，包括中药材、中药饮片、中成药、化学原料药及其制剂、抗生素、生化药品、放射性药品、血清、疫苗、血液制品和诊断药品等"。根据药物的性质、剂型、组织对药物的吸收情况及治疗需要，药物给药途径可有口服、舌下含化、吸入、外敷、直肠给药、注射（皮内、皮下、肌内、静脉、动脉注射）等。

（一）药物治疗作用及不良反应

药物进入机体后，经过吸收、转化等过程，最终产生了有效的治疗作用。由于每种药物的药理作用有许多种，因此在治疗疾病的过程中会出现一些不良反应。药物不良反应指的是所有不符合用药目的并为患者带来不适或痛苦的有害反应。不同的药物可能会出现相似的不良反应，同类药物的不良反应也可有量和质的差异。

（二）药物选择原则

1. 根据疾病的严重程度选择用药　一般情况下，若患者的病情较轻，则选用作用较温和、副作用轻微的口服药物；反之，病情严重甚或危及生命，则应选用作用强、起效快的静脉制剂。

2. 根据药动学和药效学特点选择药物　药物的吸收、分布、代谢和排泄不同，其所产生的药理作用就会有所差异，在治疗疾病的过程中所表现的治疗作用就会不一样。因此，利用药动学和药效学的重要参数进行定性与定量的结合，可

笔记

帮助选择有效、合理的药物。

3. 根据患者的个体差异来选择用药 在疾病的治疗过程中，药物的作用对多数人来说是有治疗作用的，但对个体来说又有所差异。例如，处于不同年龄阶段的婴幼儿和老年人，因其代谢功能和整体反应的不同，对药物的反应则有很大的差异。

4. 根据药物的价格或效应来选择用药 即比较药物治疗的成本与效果。

（三）合理用药

要做到合理用药，首先要明确疾病的诊断，有选择性地用药；其次，在初步确定使用哪一类药物后，要根据所选药物的药效学和药动学特点制订合适的剂量、给药途径、疗程等。此外，要考虑可能出现的药物不良反应，最好达到个体化给药。在实际临床工作中常常需多种药物联合使用，联合用药既可以利用几种药物的协同作用以增强治疗效果，也能减少单一用药的剂量，从而使每一种药物的不良反应发生率降低。但不合理的联合用药也会产生不良的后果，因此，在联合使用时要了解药物之间的相互作用。

药源性疾病是由于用药引起的人体功能或组织结构的损害，并具有相应临床经过的疾病，它是医源性疾病的重要组成部分之一。多数药源性疾病是由药物滥用和选药不当引起的。药源性疾病分为以下几类。

1. 甲型 量效关系密切，是由于药物本身或其代谢物引起的疾病，是药物固有作用的增强和持续作用的结果。此型药源性疾病多数可以预测，发生率较高但病死率较低。

2. 乙型 量效关系不密切，与药物剂量无线性关系，是与药物本身固有作用无关的异常反应，但与人体的特异体质有关。此型药源性疾病难以预测，发生率较低但病死率较高，主要包括变态反应。

3. 长期用药致病型 如长期应用地西泮类镇静催眠药者，停药后可出现焦虑；抗高血压药物可乐定的突然停用，可出现血压升高。

4. 药后效应型 包括药物应用后导致的癌症和生殖毒性的发生，如抗生育、致畸或通过母乳对婴儿引起的过敏反应。这些药物包括性激素类、某些免疫抑制剂、某些抗生素等。

（四）抗生素的合理用药

抗生素是临床上应用范围最为广泛的药物之一，如果用药不当，不仅达不到治疗的目的，同时还会产生耐药及其他不良反应。细菌对抗生素的耐药机制主要有以下几方面：①产生灭活酶使抗生素失活；②改变靶物质产生耐药性；③降低抗生素在菌体内的积聚。

合理使用抗生素包括合理选药和合理给药两方面。选择抗生素时，首先应分析可能的致病菌并据此来选用敏感的抗生素，一般应用药物敏感试验来筛选抗生素。当病情危重时，则应根据患者的感染部位、可能感染的菌群来选用抗菌谱较广的药物。

（五）临床药师的作用

临床药师是临床药物治疗工作的主要实践者，在临床用药实践中发现、解

笔记

决、预防潜在的或实际存在的用药问题，促进药物合理使用。临床药师给医生提供最佳的给药方案，临床药师必须掌握药学和医学双重知识；还要与患者进行良好的沟通，观察药物疗效、不良反应，进行药物使用指导。

二、手术治疗

手术是外科治疗中的重要环节，是指用各种器械和仪器对机体组织或器官进行切除、修补、重建或移植等，以解除患者痛苦，达到治疗的目的，有时也作为检查、诊断的方法。

外科手术根据专科可分为：骨科手术、泌尿外科手术、妇科手术、产科手术、脑外科手术、胸外科手术等；根据操作复杂程度分为：大手术、中等手术、小手术；根据急缓程度分为：急诊手术、限期手术、择期手术；肿瘤手术根据远期的影响还分为：根治性手术、姑息性手术；根据无菌程度分为：无菌手术、污染手术、感染手术。

手术除治疗作用外，也对机体有不利的影响，主要有两方面：一方面是局部损伤，包括出血、组织破损、炎症及感染、瘢痕形成等；另一方面是对全身各系统的影响，如能量代谢增强、内分泌系统活跃、循环系统负担加重，腹部手术使消化系统功能受到抑制、免疫系统受到抑制等。手术后的常见并发症有手术后出血、切口的感染、切口裂开、肺不张及感染、尿潴留及感染等。

近几十年来，微创外科手术如显微外科手术和内镜手术逐渐发展和普及，越来越多地取代了传统手术。

1. 显微外科手术　显微外科手术是 20 世纪 60 年代发展起来的外科手术方式，即外科医生在手术显微镜下进行的各类手术，在耳鼻咽喉科及眼科的应用最早，在创伤与整形外科得到了很大的发展，近几年在泌尿外科、神经外科、心血管外科广泛应用，21 世纪还将在实验外科、胎儿外科、移植外科等领域推广。

2. 内镜手术　内镜手术是一种借助内镜进入人的体腔并用肉眼直接观察进行手术或检查的方法，近些年广泛用于胃肠外科、肝胆外科、血管外科、妇科、肿瘤外科、胸外科等各个专业疾病的诊断与治疗，其最大优点是创伤小，患者恢复快。

三、介入治疗

介入治疗是指在医学影像设备（X 线、超声、CT、MRI）的引导下，以影像诊断学和临床诊断学为基础，结合临床治疗学原理，利用导管、导丝等器材对各种疾病进行诊断及治疗的一系列技术。主要适用于消化系统、呼吸系统和心血管系统、骨与软组织、肾、盆腔、乳腺等良恶性肿瘤的辅助化疗和栓塞术；门静脉高压的门体肝内静脉分流术；消化系统、呼吸系统、心血管系统等良恶性狭窄和梗阻的内支架扩张治疗及成形术；肺动脉栓塞和急慢性外周动静脉血栓形成以及脑血栓形成急性期的溶栓治疗等。介入治疗具有微创、可重复性强、定位准确等特点，对有些疾病，其疗效优于传统内、外科治疗。目前，介入治疗技术主要有以下几方面。

笔记

（一）血管性介入技术

例如：

1. 经导管血管栓塞术。
2. 经导管局部药物灌注术。
3. 经导管腔内血管成形术。
4. 经皮血管内支架置放术。
5. 经颈静脉肝内门腔分流术。
6. 经皮血管内异物和血栓取出术。
7. 经皮血管内导管药盒系统植入术。
8. 心脏瓣膜成形术。
9. 射频消融术等。

（二）非血管性介入技术

例如：

1. 经皮针吸活检术。
2. 经皮穿刺内、外引流术。
3. 经皮椎间盘切割术。
4. 输卵管再通术。
5. 腹水、静脉转流术。
6. 脑积水腹腔或静脉转流术。
7. 内支架置放术。
8. "T"形管置换术等。

（三）内镜下的介入技术

例如：

1. 经胃镜食管曲张静脉硬化剂治疗。
2. 经胃镜食管癌支架术。
3. 经鼻腔镜辅助颅底肿瘤切除术。
4. 经皮肾镜下碎石术。
5. 经显微内镜腰椎间盘脱出治疗术等。

四、放射治疗

放射治疗是利用放射线如放射性同位素产生的 α、β、γ 射线和各类 X 线治疗机或加速器产生的 X 线、电子束、质子束和其他粒子束等治疗疾病。放射治疗是治疗肿瘤的常用方法之一。放射线产生的生物效应有：①直接损伤，作用于细胞核内的脱氧核糖核酸（DNA），破坏核苷酸间的氢键，甚至切断一条多核苷酸链，导致细胞损伤；②间接损伤，射线作用于体液中的水分子，导致水分子电离或激活，产生了各种自由基，这些自由基很不稳定，在含氧情况下容易形成过氧化氢。如果细胞利用这些物质组成蛋白质则容易使细胞"氧中毒"，导致细胞在分裂时死亡。

射线导致细胞死亡的形式有两种：①细胞被大剂量射线照射时，发生分裂

笔记

间期死亡，即在细胞进行下一次分裂前死亡，这种情况在临床上不易遇到。②当细胞受到较小剂量的射线照射后，根据照射剂量的大小，细胞经历一次或几次分裂，最后在分裂时死亡。这是在放射治疗时常见的细胞增殖死亡。因此，增殖速度不同的细胞对放射线的敏感性不同。处于增殖期的细胞受射线的影响大，不进行分裂的细胞对射线的敏感性差。

放射治疗的副作用，取决于不同细胞对射线的敏感性，也与放射治疗部位、面积、剂量及射线的性能等密切相关。此外，与患者的全身情况，以前是否接受过化学治疗、放射治疗及手术等亦有关系。放射治疗的全身反应包括：①血液系统：主要表现为白细胞、血小板减少；②胃肠系统：表现为食欲缺乏、厌食、恶心、呕吐等；③神经系统：症状为乏力、嗜睡或失眠等。

五、物理治疗

物理治疗是应用自然界和人工的各种物理因子作用于机体，达到预防、治疗疾病和康复的方法。现代物理疗法的方法很多，包括：电疗、超声治疗、磁疗、生物反馈、音乐电疗、光疗、冷热治疗、水疗、高压氧疗法等。

目前物理治疗已成为临床治疗学中不可缺少的重要部分，广泛用于：①各种炎症尤其是慢性炎症的恢复治疗；②各种神经系统疾病或损伤的恢复治疗；③各种原因导致的肌肉损伤的治疗；④术后并发症的治疗；⑤有一些疗法如超声波扩大了原有的作用，成为外科手术工具。

（一）电疗

包括直流电疗法、直流电离子导入疗法、低频电脉冲疗法、中频正弦电流疗法及高频电疗法等。直流电疗法使用较低电压（50~80V）的直流电通过机体治疗疾病，可用于周围神经炎、神经痛、偏头痛、关节炎、淋巴管炎、慢性前列腺炎、术后粘连、肌炎、过敏性鼻炎等。低频脉冲电流是频率在 1000Hz 以下，电压或电流幅度按一定的规律从零或某一电位水平上瞬间出现，然后降低或消失的电流，其治疗作用包括对神经系统的刺激作用、止痛作用、改善血液循环和代谢，可用于皮神经炎等。

（二）超声波疗法

利用 500~1000kHz 的超声波以各种方式进行人体疾病治疗的方法称为超声波疗法。目前临床上除一般超声波治疗外，还有超声雾化治疗、超声药物透入治疗，并作为外科或耳鼻咽喉科手术工具，用强超声波破坏肿瘤组织等。

（三）光疗

是利用阳光或人工产生的各种光辐射能作用于人体，以达到治疗和预防疾病的一种物理疗法。目前，理疗学中的光疗法一般是指利用人工光源辐射能防治疾病的方法。一般分为红外线、可见光、紫外线和激光 4 种疗法。如红外线的治疗可有：改善局部血液循环；促进局部渗出物的吸收消肿；降低肌张力，增加胶原组织的延展性；镇痛作用；促进新陈代谢；消炎等作用，可用于镇痛，改善局部血液循环，缓解肌肉痉挛及消炎等；紫外线有抗炎、镇痛、脱敏、促进皮下瘀血的吸收等作用，可用于各种类型的炎症，如疖、痈、风湿性关节炎、肌炎、神经炎

笔记

等，以及银屑病、白癜风等皮肤病治疗。

近几年，激光在医学方面的应用越来越广泛。如二氧化碳激光、氦 - 氖激光被用于多种慢性炎症的治疗。

（四）高压氧疗法

根据其治疗特点，亦被划归为物理疗法，其适应证有放射性坏死、减压病、急性一氧化碳中毒、急性血栓症、气性坏疽、顽固性骨髓炎、需氧菌和厌氧菌引起的软组织混合感染、急性失血性贫血、急性缺血性挤压伤、放线菌病、烧伤等。

第五节　预防医学概述

一、预防医学的概念

预防医学（preventive medicine）是医学的一门应用学科，它以个体和确定的群体为对象，目的是保护、促进和维护健康，预防疾病、失能和早逝。它以"健康生态学模型"作为其工作模式。强调环境与人群的相互依赖、相互作用和协调发展，并以健康为目的。

作为医学的一个重要组成部分，它要求所有医生，除了掌握基础医学和临床医学的常用知识和技能外，还应树立预防为主的思想，掌握医学统计学、流行病学、环境卫生科学、社会和行为科学以及卫生管理学的理论和方法，在了解疾病发生发展规律的基础上，学会如何分析健康和疾病问题在人群的分布情况，探讨物质社会环境和人的行为及生物遗传因素对人群健康和疾病作用的规律，找出对人群健康影响的主要致病因素，以制定防制对策，并通过临床预防服务和社区预防服务，达到促进个体和群体健康、预防疾病、防制伤残和早逝的目的。

预防医学不同于临床医学的特点如下所列。

1. 预防医学的工作对象包括个体及确定的群体，主要着眼于健康和无症状患者。

2. 研究方法上注重微观和宏观相结合，重点为影响健康因素与人群健康的关系。

3. 采取的对策更具积极的预防作用，具有较临床医学更大的人群健康效益。

二、预防医学的主要特征

（一）预防医学的学科体系

从大的门类分，预防医学体系可分为流行病学、医学统计学、环境卫生科学、社会与行为科学以及卫生管理学 5 大学科。在理论体系上，流行病学和医学统计学为预防医学学科的基础方法学，用于了解和分析不同疾病的分布规律，找出决定健康的因素，评价干预方法效果。环境卫生科学（主要包括环境卫生、职业卫生、食品卫生、卫生毒理学、卫生微生物学、卫生化学）主要研究人们周围环境尤其是物质环境对人群健康影响的发生与发展规律，并通过识别、评价、利用或控制与人群健康有关的各种物质环境因素，达到保护和促进人群健康的目的。

笔记

社会和行为科学（包括社会医学、健康教育与健康促进）是研究社会因素和行为对人群健康的影响，从而采取有针对的社会卫生和行为干预措施来促进人们的健康。卫生管理学（卫生法、卫生政策、卫生经济、医院管理）则是从管理学的角度，研究卫生体系内部有关的政策、经济效益以及管理制度和机制，从而保证卫生服务质量、效率、效果和效用。另外，还有妇幼卫生、儿少卫生等学科，主要是针对不同特定人群的特点而设立的。

（二）健康决定因素

要保护健康和预防疾病，首先要知道决定健康的因素是什么。预防医学把决定个体和人群健康状态的因素称为健康决定因素，即我们常说的影响健康的因素。随着医学模式的转变，我们对决定健康的因素了解越来越深入，主要包括如下方面。

1. 社会经济环境

（1）个人收入和社会地位：研究表明收入和社会地位是重要的健康影响因素。健康状态的每一步改进都与经济收入和社会地位的提高有关。另外，一个合理繁荣和社会福利公平的社会，人们会享受到更高的健康水平。

（2）文化背景和社会支持网络：文化包括人们的信仰、价值观、行为规范、历史传统、风俗习惯、生活方式、地方语言和特定表象等，它通过潜移默化的作用影响着人们的健康。社会支持网络是一个人在社会中所形成的人际关系。良好的健康与家庭、朋友和社会的支持密切相关。

（3）教育：健康状况与文化程度有密切关系。文化程度增加了就业和收入的机会，并提高了人们控制生活条件和自我保健的能力。

（4）就业和工作条件：拥有控制工作的条件和较少担心失去工作而导致紧张的人们，会有更健康的身体，而失业明显与不健康有关。

2. 物质环境　包括在生活和职业环境中的物理、化学和生物因素，以及建成环境（如住房、工作场所的安全，社区和道路的设计，绿化等）等都是影响人们健康的重要因素。物质环境因素按对健康的影响可以分为以下几类。

（1）按有害物的性质分：①生物因素：外界环境中的各种生物因子，包括寄生虫、支原体、真菌、细菌、病毒等；②化学因素：生活和职业环境中的各种有机和无机化学物，如农药、苯、铅、汞、二氧化硅粉尘、二氧化硫等；③物理因素：气温、气湿、气流、气压等气象条件，噪声和振动，电磁辐射和电离辐射等。

（2）按物质来源分：①自然：自然环境中的各类物质；②工业：工业生产的有害物质；③农业：在农业耕种等条件下产生的各种有害因素。

（3）按所存在的载体分：空气、水、土壤和食物中的各类有害物质。

（4）按接触的地点分：家庭、学校、工作场所和生活社区。

（5）按接触的途径分：呼吸道吸入、消化道吸收、皮肤渗入和被咬伤等。

3. 个人因素

（1）健康的婴幼儿发育状态：良好而健康的人生早期阶段（围生期和婴幼儿期），包括良好的身体素质、幸福的家庭生活、良好的生活习惯和处理问题的能力，是他们将来健康生活的基础。如低出生体重儿除了因免疫力低下，在出生后比正常体重儿易患各种传染病外,将来患慢性病如糖尿病的机会也比较高;生活在充满家庭暴力或父母有不良生活习惯的儿童,容易染上不良的生活习惯。

(2)个人的卫生习惯:如吸烟、酗酒、滥用药物和吸毒、不健康的饮食习惯、缺少身体活动等不良的生活行为方式,是当今人类健康的重要威胁。

(3)个人的能力和技能:人们具有健康生活的知识、态度和行为,具有处理这些问题的技能,以及支持人们作出健康选择的社会支持环境,是影响健康的关键因素。

(4)人类生物学特征和遗传因素:人体的基本生物学特征是健康的基本决定因素。遗传的素质影响不同个体的健康问题和疾病状况。

4. 卫生服务 卫生服务尤其是维持和促进健康、预防疾病和损伤、健全的卫生机构,完备和质量保证的服务网络,一定的经济投入,公平合理的卫生资源配置,以及保证服务的可及性,对人群健康有着重要的促进作用。

(三)健康生态学模型

健康决定因素是如何作用于人体来影响健康的? 有许多学说对此进行解释,但目前普遍公认的是健康生态学模型。健康生态学模型强调个体和人群健康是个体因素、卫生服务以及物质和社会环境因素相互依赖和相互作用的结果,且这些因素间也是相互依赖和相互制约的,以多层面上交互作用来影响着个体和群体的健康。作为一种思维方式,它是总结和指导预防医学和公共卫生实践的重要理论模型。如图 2-1 所示,该模型的结构可分为 5 层:核心层是先天的个体特质,如年龄、性别、种族和其他的生物学因素以及一些疾病的易感基因等;在这核心层之外是个体的行为特点;再外一层是个人、家庭和社区的人际网络;第四层是生活和工作的条件,包括心理社会因素、是否有工作以及职业的因素、社会经济地位(收入、教育、职业)、自然和人造环境(后者如交通、供水和卫生设施、住房以及城市规划的其他方面)、公共卫生服务、医疗保健服务等;最外一层

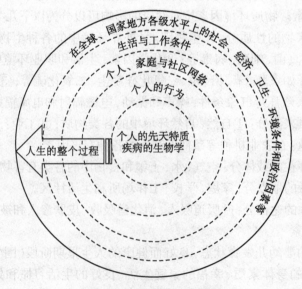

图 2-1 健康生态学模型

（即宏观层面）是全球水平、国家水平乃至当地的社会（包括引起对种族、性别和其他差别的歧视和偏见的有关经济公平性、城市化、人口流动、文化价值观、观念和政策等）、经济、文化、卫生和环境条件，以及有关的政策等。尽管我们常察觉到的是包括基因敏感性在内的个体水平的健康影响因素对健康的作用，但从人群健康的角度看，宏观水平的条件和政策，如社会经济与物质环境因素是起着根本决定性作用的上游因素，这些因素又间接影响着中游（心理与行为生活方式）和下游（生物与生理）因素，成为"原因背后的原因"。

三、三级预防的策略

各种健康决定因素中，有些可导致急性、短期的健康问题，如传染病、急性中毒，损害人的健康和功能；而对许多因素，是由于长期累积接触作用后，才导致疾病和最后功能的损害。

在人的一生中，整个宏观的社会和物质环境，父母的基因、母亲怀孕以及婴幼儿时期的营养状况、家庭环境和社会关系的影响、个人的生活习惯和成年期的工作环境等，对人一生的生理功能和精神心理等健康状况都有长期的影响。这些致病因素长期作用于人体，使重要组织和细胞发生病理改变，这种改变在致病因素的持续作用下以多因相连、多因协同或因因相连，使致病效应累积并超过机体的再生或修复能力，终于从代偿发展为失代偿，造成重要器官功能失调而产生病理或临床症状，甚至死亡。

我们将疾病从发生到结局（死亡或痊愈等）的全过程称为疾病自然史，其中有几个明确的阶段：①健康期；②病理发生期：机体在致病因素的作用下发生病理改变，但还没有出现临床症状；③临床前期：疾病的病理改变已经到可以检出的阶段，但还没有出现临床症状；④临床期：机体出现形态或功能上的明显异常，从而出现典型的临床表现；⑤结局，疾病可以发展至缓解、痊愈、伤残或死亡。早期诊断、干预和治疗可以改变疾病的自然史。某些疾病可能有一定的先兆，早于病理改变阶段，表现出对某病的易患倾向，如血清胆固醇升高可能是冠心病的先兆。一个人从健康→疾病→健康（或死亡）可以认为是一个连续的过程，我们称其为健康疾病连续带。对于个体来说是这样，对于群体来说，一个群体从健康高分布（健康问题低分布）→健康低分布（健康问题高分布）→健康高分布（健康问题低分布），也是一个连续的过程，如传染病在某人群中的流行过程，这就是我们常说的疾病分布或健康问题分布的连续性。

基于疾病自然史的几个阶段以及健康疾病连续带的理论，危险因素作用于机体到疾病临床症状的出现，有一个时间的过程。人的健康问题的出现，是一个从接触健康危险因素、机体内病理变化从小到大，最后导致临床疾病发生和发展的过程。根据疾病发生发展过程以及健康决定因素的特点，把预防策略按等级分类，称为三级预防策略。

（一）第一级预防（primary prevention）

又称病因预防，是通过采取措施消除致病因素对机体危害的影响或提高机体的抵抗力来预防疾病的发生。在第一级预防中，如果在疾病的因子还没有进

笔记

入环境之前就采取预防性措施，则称为根本性预防。如为了保障人民健康，从国家角度以法令或规程的形式颁发了一系列法规或条例，预防有害健康的因素进入国民的生活环境。

第一级预防包括针对健康个体的措施和针对整个公众的社会措施。

针对健康个体的措施，如：①个人的健康教育，注意合理营养和体格锻炼，培养良好的行为与生活方式；②有组织地进行预防接种以提高人群免疫水平，预防疾病；③做好婚前检查和禁止近亲结婚，预防遗传性疾病；④做好妊娠和儿童期的卫生保健；⑤某些疾病的高危个体服用药物来预防疾病的发生，即化学预防。

保障全人群健康的社会和环境措施，是从全球性预防战略和各国政府策略及政策角度考虑所采取的公共卫生措施，如制定和执行各种与健康有关的法律及规章制度，有益于健康的公共政策，利用各种媒体开展的公共健康教育，防止致病因素危害公众的健康，提高公众健康意识和自控能力。提供清洁安全的饮用水和食品，针对大气、水源、土壤的环境保护措施，食品安全，公众体育场所的修建，公共场所禁止吸烟等。

（二）第二级预防（secondary prevention）

在疾病的临床前期做好早期发现、早期诊断、早期治疗的"三早"预防工作，以控制疾病的发展和恶化。早期发现疾病可通过普查、筛检、定期健康检查、高危人群重点项目检查及设立专科门诊等。达到"三早"的根本办法是宣传，提高医务人员诊断水平和建立社会性高灵敏而可靠的疾病监测系统。对于某些有可能逆转、停止或延缓发展的疾病，则早期检测和预防性体格检查更为重要。对于传染病，除了"三早"，尚需要做到疫情早报告及患者早隔离，即"五早"。

（三）第三级预防（tertiary prevention）

对已患某些疾病的人，采取及时、有效的治疗措施，防止病情恶化，预防并发症和伤残；对已丧失劳动力或残疾者，主要促使功能恢复、心理康复，进行家庭护理指导，使患者尽量恢复生活和劳动能力，能参加社会活动并延长寿命。

不同类型的疾病有不同的三级预防策略。但任何疾病，无论其致病因子是否明确，都应强调第一级预防。如大骨节病、克山病等，病因尚未肯定，但综合性的第一级预防还是有效的。又如肿瘤更需要第一级和第二级预防。有些疾病的病因明确而且是人为的，如职业因素所致疾病、医源性疾病等，采取第一级预防较易见效。有些疾病的病因是多因素的，则要按其特点，通过筛检、及早诊断和治疗会使预后较好，如心脑血管疾病、代谢性疾病，除针对其危险因素，致力于第一级预防外，还应兼顾第二级和第三级预防。对那些病因和危险因素都不明确又难以觉察预料的疾病，只有施行第三级预防这一途径。

对许多传染病来讲，针对个体的预防同时也是针对公众的群体预防。如个体的免疫接种达到一定的人群比例后，就可以保护整个人群。而传染病的早发现、早隔离和早治疗，阻止其向人群的传播，也是群体预防的措施。有些危险因素的控制既可能是第一级预防，也是第二级、第三级预防。如高血压的控制，就高血压本身来讲，是第三级预防，但对脑卒中和冠心病来讲，是第一级预防。

对于许多慢性疾病来讲,健康的决定因素的作用往往是长期累积的结果。健康生命全程路径,就是基于上述的理论基础,研究孕期、婴幼儿期、青少年期以及成年期接触各种因素对健康的长期影响。健康生命全程路径对人群健康的实践意义是,采用预防措施越早,其保护和促进人群的健康效益就越大。我们可以通过把人生划分为几个明确的阶段("围生和婴幼儿期、青少年期、成年工作期和晚年期"四个时期),针对这些不同年龄组的人群,在不同的场所(家庭、学校、工作场所、社区)中实施连续性预防服务措施,积极地、有针对性地开展预防,就可以有效地避免那些有害因素对健康的危害,充分发挥人的生命潜能,保护劳动力,延长生命期限和改善生活质量;并且也能保证人生的不同阶段既能有效地获得有针对性的卫生服务,也不造成不必要的重复或遗漏,达到既高效又节省地促进人群健康的目的。所以它被认为是保证整个人群健康,促进健康老龄化的最佳途径。

第六节 临床预防服务概述

由于健康观念的转变,医学科学的目标已经从减轻患者痛苦与恢复健康,扩展到维护健康,进而发展到促进健康。所以,随着医学模式的转变、社会经济的发展、人民生活水平的不断提高,居民对卫生服务,尤其是预防保健的需求日益增加,这就需要医疗工作必须与预防保健相结合。

临床医务人员占整个卫生队伍的多数,且约78%的人每年至少要去一次医院,平均每年3次。医务人员以其特殊的方式与"患者"直接接触,通过实现个体健康危险性的量化评估,获得控制疾病危险因素的健康干预策略,能有效地调动个人改善不良行为与生活方式的积极性和主动性;患者对医务人员的建议也有较大的依从性;医务人员可通过随访了解患者的健康状况和行为改变情况,及时、有针对性地提出预防保健建议,有利于管理个人的健康状况,纠正不良的健康行为、早期发现疾病并及时治疗,有利于改善患者生活质量并延长寿命。

一、临床预防服务的概念

临床预防服务(clinical preventive service)是指在临床场所(包括社区卫生服务工作者在家庭和社区场所)对健康者和无症状"患者"的健康危险因素进行评价,然后实施个体的预防干预措施来预防疾病和促进健康。干预的措施通常包括健康教育、早期筛查、免疫接种、化学预防、预防性治疗。在选择具体的措施时考虑的是能够对健康者或无症状的"患者"采取的预防方法,即只针对第一级预防和第二级预防,临床医生在常规临床工作中提供的预防服务。通常临床医学的服务对象是患者,采用的方法是诊断和治疗疾病;预防医学的服务对象是健康人群,采用的方法主要是针对群体实施预防措施;而临床预防服务是提倡在临床条件下实施预防措施(对患者的常规性治疗和护理不包含在临床预防范畴),是医疗与预防之间结合的一个卫生服务方式。

笔记

二、临床预防服务的内容

临床预防服务的内容主要有：对求医者的健康咨询、筛检、免疫接种、化学预防和预防性治疗等。

（一）对求医者的健康咨询

通过收集求医者的健康危险因素，对个体进行有针对性的健康教育，提高求医者自我保健意识，并与求医者共同制订改变不良健康行为的计划，督促求医者执行干预计划等，促使他们自觉地采纳有益于健康的行为，消除或减轻影响健康的危险因素。健康咨询是一种特定的干预方式，是医务工作者日常医疗实践的组成部分。通过健康咨询改变就医者的不健康行为是预防疾病最有效的方式，是临床预防最重要的内容之一。根据当前疾病主要以不良行为生活方式导致的慢性非传染性疾病为主的现状，建议开展的健康咨询内容主要有：劝阻吸烟、倡导有规律的身体活动、增进健康饮食（平衡膳食、避免三餐无规律、偏食及节食等）、保持正常体重、预防意外伤害和事故、预防人类免疫缺陷病毒感染以及其他性传播疾病等。主要危险因素的具体预防和控制措施参见后面的章节。

（二）筛检

指运用快速简便的测试、体格或实验室检查等方法，在健康人群中发现未被识别的可疑患者、健康缺陷者及高危个体的一项预防措施。筛检的主要目的是将处于早期或亚临床阶段的患者、缺陷者及高危个体从人群中挑选出来。筛检不是一种诊断性试验，仅是一种初步检查，筛检试验阳性提示为某病的可疑患者，需要进一步确诊。

（三）免疫接种

是指将抗原或抗体注入机体，使人体获得对某些疾病的特异性抵抗力，从而保护易感人群，预防传染病发生。我国目前实行的是计划免疫，它是指根据疫情监测和人群免疫状况分析，按照规定的免疫程序，有计划地进行预防接种，以提高人群免疫水平，达到控制乃至最终消灭相应传染病的目的。免疫接种的实施必须要按照《中华人民共和国传染病防治法》《中华人民共和国急性传染病管理条例》《全国计划免疫工作条例》《计划免疫技术管理规程》《疫苗流通和预防接种管理条例》及《预防接种规范》等相关法律法规来执行。

（四）化学预防

指对无症状者使用药物、营养素（包括矿物质）、生物制剂或其他天然物质作为第一级预防措施，提高人群抵抗疾病的能力，防止某些疾病的发生。化学预防不仅是使用药物，还包括使用激素、维生素、无机盐、脂肪酸、氨基酸等营养素、生物制剂和天然动植物的提取物。化学预防是对健康人群和无症状患者进行病因预防，属第一级预防范畴，已出现症状的患者以及有既往病史者使用上述物质治疗疾病不属于化学预防。常用的化学预防方法主要有：对育龄或怀孕妇女和幼儿补充含铁物质降低罹患缺铁性贫血的危险；在缺氟地区补充氟化物降低龋齿患病率；孕期妇女补充叶酸降低神经管缺陷婴儿出生危险；绝经后妇女使用雌激素预防骨质疏松和心脏病；用阿司匹林预防心脏病、脑卒中等。化学预防必

笔记

须在医务人员的指导下进行,使用雌激素或阿司匹林尤其应注意其禁忌证和副作用。

(五)预防性治疗

指通过应用一些治疗的手段,预防某一疾病从一个阶段进展到更为严重的阶段,或预防从某一较轻疾病发展为另一较为严重疾病的方法。前者如早期糖尿病的血糖控制(包括饮食和身体活动等行为的干预以及药物治疗)来预防将来可能出现更为严重的并发症;后者如手术切除肠息肉,预防发展为大肠癌等。

三、个体健康危险因素评价与健康维护计划

健康危险因素评价指在临床工作中从采集病史、体格检查和实验室检查等过程中收集有关个体的危险因素信息,为下一步对危险因素的个体化干预提供依据。危险因素评价不应是一种独立于常规的患者诊疗过程的工作,而应该是通过适当的训练后,医生把危险因素评价成为采集病史、体格检查和实验室检查中不可缺失的一部分。如增加健康风险度的个人特征(如吸烟和家族史)一般可记录在病史里;通过仔细体格检查可以发现临床前疾病状态;而常规的实验室检查就可发现生理性的危险因素。

医生在进行健康危险因素评价的基础上,根据患者的年龄、性别,以及个体的危险因素,制订符合他/她本人的健康维护计划。健康维护计划指在特定的时期内,依据患者的年龄、性别及危险因素而计划进行的一系列干预措施。具体包括:做什么、间隔多长时间做1次、什么时候做。按照临床预防服务的内容,预防干预活动一般包括:健康咨询指导、疾病的早期筛检、现患管理和随访等。

健康维护计划的一个重要内容是根据危险因素的评估以及患者的性别、年龄信息,确定干预的措施,包括健康咨询、健康筛检、免疫接种和化学预防。由于危险因素与健康之间是多因多果的关系,采取的干预措施也应该是综合的。针对性的健康教育取决于患者本身有什么不良的生活行为方式。健康筛检主要是根据不同的性别和年龄,制订相应的干预计划。

第七节　康复医学概述

一、康复医学的概念

康复医学(rehabilitation medicine)源自医学康复,是临床医学的一个重要分支。虽然临床上常常将康复医学简称为康复,但两者不能等同。从学术角度来看,康复是一个事业,医学康复(medical rehabilitation)是一个领域,而康复医学是一个具体的专业或专科,具有自己的学科特点。简而言之,康复医学是以研究病、伤、残者功能障碍的预防、评定和治疗为主要任务,以改善躯体功能、提高生活自理能力、改善生存质量为目的的一个医学专科。国家卫生计生委将康复医学科与内科、外科、妇产科、儿科等临床学科并列为临床一级学科,可见其在临床学科中的影响力。

笔记

医学康复的对象很广泛，包括所有需要救治的患者，涉及临床各学科。与医学康复的对象相比，康复医学的对象没有那么广泛，包括以下人群。

1. 各种原因引起的功能障碍者 由于康复医学是以研究功能障碍的预防和治疗为导向的医学专科，因此康复医学的对象包括不能正常发挥身体、心理和社会功能的人群，如有躯体、器官、精神、心理等功能障碍者。引起功能障碍的原因是多方面的，可以是现存的或潜在的、先天性的或后天性的、可逆的或不可逆的、部分的或完全的。功能障碍可以与疾病并存，也可以是疾病的后遗症。这些功能障碍往往难以由临床医学全部解决。全国第二次残疾人抽样调查结果显示，我国残疾人总数为 8296 万，占人口总数的 6.34%，涉及至少 2.6 亿家庭人口。其中近 6000 万残疾人需要康复，占残疾人总数的 72.28%。由此可见，康复对象人数众多。

2. 老年人群 人口老龄化是国际性问题。身体障碍与年龄老化一般呈正比，年龄越大，各种疾病或功能障碍的发生率越高。我国 60 岁以上的老年人已占全国人口的 13.39%，预测到 2020 年将占 16%～17%。据推算，我国老年人中长期卧床、生活不能自理者约有 2700 万，半身不遂者约有 70 万；82 万老年痴呆患者中约有 24 万长期卧床。因此，老年人群将成为康复医学的主要对象之一。

二、康复医学的组成

康复医学包括康复预防、康复评定和康复治疗。

（一）康复预防

康复预防是指通过下列有效手段预防各类残疾的发生，延缓残疾的发展。

1. 一级预防 预防各类疾病伤残造成的身体结构损伤的发生是最为有效的预防，可降低 70% 的残疾发生率。可采取的措施很多，包括宣传优生优育，加强遗传咨询、产前检查、孕期及围生期保健；预防接种，积极防治老年病、慢性病；合理饮食，合理用药；防止意外事故；加强卫生宣教，注意精神卫生。

2. 二级预防 限制或逆转由身体结构损伤造成的活动受限或残疾，可降低 10%～20% 残疾发生率。可采取的措施包括早期发现和早期治疗病、伤、残。通过采取适当的药物治疗，如治疗结核、高血压等；或采取基本的手术治疗，如创伤手术、骨折手术、白内障手术等。

3. 三级预防 防止活动受限或残疾转化为参与受限或残障，减少残疾、残障给个人、家庭和社会造成的影响。可采取的措施包括康复医疗，如运动疗法、作业治疗、心理治疗、言语治疗以及应用假肢、支具、辅助器具等；教育康复，职业康复，社会康复；还包括应有的社会教育。

（二）康复评定

康复评定是康复治疗的基础，没有评定就无法规划治疗、评价疗效。评定不同于诊断，远比诊断细致而详尽。由于康复医学的对象是有功能障碍的患者，治疗的目的是最大限度地恢复、重建或代偿其功能，因此，康复评定的重点不是寻找疾病的病因和作出诊断，而是客观、准确地评定功能障碍的原因、性质、部位、范围、严重程度、发展趋势、预后和转归，为制订有效的康复治疗计划打下牢固的科学基础。康复评定至少应在治疗的前、中、后各进行一次，根据评定结果，制订或修改治疗计划，并对康复治疗效果和预后作出客观的评价。康复医疗应该始于评定，终于评定。

（三）康复治疗

康复治疗是指通过各种有效的专科治疗手段，最大限度地改善病、伤、残者的功能障碍。康复治疗的原则是早期介入、综合实施、循序渐进、主动参与。常用的康复治疗手段如下。

1. 物理治疗　通过功能训练、物理因子和手法治疗的手段，重点改善肢体功能。包括肢体的主、被动活动，体位转变训练，平衡训练，行走训练等。

2. 作业治疗　针对患者的功能障碍，制定个体化的作业活动，重点是改善上肢功能和日常生活能力。包括上肢的主、被动活动，手功能训练，日常生活能力训练（如穿衣、洗漱、进餐、如厕、家务活动等），助行器（如手杖）、足托、生活辅助器具的制作及使用等。

3. 言语治疗　重点是改善交流能力（包括听、说、读、写能力）和吞咽功能。

4. 心理咨询　通过心理疏导和宣泄，调节心理状态，改善心理功能。

5. 文体治疗　借助文娱活动（如唱歌、跳舞、书法、绘画等），调节精神心理活动，改善躯体功能。

6. 中国传统医学治疗　借助中药、针灸、中医手法、传统锻炼方法（如太极拳、八段锦）等，达到改善功能的目的。

7. 康复工程　借助现代科技为伤残人士服务，主要是安装和使用假肢、利用机器人辅助训练等，改善患者功能。

8. 康复护理　主要是预防各种并发症和健康教育，包括床上良肢位，肺部护理，预防压疮和下肢深静脉血栓，患者及其家属的健康教育等。

9. 社会服务　主要是对病、伤、残者提供社会康复方面的指导，如职业培训、指导再就业等。

三、康复医学的发展

（一）社会和患者的需要

在医学取得巨大进步的今天，慢性病已成为医疗的重要问题。目前人类的死因主要是心肌梗死、脑卒中、癌症和创伤，除少部分患者在急性期死亡外，多数患者可长期存活。若要提高存活患者的生存质量，就要借助康复医学的介入。因此，康复医学是人类社会发展的必然产物，是人类物质文明和精神文明的体现。

（二）经济发展的必然结果

1. 人口平均寿命延长　人口平均寿命延长，老年人的比例明显增加，60%的老年人患有多种老年病或慢性病，迫切需要进行康复，因此近年来老年康复问题越发突出。老年人心肌梗死、脑卒中和癌症的发病率比年轻人高，这也使康复医学的重要性更为突出。

2. 工业与交通日益发达　工业与交通日益发达，尽管采取了多种安全防护措施,以降低工伤和车祸的发生率,但工伤和车祸致残的绝对人数仍比以往增多。这部分残疾人同样迫切需要积极的康复治疗,使他们残而不废。

3. 文体活动日益发达　随着经济的发展和生活水平的提高,文体活动也蓬勃发展。体操、跳水、赛车、摔跤、攀岩、杂技等难度较高或危险性较大的活动,无论在训练还是竞赛过程中,都有致伤致残的风险,由于这种原因而造成残疾损伤的患者,同样需要康复医学或使他们重返旧业,或使他们残而不废。所以他们在得到应急性处理后,主要依靠康复治疗。

4. 慢性病增加　近年来,世界卫生组织注意到,疾病谱中慢性疾病比例增加,强调慢性疾病的预防、治疗。许多慢性疾病都伴有不同程度的功能减退或丧失,这类患者更需要康复服务。

(三) 应付巨大自然灾害和战争

目前人类还不能完全控制自然灾害、避免战争,如地震造成了大量人的残疾,战争也产生许多伤残者,这些伤残者都需要进行积极的康复治疗,这也是必须重视发展康复医学的主要原因之一。

(四) 医学愈进步对康复的需求愈大

随着科技进步,医学技术提升,能早期识别、诊断、治疗许多原来认为不可能治疗的疾病,患者的存活率提高,存活者往往需要进一步的康复治疗。科技与康复医学的融合,也使原来不可能或难以实现的目标成为可能。此外,目前在康复医学日益盛行的机器人辅助行走、虚拟现实环境训练、功能性电刺激等技术,也让越来越多的病、伤、残者能最大限度地恢复功能,重返社会。

本章小结

学习与健康管理相关的医学基础知识,能够使读者初步认识人体的形态与功能,领会人体是局部与整体、形态与功能的统一;同时对现代医学的主要诊断技术与治疗方法形成宏观的认识;进而在医学模式转变的背景下,理清临床医学与预防医学的关系及发展方向,体会康复医学发展的必然性。

(闻德亮)

关键术语

临床医学　clinical medicine　　　　转化医学　translational medicine

病史采集　history taking　　　　　体格检查　physical examination

视诊　inspection　　　　　　　　触诊　palpation

叩诊　percussion　　　　　　　　听诊　auscultation

嗅诊　olfactory examination　　　实验室检查　laboratory examinations

心电图　electrocardiogram, ECG　　治疗　therapy

预防医学　preventive medicine　　第一级预防　primary prevention

第二级预防　secondary prevention　第三级预防　tertiary prevention

笔记

临床预防服务　clinical preventive service

康复医学　rehabilitation medicine　　医学康复　medical rehabilitation

练习题

一、填空题

1．体格检查的方法主要有5种：_____、_____、_____、_____和_____。

2．康复医学包括：_____、_____和_____。

3．现代医学主要的5种治疗方法是_____、_____、_____、_____和_____。

4．临床医学研究和服务的对象是_____，其复杂性大大超过其他自然科学。

5．_____即问诊，是通过医师与患者进行提问与回答来了解疾病发生与发展的过程。

二、判断题

1．人体是局部与整体、形态与功能的统一。（　　）

2．临床医学是研究疾病的病因、诊断、治疗和预后，提高临床治疗水平，促进人体健康的科学；是直接面对疾病、患者，对患者直接实施治疗的科学。（　　）

3．预防医学是医学的一门应用学科，它以个体为对象，目的是保护、促进和维护健康，预防疾病、失能和早逝。（　　）

4．临床预防服务是指在临床场所（包括社区卫生服务工作者在家庭和社区场所）对患者的健康危险因素进行评价，然后实施个体的预防干预措施来预防疾病和促进健康。（　　）

5．康复医学是以研究病、伤、残者功能障碍的预防、评定和治疗为主要任务，以改善躯体功能、提高生活自理能力、改善生存质量为目的的一个医学专科。（　　）

三、简答题

预防医学不同于临床医学的特点有哪些？

四、讨论题

结合所学知识，谈一谈如何做好当前的艾滋病防治工作。

笔记

通过本章的学习,你应该能够:

掌握 流行病学的基本概念、指标体系和研究方法;循证医学的基本概念。

熟悉 初级卫生保健的概念和内涵;社区公共卫生服务的基本原则、特征和内容;循证医学的实施步骤;医学伦理学的基本原则。

了解 "人人享有卫生保健"和"健康中国2020"战略目标;健康管理相关法律制度和相关权利义务。

章前案例

×年6月×日中午,××市×厂职工张×为其子在新城×宾馆结婚包席30桌,有304人同时就餐,从下午5点开始,陆续有人出现腹痛、腹泻、恶心、呕吐、发热、头痛等症状。到第二天共有19人出现上述中毒症状,其中11人到医院进行治疗,无人死亡。

进食的304人中有19人发病,罹患率6.25%。其中,男性7人占36.84%,女性12人占63.16%。年龄最小的3岁,最大的70岁。超过50岁的老人和小于10岁的儿童共12人,占63.16%。

当地疾病控制中心18:10接报后,立即组织食品卫生监督员对中毒患者进行个案调查,逐一询问发病情况及就餐史,填写《食物中毒个案调查表》。个案调查表统计分析表明,19名患者都有该日中午在×宾馆参加婚宴的共同进餐史,患者从进食到发病潜伏期较短,临床症状相似,调查他们发病当天及前两天的其他进食食谱,未发现可疑食物。对19例患者个案调查,平均潜伏期为7小时40分钟。

本次发病主要是老人、小孩和妇女,对中毒患者的家庭其他成员进行调查,均无发病者,而家庭其他成员都是和中毒患者生活在同一环境条件下,唯一不同的就是患者在宾馆参加了婚宴。

婚宴用的酒和饮料均为自带,对酒和饮料的来源进行了调查,经销商均能提供厂家的检验合格证。在调查中发现未饮酒和饮料者也有发病的现象。

对该餐厅现场检查时发现,该餐厅食物处理间,在凉菜间的水池内清洗生食品,凉菜间门口挂有腌渍的准备加工的烤鸭,紫外线消毒灯没有安装在凉菜案的上方,切配凉菜的人员不固定。

笔记

采集该餐厅16份婚宴留样,12份冰箱内保存食品,7份刀案及2份住院患者的呕吐物进行了实验室检验,有6份婚宴留样,5份冰箱内食物,4份刀案及2份呕吐物中检出了肠炎型沙门菌。

根据本次食物中毒的临床表现、潜伏期、流行病学特点以及实验室检验,按照《食物中毒诊断标准及技术处理原则》,认定这是一起由肠炎型沙门菌引起的食物中毒。

第一节　流行病学基础

流行病学是人类在与疾病的长期斗争中形成的一门医学应用科学,也是一门医学方法学,发展至今已被广泛应用于公共卫生与预防医学、临床医学、基础医学等学科,在社会、经济、管理等领域中也同样发挥着重要作用。

一、流行病学的基本概念

流行病学(epidemiology)是研究人群中疾病与健康状况的分布及其影响因素,并研究防治疾病及促进健康的策略和措施的科学。

这个概念概括起来有四层含义:

1. 流行病学的研究对象是人群。

2. 关注的事件包括疾病与健康状况。

3. 主要研究内容及三个阶段,即:某事件在人群中是怎样分布的——揭示现象、什么因素导致某事件在人群中呈现如此分布——找出原因、用什么策略和措施可以改变这种分布——提供疾病预防控制的策略和措施。

4. 研究和实践的目的是防治疾病、促进健康。

知识拓展

章前案例通过调查、分析一起群体食物中毒事件的临床表现、潜伏期、流行病学特点以及实验室检验,按照《食物中毒诊断标准及技术处理原则》,认定是一起由肠炎型沙门菌引起的食物中毒。

沙门菌引起的食物中毒在我国位居食物中毒的第一位。沙门菌是食物中毒中最常见的致病菌,主要存在于家禽、家畜的活体内。肉类食品从畜禽的屠宰到烹调的各个环节中,都可受到污染。沙门菌食物中毒主要发生在5~10月份,各年龄组均可发病,但以老年、儿童、体弱者多见。被沙门菌污染的食物在食用前未加热或加热不彻底,在20~30℃条件下大量繁殖,食用后易引起食物中毒。

笔记

二、流行病学的基本研究方法

（一）观察法

观察法就是不对研究对象施加任何干预或实验措施，观察人群在自然状态下疾病、健康状况及有关因素的分布情况。根据选择的研究对象及研究内容的不同，观察法分为描述流行病学与分析流行病学。

1. 描述流行病学　主要是揭示人群中疾病或健康状况的分布现象，也用于描述人群中疾病流行影响因素的分布现象，目的是描述分布、产生病因假设。如现况研究、生态学研究、个案调查、暴发调查等均属于描述流行病学。

2. 分析流行病学　主要在描述分布现象的基础上，通过对比研究，找出影响分布的决定因素或病因，即检验病因假设。包括病例对照研究和队列研究。

（二）实验法

实验是指对研究对象有所"介入"或"干预"，并前瞻性地观察介入手段或措施的效应。

实验法也叫实验流行病学，可以人为地控制实验条件，直接验证危险因素或可疑病因与疾病之间是否有关联及是否为因果关联，也用于评价疾病防治和健康促进中的预防干预措施及其效果。所以实验研究可以验证病因假设或评价干预措施的效果。

（三）数理法

数理法也叫数学模型法或理论流行病学，是通过对疾病或健康状况的分布与影响因素之间内在关系的深入研究，建立数学模型以描述疾病流行规律、预测疾病流行趋势、检验疾病防治效果。

三、流行病学的应用

（一）流行病学的用途

流行病学是人们在与疾病的长期斗争中形成的一门应用学科，随着其方法的快速发展，流行病学的用途也越来越广泛，逐渐深入到医药卫生的各领域。

1. 描述疾病及健康状况的分布　如了解疾病在人群中的危害程度（如发病情况、患病情况）、人群的健康状况；在病因的探讨中，分析疾病的三间分布（即疾病在人间、空间、时间上的分布规律），进而为探索疾病病因、合理配置卫生资源、有效地采取预防控制措施提供依据。

2. 探索疾病的病因　流行病学通过对疾病和危险因素三间分布等方面的比较研究，可以找出疾病发生和流行的影响因素，即病因，从而为疾病防治提供依据。

3. 研究疾病自然史，提高诊断治疗水平和预后评估　疾病的自然史是疾病从发生、发展直到结局的自然过程。通过流行病学的方法全面了解疾病的自然史，才能提高疾病的临床诊断、治疗和预后水平，有助于揭示疾病的"冰山现象"。

4. 疾病预防控制及其效果评价　疾病的防治效果如何，需要应用流行病学研究方法，如疫苗的保护作用、新药的疗效及不良反应等都需要大规模的人群研

笔记

究和观察。药物流行病学、临床流行病学、循证医学即是流行病学理论和方法的应用。

5. 为医学研究提供科学方法　广大医学工作者借用流行病学的研究思路和方法，形成了许多学科分支，如传染病流行病学、心血管病流行病学、环境流行病学、职业流行病学等，但其基本理论与方法是一致的，所以只要掌握了流行病学的基本理论和方法，就能融会贯通并加以应用。

（二）流行病学研究资料的来源

1. 常规的工作记录　例如医院门诊病历、住院病案资料、健康检查记录、病理检查、各种物理学检查及医学检验记录、有关科室的工作记录等、户籍与人口资料、医疗保险资料等。

2. 各种统计报表　如人口出生报告，居民的疾病、损伤、传染病的分月、季度与年报资料、非传染病报告卡（如恶性肿瘤发病报告卡、地方病报告卡、职业病报告卡等）、死亡报告等。

3. 专题科学研究工作所获得的现场调查资料或实验研究资料　现场调查研究是对特定对象群体进行调查，影响被调查者的因素是客观存在的，研究者只能被动地观察和如实记录；实验研究是以动物或标本为研究对象，在研究过程中研究者可以主动地加以干预措施。如疾病的病因学研究、干预措施的效果评价、临床疗效分析、儿童生长发育调查等。

四、常用指标

（一）疾病的分布和流行强度

1. 疾病的分布（distribution of disease）　是指疾病在时间、空间和人间的存在方式及其发生、发展规律，又称疾病的三间分布。

（1）地区分布：无论哪种疾病的发生都或多或少存在地域上的差异，疾病这种地区分布的差异反映了不同地区致病因子分布的差别，与不同地区的自然环境和社会环境因素有关。一般可根据资料的性质，按照国家间、国家内不同地区以及城乡等地理区域分布特征来分析。

由于自然环境和社会环境的影响而使一些疾病无需从外地输入，只存在于某一地区，或在某一地区的发病率水平总是较高，这种现象称为疾病的地方性（endemic）。疾病地方性的种类有自然疫源性，自然地方性，统计地方性。判断疾病地方性的依据是：①该病在当地居住的各人群组中发病率均高，并随年龄增长而上升；②在其他地区居住的相似人群组中，该病的发病率均低，甚至不发病；③外来的健康人，到达当地一定时间后发病，其发病率逐渐与当地居民接近；④迁出该地区的居民，该病的发病率下降，患者症状减轻或呈自愈趋向；⑤当地对该病易感的动物也可能发生类似的疾病。

（2）时间分布：疾病分布随着时间的变化不断变化，这种变化是一个动态过程，不同时间疾病分布的不同，不仅反映了致病因素的动态变化，也反映了人群特征的变化。疾病的时间分布特征如下。

1）短期波动（rapid fluctuation）：指在一个地区或一个集体的人群中，短时间

笔记

内某病的发病数明显增多的现象。

2）季节性（seasonality variation）：即疾病每年在一定的季节内出现发病率升高的现象。

3）周期性（cyclic variation, periodicity）：即疾病依照规律性的时间间隔发生流行，疾病呈现周期性常见的原因有：①足够数量的易感人群，尤其新生儿积累使易感者数量增加；②该病的传播机制容易实现；③病后可以获得稳固的免疫力；④病原体变异。周期性间隔时间的长短取决于：①易感者积累的速度；②病原体变异的速度；③病后免疫持续时间的长短。

4）长期变异（secular change）：经过一个相当长的时期（通常为几年或几十年），疾病的分布状态、感染类型、临床表现等逐渐发生显著的趋势性变化，这种现象称为长期变异。长期变异的原因有：①病因或致病因素发生了变化；②抗原型别变异，病原体毒力、致病力的变化和机体免疫状况的改变；③诊疗技术的进步、防制措施的改善；④社会人口学资料的变化及疾病的诊断、报告标准的改变等。

（3）人群分布：人群分布的特征有年龄、性别、职业、家庭、民族、行为、收入等，有些是固有的生物性的，有些是社会性的特征，这些特征有时可能成为疾病的危险因素。研究疾病人群分布有助于确定危险人群和探索致病因素。

在实际工作中，疾病的描述往往是三间综合进行的，只有这样，才能获得更多病因线索和流行因素的信息，有利于提出病因假设。移民流行病学（migrant epidemiology）是利用移民人群综合描述疾病的三间分布，从而找出病因的一种研究方法。通过观察某种疾病在移民人群、移居地当地人群及原居住地人群中疾病的发病率或死亡率差别，区分遗传因素与环境因素在疾病发生中的作用，从而发现病因线索。

2. 疾病流行强度 疾病的流行强度是指某疾病在某地区、某人群中，一定时期内发病数量的变化及各病例间联系的程度。

（1）散发（sporadic）：某病发病率维持历年的一般水平，各病例间无明显的时、空联系和相互传播关系，表现为散在发生，数量不多，这样的流行强度称为散发。

（2）流行（epidemic）：指某病在某地区的发病率显著超过历年（散发）的发病率水平。疾病流行时，各病例间有明显的时、空联系，发病率高于当地散发发病水平的3～10倍。

（3）大流行（pandemic）：当疾病迅速蔓延，涉及地域广，短时间内可跨越省界、国界或洲界，发病率超过该地一定历史条件下的流行水平，称为大流行。

（4）暴发（outbreak）：指在一个局部地区或集体单位中，短时间内突然出现大量相同患者的现象。

（二）疾病分布常用的测量指标

1. 发病率（incidence rate, morbidity） 指在一定期间内（一般为1年）、特定人群中某病新病例出现的频率。分子是一定期间内的某病新发生的病例数，分母是暴露人口，指有可能发生该病的人群，对那些不可能患该病的人，如传染病的非易感者（曾患某病的人）、有效接种疫苗者，不能算作暴露人口。

58

2. 罹患率（attack rate） 与发病率一样，也是测量人群新病例发生频率的指标。与发病率相比，罹患率适用于小范围、短时间内疾病频率的测量。

3. 患病率（prevalence rate） 指某特定时间内，总人口中现患某病者（包括新、旧病例）所占的比例。患病率的分子包括调查期间被观察人群中所有的病例，分母为被观察人群的总人口数或该人群的平均人口数。

4. 续发率（secondary attack rate） 又称二代发病率，指某传染病易感接触者中，在最短潜伏期与最长潜伏期之间发病的人数占所有易感接触者总数的百分率。

5. 感染率（infection rate） 指在某个时间内被检查的人群中，某病现有感染者人数所占的比例。

6. 病残率（disability rate） 指在一定的期间内，某人群中实际存在病残人数的比例。

7. 死亡率（mortality rate） 指在一定期间（通常为 1 年）内，某人群中死于某病（或死于所有原因）的频率。其分子为死亡人数，分母为可能发生死亡事件的总人口数（通常为年中人口数）。

8. 病死率（fatality rate） 表示一定时期内，患某病的全部患者中因该病死亡者所占的比例。

9. 存活率（survival rate） 又称生存率，指随访期终止时仍存活的病例数与随访期满的全部病例数之比。

10. 反映母婴健康状况的率

（1）婴儿死亡率：指活产儿在不满 1 周岁死亡的人数与同期活产数的比率。

（2）新生儿期死亡率：是指死亡发生在出生后 28 天内的新生儿数与该地同期的活产数之比。

（3）新生儿后期死亡率：是指死亡发生在出生后 28 天到满 1 周岁的新生儿数与同期活产数与新生儿死亡数之差的比。

（4）围生期死亡率和比：妊娠 28 周（即胎儿达到或超过体重 1000g 或身长 35cm）至产后 1 周内的胎、婴儿死亡数与同期全部出生人数之比。

（5）孕产妇死亡率：是指怀孕相关死亡数与怀孕妇女数（为了简化，常用活产数来估计怀孕妇女数）之比，是评价一个国家或地区怀孕妇女的营养和医疗保健情况的指标。

五、现况研究

现况研究又称横断面研究或患病率研究，是描述性研究中应用最为广泛的一种方法。它是在某一人群中，应用普查或抽样调查的方法收集特定时间内、特定人群中的疾病、健康状况及有关因素的资料，并对资料的分布状况、疾病与因素的关系加以描述。

（一）研究目的

1. 描述疾病或健康状况的分布 通过现状调查可以描述疾病或健康状况的三间分布，发现高危人群，分析疾病或健康状况的频率与哪些环境因素、人群特征等因素有关。

笔记

2. 发现病因线索 描述某些因素或特征与疾病或健康状况的联系以确定病因假设,供分析流行病学研究。

3. 适用于疾病的二级预防 利用普查或筛选等手段,可早期发现患者,实现"早发现、早诊断、早治疗"的目的。

4. 评价疾病的防治效果 如定期在某一人群中进行横断面研究,收集有关暴露与疾病的资料,考核和评价某些疾病防治措施的效果。

5. 疾病监测 在某一特定人群中长期进行疾病监测,可对所监测疾病的分布规律和长期变化趋势有深刻的认识和了解。

6. 其他 现况调查还可以用于衡量一个国家或地区的卫生水平和健康状况、卫生服务需求的研究、社区卫生规划的制定与评估和有关卫生或检验标准的制定,为卫生行政部门的科学决策提供依据。

(二)现况研究的种类

根据研究目的,现况研究可分为普查和抽样调查。

1. 普查(census) 在特定时间对特定范围内人群中的每一成员进行的调查。普查分为以了解人群中某病的患病率、健康状况等为目的的普查和以早期发现患者为目的的筛检。

2. 抽样调查(sampling survey)

(1)抽样调查的概念:按一定的比例从总体中随机抽取有代表性的一部分人(样本)进行调查,以样本统计量估计总体参数,称为抽样调查。样本的代表性是抽样调查能否成功的关键所在,而随机抽样和样本含量适当是保证样本代表性的两个基本原则。

(2)抽样方法:有单纯随机抽样,系统抽样,分层抽样,整群抽样,多级抽样等。

(3)样本含量的估计:抽样研究中,样本所包含的研究对象的数量称为样本含量。样本含量适当是抽样调查的基本原则。样本含量适当是指将样本的随机误差控制在允许范围之内时所需的最小样本含量。样本含量计算方法包括分类变量资料样本含量的估计方法和数值变量资料样本含量的估计方法,请参阅有关教材。

六、病例对照研究

1. 病例对照研究(case-control study) 病例对照研究是选择患有和未患有某特定疾病的人群分别作为病例组和对照组,调查各组人群过去暴露于某种或某些可疑危险因素的比例或水平,通过比较各组之间暴露比例或水平的差异,判断暴露因素是否与研究的疾病有关联及其关联程度大小的一种观察性研究方法。

病例对照研究有以下特点:①该研究只是客观地收集研究对象的暴露情况,而不给予任何干预措施,属于观察性研究。②病例对照研究可追溯研究对象既往可疑危险因素暴露史,其研究方向是回顾性的,是由"果"至"因"的。③病例对照研究按有无疾病分组,研究因素可根据需要任意设定,因而可以观察一种疾病与多种因素之间的关联。

病例对照研究可用作:①初步检验病因假设;②提出病因线索;③评价防制

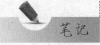

策略和措施的效果。

病例对照研究分为非匹配病例对照研究和匹配病例对照研究(又分为频数匹配和个体匹配)。

(1)非匹配病例对照研究:即在病例和对照人群中分别选取一定数量的研究对象,仅要求对照数量等于或多于病例数量,除此之外再无其他规定。

(2)匹配病例对照研究:①定义;是以对研究结果有干扰作用的某些变量为匹配变量,要求对照组与病例组在匹配变量上保持一致的一种限制方法。匹配分为频数匹配与个体匹配。②匹配的目的:一是为提高研究效率,即每位研究对象提供的信息量增加,所需样本含量减少;二是为控制混杂因素,以避免研究中存在混杂偏倚。③匹配的注意事项:匹配变量必须是已知的混杂因素,或有充分的理由怀疑为混杂因素,否则不应匹配。

2. 研究对象的选择 由于该类研究一般皆为抽样调查,所以要求无论病例还是对照均应为其总体的随机样本。

(1)病例的选择需要考虑:①疾病的诊断标准;②病例的确诊时间;③病例的代表性;④对病例某些特征的限制。

(2)对照的选择:对照是病例所来源的人群中未患所研究疾病的人。

选择对照时应考虑:①确认对照的标准;②对照的代表性;③对照与病例的可比性;④对照不应患有与所研究因素有关的其他疾病;⑤有时可同时选择两种以上对照。

对照的来源:①同一或多个医疗机构中诊断的其他疾病病例;②社区人口中未患该病的人;③病例的邻居中未患该病的人;④病例的配偶、同胞、亲戚;⑤病例的同事。

3. 病例对照研究样本含量的估计 包括非匹配病例对照研究分类变量资料样本含量的估计和匹配病例对照研究分类变量资料样本含量的估计。决定样本含量时,应注意:①考虑病例对照研究所需样本量的决定因素,如人群中暴露于某研究因素人群所占的比例;预期暴露于该研究因素造成的相对危险度(RR)和比值比(OR);预期达到的检验显著性水平 α;预期达到的检验把握度($1-\beta$)。②用公式法计算样本量。③用查表方法估计样本量。(具体计算方法请参阅有关教材)。

4. 病例对照研究资料的统计分析 病例对照研究采用比值比(odds ratio, OR,也称比数比、优势比或交叉乘积比)来估计暴露与疾病之间的关联强度。比值是指某事物发生的可能性与不发生的可能性之比。比值比是病例组的暴露比值与对照组的暴露比值之比。

(1)成组病例对照研究资料的分析:把资料整理成表3-1。

表3-1 成组病例对照研究资料整理表

暴露史或特征	病例	对照	合计
有	a	b	$a+b$
无	c	d	$c+d$
合计	$a+c$	$b+d$	$a+b+c+d=n$

笔记

$$\chi^2 = \frac{(ad-bc)^2 n}{(a+b)(c+d)(a+c)(b+d)}$$

经卡方检验,若 $P<0.05$,说明该暴露因素与疾病存在联系,可进一步计算比值比(OR), $OR = ad/bc$

当 $OR>1$,说明该因素是危险因素;当 $OR<1$,说明该因素是保护因素; $OR=1$ 时,表明暴露与疾病无关联。由于比值比是对这种联系程度的一个点估计值,一般需对 OR 值进行 95% 可信区间估计。

(2)1:1匹配病例对照研究资料分析:把资料整理成表3-2。

表3-2　1:1匹配病例对照研究资料整理表

对照	病例		对子数
	有暴露史	无暴露史	
有暴露史	a	b	$a+b$
无暴露史	c	d	$c+d$
合计	$a+c$	$b+d$	$a+b+c+d$

$$\chi^2 = \frac{(b-c)^2}{(b+c)}$$

比值比 $OR=c/b$;还可计算 OR 的 95% 可信限。

5. 病例对照研究的优点和局限性

(1)优点:①该方法收集病例更方便,更适用于罕见病的研究;②该方法所需研究对象的数量较少,节省人力、物力,容易组织;③一次调查可同时研究一种疾病与多个因素的关系,既可检验危险因素的假设,又可经广泛探索提出病因假设;④收集资料后可在短时间内得到结果。

(2)局限性:①不适于研究暴露比例很低的因素,因为需要很大的样本含量;②暴露与疾病的时间先后常难以判断;③选择研究对象时易发生选择偏倚;④获取既往信息时易发生回忆偏倚;⑤易发生混杂偏倚;⑥不能计算发病率、死亡率等,因而不能直接分析相对危险度。

七、队列研究

1. 队列研究(cohort study) 队列研究是将一个范围明确的人群按是否暴露于某可疑因素或暴露程度分为不同的亚组,追踪各组的结局并比较其差异,从而判定暴露因素与结局之间有无关联及关联程度大小的一种观察性研究方法。

2. 队列研究的用途 检验病因假设和描述疾病的自然史。

3. 队列研究分类 依据研究对象进入队列时间及观察终止时间不同,队列研究可分为前瞻性队列研究、历史性队列研究和双向性队列研究 3 种。它可根据队列中研究对象是相对固定还是不断变化情况,分为固定队列和动态人群。

(1)前瞻性队列研究:研究对象的确定与分组由研究开始时是否暴露来决定,研究结局需随访观察一段时间才能得到。

(2)历史性队列研究:研究工作现在开始,而研究对象是过去某个时间进入

笔记

队列的。特点是追溯到过去某时期决定人群对某因素的暴露史,然后追踪至现在的发病或死亡情况。

(3)双向性队列研究:是以上两个方法的结合,根据历史档案确定暴露与否,随访至将来的某个时间确定结局,又称混合性队列研究。

4. 研究对象的选择

(1)暴露组的选择:要求暴露组的研究对象应暴露于研究因素并可提供可靠的暴露和结局的信息。可根据情况选择特殊暴露人群、一般人群或有组织的团体。若研究需要,暴露组还可分成不同暴露水平的亚组。

(2)对照组的选择:队列研究的对照组应是暴露组来源的人群中非暴露者的全部或其随机样本。除研究因素之外,其他与结局有关的因素在暴露组与非暴露组间皆应均衡可比。可有内对照、外对照、总人口对照和多重对照等形式。

5. 样本含量的估计 队列研究与病例对照研究使用的样本含量估计公式一样,但队列研究比较的是非暴露组和暴露组结局的发生率(具体计算方法请参阅有关教材)。

6. 队列研究资料的统计分析 队列研究中,最受关注的是暴露因素导致疾病的强度——发病率,包括累积发病率和发病密度。估计暴露与发病的关联强度一般用相对危险度、归因危险度、归因危险度百分比、人群归因危险度以及人群归因危险度百分比等。另外,当结局的发生率低,暴露组人数少,达不到计算发生率要求时,可以用全人口发病(死亡)率作比较,可计算标化发病(死亡)比。队列研究资料整理表如表3-3所示。

表3-3 队列研究资料整理表

组别	病例	非病例	合计	发病率
暴露组	a	b	$a+b=n_1$	$I_e=a/n_1$
非暴露组	c	d	$c+d=n_0$	$I_0=c/n_0$
合计	$a+c$	$b+d$	$a+b+c+d$	

(1)相对危险度(RR):是暴露组发病率(或死亡率)与非暴露组发病率(或死亡率)的比值。$RR=I_e/I_0=(a/n_1)/(c/n_0)$

RR>1,说明暴露因素与疾病有"正"关联,暴露越多,发病越多,是致病的危险因素。

RR=1,说明暴露因素与疾病无关联。

RR<1,说明暴露因素与疾病有"负"关联,暴露越多,疾病越少,具有保护意义。

(2)归因危险度(AR),又称特异危险度:是暴露组发病率(或死亡率)与非暴露组发病率(或死亡率)的差值。$AR=I_e-I_0=(a/n_1)-(c/n_0)$

(3)人群归因危险度(PAR):是全人群发病率或死亡率(I_t)与非暴露组发病率或死亡率(I_0)的差值。$PAR=I_t-I_0$

(4)标准化死亡比(SMR):实际死亡人数与预期死亡人数之比。

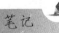
笔记

7. 队列研究的优点和局限性

（1）优点：①研究结局是亲自观察获得，一般较可靠；②论证因果关系的能力较强；③可计算暴露组和非暴露组的发病率，能直接估计暴露因素与发病的关联强度；④一次调查可观察多种结局。

（2）局限性：①不宜用于研究发病率很低的疾病；②观察时间长，易发生失访偏倚；③耗费的人力、物力和时间较多；④设计的要求高，实施复杂；⑤在随访过程中，未知变量引入人群，或人群中已知变量的变化等，都可使结局受到影响，使分析复杂化。

八、筛检试验和诊断试验

（一）概述

1. 筛检与筛检试验概念、目的与应用原则

（1）筛检（screening）：是运用快速、简便的检验、检查或其他措施，在健康的人群中，发现那些表面健康，但可疑有病或有缺陷的人。筛检所用的各种手段和方法称为筛检试验（screening test）。

（2）筛检的目的：①早期发现可疑患者，做到早诊断、早治疗，提高治愈率，实现疾病的二级预防。②发现高危人群，以便实施相应的干预，降低人群的发病率，实现疾病的第一级预防。③了解疾病自然史。④进行疾病监测。

（3）筛检的应用原则：①被筛检的疾病或缺陷是当地重大的卫生问题；②对被筛检的疾病或缺陷有进一步确诊的方法与条件；③对发现并确诊的患者及高危人群有条件进行有效的治疗和干预，且标准应该统一规定；④被筛检的疾病或缺陷或某种危险因素有可供识别的早期症状和体征或测量的标志；⑤了解被筛检疾病的自然史，包括从潜伏期发展到临床期的全部过程；⑥筛检试验必须快速、简便、经济、可靠、安全、有效及易于为群众接受；⑦有保证筛检计划顺利完成的人力、物力、财力和良好的社会环境条件；⑧有连续而完整的筛检计划，能按计划定期进行；⑨要考虑整个筛检、诊断和治疗的成本和收益问题；⑩筛检计划应能为目标人群接受，有益无害，尊重个人的隐私权，制定保密措施。公正、公平、合理地对待每一个社会成员。

2. 诊断与诊断试验的概念、目的与应用原则

（1）诊断（diagnosis）：是指在临床上医务人员通过详尽的检查及调查等方法收集信息、资料，经过整理加工后对患者病情的基本认识和判断。用于诊断的各种检查及调查的方法称诊断试验（diagnostic test）。

（2）诊断的目的：①对患者病情作出及时、正确的判断，以便采取相应有效的治疗措施。②可应用诊断试验进行病例随访，确定疾病的转归、判断疗效和估计预后以及监测治疗的副作用等。

（3）诊断的应用原则：①灵敏度、特异度要高；②快速、简单、价廉、容易进行；③安全、可靠、尽量减少损伤和痛苦。

3. 筛检试验和诊断试验的区别

（1）目的不同：筛检试验是用于区别可疑患者与可能无病者，诊断试验是用

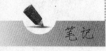
笔记

64

来区别患者与可疑有病但实际无病的人。

（2）观察对象不同：筛检是以健康或表面健康的人为观察对象，诊断试验是以患者或可疑患者为观察对象。

（3）试验的要求不同：筛检试验要求快速、简便、灵敏度高，最好能检出所有患者；诊断试验要求科学、准确，特异度高，最好能排除所有非患者。

（4）所需费用不同：诊断试验常常使用医疗器械或实验室方法，一般花费较高；筛检试验则应使用简单、价廉的方法。

（5）结果的处理不同：筛检试验阳性者须作进一步的诊断或干预，而诊断试验阳性者要给予治疗。

（二）评价方法和评价指标

1. 评价方法　筛检试验和诊断试验的评价方法基本相同，除考虑安全可靠、简便快速及经济可行外，还要考虑其科学性，即该方法对疾病进行诊断的真实性和价值，具体与标准诊断方法即"金标准"进行比较。评价的步骤有：①确定"金标准"（目前被公认的最可靠、最权威的、可以反映有病或无病实际情况的诊断方法称为"金标准"）；②选择研究对象；③确定样本含量；④盲法同步测试（对用"金标准"所确定的病例组和非病例组的研究对象，用待评价的试验进行同步盲法测试）；⑤整理分析资料；⑥质量控制。

2. 评价指标　评价主要从真实性、可靠性和收益三方面进行。结合表 3-4 来说明。

表3-4　试验检查结果真实性评价模式表

待评价试验	金标准确诊		合计
	有病	无病	
阳性	真阳性（a）	假阳性（b）	总阳性人数（$a+b$）
阴性	假阴性（c）	真阴性（d）	总阴性人数（$c+d$）
合计	患者总数（$a+c$）	正常人总数（$b+d$）	受检总人数（$a+b+c+d$）

（1）真实性（validity）：也称效度或准确性（accuracy），是指测量值与实际值（金标准的测量值）符合的程度，即正确地判定受试者有病与无病的能力。评价试验真实性的指标有灵敏度、特异度、假阳性率、假阴性率、约登指数和粗一致性。

1）灵敏度：又称真阳性率，指金标准确诊的病例中被评试验也判断为阳性者所占的百分比；

$$灵敏度 = \frac{a}{a+c} \times 100\%$$

2）特异度：又称真阴性率，指金标准确诊的非病例中被评试验也判断为阴性者所占的百分比；

$$特异度 = \frac{d}{b+d} \times 100\%$$

3）假阳性率：又称误诊率，指金标准确诊的非病例中被评试验错判为阳性者所占的百分比；

笔记

$$假阳性率 = \frac{b}{b+d} \times 100\% = 1 - 特异度$$

4) 假阴性率：又称漏诊率，指金标准确诊的病例中被评试验错判为阴性者所占的百分比。

$$假阴性率 = \frac{c}{a+c} \times 100\% = 1 - 灵敏度$$

5) 约登指数：是灵敏度和特异度之和减1。

6) 粗一致性：是试验所检出的真阳性和真阴性例数之和占受试人数的百分比。

（2）可靠性（reliability）：亦称信度或重复性（repeatability）、精确性（precision），是指一项试验在相同条件下重复检测获得相同结果的稳定程度。影响试验可靠性的因素有：①受试对象自身生物学差异；②观察者差异；③试验方法的差异。

评价试验可靠性的指标有：

1) 变异系数（coefficient of variance）：该指标适用于作定量测定试验的可靠性分析；

$$变异系数 = \frac{测定值均数的标准差}{测定值均数} \times 100\%$$

2) 符合率：适用于作定性测定试验的可靠性的分析。它是两次检测结果相同的人数占受试者总数的百分比。

3) Kappa 值：适用于定性资料的可靠性分析，该值表示不同观察者对同一批结果的判定和同一观察者在不同情况下对同一批结果的判定的一致程度。

（3）评价试验的收益：试验收益的评价可从个体效益和社会效益的生物学、社会经济学效益等方面进行评价。间接反映试验收益的主要指标有：

1) 预测值（predictive value）：表示试验结果判断正确的概率，它表明试验结果的实际临床意义。包括：

阳性预测值（positive predictive value）：指试验结果阳性人数中真阳性人数所占的比例；

$$阳性预测值 = \frac{a}{a+b} \times 100\%$$

阴性预测值（negative predictive value）：指试验结果阴性人数中真阴性人数所占的比例。

$$阴性预测值 = \frac{d}{c+d} \times 100\%$$

2) 似然比（likelihood ratio）：指患者中某种试验结果出现的概率与非患者中该试验结果出现的概率之比。包括：

阳性似然比（positive likelihood ratio）：是试验结果真阳性率与假阳性率之比，说明患者中出现某种试验结果阳性的概率是非患者的多少倍：

$$阳性似然比 = \frac{真阳性率}{假阳性率} = \frac{灵敏度}{1 - 特异度}$$

笔记

阴性似然比(negative likelihood ratio):是试验结果假阴性率与真阴性率之比,说明患者中出现某种试验结果阴性的概率是非患者的多少倍:

$$阴性似然比 = \frac{假阴性率}{真阴性率} = \frac{1 - 灵敏度}{特异度}$$

3. 确定试验判断标准　判断标准即截断值(cut off value),是判定试验阳性与阴性的界值,即确定某项指标的正常值,以区分正常与异常。确定截断值的方法在常规情况下,即灵敏度、特异度均很重要的情况下,最常用的是受试者工作特征曲线法。受试者工作特征曲线(receiver operating characteristic curve, ROC 曲线)是以真阳性率(灵敏度)为纵坐标,假阳性率(1 - 特异度)为横坐标所做的曲线,以表示灵敏度与特异度之间相互关系的一种方法。

(三)提高试验效率的方法

在实际工作中,一般可通过优化试验方法、联合试验的应用(如并联试验、串联试验、并联与串联混合应用)和选择患病率高的人群作为受试对象来提高试验效率。

第二节　初级卫生保健

初级卫生保健即基本的卫生保健,它直接关系到广大人民群众的身心健康,而人人享有卫生保健的权利,是一项基本的人权。为了使不同国家和地区的人民都能得到基本的卫生保健服务,提高人类的健康水平,在世界卫生组织的倡导下,世界卫生服务的方法发生了重大变革,而开展初级卫生保健,朝着"人人享有卫生保健"的目标迈进,是世界各国与各级政府的重要职能之一。

一、人人享有卫生保健的全球战略目标与初级卫生保健

(一)初级卫生保健的基本概念

初级卫生保健(primary health care, PHC)　又称基层卫生保健,它是最基本的、人人都能得到的、体现社会平等权利的、人民群众和政府都能负担得起的基本卫生保健服务。核心是人人公平享有,手段是适宜技术和基本药物,筹资是以公共财政为主,受益对象是社会全体成员。初级卫生保健是国家卫生系统和整个社会经济发展的组成部分,是国家卫生系统的中心职能和主要环节。

> **知识链接**
>
> 1977 年,第 30 届世界卫生大会提出了"2000 年人人享有卫生保健(Health for All by the Year 2000, HEF/2000)"的全球卫生战略目标。其涵义是到 2000 年全球所有人民都能享有基本的卫生保健服务,并且通过消除和控制影响健康的各种有害因素,使人们能享有在社会和经济生活方面都富有成效的那种健康水平,达到身体、精神和社会适应的完好状态。此后,全球卫生状况和卫生服务有所改善,但仍面临着许多新的挑战:绝对和相对贫困广泛存在;

笔记

慢性非传染性疾病、意外损伤等的发病率仍在上升；人口老龄化、城市化、全球化以及环境污染对人类生存和可持续发展构成了影响；新发传染病的出现与旧传染病的死灰复燃使全球公共卫生形势异常严峻。为应对这些新的挑战，在1998年第51届世界卫生大会上，WHO发表了《21世纪人人享有卫生保健》宣言，强调指出"人人享有卫生保健"不是一个单一的、有限的目标，它是促使人民健康状况不断改善的过程。人人享有卫生保健以下列重要价值为社会准则。

1. 承认享有最大可能的健康水准是一项基本人权　健康是充分享有一切其他权利的前提，应确保全体人民能利用可持续发展的卫生系统，并促进部门间的行动以处理影响健康的危险因素。

2. 伦理　是人人享有卫生保健政策和实践的基础。继续和加强将伦理应用于卫生政策制定、科学研究和提供服务中，指导人人享有卫生保健计划的制订和实施。

3. 公平　是21世纪人人享有卫生保健的基础。公平准则要求根据人们的需要来提供卫生服务，消除个人之间和群体之间的不公平、不合理差别，实施以公平为导向的政策和策略，并强调团结。

4. 性别观　承认妇女与男子的同等需求。体现人人享有卫生保健的要求，必须将性别观纳入卫生政策和策略。

（二）实施初级卫生保健的基本原则

1. 合理分配卫生资源　人们接受卫生服务的机会必须是均等的，卫生资源的合理配置是保障卫生保健服务公平性的关键。政府应承担起相应的责任，在卫生资源的配置中对基层卫生保健机构给予更多的倾斜，努力缩小地区之间、人群之间的差异。

2. 社区参与　在政府统一领导下，各部门密切协作，社区居民主动参与有关本地区卫生保健的政策，变被动为主动，成为健康促进的行动者。

3. 预防为主　卫生保健的主要工作应是预防疾病和促进健康，而不仅仅是治疗工作。预防为主是最具成本效益的，有利于充分利用卫生保健资源，满足大多数人的卫生保健需求。

4. 适宜技术　卫生系统中使用的方法和技术，应是既科学又易于推广、适合当地社会经济发展水平且能被广大群众所接受的、适用的，是实施初级卫生保健的重要基础。

5. 综合服务　提供基本医疗服务仅仅是所有初级卫生保健工作的一部分，人群健康还涉及营养、教育、饮水供应和住房等方面，同属于人类生活中最基本的需要，这些内容既要靠国家全面规划，也要靠每个人的努力，单靠卫生部门显然是不够的。

（三）初级卫生保健的基本内容

1. 健康促进　通过健康教育和环境支持，促使人们自觉养成并保持有利健

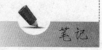

康的行为生活方式,注重自我保健意识和能力的提高。

2. 预防保健 研究影响健康的因素和疾病发生、发展规律,采取积极有效的措施,预防各种疾病的发生、发展和流行。

3. 基本医疗 采取适宜有效的措施,为辖区居民提供及时、可及的基本医疗服务,防止疾病恶化或向慢性化发展,力争做到早发现、早治疗,促进疾病早日痊愈。

4. 社区康复 对丧失正常生理功能或功能缺陷者,通过医学、教育、职业和社会等综合措施,加强生理、心理和社会的康复治疗,最大限度地恢复其功能,适应社会生活。

(四)初级卫生保健八项要素

WHO 在《阿拉木图宣言》中要求各国根据本国的经济状况等实际条件,最大限度地改善全体人民的健康状况,但至少应包括八项要素:

1. 针对当前主要卫生问题及其预防和控制方法的健康教育。

2. 保证合理的营养和供应充足的安全饮用水。

3. 提供清洁卫生的环境条件。

4. 开展妇幼卫生保健和计划生育。

5. 针对主要的传染病开展预防接种。

6. 地方病的预防与控制。

7. 常见病和意外伤害的妥善处理。

8. 基本药物的供应。

在 1981 年第 34 届世界卫生大会上,又增加了一项内容:"使用一切可能的办法,通过影响生活方式和控制自然与社会心理环境来预防和控制慢性非传染性疾病和促进精神卫生。"

20 世纪 80～90 年代以来,世界各国特别是发达国家对于初级卫生保健有了更多的研究,强调建设一支训练有素的初级卫生保健医生队伍,是改善健康的最佳途径。

1994 年,WHO 回顾了世界各国提供初级卫生保健的相关问题。WHO 与WONCA(世界家庭医生组织)在联合召开的会议上发表了一项联合宣言,指出"为了满足民众的需要,必须在卫生保健系统、医学专业、医学院以及其他研究机构中进行根本改革。在实现卫生保健系统的优质、经济、有效与公平中,家庭医生必须发挥核心作用"。

研究表明,优质的初级卫生保健的确能改善健康状况,提高疾病的检出率,降低人群死亡率,并可以使医疗保健费用有所下降。

二、21 世纪卫生保健全球战略目标与初级卫生保健

(一)21 世纪卫生保健全球战略目标

21 世纪卫生保健的全球总目标:使全体人民增加期望寿命和提高生活质量;在国家之间和国家内部促进卫生公平;使全体人民得到可持续发展的卫生系统提供的服务。其基本实施策略是:①将与贫困做斗争作为工作重点;②全

笔记

方位促进健康；③动员各部门合作。

随着时代的发展，全球人群健康状况得到了很大的改观，但国家间、国家内健康状况发展的不平衡现象仍然存在，而且随着全球共同面临的新现、重现传染病，食品安全，化学和放射性事故以及实验室有害物质泄漏的事故隐患等的严重威胁下，世界卫生仍然面临重大挑战。如：慢性非传染性疾病负担加重、传染性疾病的流行、伤害的增加、人口环境压力、卫生人力危机等是全球卫生工作要共同面对的。

面对挑战，联合国、世界卫生组织等机构作出回应，提出了应对措施。

1. 千年发展目标　2000年9月，包括中国在内的189个国家首脑在联合国总部共同签署了《联合国千年宣言》，承诺在2015年之前实现8项千年发展目标，包括：①消除绝对的贫困和饥饿；②普及小学教育；③促进两性平等并赋予妇女权利；④降低儿童死亡率；⑤提高产妇健康；⑥防治艾滋病、疟疾等疾病；⑦保护环境与可持续发展；⑧建立全球发展伙伴关系，促进发展。

2. 全球卫生议程　为保证千年发展目标的如期实现，2006年在第59届世界卫生大会上通过了"全球卫生议程"，作为2006～2015年第11个工作总规划的内容，该议程重点强调：①投资健康以减少贫穷；②建立个人和全球卫生保障；③促进全面普及、性别平等和卫生相关的人权；④处理健康决定因素；⑤加强卫生系统和公平获取服务；⑥掌握知识、科学和技术；⑦加强管理领导和问责制。

3. 防治癌症和全球接种疫苗战略　为应对全球癌症病症的威胁和抵御天花、麻疹、脊髓灰质炎等传染病的侵袭，在2005年5月的世界卫生大会上通过了《防治癌症决议》和《全球接种疫苗战略》。

（二）21世纪的初级卫生保健

2003年5月，第56届世界卫生大会通过的有关初级卫生保健的决议要求，各会员国采取一系列行动以加强初级卫生保健。具体包括：确保为初级卫生保健的发展提供充足的资源以有助于减少卫生方面的不平等现象；加强初级卫生保健方面的人力资源能力建设，以应对健康状况日益沉重的负担；支持地方社区和自愿团体积极参加初级卫生保健；支持研究，以确定监测和加强初级卫生保健及其与全面改进卫生系统相结合的有效方法。WHO要求会员国在一个共同框架内保持以应用初级卫生保健的各项原则为明确重点，努力实现人人享有卫生保健。框架的要求包括初级卫生保健的各项原则和目标、制定、实施和审查政策以及发展卫生系统。这些要素是能动的、发展的和互相连接的。

WHO发布的2008年世界卫生报告再次强调了面对新的世界发展局势初级卫生保健的重要性，报告的主题为"初级卫生保健——过去重要，现在更重要"。提出了初级卫生保健改革的四套措施：

通过全民保险改革——以确保卫生系统有助于促进卫生公平性、社会公正并消除排斥，向普遍获得卫生保健和社会健康保障的方向迈进。

服务提供改革——使卫生系统以人们的需求和期望为中心，使改革措施更符合和更好地应对社会变迁，同时取得更佳产出。

领导力的改革——将以复杂的现代卫生系统所要求的全面性、参与式及基于谈判的领导风格代替以往一方面政府过度指挥与控制，另一方面又放任自流的领导状态，使卫生当局更值得信赖。

公共政策改革——将通过整合公共卫生行动和初级保健以及探寻促进各部门发展的良好公共政策来促进和保护社区健康。

（三）我国初级卫生保健发展目标

中国初级卫生保健的实践始于新中国成立之初，20世纪50年代初确定的"面向工农兵、预防为主、团结中西医、卫生工作与群众运动相结合"四大卫生工作方针，已包含了初级卫生保健的基本思想和内容。新中国成立后的前30年取得的成就为国际上形成初级卫生保健策略奠定了实证基础，随后的30年是我国初级卫生保健的发展阶段。

20世纪80年代，我国进行了经济体制改革，受此大环境的影响，医疗卫生也被推入了市场，政府投入水平逐年下降，政府责任缺位严重。我国的卫生保健工作出现了一些新问题，甚至影响到健康的公平性。我国卫生工作面临了新的挑战。

为应对我国主要健康问题和挑战，推动卫生事业全面协调可持续的发展，在科学总结新中国成立以来我国卫生改革发展历史经验的基础上，原卫生部在2008年启动了"健康中国2020"战略研究，并于2012年形成了《"健康中国2020"战略研究报告》。

"健康中国2020"（Health China 2020）战略提出了"健康中国"这一重大战略思想，是一项旨在全面提高全民健康水平的国家战略，是构建和谐社会的重要基础性工程，有利于全面改善国民健康，确保医改成果为人民共享。

"健康中国2020"战略是卫生系统贯彻落实全面建设小康社会新要求的重要举措之一，致力于促进公共服务均等化。这一战略是以提高人民群众健康为目标，以解决危害城乡居民健康的主要问题为重点，坚持预防为主、中西医并重、防治结合的原则，采用适宜技术，以政府为主导，动员全社会参与，切实加强对影响国民健康的重大和长远卫生问题的有效干预，确保到2020年实现人人享有基本医疗卫生服务的重大战略目标。

"健康中国2020"的主要内容如下。

1. 卫生事业发展的基本原则　卫生事业发展要坚持把"人人健康"纳入经济社会发展规划目标；公平效率统一，注重政府责任与市场机制相结合；统筹兼顾，突出重点，增强卫生发展的整体性和协调性；预防为主，适应并推动医学模式转变等基本原则。

2. 主要健康指标及具体目标　到2020年，我国的主要健康指标要基本达到中等发达国家水平，具体包括可操作、可测量的10个目标和95个分目标。这些目标涵盖了保护和促进国民健康的服务体系及其支撑保障条件，是监测和评估国民健康状况、有效调控卫生事业运行的重要依据。

3. 战略重点及政策措施　"健康中国2020"战略研究依据健康危害的严重性、影响的广泛性、明确的干预措施、公平性及前瞻性的原则，筛选出了针对重点人群、重大疾病及可控健康危险因素的三类优先领域，并分别针对这三类优先

笔记

领域以及实现"病有所医"提出了可采取的 21 项行动计划,作为今后一个时期的重点任务。

第三节　社区公共卫生服务

社区是个人及其家庭日常生活、社会活动和维护自身健康的重要场所和可用资源,也是影响个人及其家庭健康的重要因素。不考虑"社区"这一重要的因素,就难以为个人及其家庭提供完整的医疗保健服务,就难以主动服务于社区中的全体居民,更难使医疗保健服务产生最佳效益。提供以社区为范围的医疗保健服务是医生的基本职责,这种服务把社区医学的观念、流行病学的方法与为个人及其家庭提供连续性、综合性和协调性服务的日常活动相结合,从个人服务扩大到家庭服务,又从家庭服务扩大到社区服务,通过动员社区参与和实施社区卫生服务计划,主动服务于社区人群,从而维护社区的健康,促进社区卫生事业的发展。

一、社区与公共卫生服务

(一) 公共卫生、公共卫生服务

国际上比较经典的公共卫生(public health)概念是 1920 年由耶鲁大学公共卫生教授温思络(Charles-Edward A.Winslow)提出的:"公共卫生是通过有组织的社区努力来预防疾病、延长寿命、促进健康和提高效益的科学和艺术。这些努力包括:改善环境卫生,控制传染病,教育人们注意个人卫生,组织医护人员提供疾病早期诊断和预防性治疗的服务,以及建立社会机制来保证每个人都达到足以维护健康的生活标准。以这样的形式来组织这些效益的目的是使每个公民都能实现其与生俱有的健康和长寿权利"。

1986 年世界健康促进大会《渥太华宪章》中提出了新公共卫生概念:"在政府领导下,在社会的水平上,保护人民远离疾病和促进人民健康的所有活动",其强调了政府的核心地位和社会科学促进健康的作用。

2003 年 7 月 28 日,作为当时中国公共卫生界的官方代表,时任中国国务院副总理兼原卫生部部长吴仪,在全国卫生工作会议上首次提出了公共卫生的中国定义:"公共卫生就是组织社会共同努力,改善环境卫生条件,预防控制传染病和其他疾病流行,培养良好卫生习惯和文明生活方式,提供医疗服务,达到预防疾病,促进人民身体健康的目的。"

公共卫生服务(public health service):为保障社会公众健康,以政府为主导的有关机构、团体和个人有组织地向社会提供疾病预防与控制、妇幼保健、健康教育与健康促进、卫生监督等公共服务的行为和措施。

公共卫生功能包括预防疾病的发生和传播;保护环境免受破坏;预防意外伤害;促进和鼓励健康行为;对灾难作出应急反应,并帮助社会从灾难中恢复;保证卫生服务的有效性和可及性。公共卫生的使命就是通过全社会的努力,为公众提供适合本国本地实际情况的良好条件,来保护和促进全人群的健康。

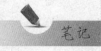
笔记

(二)公共卫生体系及职能

公共卫生体系为实现公共卫生使命所组成的政府机构和社会组织。主要包括：各级政府的公共卫生机构、医疗保健服务提供系统、社区、企事业单位、大众媒体和学术研究机构等。

2000年，泛美卫生组织/世界卫生组织（PAHO/WHO）根据公共卫生的发展，制定了11条公共卫生基本职能：

1. 监督、评估和分析人群健康状况。

2. 监测、研究和控制威胁公众健康的危险因素。

3. 健康促进。

4. 社会参与公共卫生。

5. 发展公共卫生规划政策和管理制度。

6. 加强公众健康的管理和执行能力。

7. 评价和促进卫生服务利用的公平性。

8. 发展和培养公共卫生的人力资源。

9. 保障个人和公众卫生服务的质量。

10. 调查研究公共卫生问题。

11. 降低突发公共卫生事件和疾病对健康的影响。

为保证公共卫生发挥其有效的功能，政府部门的公共卫生机构应在以下几方面履行职责：

评估（assessment）：定期系统地收集、整理、分析辖区的健康信息，包括反映健康状况的统计学资料，社区健康需求以及有关健康问题的流行病学和其他研究的资料。

政策研制（policy development）：要发挥其为公众利益服务的职责，根据公共卫生的科学知识，研制综合的公共卫生政策，以保障公众的健康。

保障（assurance）：通过鼓励和协调本机构以外的其他部门或本部门提供有效的服务，落实和实施促进人群健康和预防疾病的措施，以保障公众健康。

(三)社区卫生服务与社区公共卫生服务

1. 社区（community）　中国社会学家费孝通指出：社区是指若干社会群体（家庭、氏族）或社会组织（机关、团体）聚集在某一地域里所形成的一个生活上相互关联的大集体。

世界卫生组织定义为："社区是由共同地域、价值或利益体系所决定的社会群体。其成员之间互相认识，相互沟通及影响，在一定的社会结构及范围内产生及表现其社会规范、社会利益、价值观念及社会体系，并完成其功能。"

社区的基本组成要素：

（1）人群：构成社区的核心。

（2）地域性：如我国的基层社区：城市社区（街道或居委会所辖区域）、农村社区（乡镇或村所辖区域）。

（3）结构：如我国城市社区的基层组织管理机构——居委会、街委会、派出所。

（4）同质性：形成社区文化及传统的维系动力。社区的风土人情、风俗习惯、

笔记

管理方式、社区成员的心理特质、行为模式、价值观念等都体现着社区文化,是社区内在的凝聚力,从而成为开展社区卫生服务的内在动力。

社区既是公共卫生措施具体实施的场所,同时也作为各种合作部门(如公共安全、环保、救助、社会教育团体等)的整体,成为公共卫生体系的重要基地和合作伙伴。

2. 社区卫生服务(community health service,CHS) 社区卫生服务是社区建设的重要组成部分,是在政府领导、社区参与、上级卫生机构指导下,以基层卫生机构为主体,全科医生为骨干,合理使用社区资源和适宜技术,以人的健康为中心,以家庭为单位,社区为范围,需求为导向,以老年人、妇女、儿童、慢性患者、残疾人、低收入居民为重点,以解决社区主要问题、满足基本卫生服务需求为目的,融预防、医疗、保健、康复、健康教育、计划生育技术指导为一体的("六位一体"),有效的、经济的、方便的、综合的、连续的基本卫生服务。社区卫生服务是目前世界各国公认的最佳基层医疗模式。

当前社区卫生服务的工作内容界定为基本医疗服务和基本公共卫生服务两类。基本医疗服务主要是社区常见病、多发病的诊疗、护理和诊断明确的慢性病治疗与管理;社区现场的应急救护;康复医疗服务等。基本公共卫生服务包括健康教育、预防、保健等主要的社区预防服务工作。

3. 社区公共卫生服务(community public health service) 社区公共卫生服务是公共卫生服务在基层社区的具体实践,是以社区卫生服务机构为主体,在上级公共卫生服务机构的指导下,以社区为范围,以社区居民公共卫生服务需要为导向,动员社区居民参与,以预防、医疗、保健、康复、健康教育、计划生育技术服务为载体,实现预防疾病,促进人民身体健康的目的。

社区公共卫生服务是社区卫生服务与公共卫生服务在基层卫生服务中的有效融合。

4. 社区卫生服务体系

(1)主要是在城镇居民中设立社区卫生服务中心,再根据社区覆盖面积及人口在中心下设若干社区卫生服务站,以利于附近居民就诊和接受健康教育等。

(2)社区卫生服务的提供者:全科医师、社区专科医师、社区助理医师、社区中医师、社区公共卫生人员与防保人员、社区护理人员、药剂师、检验师、康复治疗师、管理人员等。

(3)社区卫生服务的服务对象:健康人群、亚健康人群、高危人群(高危家庭的成员或具有明显危险因素的人群)、重点保健人群、患者。

二、国家基本公共卫生服务

国家基本公共卫生服务是由政府根据特定时期危害国家和公民的主要健康问题的优先次序以及当时国家可供给能力(筹资和服务能力)综合选择确定,并组织提供的非营利的卫生服务。实施国家基本公共卫生服务项目是促进基本公共卫生服务逐步均等化的重要内容,也是我国公共卫生制度建设的重要组成部分。

笔记

　　国家基本公共卫生服务项目(2011年版)明确了基本公共卫生服务包括:城乡居民健康档案管理、健康教育、预防接种、0～6岁儿童健康管理、孕产妇健康管理、老年人健康管理、高血压患者健康管理、2型糖尿病患者健康管理、重性精神疾病患者管理、传染病及突发公共卫生事件报告和处理以及卫生监督协管服务等11项内容。

　　明确规定基本公共卫生服务的执行主体是乡镇卫生院、村卫生室和社区卫生服务中心(站)等城乡基层医疗卫生机构。村卫生室、社区卫生服务站分别接受乡镇卫生院和社区卫生服务中心的业务管理,并合理承担基本公共卫生服务任务。城乡基层医疗卫生机构开展国家基本公共卫生服务,接受当地疾病预防控制、妇幼保健、卫生监督等专业公共卫生机构的业务指导。因此,国家基本公共卫生服务主要是在社区实施的公共卫生服务项目。国家制定的《基本公共卫生服务规范》可作为为居民免费提供基本公共卫生服务的参考依据,也可作为各级卫生行政部门开展基本公共卫生服务绩效考核的依据。

三、社区公共卫生服务的基本原则

　　1. 坚持公益性质,注重卫生服务的公平、效率和可及性　社区公共卫生服务是社会公益事业,应坚持为人民服务的宗旨,以社会效益为主。要把满足居民的卫生保健服务需求作为首要目标,为居民提供便捷、可及、经济、易于接受的卫生保健服务。

　　2. 坚持政府主导,鼓励社会参与,多渠道发展社区卫生服务　发展社区卫生服务是地方政府履行社会管理和公共服务职能的一项重要内容,地方政府应将其纳入国民经济和社会发展规划及区域卫生规划。应鼓励社会力量参与。群众参与是我国卫生工作的方针之一,保障健康是群众关心的切身利益,对于卫生服务工作中能够由群众自行解决或互助解决的问题,动员群众参与,会有更佳的社会效益和经济效益。

　　3. 坚持实行区域卫生规划　立足调整和利用现有卫生资源,辅以改扩建和新建,健全社区卫生服务网络。发展卫生服务的核心准则是公平、效率和效果,为避免和改善卫生资源布局和结构不合理的状况,应坚持实行区域卫生服务规划为先,充分利用社区现有资源,避免重复建设或缺位,合理配置和调整资源,逐步健全社区卫生服务网络。

　　4. 坚持预防为主,公共卫生和基本医疗并重,防治结合　作为基层卫生保健的重要场所,在实施卫生服务中应强化预防保健的职能,坚持公共卫生和基本医疗并重,使两者协调发展、相互促进。应大力倡导居民建立健康的生活方式和行为习惯,提高健康素养。

　　5. 坚持以地方为主,因地制宜　我国各地经济发展水平存在差异,同时地域的特点、文化背景的不同、人群的生活习惯、健康问题、服务设施等的不同,开展社区公共卫生服务既要符合国家基本公共卫生服务规范,又要结合当地的具体情况,有所侧重,应坚持地方政府负责、因地制宜发展、探索符合本地实际情况的社区卫生服务发展模式。

笔记

四、社区公共卫生服务的特征

1. 以健康为中心的保健服务　随着社会经济的发展，人们已经不仅仅满足于没有疾病，而且还要求得到个性化、更高层次的卫生保健服务。社区卫生服务以家庭、社区和社区全体居民为服务对象，以人群健康需求为导向，以实现人人享有卫生保健为己任，在重视疾病治疗的同时，关注环境改变、不良行为生活方式以及社会、家庭等对健康的影响，帮助全体居民建立健康的生活方式和良好的行为习惯，消除影响健康的各种有害因素，维护和增进健康。

2. 以家庭为单位的服务　家庭是社区的基本功能单位，家庭可通过遗传、日常生活的密切接触和情感反应等影响健康状况，社区卫生人员可通过家庭访视、家庭干预、家庭病床等方式，让家庭成员参与或者协助预防、保健、治疗、康复过程，实现家庭资源的有效利用。

3. 以社区为范围的服务　通过开展社区诊断收集社区居民的主要健康问题以及主要影响因素，对重点人群进行健康评估和干预，开展有针对性的健康教育，营造健康社区，提高社区整体健康水平。

4. 以社区居民需求为导向的持续性服务　社区卫生服务工作的实施应在充分了解居民健康需求的前提下，结合专业的角度分析出应干预的主要健康问题，并在综合考虑当地的政治、经济、文化等背景资源的条件下，提供针对性、连续性的卫生服务。具体体现在向居民提供服务时间上的、人生和疾病的各阶段、对各种健康问题的及时有效的连续性服务。

5. 提供综合性服务　社区生活体现着人类生活的全部复杂性和人类健康需求的多样性，只有进行综合和全面的思考，才能统筹兼顾，有效解决社区的卫生服务问题。其综合性体现在：就服务对象而言，包括社区内的所有人群，不分性别、年龄和疾病类型，重点服务对象为妇女、儿童、老人和残疾人；就服务内容而言，体现为包含医疗、预防、保健、康复和健康教育的综合性服务，以预防为重点，并强调三级预防；就服务层面而言，包括生物、心理、社会三方面；就服务范围而言，包括个人、家庭和社区。

6. 提供协调性服务　充分利用社区内、外一切可以利用的资源，包括卫生和非卫生资源，为个人及其家庭提供全面而有效的卫生服务。

7. 提供第一线的可及性服务　包括地理上的可及、使用上的方便、经济上的可及、服务上的可及、结果上的有效，还包括卫生服务供求双方心理上的亲密程度。

8. 团队式的服务　倡导社区全体成员积极参与社区健康促进活动，如健康教育、免疫接种、慢性病管理等，通过社区活动，提高居民的卫生保健意识和技能。同时要依靠社会团体如志愿者协会等的力量，共同合作。

五、社区公共卫生的服务内容

1. 卫生信息的管理　加强卫生信息管理，根据国家规定收集、报告辖区有关卫生信息，开展社区卫生诊断，建立和管理居民健康档案，向辖区街道办事处及有关单位和部门提出改进社区公共卫生状况的建议。

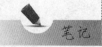

2. 健康教育　普及卫生保健常识,实施重点人群及重点场所健康教育,帮助居民逐步形成有利于维护和增进健康的行为方式。

3. 传染病、地方病、寄生虫病预防控制　负责疫情报告和监测,协助开展结核病、性病、艾滋病、其他常见传染病以及地方病、寄生虫病的预防控制,实施预防接种,配合开展爱国卫生工作。

4. 慢性病预防控制　开展高危人群和重点慢性病筛查,实施高危人群和重点慢性病病例管理。

5. 精神卫生服务　实施精神病社区管理,为社区居民提供心理健康指导。

6. 妇女保健　提供婚前保健、孕前保健、孕产期保健、更年期保健,开展妇女常见病预防和筛查。

7. 儿童保健　开展新生儿保健、婴幼儿及学龄前儿童保健,协助对辖区内托幼机构进行卫生保健指导。

8. 老年保健　指导老年人进行疾病预防和自我保健,进行家庭访视,提供针对性的健康指导。

9. 残疾人康复指导和康复训练　以康复机构为指导、社区为基础、家庭为依托,有组织、有计划地开展康复训练,以恢复或补偿其功能,增强生活能力和参与社会活动的能力。

10. 计划生育技术咨询指导　如生殖健康科普宣传、教育、咨询,提供避孕药具及相关的指导、咨询、随访,对已经施行避孕、节育手术和输卵(精)管复通手术的,提供相关的咨询、随访等。

11. 协助处置辖区内的突发公共卫生事件　突发公共卫生事件应急管理强调部门协调和社会参与,社区公共卫生服务结合辖区和上级疾病预防控制中心的要求,做好制订应急预案、疫情报告、合理消毒杜绝续发等工作,协助处置辖区内的突发公共卫生事件。

12. 政府卫生行政部门规定的其他公共卫生服务　结合社区当地情况和特点,政府卫生行政部门批准的其他适宜医疗服务。

第四节　循　证　医　学

循证医学(evidence based medicine)是遵循现代最佳医学研究的证据,将其应用于临床对患者进行科学诊治的一门学问。其目的在于不断提高临床医疗质量和医学人才的素质,并促进临床医学的发展,从而更有效地为患者服务并保障人民的健康。

一、循证医学的基本概念

循证医学是指,临床医生面对具体患者时,在收集病史、体检及必要的试验和有关检查资料的基础上,应用理论知识与临床技能,分析找出患者的主要临床问题(包括病因、诊断、治疗、预后及康复等),并进一步检索、评价当前最新的相关研究成果,取其最佳证据,结合患者的实际临床问题与临床医疗的具体环境作

笔记

出科学、适用的诊治决策,在患者的配合下付诸实施,最后分析与评价效果。循证医学对患者的诊治决策是建立在当前最新、最佳证据基础之上,以追求最佳诊治效果,故称为 evidence based medicine。

二、循证医学的诞生及其产生背景

循证医学的开创性研究一般被认为是英国著名流行病学家、内科医生阿尔希·考科蓝(Archie Cochrane, 1909—1988)作出的。早在 1972 年,在其出版的《疗效与效益:健康服务中的随机对照试验》专著中,明确提出"由于资源终将有限,因此应该使用已被恰当证明有明显效果的医疗保健措施",并强调"应用随机对照试验证据之所以重要,因为它比其他任何证据来源更为可靠"。医疗保健有关人员应收集所有随机对照试验结果进行评价,为临床治疗提供当前最好的证据。考科蓝的创新性研究,对健康服务领域存在的如何达到既有疗效、又有效益的争论产生了积极的影响。而循证医学的真正诞生是在 1992 年,由加拿大 McMaster 大学 Gordon Guyatt 所领导的循证医学工作组在 JAMA 发表了名为"Evidence-based medicine. A new approach to teaching the practice of medicine"的文章,第一次提出了"evidence-based medicine"这一确切的概念,并就如何将这一观念引入临床教学,如何在证据基础上实践循证医学进行了探讨。

循证医学的产生和发展是与人类社会疾病谱变化、科技发展、信息网络技术革命以及临床流行病学的发展分不开的。第一,疾病谱的改变。人类疾病谱已经发生了明显变化,健康问题已经从传染性疾病和营养缺乏转变为肿瘤、心脑血管疾病和糖尿病等多因素疾病。相应地,病因的多样化使得疾病发病机制、疾病表现和临床预后各不相同。由于人类疾病谱发生了变化,从单因性疾病向多因性疾病改变,为此相应的治疗也就变成了综合性治疗。第二,信息技术的发展为临床证据信息的传播提供了现代化手段,使临床医生快捷地查找、获取和评价临床证据成为可能。第三,临床流行病学。流行病学研究方法的迅速进展与日益成熟,不仅为预防医学提供了开展人群研究的技术,也被临床各学科开展研究所青睐。临床流行病学成为循证医学的基础,也为开展循证医学保证了高质量证据的来源。

三、循证医学与传统医学的区别

循证医学和传统医学在下述方面存在显著的区别。

1. 证据的来源不同　传统模式以实验为主要研究手段,其证据来源于教科书和零散的临床研究。而循证医学的证据则完全来源于临床研究,且多为前瞻性研究。

2. 对临床医生的要求不同　传统模式主要是以医生的知识、技能和临床经验积累为临床实践基础。循证医学除此以外,还强调掌握临床科研方法,强调利用现代信息技术手段,不断学习和掌握医学证据,利用科学方法正确评价和使用证据。

3. 决策依据不同　传统模式重视专业知识和个人临床经验,循证医学模式既重视临床经验,又特别强调利用最好的临床研究证据,认为"有权威的医学"

笔记

是专业知识、临床经验和最佳证据的结合。

4. 医疗模式不同　传统模式以疾病和医生为中心,患者不参与治疗方案的选择。循证医学模式强调以患者为中心,考虑患者自己的愿望和选择。

5. 卫生资源配置和利用不同　传统模式很少考虑成本 - 效益问题,循证医学则将"成本 - 效益分析"作为临床决策的一个重要证据。

四、实施循证医学的步骤

循证医学一般过程包括提出问题、收集证据、评价证据、应用最佳证据指导临床决策以及在实践中不断提高临床决策水平和医疗质量等5个步骤。

第一步,提出问题。

对一个患者实施循证医学的第一步就是找出临床问题,构建一个需要回答的问题。找出临床问题的重要性在于:首先,找出问题是循证医学临床实践的起点,找不准问题必将影响循证医学后面步骤的实施;其次,找出问题也是医学发展的需要,对临床问题认识的不断升华才能使之逐渐接近真实;最后,循证医学实践以解决患者所患疾病存在的重要临床问题为中心,找出问题是循证医学所赋予的任务。

找准临床问题要求实践者具备下列条件:第一,医生对患者有责任感,关心患者、同情患者;第二,有丰富的医学基础知识和临床医学知识;第三,具有一定的人文科学及社会、心理学知识;第四,扎实的临床基本技能;第五,临床综合分析的思维和判断能力。

构建临床循证问题可采用国际上统一的 PICO 格式,其中:P 指特定的患病人群(population/participants),I 指干预(intervention/exposure),C 指对照组或另一种可用于比较的干预措施(comparator/control),O 为结局(outcome)。每个临床问题均应由 PICO 四部分组成。要提出一个好的临床问题,需具备系统扎实的基础和临床专业知识与技能,深入临床实践,跟踪本专业研究进展,学会以患者的角度思考。

第二步,收集证据。

通过期刊检索系统和电子检索系统等方式来获得有关证据,也就是收集有关问题的资料。收集研究证据是循证医学实践一个不可缺少的重要组成部分,其目的是通过系统检索最全面地得到证据,为循证医学实践获取最佳证据奠定坚实的基础。

Haynes 等研究人员于 2001 年提出了循证医学资源的"4s"模型,将信息资源分为 4 类:第一类,系统证据(system),即计算机决策支持系统,是指针对某个临床问题,概括总结所有相关和重要的研究证据,并通过电子病历系统与特定患者特征自动联系起来,为医生提供决策信息;第二类,证据摘要(synopses),即循证杂志摘要,为帮助临床医生快速、有效地查询文献,方法学家和临床专家通过制定评价标准,对主要医学期刊上发表的原始研究和二次研究证据从方法学和临床重要性两方面进行评价,筛选出高质量的论著并以结构式摘要的形式再次出版,并附有专家意见;第三类,系统评价(syntheses),是针对某一具体临床问题系

笔记

统、全面地收集全世界所有已发表或未发表的临床研究,筛选出符合质量标准的文献,进行定性或定量合成,得出可靠的综合结论;第四类,原始研究(studies),发表在杂志和综合文献数据库、未经专家评估的文献资料,临床医生在检索和应用此类文献,需评估其真实性、临床重要性和适用性,否则可能误导。

选择证据资源应遵循下述标准:一是循证方法的严谨性;二是内容的全面性和特异性;三是易用性;四是可及性。

第三步,评价证据。

临床研究证据层出不穷且良莠不齐,只有对其真实性、临床重要性和适用性进行严格评价,才能应用于临床实践。证据评价能让临床医生从来源众多的证据中查阅到所需要的信息,改进临床医疗决策,提高医疗质量,还可以为卫生行政部门决策者制定政策提供真实、可靠的证据,为患者选择医疗方案提供科学依据。目前在循证医学教学和循证临床实践中公认的证据分类标准是1998年Bob Phillips、Chris Ball、David Sackett等临床流行病学和循证医学专家共同制定的,于2001年发表在英国牛津循证医学中心网站。该标准将研究证据使用的推荐程度分为5级,即Ⅰ级、Ⅱ级、Ⅲ级、Ⅳ级和Ⅴ级。此外还有grade证据分级标准。

评价证据时,应对研究工作的全过程进行全面评价,包括:研究目的、研究设计、研究对象、观察或测量、结果分析、质量控制、结果表达和研究结论等。评价者应全面总结以上各方面的评价结果,提出改进研究或如何使用该证据的建设性意见。评价证据时,应首先初筛临床研究证据的真实性和相关性;其次确定研究证据的类型;最后根据研究证据类型进行评价。

meta分析,也称为荟萃分析、汇总分析,是一种统计分析方法,被广泛用于医学文献的系统评价。meta分析是将两个或多个相似结果进行定量综合分析的方法。一个系统评价可以选用单个结局指标进行一个meta分析,也可选用多个结局指标实施多个meta分析。有关系统评价及meta分析已经在临床研究和临床实践中得以普及与推广,特别是被广泛应用于效应量较小或存在争议的治疗性研究、预后研究、病因学研究等,并逐步推广到剂量反应关系研究以及诊断试验的综合分析。meta分析过程涉及数据提取及汇总、合并效应量估计及假设检验、异质性检验等基本内容。

第四步,应用最佳证据指导临床决策。

应用最佳证据指导临床决策也就是在临床上实施这些有用的结果。对所获得真实可靠、具有临床应用价值的最佳证据,结合临床经验及患者具体病情,能解决所提出的临床问题,则应开展高质量临床研究,为临床实践提供依据。将经过严格评价的文献,从中获得的真实可靠并有临床应用价值的最佳证据用于指导临床决策,服务于临床。反之,对于经严格评价为无效甚至有害的治疗措施则否定;对于尚难定论并有希望的治疗措施,则可为进一步研究提供信息。

第五步,在实践中不断提高临床决策水平和医疗质量。

如果评价结果为最好证据,则可结合临床经验与患者个体情况进行应用,作出临床治疗决策,并对应用效果进行评估。如评价结果不理想,则应进行再检索。通过实践,提高临床学术水平和医疗质量。通过实践,对成功或不成功的经

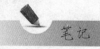

验和教训,临床医生应进行具体分析和评价,达到提高认识,促进学术水平和医疗质量的提高,此为自身进行继续教育的过程。

案例 3-1

1989 年,新英格兰医学杂志发表了心律失常抑制试验(cardiac arrhythmia suppression trial, CAST)。CAST 的研究对象是心肌梗死后左心室射血分数下降、有频发室性期前收缩或非持续性室性心动过速、使用当时引人注目的抗心律失常新药 flecainide 或 encainide 可使上述心律失常发生率显著减少的患者,分别接受真药或安慰剂。平均随访 10 个月,进行中期分析时意外发现,与安慰剂对比,服用真药组患者总死亡率的相对危险为 2.5(7.7%/2.0%);心律失常所致死亡的相对危险为 3.6(4.5%/1.2%)。在 CAST 发表之前,医药界曾十分热情地研发和应用Ⅰ类抗心律失常药物治疗心肌梗死后和慢性心力衰竭时十分常见的室性期前收缩,认为只要抑制了这些心律失常,就自然会减少猝死,从而延长患者的生存期。然而随机双盲安慰剂对照的 CAST 则显示了完全相反的结果。

第五节　相关法律法规

健康对于人类的重要性不言而喻,健康权也被许多国家在宪法中进行确认并采取有效的措施加以保障。我国宪法中虽未明确提出公民"健康权"的概念,但宪法许多条文从国家责任角度对健康保护做了规定。以宪法作为基础,我国现行的各部门法对公民的健康权保护初步形成了一个较为完善的法律保障体系,如《民法通则》明确了公民享有生命健康权;《公共场所卫生管理条例》《突发公共卫生事件应急条例》等行政法规对公共卫生活动中相关主体的权利义务进行了明确的规定;《食品安全法》等法律中有大量保障消费者健康权的条款;《职业病防治法》《传染病防治法》《药品管理法》等卫生法律对公民的健康权也进行了较为具体的规定。健康管理活动中,政府、健康管理机构、健康管理服务提供者等主体均应遵守相关法律法规的规定,依法行使权利、履行义务并承担责任。

一、健康管理相关的人格权与身份权

(一)人格权

自然人的人格权(personal right)为法定权利,是法律赋予的。我国《宪法》第三十八条规定,中华人民共和国公民的人格尊严不受侵犯。《中华人民共和国民法通则》则根据宪法对于自然人的主要人格权进行了规定,有关司法解释通过对法律条文的解释,进一步扩大了对自然人具体人格的保护范围。具体人格权指民事主体依法对其全部人格利益享有的总括性权利,包括:身体权、生命权、健康权、自由权、隐私权、姓名权、肖像权、名誉权、荣誉权。与健康管理相关的具体人格权主要包括身体权、生命权、健康权、隐私权等。

1. **身体权**　指自然人保持其身体组织完整并支配其肢体、器官和其他身体组织的权利。身体是生命的载体,是生命得以产生和延续的最基本条件。身体

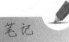
笔记

权所保护的是身体组织的完整及对身体组织的支配。身体权的内容包括：第一，保持身体组织的完整，禁止他人的不法侵害；第二，支配身体组织，包括肢体、器官、血液等；第三，损害赔偿请求权，侵害公民身体造成损害的，应依照我国法律负有赔偿责任。

2. 生命权　指自然人维持生命和维护生命安全利益的权利。我国《民法通则》第九十八条规定，"公民享有生命健康权"。生命权的特征在于：第一，生命权的客体是生命及其安全利益，这与身体权和健康权明显不同；第二，生命权只有在生命安全受到威胁，或者处于危险状态时，才能够行使；第三，生命权一旦受到实际侵害，任何救济的唯一功能在于使权利主体的近亲属得到财产上的补偿和精神上的抚慰。

3. 健康权　指自然人保持身体机能正常和维护健康利益的权利。健康的范围，不仅包括生理健康，也包括心理健康。健康权主要表现为健康保持权，即自然人享有保持生理机能正常及其健康状态不受侵犯的权利。

4. 隐私权　指自然人享有的私人生活安宁与私人生活信息依法受到保护，不受他人侵扰、知悉、使用、披露和公开的权利。隐私权的主要内容包括：第一，个人生活安宁权；第二，个人生活信息保密权；第三，个人通讯秘密权；第四，个人隐私使用权。

案例 3-2

2004 年 4 月 28 日，吴某因牙龈肿痛去何某所在诊所就诊，何某为吴某注射"胸腺素"后病情未见好转，被送往乌鲁木齐市友谊医院，经治疗病情好转后出院。5 月 13 日，吴某又住进袁某所在医院中医科治疗，5 月 25 日病情好转出院。6 月 10 日，吴某到袁某所在医院病案室复印病历，但打开病历，发现首页上印有何某的身份证复印件，吴某意识到病历已被何某复印。6 月 11 日，吴某向袁某所在医院进行举报，医院调查得知，原来是何某到该院请同学袁某帮忙复印了吴某的病历。事发后，医院将复印病历追回。同时，医院对袁某作出处罚。但吴某认为，医院只对袁某进行了处罚，但事件直接责任人是何某，他却一直未受到任何处理，为保护自己的隐私权，2004 年 6 月，吴某以隐私权被侵犯为由将何某、袁某起诉到法院。2004 年 8 月 4 日，乌鲁木齐市天山区人民法院经调查认为，病历属于患者所有，医务人员私自复印患者病历，侵犯了患者的隐私权。故判决何某与袁某赔偿吴某 2 万元人民币，并当面道歉。

（二）身份权

民法意义上的身份是指民事主体在特定的家庭和亲属团体中所享有的地位或者资格。身份权（right of status）是指民事主体以特定身份为客体而享有的维护一定社会关系的权利。民事主体的身份权包括亲权、亲属权、配偶权。

1. 亲权　指父母对其未成年子女所行使的权利，其基础在于父母与未成年子女这一特殊的身份关系。亲权的内容包括：父母对未成年子女进行管教、保护的权利；作为未成年子女法定代理人，代理未成年子女的民事法律行为；管理未成年子女的财产等。

2. 亲属权　指民事主体因血缘、收养等关系产生的特定身份而享有的民事权利。第一，父母与成年子女之间的权利，如父母享有请求成年子女赡养的权利；第二，祖父母、外祖父母与孙子女、外孙子女间的权利，如父母死亡的未成年的孙子女、外孙子女，有权请求有负担能力的祖父母、外祖父母抚养的权利；第三，兄弟姐妹之间的权利，如父母无力抚养的未成年弟妹，有权要求有负担能力的兄、姐抚养的权利。

3. 配偶权　指在合法有效的婚姻关系存续期间，夫妻双方基于夫妻关系所互享的民事权利，包括同居权、忠诚权、协助权等。

二、健康管理相关的公共卫生法律制度

公共卫生是指综合应用法律、行政、预防医学技术、宣传教育等手段，调动社会共同参与，消除和控制威胁人类生存环境质量和生命质量的危害因素，改善卫生状况，提高全民健康水平的社会卫生活动。而公共卫生法（public health legal system）是国家制定或认可的，并由国家强制力保证实施的，调整人们在公共卫生活动中形成的各种社会关系的行为规范的法律规范的总称。2003 年，我国在抗击 SARS 中付出了沉重代价，暴露出我国公共卫生立法、公共卫生法律体系建设上的不足。近年来，我国相继制定和颁布了《红十字会法》《突发事件应对法》等多部公共卫生法律；国务院制定并颁布了《公共场所卫生管理条例》《国内交通卫生检疫条例》《突发公共卫生事件应急条例》等行政法规；原卫生部和国家卫生计生委颁布了有关食品、灾害医疗救援、食物中毒、职业危害事故的预防等数百个部门规章。目前，我国公共卫生领域基本做到了有法可依，初步形成了我国公共卫生法律体系。

公共卫生法律制度中与健康管理相关的主要包括突发性公共卫生事件处理法律制度、公共卫生监督法律制度和环境保护法律制度。

（一）突发性公共卫生事件处理法律制度

突发公共卫生事件，是指突然发生，造成或者可能造成社会公众健康严重损害的重大传染病疫情、群体性不明原因疾病、重大食物和职业中毒以及其他严重影响公众健康的事件。SARS 危机前，突发公共卫生事件的概念及危害并没有引起政府和有关部门的高度警觉，其对国家经济及政治的深远影响还未被充分认识到。在同 SARS 斗争的关键时刻，我国制定并颁布了《突发公共卫生事件应急条例》《传染性非典型肺炎管理办法》和《突发公共卫生事件与传染病疫情监测信息报告管理办法》等，这些条例和办法在控制 SARS 危机方面发挥了重要的作用。

《突发公共卫生事件应急条例》是依照《中华人民共和国传染病防治法》的规定，特别是针对 2003 年防治非典型肺炎工作中暴露出的突出问题制定的，为抗击非典型肺炎提供了有力的法律武器。《突发公共卫生事件应急条例》着重解决突发公共卫生事件应急处理工作中存在的信息渠道不畅、信息统计不准、应急反应不快、应急准备不足等问题，旨在建立统一、高效、权威的突发公共卫生事件应急处理机制。《突发公共卫生事件应急条例》的颁布实施是中国公共卫生事业

笔记

发展史上的一个里程碑,标志着中国将突发公共卫生事件应急处理纳入了法制轨道。

1. 突发公共卫生事件应急机构 突发事件发生后,国务院设立全国突发事件应急处理指挥部,负责对突发事件应急处理的统一领导、统一指挥;省级人民政府成立地方突发事件应急处理指挥部,负责领导、指挥本行政区域内突发事件应急处理工作。

2. 突发公共卫生事件的监测和预警要求 国家建立统一的突发公共卫生事件监测和预警。各级医疗、疾病预防控制、卫生监督和出入境检疫机构负责开展突发公共卫生事件的日常监测工作。省级人民政府卫生行政部门组织开展重点传染病和突发公共卫生事件的主动监测。各级人民政府卫生行政部门根据医疗机构、疾病预防控制机构、卫生监督机构提供的监测信息,及时作出响应级别的预警,依次用红色、橙色、黄色和蓝色表示特别严重、严重、较重和一般四个预警级别。

3. 突发公共卫生事件应急报告制度 任何单位和个人都有权向国务院卫生行政部门和地方各级人民政府及其有关部门报告突发公共卫生事件及其隐患,也有权向上级政府部门举报不履行或者不按照规定履行突发公共卫生事件应急处理职责的部门、单位及个人。突发公共卫生事件监测机构、各级各类医疗卫生机构、卫生行政部门、县级以上地方人民政府和检验检疫机构、食品药品监督管理机构、环境保护监测机构、教育机构等有关单位为突发公共卫生事件的责任报告单位。突发公共卫生事件责任报告单位要按照有关规定及时、准确地报告突发公共卫生事件及其处置情况。

4. 突发公共卫生事件的医疗救治 医疗卫生机构应当对因突发事件致病的人员提供医疗救护和现场救援。医疗卫生机构内应当采取卫生防护措施,防止交叉感染和污染。医疗卫生机构应当对传染病患者密切接触者采取医学观察措施,传染病患者密切接触者应当予以配合。

(二)公共卫生监督法律制度

为创造良好的公共场所卫生条件、预防疾病、保障人体健康,国务院于1987年发布了《公共场所卫生管理条例》。原卫生部相继制定了《公共场卫生监督监测要点》、《公共场所从业人员培训大纲》,制定了《旅店的卫生标准》等11项公共场所国家卫生标准。2011年,原卫生部审议通过《公共场所卫生管理条例实施细则》。这些卫生法规、标准和文件是目前实施公共场所卫生监督的主要法律依据。

各级人民政府卫生部门是公共场所卫生监督的法定机构,依法实施管辖范围内公共场所的卫生监督职能;卫生部门所属卫生防疫机构,负责管辖范围内的公共场所卫生监督工作。国境口岸及出入境交通工具的卫生监督按国家卫生检疫法及实施细则执行。

(三)环境保护法律制度

近年来,频发的雾霾天气将环境与健康这一问题呈现在公众视野内,雾霾天气折射出我国经济发展中环境与健康之间的突出矛盾。因此,在发展经济、提高人民生活水平的同时,应着力解决危害人民群众健康的环境问题。

笔记

我国《宪法》第二十六条第一款明确规定，国家保护和改善生活环境和生态环境，防治污染和其他公害。20世纪80年代，有关水污染防治、大气污染防治、海洋环保等法律相继问世。截至2012年底，我国环境保护法律制度框架已经基本形成。全国人大常委会制定了环境保护相关法律，国务院颁布环保相关行政法规，地方人大和政府制定了地方性环保法规和规章数百件。我国还制定了千余项环境标准。《刑法》专门规定了破坏环境资源保护罪，《侵权责任法》专章规定了环境污染责任，最高人民法院和最高人民检察院分别制定了有关惩治环境犯罪的司法解释。

环境法律制度按其性质，可以分为事前预防、行为管制和事后救济三大类。一是事前预防类，主要是指为避免经济发展产生环境危害而设置的制度，是预防原则在环境立法中的具体体现和适用，主要有环境规划制度、环境标准制度、环境影响评价制度、"三同时"制度等；二是行为管制类，主要是指监督排污单位和个人环境行为的制度，其目的在于为环境监管提供可操作的执法手段和依据，包括排污申报登记制度、排污收费制度、排污许可制度、总量控制制度等；三是事后救济类，主要是指对污染行为及其后果进行处理处置的制度，其目的是防止损害扩大、分清责任和迅速救济被害方，包括限期治理制度、污染事故应急制度、违法企业挂牌督办制度、法律救济制度等。同时，在生态保护方面，还建立了生态功能区划制度、自然保护区评审与监管制度、自然资源有偿使用制度、自然资源许可制度等。

三、健康管理相关的疾病预防与控制法律制度

（一）传染病防治法律制度

传染病防治法（legal system of prevention and treatment of infectious diseases）是指由国家制定或其主管部门颁布的，由国家强制力保证实施的，调整预防、控制和消除传染病的发生与流行、保障人体健康活动中所产生的各种社会关系的法律规范的总称。广义的传染病防治法包括《中华人民共和国传染病防治法》《中华人民共和国水污染防治法》《食品安全法》《中华人民共和国传染病防治法实施办法》《艾滋病监测管理的若干规定》《预防接种工作实施办法》《献血法》《母婴保健法》《血液制品管理条例》等。传染病防治的主要法律制度包括：

1. 传染病预防　"预防为主"是传染病防治的方针。我国采取的传染病预防制度主要包括预防接种制度、传染病监测制度、传染病预警制度。县级以上地方各级人民政府还应当制定传染病预防与控制预案。

2. 传染病疫情的报告、通报和公布　发现《传染病防治法》规定的传染病疫情或者发现其他传染病暴发、流行以及突发原因不明的传染病时，相关人员应当遵循疫情报告属地管理原则，按照国务院规定的或者国务院卫生行政部门规定的内容、程序、方式和时限报告。《传染病防治法》规定，相关部门应当及时互相通报本地区的传染病疫情以及监测、预警的相关信息。及时、如实公布疫情是防治传染病的一项积极的措施，这有利于动员社会各部门协同防治传染病，有利于广大人民群众参与传染病防治工作，也有利于国际间的疫情信息交流，防止国

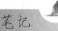
笔记

际间传染病疫情的蔓延。国务院卫生行政部门定期公布全国传染病疫情信息。省、自治区、直辖市人民政府卫生行政部门定期公布本行政区域的传染病疫情信息。传染病暴发、流行时，由国务院卫生行政部门负责向社会公布传染病疫情信息，并可以授权省、自治区、直辖市人民政府卫生行政部门向社会公布本行政区域的传染病疫情信息。

3. 传染病的控制　当传染病发生或暴发、流行时，为了阻止传染病的扩散和蔓延而采取的措施，根据传染病发病水平不同，可分为一般性控制措施、紧急措施和疫区封锁。所谓一般性控制措施是指医疗机构发现传染病患者、病原携带者、疑似患者的密切接触者时应依法采取控制措施，并必须对本单位实施消毒和无害化处置的规定。所谓紧急措施，是指当地人民政府在传染病暴发、流行时可采取的临时控制措施，是人民政府依照法律的授权，为保护人民的生命和健康，在特定条件下采取的措施。在甲、乙类传染病暴发、流行并有发展趋势时，在疾病预防控制机构对疫区调查的基础上，由县级以上地方人民政府提出，经上一级人民政府决定后，由提出报告的机关宣布疫区。在甲类传染病暴发、流行的疫区，根据疫情控制的需要，可以宣布疫区封锁措施。实行封锁的疫区，可由当地政府组织公安等有关部门，在通往疫区的出入口设立检查点，阻止疫区内外人员和交通的流动，以便切断传染病的传播途径。

（二）职业病防治法律制度

职业病是用人单位的劳动者在职业活动中，因接触粉尘、放射性物质和其他有毒、有害因素而引起的疾病。职业病防治法（legal system of prevention and control of occupational diseases）则是调整预防、控制和消除职业危害，防治职业病，保护劳动者健康，促进经济发展活动中所产生的各种社会关系的法律规范的总称。我国现行《职业病防治法》于 2001 年颁布，于 2011 年修订。2002 年，原卫生部、劳动和社会保障部印发了《职业病目录》，将法定职业病调整为 10 大类、115 种；2013 年，国家卫生计生委、安全监管总局、人力资源和社会保障部和全国总工会对《职业病目录》进行了调整，包括 130 种职业病。职业病防治法律制度主要包括：

1. 控制职业危害前期预防的制度　《职业病防治法》规定了工作场所的职业卫生要求，从事职业病目录所列有职业危害的生产活动实行申报制度，对从事放射、高毒等特殊职业危害实行特殊的专门管理制度。

2. 劳动过程中职业防护与管理的制度　《职业病防治法》规定了有职业危害的用人单位除了必须有健全的管理制度，并对特殊职业危害工作场所实行有别于一般工作场所的管理外，还要求符合诸如为劳动者提供职业病防护用品，鼓励采用有利于本地区劳动者健康的新技术、新工艺、新材料等职业卫生管理规范。

3. 职业健康监护制度　为了及时发现劳动者的职业损害情况，需要根据劳动者的职业接触史，对劳动者进行定期的健康检查，记录其健康变化的情况，评价其健康变化与职业危害之间的关系。《职业病防治法》规定的职业健康监护制度可以使职业病被早期发现、早期预防、早期诊断，及时治疗并妥善安置患者，减少劳动者的健康损害和经济损失。

笔记

4. 职业病的管理规范 《职业病防治法》规定，职业病诊断应由省级以上政府卫生行政部门批准的医疗卫生机构承担，还规定了职业病诊断的行为规范。对于职业病鉴定的组织与鉴定行为，用人单位在职业病诊断与鉴定期间的法律义务，《职业病防治法》也给予了规范。

5. 行政部门监督执法行为的规范 《职业病防治法》明确了国家实行职业卫生监督制度，规定了执法主体是县级以上人民政府卫生行政部门，规定了监督执法主体的职权，包括有权进入被检查单位和职业病危害现场，了解情况，调查取证；查阅或者复制与违反职业病防治法律、法规的行为有关的资料和采集样品；责令违反职业病防治法律、法规的单位和个人停止违法行为等。

四、健康管理相关的健康相关产品法律制度

（一）食品安全法律制度

与食源性疾病密切相关的不安全食品，对人类健康造成重大的威胁。2009年《食品安全法》的出台，标志着我国食品安全法律监管体系进入了新纪元。食品安全法（food safety law）在全程监管、风险评估监测、食品安全标准的制定以及食品召回制度等方面都吸取了西方发达国家的成功立法经验。

1. 食品安全的监管体制 国务院卫生行政部门承担食品安全综合协调职责，国务院质量监督、工商行政管理和国家食品药品监督管理部门依照本法和国务院规定的职责，分别对食品生产、食品流通、餐饮服务活动实施监督管理。《食品安全法》还着重加强了对食品添加剂的监管。食品添加剂只有经过风险评估证明安全可靠，且技术上是确有必要的，方可列入允许使用的范围，如果没必要则不能添加。

2. 风险监测制度与风险评估制度 食品的风险监测制度是一项对食品问题事前保障的重要制度，我国的《食品安全法》规定了国家建立食品安全风险监测和评估制度，要求对食源性疾病、食品污染以及食品中的有害因素进行监测；对食品和食品添加剂中的生物性、物理性和化学性危害进行风险评估。《食品安全法》引入食品安全风险评估体系，建立食品安全风险监测和风险评估制度，作为制定食品安全标准和食品安全监督管理的依据。食品安全风险监测与评估是一个长期的、动态的机制，除了监管机构外，广大消费者也有权及时举报食品安全事故和食品安全隐患，进而启动食品安全风险监测与评估程序。

3. 生产经营许可制度 《食品安全法》规定，从事食品生产、食品流通、餐饮服务，应当依法取得食品生产许可、食品流通许可、餐饮服务许可。

4. 企业食品安全管理制度 为建立食品安全责任的追溯制度，《食品安全法》规定了索票索证制度，主要包括：食品原料、食品添加剂、食品相关产品进货查验记录制度；食品出厂检验记录制度、食品进货查验记录制度、食品进口和销售记录制度。通过行业准入及日常操作流程中的制度规范，保障食品安全。

5. 明确建立食品召回制度 《食品安全法》规定，国家建立食品召回制度，食品生产者发现其生产的食品不符合食品安全标准，应当立即停止生产，召回已经上市销售的食品，通知相关生产经营者和消费者，并记录召回和通知情况。

笔记

（二）药品管理法律制度

所谓"药品"，是指用于预防、治疗、诊断人的疾病，有目的地调节人的生理机能，并规定有适应症或者功能主治、用法、用量的物质，包括中药材、中成药、中药饮片、化学原料药及其制剂、抗生素、生化药品、放射性药品、血清、疫苗、血液制品和诊断药品等。药品与一般商品不同，其特殊性表现在：药品可以防病治病、康复保健，但同时又有不同程度的毒副作用；药品质量的重要性；药品鉴定的专业性和药品的专用性。正是因为药品的特殊性，为了保证药品优质、安全和有效，非常有必要对药品采取比其他商品更为严格的监督管理措施。药品管理法（pharmaceutical administration law）是调整药品监督管理，确保药品质量，增进药品疗效，保障用药安全，维持人体健康活动中产生的各种社会关系的法律规范的总和，是国家管理药品事业的依据和行为准则。药品管理法律制度主要包括：

1. 药品生产与经营管理法律制度　具体包括药品生产许可证制度、药品生产质量管理规范认证制度、药品经营许可证制度和药品经营质量管理规范认证制度。

2. 医疗单位制剂管理的法律制度　具体包括制剂许可证制度和配制制剂质量管理规范认证制度。

3. 药品包装、商标和广告管理的法律制度。

4. 药品价格管理的法律制度。

5. 药品标准法律规定。

6. 新药管理的法律规定。

7. 药品审评、不良反应监测和淘汰的法律制度。

8. 进出口药品管理法律制度　包括进口药品注册审批制度和出口药品许可制度。

9. 特殊药品管理的法律制度　包括针对麻醉药品、精神药品、毒性药品、放射性药品分别实行的特殊管理制度。

10. 处方药与非处方药管理的法律制度。

11. 国家基本药物管理制度。

12. 中央、地方医药储备的法律制度。

13. 中药管理的法律制度。

14. 药品监督管理法律制度。

五、健康管理相关的医疗服务管理法律制度

（一）医疗机构管理法律制度

医疗机构是指依据《医疗机构管理条例》和《医疗机构管理条例实施细则》的规定，取得《医疗机构执业许可证》的机构，包括医院、卫生院、疗养院、门诊部、诊所、卫生所（室）以及急救站等。

医疗机构管理法律制度（legal system on the administration of medical institutions）的基本原则包括：依法设置医疗机构原则，设置医疗机构必须依法设置，依法审

笔记

批、登记，非依法设立的医疗机构不受国家法律保护；依法执业原则，医疗机构必须按照核准登记的诊疗科目开展诊疗业务、管理药品、施行手术等；监管部门认真监督原则，负有对医疗机构监督管理职责的卫生行政部门，应当对医疗机构进行检查指导、评估、综合评价。

根据《医疗机构管理条例实施细则》的规定，医疗机构可以分为以下几类：①冠名为医院的医疗单位：如医院、综合医院、中医医院、中西医结合医院、民族医医院、专科医院、康复医院、中心医院等；②专门妇幼保健的医院，如妇幼保健院；③基层医疗主要单位：如中心卫生院、乡（镇）卫生院、街道卫生院；④休养、疗养性质的医疗机构：如疗养院；⑤城市社区医疗单位：如综合门诊部、专科门诊部、中医门诊部、中西医结合门诊部、民族医门诊部；⑥社区与企业事业单位医疗卫生机构：如诊所、中医诊所、民族医诊所、卫生所、医务室、卫生保健所（站）、卫生站。

我国自 2000 年开始对医疗机构实施分类管理，以促进医疗机构之间公平、有序的竞争。医疗机构分为非营利性医疗机构和营利性医疗机构，划分的依据是医疗机构的经营目的、服务任务，以及执行不同的财政、税收、价格政策和财务会计制度。非营利性医疗机构是指为社会公众利益服务而设立和运营的医疗机构，不以营利为目的，其收入用于弥补医疗服务成本，实际运营中的收支结余只能用于自身的发展，如改善医疗条件、引进技术、开展新的医疗服务项目等。营利性医疗机构是指医疗服务所得收益可用于投资者经济回报的医疗机构。政府不举办营利性医疗机构。

2009 年，中共中央国务院发布了《关于深化医药卫生体制改革的意见》，意见明确鼓励和引导社会资本发展医疗卫生事业，积极促进非公立医疗卫生机构发展，形成投资主体多元化、投资方式多样化的办医体制。为落实中共中央国务院的要求，国家发改委、原卫生部等五部委联合制定了《关于进一步鼓励和引导社会资本举办医疗机构的意见》，意见鼓励和引导社会资本举办医疗机构，有利于增加医疗卫生资源，扩大服务供给，满足人民群众多层次、多元化的医疗服务需求。

（二）执业医师与乡村医生管理法律制度

1. 执业医师制度　医师指依法取得执业医师资格或者助理医师资格，经注册在医疗、预防或保健机构（包括计划生育技术服务机构）中执业的专业技术人员。执业医师法（law on practicing doctors）是调整加强医师队伍建设，提高医师职业道德和业务素质，保障医师合法权益和保障人体健康活动过程中产生的各种社会关系的法律规范的总和。我国执业医师法律制度的主要法律渊源包括《中华人民共和国执业医师法》《医师资格考试暂行办法》、《医师执业注册暂行办法》等。

医师资格考试制度是评价申请者是否具备执业所必需的专业知识与技能的考试，是医师执业的准入考试，分为执业医师资格考试和执业助理医师资格考试。国家实行医师执业注册制度，医师执业注册是指对具备医师资格者进行执业活动的管理。医师经注册后，可以在医疗、预防、保健机构中从事相应的医疗、预防、保健业务。

医师在执业过程中享有的权利包括：①在注册的执业范围内，进行医学诊

笔记

查、疾病调查、医学处置、出具相应的医学证明文件,选择合理的医疗、预防、保健方案;②按照国务院卫生行政部门规定的标准,获得与本人执业活动相当的医疗设备基本条件;③从事医学研究、学术交流,参加专业学术团体;④参加专业培训,接受继续医学教育;⑤在执业活动中,人格尊严、人身安全不受侵犯;⑥获取工资报酬和津贴,享受国家规定的福利待遇;⑦对所在机构的医疗、预防、保健工作和卫生行政部门的工作提出意见和建议,依法参与所在机构的民主管理。

医师在执业过程中履行的义务包括:①遵守法律、法规,遵守技术操作规范;②树立敬业精神,遵守职业道德,履行医师职责,尽职尽责为患者服务;③关心、爱护、尊重患者,保护患者的隐私;④努力钻研业务,更新知识,提高专业技术水平;⑤宣传卫生保健知识,对患者进行健康教育。

2. 乡村医生管理法律制度 乡村医生(rural doctors)是指取得当地卫生行政部门颁发的"乡村医生"证书,并在村卫生室从事医疗卫生工作的人员。我国于2003年颁布了《乡村医生从业管理条例》,对乡村医生的执业注册、执业规则、培训与考核等方面进行了规定。

(三)健康管理师管理制度

健康管理师(health manager)是从事对人群或个人健康和疾病的监测、分析、评估以及健康维护和健康促进的专业人员,是健康管家服务的主要提供者。健康管理师属于卫生行业特职范围。健康管理师是2005年10月劳动和社会保障部第四批正式发布的11个新职业之一。健康管理的工作内容包括:采集和管理个人或群体的健康信息;评估个人或群体的健康和疾病危险性;进行个人或群体健康咨询与指导;制订个人或群体的健康促进计划;对个人或群体进行健康维护;对个人或群体进行健康教育和推广;进行健康管理技术的研究与开发;进行健康管理技术应用的成效评估。

六、健康管理相关的劳动法与合同法

(一)劳动法律制度

劳动法(labor law)是指调整劳动关系以及与劳动关系有密切联系的其他社会关系的法律。劳动关系是指劳动者和用人单位在劳动过程中发生的社会关系,是建立在满足用人单位生产经营需要和劳动者取得劳动报酬的基础上形成的,劳动法的核心就是调整劳动关系。与劳动关系密切联系的其他社会关系包括社会保险、工会组织、监督劳动法执行中的关系。劳动基本制度包括:

1. 劳动就业和职业培训制度 劳动就业形式多样,包括劳动者与用人单位直接洽谈就业、职业介绍机构介绍就业、劳动者自己组织就业、自谋职业、国家安置就业等。劳动就业基本原则包括国家促进就业、劳动就业的市场原则、平等就业原则、照顾特殊群体就业原则和禁止使用童工原则。

2. 工作时间和休息时间制度 工作权和休息权是劳动者的基本权利。我国现行的标准工作时间制度是实行职工每日工作8小时、每周工作40小时的工时制度。延长工作时间的,应遵守相关法律规定,并且用人单位延长工作时间应向劳动者加倍支付工资报酬。劳动者在国家规定的法定工作时间外自行支配的时间称为休息休假,包括每天休息的时数、每周休息的天数、节假日、年休假、探亲假等。

3. 劳动工资和劳动安全卫生制度　工资是职工基于劳动关系所获得的劳动报酬,支付工资是用人单位必须履行的基本义务。我国规定了最低工资制度。用人单位必须按照劳动法的有关规定支付劳动者的工资,禁止任意克扣工资。劳动者在生产和工作过程中应得到生命安全和身体健康的基本保障,我国法律对于劳动安全卫生设施、劳动安全卫生条件和劳动安全卫生教育进行了规定,此外还针对女职工和未成年工制定了特殊劳动保护制度。

4. 社会保险制度　社会保险是国家依法建立的,对劳动者在暂时或永久丧失劳动能力、劳动岗位或因健康原因造成损失情况下提供收入补偿的一种救济制度。我国劳动法规定劳动者在退休,患病、负伤,因工伤残或者患职业病,失业及生育的情况下,依法享受社会保险待遇。

5. 劳动合同制度　即基于平等自愿、协商一致的原则,确立劳动者与用人单位之间稳定和谐的劳动关系,并通过劳动合同明确双方权利和义务,保护双方合法权益的制度。

（二）合同法律制度

合同,是平等主体的自然人、法人、其他组织之间设立、变更、终止民事权利义务关系的协议。合同法（contract law）是调整平等主体之间商品交换关系的法律规范的总称。平等主体之间有关民事权利义务关系设立、变更、终止的协议均在合同法的调整范围,但婚姻、收养、监护等有关身份关系的协议,不适用《合同法》的调整。

合同法的基本原则包括:

1. 意思自治原则　合同当事人有依法缔结合同的自由;合同当事人有选择合同相对人、合同内容和履约方式的自由。

2. 平等、公平原则　平等原则的内涵包括,当事人地位平等、权利义务的分配平等、合同主体受法律平等保护。公平原则要求合同主体应当正当行使权利,兼顾他人利益和社会公共利益。

3. 诚实信用原则　合同订立时、履行时和履行后,当事人应遵从诚实信用原则。

4. 公序良俗原则　订立合同应当遵守法律、行政法规,并尊重社会公德。

合同订立可以采取的形式包括:①书面形式,即合同书、信件和数据电文（包括电报、电传、传真、电子数据交换和电子邮件）等可以有形地表现所载内容的形式;②口头形式,指当事人就合同内容面对面或以通讯设备交谈达成协议;③其他形式,如行为可作为合同上意思表示一致的形式之一,此外公证、见证、批准、登记等形式也被认为属于其他形式的具体表现形式。

合同的内容由当事人约定,一般包括以下条款:①当事人的名称或者姓名和住所;②标的;③数量;④质量;⑤价款或者报酬;⑥履行期限、地点和方式;⑦违约责任;⑧解决争议的方法。

依法成立的合同,对当事人具有法律约束力。当事人应当按照约定履行自

笔记

己的义务,不得擅自变更或者解除合同。一般而言,依法成立的合同自成立时生效,法律行政法规规定应当办理批准、登记等手续生效的,依照其规定;附条件生效的合同,自条件成就时生效;附期限的合同,自期限届至时生效;附终止期限的合同,自期限届满时失效。

有下列情形之一的,合同无效:①一方以欺诈、胁迫的手段订立合同,损害国家利益;②恶意串通,损害国家、集体或者第三人利益;③以合法形式掩盖非法目的;④损害社会公共利益;⑤违反法律、行政法规的强制性规定。

合同法明确对合同的履行和违约责任进行了规定。当事人应当按照约定全面履行自己的义务。当事人应当遵循诚实信用原则,根据合同的性质、目的和交易习惯履行通知、协助、保密等义务。当事人一方不履行合同义务或者履行合同义务不符合约定的,应当承担继续履行、采取补救措施或者赔偿损失等违约责任。

第六节 医学伦理学

医学伦理学是一般伦理学原理在医疗实践中的具体运用,是运用一般伦理学的道德原则来解决医疗实践和医学科学发展中人们相互之间、医学团体与社会之间关系而形成的一门学科。医学伦理学是医学与伦理学相交叉形成的一门边缘学科,既是规范伦理学的一个分支,又是医学的组成组分。

从医学伦理学发展阶段看,医学伦理学可分为医德学,近、现代医学伦理学和生命伦理学。医德学是医学伦理学的初始阶段,是传统意义上的医学伦理学。医德学主要是指"医生道德学",研究以个体医生为主体的、医患关系为重点的医疗职业道德。医德学内容包括范围广泛的职业戒条,反映了医生的美德和义务,它散载于医学及其他学科的著作之中,还没有形成真正的理论体系,因而尚不能称得其一门学科。近、现代医学伦理学除了美德论和义务论的理论和内容外,还增加了公益论。生命伦理学则是近、现代医学伦理学的进一步发展和完善,其理论基础还包括了价值论和功利论。生命伦理学比近、现代医学伦理学研究的范围要广,即由医疗职业扩大到整个卫生保健领域,由维护人的生命扩大到维护人类生命之外的生命。

一、健康管理伦理的定义和基本原则

医学伦理学的基本原则是医学道德最一般的道德原则,贯穿于医学道德体系始终,它是调节各种医学道德关系都需遵循的根本准则和最高要求。健康管理伦理是指个人、团体、国家在健康管理中应该遵守的行为准则和规范,以及个人、团体、国家对公共健康应该承担的道德责任。健康管理伦理是医学伦理的重要组成部分和丰富发展。

(一)医学伦理学基本原则和应用原则

医学伦理学的基本原则包括:

1. 尊重与自主 尊重原则要求医务人员尊重患者及其家属的人格与尊严,还应尊重患者利益、自主、隐私等。

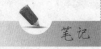
笔记

2. 有利与不伤害　也称为有利无伤原则,是指医务人员的医疗行为,其动机及结果均应该避免对患者的伤害。不伤害原则要求:①不滥施辅助检查;②不滥用药物;③不滥施手术。

3. 公正　公正原则指的是医学服务中公平、正直地对待每一位患者。公正原则体现为两方面,一是人际交往公正,它要求医方与患方平等交往,对患者一视同仁,也称为平等待患;二是资源分配公正,指的是社会上的每一个人都具有平等享受卫生资源合理或公平分配的权利,而且对卫生资源的使用和分配具有参与决定的权利。

4. 互助　互助原则要求医学服务中医患双方互相合作、互相帮助,患者在互动中得到医学关怀和救助,医生在服务中实现了自身价值。互助原则要求医务人员尊重患者、平等待患,尊重同事、团结协作。

医学伦理学的应用原则实际上是医学伦理学的规则,包括知情同意、医疗最优化、医疗保密和生命价值原则等。

1. 知情同意(informed consent)　也称知情许诺或承诺,临床上指在患者和医生之间,当对患者作出诊断或推荐一种治疗方案时,要求医务人员必须向患者提供包括诊断结论、治疗方案、病情预后以及治疗费用等方面的真实、充分的信息,尤其是诊断方案的性质、作用、依据、损害、风险以及不可预见的意外等情况,使患者或其家属经过深思熟虑自主作出选择,并以相应的方式表达其接受或拒绝此种治疗方案的意愿和承诺,并在患者方明确承诺后才可最终确定和实施拟订的治疗方案。在临床实践中,会遇到医务人员进行病情告知后,患者及家属不同意的情况。面对这种情况,医务工作者可以行使医疗干预权,即医生为患者利益或他人和社会利益,对患者自主权进行干预和限制,并由医生作出决定的一种医疗伦理行为。它主要适用于以下几种情况:①患者缺乏理智的决定,拒绝治疗会给患者带来严重后果的情况下;②讲真话会给心理承受能力差的患者造成沉重的精神压力,不得不隐瞒真相的情况下;③面对丧失或缺乏自主能力的急危患者,又联络不上其法定代理人的情况下;④为了他人、社会利益免受伤害,由医生决定对传染病患者隔离治疗,对少数精神病患者实施约束的情况。

2. 医疗最优化原则　是指在临床实践中,诊疗方案的选择和实施追求以最小的代价获取最大效果的决策,也叫最佳方案原则。就临床医疗而言,最优化原则是最普通,也是最基本的诊疗原则。医疗最优化原则要求疗效最佳、损伤最小、痛苦最轻、耗费最少。

3. 医疗保密(medical confidentiality)　通常是指医务人员在医疗中不向他人泄露能造成医疗不良后果的有关患者疾病的隐私。医疗保密不仅指保守患者隐私和秘密,即为患者保密,而且也指在一些特定情况下不向患者泄露真实病情,即对患者保密。此外,还包括保守医务人员的秘密。

4. 生命价值原则　该原则包括三方面的内涵:①尊重人的生命,人的生命及其价值是至高无上的;②尊重生命的价值,人的生命价值是人的生命内在价值与外在价值的统一,对人的需要的满足,是医学行为选择的主要伦理依据;③人的生命是有价的,但如果生命质量低劣,就没有义务加以保护与保存。

（二）健康管理中的伦理原则

健康管理的伦理原则受到医学伦理学基本原则和应用原则的引导，是相关原则在健康管理中的具体体现。健康管理中的伦理要求包括：①以人为本、以健康为中心：健康管理提供者应尊重服务对象，正确判断、及时处理服务对象的相关健康问题；②保护健康服务对象的隐私：体检医护人员可能知晓健康管理对象身高、体重、个人史、职业史、身体缺陷、疾病史、家庭状况等诸多信息，健康管理人员应对服务对象的隐私保密；③公平原则：健康管理的最终目标应是提高全民健康水平，因此健康管理服务的对象不能局限于高端人群，服务对象应有权平等享有健康管理服务；④避免过度诊疗原则：健康管理服务不应加重健康管理对象的经济和心理负担，不应为增加经济效益而任意增加体检项目，应避免重复检查等；⑤有利原则：健康管理服务提供者应维护服务对象利益，使之利益最大化，健康干预中还应帮助健康管理对象树立并提高健康意识水平，有助于提高健康管理效果。

二、健康管理的规范及权利、义务

医学伦理学规范是指在医德原则指导下协调医务人员人际关系及医务人员与社会关系的行为准则或具体要求，也是培养医务人员医德品质的具体标准。

（一）健康管理的伦理规范

医学道德规范是指依据一定的医学道德理论和原则而制定的，用于调整医疗工作中各种复杂的利益关系、评价医学行为善恶的准则。医学道德规范是社会对医务人员的基本道德要求，是医学伦理学原则的具体体现和补充。医学伦理学规范的内容包括：①救死扶伤，忠于职守；②专研医术，精益求精；③平等交往，一视同仁；④举止端庄，语言文明；⑤廉洁行医，遵纪守法；⑥诚实守信，保守秘密；⑦互尊互学，团结协作。

健康管理的伦理规范是指在健康管理实践中，健康管理提供者与服务对象双方应共同遵守的行为准则，是医学伦理学的丰富和发展。健康管理的伦理规范旨在规范健康管理服务提供者和服务对象的双方行为，但因为服务提供者的主导地位，因此提供者是主要道德责任方，服务对象是次要的责任方。

健康管理提供者应遵守的规范包括：以人为本、文明管理；增进责任、积极主动；尊重个性、保护隐私；加强修养、提高水平；健全机制、规范制度；有效评价、完善监督；服务社会、保障健康。从健康管理的各个环节看，强化健康管理机构及相关服务人员的伦理观念，开展人性化的健康管理服务，有利于健康管理机构及人员与健康管理对象的沟通，提高健康管理效果。就服务对象而言，应遵守的规范包括：与时俱进、科学理念；重视权利、履行义务；配合管理、体现主体；彰显责任、实现健康。健康管理提供者和服务对象共同遵守的规范包括：双方平等、互相尊重；尊重法律、实践规范；相互信任、相互依托；良好合作、健康和谐。

（二）健康管理中的相关权利义务

权利和义务是医学伦理学的基本范畴。医学伦理学意义上的权利和义务，与法律意义上的权利和义务有所区别。公民或法人尽到了自己的义务，则可以依法行使一定的权利、享受一定的利益。但在道德领域中，义务不以权利为前提。如果把获得权利作为履行义务的条件，就不是真正履行道德义务。

1. 健康管理中相关主体的权利　　就医生的道德权利来说，法律权利本身也是道德权利。我国《执业医师法》明确规定了医师在执业活动中的权利，这些权利也是医师的道德权利。另外，医生还享有更广泛的道德权利，最主要的是特殊的干涉权。但是，医生的特殊干涉权不是任意行使的，只有当患者自主性与生命价值原则、有利原则、公正原则以及社会公益发生矛盾时，医生使用这种权利才是正确的。

患者享有的权利包括：①平等享受医疗的权利；②获得信息的权利；③自主同意的权利；④要求保护隐私的权利；⑤因疾病免除一定社会责任和义务的权利；⑥监督针对自己的医疗措施实施的权利。

在健康管理中，健康管理提供者还应享有的权利包括：维护服务对象健康的权利、为服务对象提供健康服务的权利等。服务对象享有的权利还包括：平等的健康保健权、知晓健康管理相关措施及进程的权利、保护自身正当利益的权利、保护秘密和隐私的权利、要求赔偿健康损害的权利等。

2. 健康管理中相关主体的义务　　医疗行为过程中，医务人员对患者、他人和社会所负的道德责任以及患者所负的道德责任，它是道德义务在医疗实践中的具体体现。

医务人员的义务包括：

（1）医务人员对患者的道德义务：救死扶伤是医务人员最基本的道德义务，这也是医务人员的职业责任和道德义务，是不以任何条件为前提的；医务人员为患者保密是医务人员特有的传统道德义务。

（2）医务人员对社会的道德义务：医务人员有承担医疗咨询、保健宣传以及疾病普查和预防等社会性义务。此外，医生要为公共福利事业贡献自己的技术和毕生精力，努力支持必要的社会保险和社会保障制度。

（3）医务人员对同行的义务：在对疑难及重病的治疗过程以及攻克医学科研难题的过程中，医务人员对同行负有相互尊重、团结协作的道德义务。

（4）对发展医学科学的义务：当今医学科学成就无不凝聚着前人的科研结晶。作为医务工作者必然肩负起为人类健康、发展医学科学的义务。

患者的义务包括：

（1）积极配合治疗的义务：患者应当尊重医务人员的劳动和人格，积极、主动地配合治疗工作。

（2）恢复和保持健康的义务：患者应积极治疗，使机体尽快恢复健康，而且要加强锻炼，增加抵抗力，减少疾病的发生，保持强健的体魄。

（3）承担相关费用的义务：根据国情，患者应承担相应的医疗、药品费用。

在健康管理活动中，健康管理提供者的义务包括：为服务对象提供健康保健服务；为服务对象解除痛苦的义务；对服务对象进行宣传、教育的义务；为服务对象保守秘密、保护隐私的义务；满足服务对象正当需求的义务。健康管理提供者对社会的义务包括：面向社会的预防保健义务；提高社会人群生命质量的义务；推进健康事业发展的义务。健康管理服务对象的义务主要包括：保持和恢复健康的义务；承担相关费用的义务；支持、配合健康管理提供者的健康管理工作的义务。

案例 3-3

2007 年 11 月 21 日下午 4 点左右，孕妇李某因难产被肖某送进北京某医院分院，肖某自称是孕妇的丈夫。面对生命垂危的孕妇，肖某却拒绝在医院剖宫产手术上面签字，医生与护士束手无策，在抢救了 3 小时后，孕妇因抢救无效死亡。

手术同意书是现代医疗制度中医患之间的重要法律文书。《医疗机构管理条例》第三十三条规定：医疗机构施行手术、特殊检查或者特殊治疗时，必须征得患者同意，并应当取得其家属或者关系人同意并签字；无法取得患者意见时，应当取得家属或者关系人同意并签字；无法取得患者意见又无家属或者关系人在场，或者遇到其他特殊情况时，经治医师应当提出医疗处置方案，在取得医疗机构负责人或者被授权负责人员的批准后实施。

手术同意书的确是医疗机构应在手术前取得的必要条件。但《医疗机构管理条例》同时也赋予了医生在特殊情况下享有干预权。在客观情况需要的情况下，医生机械地主张未取得相关方的同意而不行使特殊干预权的，非但没有遵守，反而违背了医学伦理基本原则的要求。如果医生果断行使干预权，或许可以挽救孕妇和胎儿的生命，那么对患者和家属都将是有利的。

本 章 小 结

本章第一节阐明了流行病学的基本概念、常用的研究方法和指标，以及流行病学的应用领域。第二节介绍了初级卫生保健的概念、内涵和操作方式，明确了初级卫生保健是实现"人人享有卫生保健"全球战略目标的基础和路径，"健康中国 2020"战略的提出以及发展策略。第三节明确了社区是初级卫生保健的主要实施场所，基层卫生服务体系中的公共卫生服务是初级卫生保健的具体表现，开展社区公共卫生服务既要符合国家基本公共卫生服务规范，又要结合当地的具体情况。第四节阐述了循证医学的基本概念和步骤，明确了循证医学必须建立在研究证据与临床专业知识和患者的价值相结合的基础上，其核心思想是任何医疗决策的确定都应基于客观的临床科学研究依据。第五节介绍了与健康管理相关的法律知识，明确了根据健康管理的内涵和外延，健康管理机构和服务人员在提供健康管理服务过程中应遵守相关的法律。第六节论述了医学伦理学基本原则和规范，明确了从医学伦理学的角度对健康管理的各个环节进行分析，有助于强化健康管理机构和人员的伦理观念，开展人性化的健康管理服务，提高健康管理的效果。

笔记

（王耀刚）

关键术语

流行病学　Epidemiology	疾病的分布　distribution of disease
地方性　Endemic	短期波动　rapid fluctuation
季节性　seasonality variation	周期性　cyclic variation, periodicity
长期变异　secular change	移民流行病学　migrant epidemiology
散发　Sporadic	流行　Epidemic
大流行　Pandemic	暴发　Outbreak
发病率　incidence rate, morbidity	罹患率　attack rate
患病率　prevalence rate	续发率　secondary attack rate
感染率　infection rate	病残率　disability rate
死亡率　mortality rate	病死率　fatality rate
存活率　survival rate	普查　Census
抽样调查　sampling survey	病例对照研究　case-control study
队列研究　cohort study	筛检试验　screening test
诊断试验　diagnostic test	真实性　Validity
可靠性　Reliability	变异系数　coefficient of variance
预测值　predictive value	似然比　likelihood ratio

人人享有卫生保健　Health for All

初级卫生保健　primary health care, PHC

公共卫生服务　public health service

社区卫生服务　community health service, CHS

社区公共卫生服务　community public health service

循证医学　evidence based medicine, EBM

临床问题　clinical question

随机对照试验　randomized controlled trial, RCT

meta 分析　meta analysis	健康权　right to health
人格权　personal right	身份权　right of status

公共卫生法　public health legal system

传染病防治法　paw of prevention and treatment of infectious diseases

职业病防治法　law of prevention and control of occupational diseases

食品安全法　food safety law

药品管理法　pharmaceutical administration law

医疗机构管理法律制度　legal system on the administration of medical institutions

执业医师法　law on practicing doctors

乡村医生　rural doctors	健康管理师　health manager
劳动法　labor law	合同法　contract law
知情同意　informed consent	医疗保密　keep medical secret

医学道德规范　medical moral norm

笔记

练习题

一、单项选择题

1.衡量某种疾病对人类生命威胁程度的指标是

A.发病率 　　　　　　B.患病率 　　　　　　C.病死率

D.治愈率 　　　　　　E.死亡率

2.流行病学研究中,证明假设最可靠的方法是

A.病例对照研究 　　　　　　B.现况调查

C.队列研究 　　　　　　D.抽样调查

E.实验流行病学

3.病例组有暴露史的比例显著高于对照组,则

A.暴露与该病有因果关系 　　　　　　B.暴露是该病的病因

C.该病是由这种暴露引起的 　　　　　　D.该病与暴露存在联系

E.该病与暴露没有联系

4.衡量人群中在短时间内新发病例的频率,采用的指标为

A.罹患率 　　　　　　B.发病率 　　　　　　C.患病率

D.感染率 　　　　　　E.发病比

5.由果追因的研究属于

A.诊断试验 　　　　　　B.队列研究

C.筛检 　　　　　　D.病例对照研究

E.现况研究

二、判断题

1.运用快速、简便的检验、检查或其他措施,在健康的人群中发现那些表面健康,但可疑有病或有缺陷的人的方法叫筛检。(　　)

2.某患者被确诊为"甲流",接受隔离治疗时已有发热、打喷嚏等流感症状,医院强制其接受隔离治疗并及时如实通报和公布疫情。医院的做法侵犯了其人身自由权和隐私权。(　　)

3.营利性医院是以追求利润为目的的,在突发公共卫生事件处理过程中也负有诊治义务。(　　)

4.医疗机构的设置应贯彻市场化原则随意设置。(　　)

5.医生该向患者如实陈述病情。(　　)

三、简答题

1.何谓流行病学,流行病学的研究方法有哪些?

2.社区公共卫生服务的基本原则和服务内容是什么?

四、讨论题

某医院2年前收治一名Ⅱ度烧伤,烧伤面积达98%的10个月女婴,医护人员积极抢救,患儿得救了,但造成了终身残疾。面对此情况,患儿父母决定放弃抚养,交医院处理。当时,医护人员出于人道主义,将患儿收治、喂养,但至今仍在该院病房。于是,人们对当时该不该收留患儿引起争论。对此,你的态度如何?

笔记

中医治未病的理念和方法

第一节　中医治未病与养生概念

一、中医治未病的基础知识

中医"治未病"(preventive treatment)是中华民族伟大的医学思想,"治未病"一词在最早见于《黄帝内经》。如《素问·四气调神大论》言:"是故圣人不治已病,治未病,不治已乱,治未乱,此之谓也。夫病已成而后药之,乱已成而后治之,譬犹渴而穿井,斗而铸锥,不亦晚乎?"意思是说好的医生治病,能够在病情潜伏或尚未恶化的时候就已经掌握病情并早期治疗,治病于萌芽,消病于无形,防病于无病。

关于"上工治未病"有这样一个传说。战国时期杰出的医生扁鹊,医术高超,流芳百世,但是扁鹊说他的医术不如他的两个哥哥,大哥最好,上医治未病,防治病情发作;二哥次之,治欲病之病,治病于病情刚刚发作之时;而他最差,治已病,属于下工,治病于病情严重之时。

"治未病"是中国传统医学历经千年的理念和实践,其预防医学思想,核心要点包括未病养生、防病于先,欲病救萌、防微杜渐,已病早治、防其传变,瘥后调摄、防其复发等诸多方面。概括起来主要是未病先防,已病早治、既病防变和愈后防复等方面的内容。

(一)未病先防

是指在疾病发生之前就积极采取有效措施,防止疾病的发生。如何做到未病先防,既强调在疾病未发生之前调摄情志,适当劳逸,合理膳食,谨慎起居,并倡导气功、太极拳等有益身心健康的健身方法,同时强调可以运用针灸、推拿、药物调养等方法调节机体的生理状态,以达到保健和防病作用。

(二)已病早治、既病防变

是指疾病一旦发生,就要早期诊治,防止传变。是根据人体阴阳失衡、脏腑功能失调的动态变化,把握疾病发生发展与转变规律,以防止疾病的发展与传变。外邪初袭人体,病情轻浅,若不及时诊治,病邪会由表入里,病情由轻变重,给治疗带来困难。《素问·阴阳应象大论》说:"邪风之至,疾如风雨,故善治者治皮毛,其次治肌肤,其次治筋脉,其次治六腑,其次治五脏。治五脏者半死半生也"。其次,各种疾病都有不同的传变途径及发展规律,如外感病多以六经传变、卫气营血传变或三焦传变;内伤杂病则多以五行生克制化规律传变及经络传变等。体现在现代临床,治疗疑难性疾病及慢性疾病时,采取积极的干预措施,可达到阻止疾病进展,防止出现并发症的目的。

(三)愈后防复

是指疾病初愈时,采取适当的调养方法及善后治疗,防止疾病复发。疾病初愈,虽然症状消失,但此时邪气未尽,正气未复,气血未定,阴阳未平,必待调理方能渐趋康复。所以在疾病发生后,可适当用药物巩固疗效,同时配合饮食调养,注意劳逸得当,生活起居规律,以期早日康复,从而避免疾病的复发。

中医治未病是一个养生防病和健康管理的系统工程。作为中医学的重要组成部分,至今仍有效地指导临床实践。其思想观念前移,经费投入前移,措施落实重心前移,为解决"看病难,看病贵"这一世界性难题提供了一个新思路。

发展"治未病"应借助现代科学技术和管理方法,从模式创新做起,从"前移"与"下移"的结合做起,从健康保障的模式做起,"人人享有健康"将会在和谐社会得到真正的实现。

二、治未病是中医特色的健康管理

健康管理主要从人们的生活方式,如饮食、锻炼、控制体重、吸烟、精神压力等方面入手,通过控制健康危险因素,有效降低可控制危险因素是健康管理的关键。中医正是主张通过饮食、运动、精神调摄等个人养生保健方法和手段来维持人体的阴阳气血平衡,以达到维持"精神内守,真气从之"的健康状态。中医"治未病"在我国有悠久的历史,"治未病"强调人们应该注重保养身体,培养正气,提高机体的抵御病邪能力,达到未生病前预防疾病的发生、生病之后防止进一步发展、疾病痊愈以后防止复发的目的。中医"治未病"运用于亚健康、常见病、多发病,特别是如高血压、糖尿病以及恶性肿瘤等慢性疾病的预防、治疗和康复养生,可以消除或减少精神、心理以及不良生活习惯等"致病因素"的影响,达到维护人体健康状态和预防疾病的目的。中医"治未病"贯穿着健康管理的全过程。

(一)中医体质辨识是实践"治未病"的方法

中医体质辨识,即以人的体质为认知对象,从体质状态及不同体质分类的特性,把握其健康与疾病的整体要素与个体差异的手段,从而制定防治原则,选择相应的治疗、预防、养生方法,进行"因人制宜"的干预。中医体质辨识是体质健康管理的核心环节,体质健康管理的步骤包括:收集体质健康信息、辨识体质类型、实现体质调护、评价体质调护效果。体质辨识是制订体质调护计划的基础,是实施体质三级预防的依据。2009年中医体质辨识已纳入原卫生部《国家基本公共卫生服务规范》,进入国家公共卫生体系。

目前很多医疗机构开展了中医体检，即中医体质辨识。中医体质辨识是以人的体质为认知对象，从体质状态及不同体质分类的特性，把握其健康与疾病的整体要素与个体差异。它可补充西医体检在亚健康诊断和干预方面的不足。根据中医诊断学理论，通过望、闻、问、切，对受检者的神、色、形态进行观察，加上舌质、舌苔以及脉象等的检查，中医师可对受检者的身体状况作出一个综合判断，然后根据体质分型的结果，对受检者的日常生活、饮食、情绪、起居等进行恰当的指导。

北京中医药大学王琦教授领导的课题组建立了体质分类的标准化工具《中医体质分类判定标准》，开发了三维中医体质模型，为中医体质辨识的量化、标准化提供了依据。

（二）有针对性地指导后续的干预服务

中医治未病的优势更表现在健康干预的方法和手段上。中医有着丰富的养生理论和方法，有着中医特色的药物和非药物方法，包括情志调摄、四季养生、膳食调养、药物调理、导引、针灸、按摩、熏蒸、药浴等。

中医学治未病理论与现代健康管理理念一样，为疾病的早期防治提供干预指导。中医学以其独特的理论体系及丰富的实践经验，展现了中医药预防保健之优势。其辨识体质方法，辨证论治手段，单味药、药膳、针灸、推拿及传统养生运动等方法，均具有简便、有效、廉价的特点，有良好的推广应用前景。

治未病可以采用食疗、服膏方、针灸、推拿、导引吐纳、气功、五禽戏和太极拳等方法进行养生保健，并以整体观和辨证论治的原则，对一般社区人群和高危人群实行干预。而制定客观标准的健康管理方案可促进治未病的发展和规范化。治未病的健康管理方案可以更好地发挥其临床中医药综合服务功能。

2008年1月，时任国家副总理吴仪在全国中医药工作会议上提出要研究中医"治未病"思想之后，中医药行业加大了对治未病思想的研究力度，中医"治未病"健康工程将推动以疾病为中心的生物医学模式，向以人的健康为目的、实现个体化诊疗的新医学模式转变。充分发挥中医"治未病"思想，必将促进中国人民和世界人民健康。

目前国家中医药管理局正在全国范围内开展中医"治未病"试点工作，这将大大推动中医"治未病"的普及、发展。实践中医"治未病"思想，对充分发挥中医药在预防、保健、养生、康复等方面的作用，进一步拓展中医药的服务范围，增强中医药防治疾病的综合能力，提升人民群众的健康素质具有重大意义。

第二节　体质与治未病

中医体质学认为，体质现象是人类生命活动的一种重要表现形式。体质决定了我们的健康，决定我们对某些治病因子和疾病的易感性，也决定了得病之后的反应形式以及治疗效果和预后转归。为此，应用中医体质分类理论，根据不同体质类型采取分类管理的方法，选择相应的预防、治疗、养生方法进行体质调护，对实现个性化的、有针对性的健康管理具有重要意义。

一、中医体质的相关概念

（一）体质的概念

中医认为，体质（constitution）是一种客观存在的生命现象，是人体生命过程中在先天禀赋和后天获得的基础上所形成的形态结构、生理功能和心理状态方面的综合、相对稳定的固有特质。个体体质的不同，表现为在生理状态下对外界刺激的反应和适应上的某些差异性，以及发病过程中对某些致病因子的易感性和疾病发展的倾向性。

（二）体质的特点

1. 遗传性　个体体质的特点，都是以先天遗传因素为基础，在后天成长过程中，经过自然、社会、境遇、饮食等诸多因素的影响而逐渐形成的。遗传因素维持着个体体质特征相对稳定，是决定体质形成和发展的基础。

2. 稳定性　个体禀赋父母的遗传信息，在生命过程中遵循着某种既定的内在规律，呈现出与亲代类似的特征，个体体质一旦形成，在一定时期内不易发生太大的改变。然而，由于环境因素、精神因素、营养状况、饮食习惯、疾病损害等后天因素均参与并影响体质的形成，从而使得体质只具有相对的稳定性。

3. 可变性　先天禀赋决定着个体体质的相对稳定性和个体体质的特异性，后天受各种因素影响又使得体质具有可变性。机体随着年龄的变化呈现出特有的体质特点，同时受外环境诸多因素的影响而使体质发生变化，以上两种因素使得体质具有动态的可变性。

4. 多样性　遗传因素的多样性和环境因素的复杂性使个体体质存在明显的差异，呈现出多样性的特征；即使是同一个个体，在不同的生命阶段其体质特点也是动态可变的。主要通过人体形态、功能和心理活动的差异表现出来。

5. 趋同性　处于同一历史背景、同一地方区域或饮食起居条件比较相似的人群，由于其遗传背景和外界条件的类同性，使人群的体质具有相同或类似的特点，形成了地域人群的不同体质特征，使特定人群的体质呈现类似的特征，因此体质具有群类趋同性。

6. 可调性　体质的形成是先天、后天因素长期共同作用的结果，它既是相对稳定的，也是动态可变和联系可测的，这就使体质的调节成为可能，针对各种体质类型及早采取相应措施，纠正和改善偏颇，以减少个体对疾病的易感性，可以预防疾病发生或延缓发病。

（三）体质的形成

体质的形成是机体内外环境多种复杂因素共同作用的结果，主要关系到先天因素和后天因素两方面，并与性别、年龄、地理、饮食、精神情志及疾病等因素有关。

1. 先天因素　先天因素是体质形成的基础，即张介宾称之为"形体之基"。父母的体质特征通过遗传，使后代具有类似父母的个体特点，是先天因素的一方面，同时胎儿的发育营养状况也对体质特点的形成起重要作用。

体质上存在着性别差异。男为阳，女为阴。男性多禀阳刚之气，脏腑功能

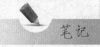

较强,体魄健壮魁梧,能胜任繁重的体力和脑力劳动,性格多外向,粗犷,心胸开阔;女性多禀阴柔之气,脏腑功能较弱,体形小巧苗条,性格多内向,喜静,细腻,多愁善感。男子之病,多由伤精耗气,女子之病,多由伤血。此外,由于妇女有经、带、胎、产、乳等特殊生理现象,故有月经期、妊娠期和产褥期的体质改变。

2. 后天因素

（1）饮食因素:不同的膳食含有不同的营养成分,长期的饮食习惯和固定的膳食品种质量,对人体形成相对稳定的体质产生重要作用。如嗜食肥甘厚味可助湿生痰,形成痰湿体质;嗜食辛辣,则易化火伤阴,形成阴虚火旺体质;合理的膳食结构,科学的饮食习惯,可使痰湿不生,阴阳平秘,体质强壮。

（2）生活起居:适度的劳作或体育锻炼,可强壮人的筋骨,通利关节,气机通畅,气血调和;适当的休息,有利于消除疲劳,恢复体力和脑力,维持人体正常的功能活动。劳逸结合,有利于人体的身心健康,保持良好的体质。但长期劳作过度,则易损伤筋骨肌肉,多形成虚性体质。而过度安逸,长期养尊处优,四体不勤,则可使气血不畅,可形成血瘀体质,或筋肉松弛,脾胃功能减退,而形成痰瘀型体质。

（3）精神情志:精神情志是人体对外界客观事物刺激的正常反应,反映了机体对自然、社会环境变化的适应、调节能力。精神情志贵于调和。情志和调,则气血通畅,脏腑功能协调,体质强壮;反之,长期强烈的精神刺激,超过了人体的生理调节能力,可致脏腑精气的不足或紊乱,从而形成某种特定的体质。如长期精神抑郁,情志不畅,易形成气郁体质或血瘀体质。

（4）地理因素:地理因素是影响人类体质的又一重要因素。地方区域的不同,主要包括水土性质、气候类型、气象因素、生活条件、饮食习惯影响形成的东、南、西、北、中五方人的体质差异及其特征。一般而言,北方地区之人形体多壮实,腠理多致密;南方之人多体型瘦弱,腠理偏疏松;居住环境的寒冷潮湿,易形成阴盛体质或湿盛体质。

（5）疾病、针药:疾病是促使体质改变的一个重要因素。疾病所形成的气血阴阳的损伤可转变成稳定的影响体质的因素。某些疾病尤其是一些慢性消耗性和营养障碍性疾病,对体质的影响最为明显,如肺痨(肺结核)易导致阴虚体质。一般情况下,疾病改变体质多是向不利的方向转化。

药物具有不同的性味特点,针灸也具相应的补泻效果,能够调整脏腑精气阴阳之盛衰及经络气血之偏颇。用之得当,可收到补偏救弊的功效,使病理体质恢复正常;但用之不当,将会加重体质损害,使体质由强变弱,或出现阴阳气血之盛衰偏倾,使体质由壮变衰,由强变弱。

总之,体质禀赋于先天,受制于后天。先天、后天多种因素构成影响体质的内外环境,在诸多因素的共同作用下,形成个体不同的体质特征。

（四）体质的构成

体质表现为形态结构、生理功能和心理状态三方面相对稳定的特性。一定的形态结构必然产生相应的生理功能和心理特征,而随着形态结构、生理功能的变化,又会产生一定的心理过程和个性心理特征。二者相互依存、相互影响,在体质的固有特征中综合地体现出来。因此，体质由形态结构、生理功能和心理状态三方面的差异性构成。

1. 形态结构　人体形态结构上的差异性是个体体质特征的重要组成部分。包括外在形态结构和内部形态结构。外在形态结构包括体格、体型、体重、性征、体姿、面色、毛发、舌象、脉象等。内部形态结构包括脏腑、经络、气血津液等。中医脏象学说认为，内部形态结构与外观形象之间是有机的整体，外部形态结构是体质的外在表现，内部结构形态是体质的内在基础，通过观察形体的强弱胖瘦，可测知内脏的坚脆、气血的盛衰等。一般五脏气血精液充盈、功能良好，则外形强壮；表现为骨骼粗大，胸廓宽厚，肌肉充实，皮肤润泽，举动灵活等，是强壮的征象，多见于强壮体质；骨骼细小，胸廓狭窄，肌肉瘦弱，皮肤干燥，举动迟钝等，是衰弱的表现，多见于虚弱体质。中医还从望、闻、问、切四诊合参的方法观察体型、体态、头面、五官、躯体、四肢、面色、毛发、皮肤及舌脉等方面的状况，以了解个体的体质特征。

2. 生理功能　形态结构是产生生理功能的基础，个体不同的形态结构决定着机体个体生理功能及对反应的差异。个体生理功能的个性特征，又会影响其形态结构，引起一系列相应的改变。

人体的生理功能是内部形态结构完整性、协调性的反应，是脏腑经络及精气血津液盛衰的体现。中医主要通过望目光、神情、色泽、体态，呼吸、舌象及脉象等，以了解个体的精神意识、思维活动以及对外界的反应和适应能力、自我调节能力、防病抗病能力，新陈代谢情况等，从而判断机体各脏腑生理功能的个体差异性。如神志清楚，两目灵活，精力充沛，反应灵敏，自身调节和对外适应能力强，说明个体精气充足神旺，多见于平和质之人；精神不振，双目乏神，少气懒言，动作迟缓，反应迟钝，多说明机体精气不足，生理功能减退，多见于虚性体质。

3. 心理特征　心理是指客观事物在大脑中的反应，是感觉、知觉、情感、记忆、思维、性格、能力等的总称，属于中医学神的范畴。《素问·阴阳应象大论》指出"人有五脏化五气，以生喜怒悲忧恐。"不同脏腑的功能活动，总是表现为某种特定的情感、情绪反应与认知活动。个体脏腑精气及其功能各有所别，故个体情志活动也有差异。心理特征的差异，主要表现在人格、气质、性格的差异。中医辨识心理特征，主要通过观察情感倾向、感情色彩、认知速度、意志强弱、行为表现等方面，了解人体气质特点与人格倾向。如阴虚之人，性情急躁，外向好动，活泼；阳虚之人性格多沉静、内向；气郁之人性格内向不稳定、敏感多虑。

机体形态结构、生理功能和心理特征三方面，基本概括了体质的基本要素，通过把握人体生命的本质特征，从而就能对个体体质作出准确判断。

二、中医体质辨识与分类

（一）体质的分类方法

体质的分类方法是认识和掌握体质差异性的重要手段。中医学体质的分类，是以整体观念为指导思想，主要是根据中医学阴阳五行、脏腑、精气血津液等基本理论来确定人群中不同个体的体质差异性。古今医家从不同角度对体质作了不同的分类。其具体分类方法有阴阳分类法、五行分类法、脏象阴阳分类法、阴阳属性分类法、阴阳虚实分类法等。现代医家多从临床角度根据发病群体中的体质变化、表现特征进行分类，但由于观察角度、分类方法的不同，对体质划分的类型、命名方法也有所不同，有四分法、五分法、六分法、七分法、九分法等，其分类的基础，是脏腑经络及精气血津液的结构与功能的差异。为了使体质辨识方法更科学、规范与实用，目前研究人员开发了《中医体质量表》，制定了《中医体质分类与判定》标准，将人体体质分成 9 种类型：即平和质、气虚质、阳虚质、阴虚质、痰湿质、湿热质、血瘀质、气郁质及特禀质。这种体质分类法是结合了形体机构、生理功能、心理特点等综合因素后提出的，现已为中医界广泛认同。

（二）9 种常见体质类型特征

1. 平和质（A 型）

总体特征：阴阳气血调和，以体态适中、面色红润、精力充沛等为主要特征。

形体特征：体形匀称健壮。

常见表现：面色、肤色润泽，头发稠密有光泽，目光有神，鼻色明润，嗅觉通利，唇色红润，不易疲劳，精力充沛，耐受寒热，睡眠良好，胃纳佳，二便正常，舌色淡红，苔薄白，脉和缓有力。

心理特征：性格随和开朗。

发病倾向：平素患病较少。

对外界环境适应能力：对自然环境和社会环境适应能力较强。

2. 气虚质（B 型）

总体特征：元气不足，以疲乏、气短、自汗等气虚表现为主要特征。

形体特征：肌肉松软不实。

常见表现：平素语音低弱，气短懒言，容易疲乏，精神不振，易出汗，舌淡红，舌边有齿痕，脉弱。

心理特征：性格内向，不喜冒险。

发病倾向：易患感冒、内脏下垂等病；病后康复缓慢。

对外界环境适应能力：不耐受风、寒、暑、湿邪。

3. 阳虚质（C 型）

总体特征：阳气不足，以畏寒怕冷、手足不温等虚寒表现为主要特征。

形体特征：肌肉松软不实。

常见表现：平素畏冷，手足不温，喜热饮食，精神不振，舌淡胖嫩，脉沉迟。

心理特征：性格多沉静、内向。

发病倾向：易患痰饮、肿胀、泄泻等病；感邪易从寒化。

对外界环境适应能力：耐夏不耐冬；易感风、寒、湿邪。

4. 阴虚质（D 型）

总体特征：阴液亏少，以口燥咽干、手足心热等虚热表现为主要特征。

形体特征：体形偏瘦。

常见表现：手足心热，口燥咽干，鼻微干，喜冷饮，大便干燥，舌红少津，脉细数。

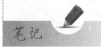

心理特征：性情急躁，外向好动，活泼。

发病倾向：易患虚劳、失精、不寐等病；感邪易从热化。

对外界环境适应能力：耐冬不耐夏；不耐受暑、热、燥邪。

5. 痰湿质（E型）

总体特征：痰湿凝聚，以形体肥胖、腹部肥满、口黏苔腻等痰湿表现为主要特征。

形体特征：体形肥胖，腹部肥满松软。

常见表现：面部皮肤油脂较多，多汗且黏，胸闷，痰多，口黏腻或甜，喜食肥甘甜黏，苔腻，脉滑。

心理特征：性格偏温和、稳重，多善于忍耐。

发病倾向：易患消渴、中风、胸痹等病。

对外界环境适应能力：对梅雨季节及湿重环境适应能力差。

6. 湿热质（F型）

总体特征：湿热内蕴，以面垢油光、口苦、苔黄腻等湿热表现为主要特征。

形体特征：形体中等或偏瘦。

常见表现：面垢油光，易生痤疮，口苦口干，身重困倦，大便黏滞不畅或燥结，小便短黄，男性易阴囊潮湿，女性易带下增多，舌质偏红，苔黄腻，脉滑数。

心理特征：容易心烦急躁。

发病倾向：易患疮疖、黄疸、热淋等病。

对外界环境适应能力：对夏末秋初湿热气候，湿重或气温偏高环境较难适应。

7. 血瘀质（G型）

总体特征：血行不畅，以肤色晦黯、舌质紫黯等血瘀表现为主要特征。

形体特征：胖瘦均见。

常见表现：肤色晦黯，色素沉着，容易出现瘀斑，口唇黯淡，舌黯或有瘀点，舌下络脉紫黯或增粗，脉涩。

心理特征：易烦，健忘。

发病倾向：易患癥瘕及痛证、血证等。

对外界环境适应能力：不耐受寒邪。

8. 气郁质（H型）

总体特征：气机郁滞，以神情抑郁、忧虑脆弱等气郁表现为主要特征。

形体特征：形体瘦者为多。

常见表现：神情抑郁，情感脆弱，烦闷不乐，舌淡红，苔薄白，脉弦。

心理特征：性格内向不稳定、敏感多虑。

发病倾向：易患脏躁、梅核气、百合病及郁证等。

对外界环境适应能力：对精神刺激适应能力较差；不适应阴雨天气。

9. 特禀质（I型）

总体特征：先天失常，以生理缺陷、过敏反应等为主要特征。

形体特征：过敏体质者一般无特殊；先天禀赋异常者或有畸形，或有生理缺陷。

笔记

常见表现：过敏体质者常见哮喘、风团、咽痒、鼻塞、喷嚏等；患遗传性疾病者有垂直遗传、先天性、家族性特征；患胎传性疾病者具有母体影响胎儿个体生长发育及相关疾病特征。

心理特征：随禀质不同情况各异。

发病倾向：过敏体质者易患哮喘、荨麻疹、花粉症及药物过敏等；遗传性疾病如血友病、先天愚型等；胎传性疾病如五迟（立迟、行迟、发迟、齿迟和语迟）、五软（头软、项软、手足软、肌肉软、口软）、解颅、胎惊等。

对外界环境适应能力：适应能力差，如过敏体质者对易致过敏季节适应能力差，易引发宿疾。

（三）体质类型的判定方法

在明确体质分类的基础上，王琦课题组编制了《中医9种基本体质分类量表》，并制定了王琦《中医体质分类判定标准》（以下简称《标准》），该标准已被中华中医药学会认定为学会标准，并在全国范围内推广使用。

其判定分成四个步骤。

第一步　填表

回答《中医体质分类与判定表》中的全部问题，每一问题按5级评分，并用对划号进行标记（√）。

平和质

请根据近一年的体验和感觉，回答以下问题。	没有（根本不）	很少（有一点）	有时（有些）	经常（相当）	总是（非常）
（1）您精力充沛吗？	1	2	3	4	5
（2）您容易疲乏吗？ *	1	2	3	4	5
（3）您说话声音无力吗？ *	1	2	3	4	5
（4）您感到闷闷不乐吗？ *	1	2	3	4	5
（5）您比一般人耐受不了寒冷（冬天的寒冷，夏天的冷空调、电扇）吗？ *	1	2	3	4	5
（6）您能适应外界自然和社会环境的变化吗？	1	2	3	4	5
（7）您容易失眠吗？ *	1	2	3	4	5
（8）您容易忘事（健忘）吗？ *	1	2	3	4	5

判断结果：□是　　□倾向是　　□否

注：标有 * 的条目需先逆向计分，即：1→5，2→4，3→3，4→2，5→1，再用公式计算转化分

阳虚质

请根据近一年的体验和感觉，回答以下问题。	没有（根本不）	很少（有一点）	有时（有些）	经常（相当）	总是（非常）
（1）您手脚发凉吗？	1	2	3	4	5
（2）您胃脘部、背部或腰膝部怕冷吗？	1	2	3	4	5
（3）您感到怕冷、衣服比别人穿得多吗？	1	2	3	4	5
（4）您比一般人耐受不了寒冷（冬天的寒冷，夏天的冷空调、电扇等）吗？	1	2	3	4	5

笔记

续表

请根据近一年的体验和感觉,回答以下问题。	没有 (根本不)	很少 (有一点)	有时 (有些)	经常 (相当)	总是 (非常)
(5)您比别人容易患感冒吗?	1	2	3	4	5
(6)您吃(喝)凉的东西会感到不舒服或者怕吃(喝)凉东西吗?	1	2	3	4	5
(7)你受凉或吃(喝)凉的东西后,容易腹泻(拉肚子)吗?	1	2	3	4	5

判断结果:□是　□倾向是　□否

阴虚质

请根据近一年的体验和感觉,回答以下问题。	没有 (根本不)	很少 (有一点)	有时 (有些)	经常 (相当)	总是 (非常)
(1)您感到手脚心发热吗?	1	2	3	4	5
(2)您感觉身体、脸上发热吗?	1	2	3	4	5
(3)您皮肤或口唇干吗?	1	2	3	4	5
(4)您口唇的颜色比一般人红吗?	1	2	3	4	5
(5)您容易便秘或大便干燥吗?	1	2	3	4	5
(6)您面部潮红或偏红吗?	1	2	3	4	5
(7)您感到眼睛干涩吗?	1	2	3	4	5
(8)您活动量稍大就容易出虚汗吗?	1	2	3	4	5

判断结果:□是　□倾向是　□否

气虚质

请根据近一年的体验和感觉,回答以下问题。	没有 (根本不)	很少 (有一点)	有时 (有些)	经常 (相当)	总是 (非常)
(1)你容易疲乏吗?	1	2	3	4	5
(2)您容易气短(呼吸短促,接不上气)吗?	1	2	3	4	5
(3)您容易心慌吗?	1	2	3	4	5
(4)您容易头晕或站起时晕眩吗?	1	2	3	4	5
(5)您比别人容易患感冒吗?	1	2	3	4	5
(6)您喜欢安静、懒得说话吗?	1	2	3	4	5
(7)您说话声音无力吗?	1	2	3	4	5
(8)您活动量稍大就容易出虚汗吗?	1	2	3	4	5

判断结果:□是　□倾向是　□否

痰湿质

请根据近一年的体验和感觉,回答以下问题。	没有 (根本不)	很少 (有一点)	有时 (有些)	经常 (相当)	总是 (非常)
(1)您感到胸闷或腹部胀满吗?	1	2	3	4	5
(2)您感到身体不轻松或不爽快吗?	1	2	3	4	5
(3)您腹部肥满松软吗?	1	2	3	4	5
(4)您有额部油脂分泌多的现象吗?	1	2	3	4	5
(5)您上眼睑比别人肿(仍轻微隆起的现象)吗?	1	2	3	4	5

笔记

续表

请根据近一年的体验和感觉,回答以下问题。	没有（根本不）	很少（有一点）	有时（有些）	经常（相当）	总是（非常）
(6)您嘴里有黏黏的感觉吗?	1	2	3	4	5
(7)您平时痰多,特别是咽喉部总感到有痰堵着吗?	1	2	3	4	5
(8)您舌苔厚腻或有舌苔厚厚的感觉吗?	1	2	3	4	5

判断结果:□是　□倾向是　□否

湿热质

请根据近一年的体验和感觉,回答以下问题。	没有（根本不）	很少（有一点）	有时（有些）	经常（相当）	总是（非常）
(1)您面部或鼻部有油腻感或者油亮发光吗?	1	2	3	4	5
(2)你容易生痤疮或疮疖吗?	1	2	3	4	5
(3)您感到口苦或嘴里有异味吗?	1	2	3	4	5
(4)您大便黏滞不爽、有解不尽的感觉吗?	1	2	3	4	5
(5)您小便时尿道有发热感、尿色浓(深)吗?	1	2	3	4	5
(6)您带下色黄(白带颜色发黄)吗?(限女性回答)	1	2	3	4	5
(7)您的阴囊部位潮湿吗?(限男性回答)	1	2	3	4	5

判断结果:□是　□倾向是　□否

血瘀质

请根据近一年的体验和感觉,回答以下问题。	没有（根本不）	很少（有一点）	有时（有些）	经常（相当）	总是（非常）
(1)您的皮肤在不知不觉中会出现青紫瘀斑(皮下出血)吗?	1	2	3	4	5
(2)您两颧部有细微红丝吗?	1	2	3	4	5
(3)您身体上有哪里疼痛吗?	1	2	3	4	5
(4)您面色晦黯或容易出现褐斑吗?	1	2	3	4	5
(5)您容易有黑眼圈吗?	1	2	3	4	5
(6)您容易忘事(健忘)吗	1	2	3	4	5
(7)您口唇颜色偏黯吗?	1	2	3	4	5

判断结果:□是　□倾向是　□否

气郁质

请根据近一年的体验和感觉,回答以下问题	没有（根本不）	很少（有一点）	有时（有些）	经常（相当）	总是（非常）
(1)您感到闷闷不乐吗?	1	2	3	4	5
(2)您容易精神紧张、焦虑不安吗?	1	2	3	4	5
(3)您多愁善感、感情脆弱吗?	1	2	3	4	5
(4)您容易感到害怕或受到惊吓吗?	1	2	3	4	5

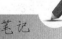

笔记

109

续表

请根据近一年的体验和感觉,回答以下问题	没有(根本不)	很少(有一点)	有时(有些)	经常(相当)	总是(非常)
(5)您胁肋部或乳房胀痛吗?	1	2	3	4	5
(6)您无缘无故叹气吗?	1	2	3	4	5
(7)您咽喉部有异物感,且吐之不出、咽之不下吗?	1	2	3	4	5

判断结果:□是　□倾向是　□否

特禀质

请根据近一年的体验和感觉,回答以下问题。	没有(根本不)	很少(有一点)	有时(有些)	经常(相当)	总是(非常)
(1)您没有感冒时也会打喷嚏吗?	1	2	3	4	5
(2)您没有感冒时也会鼻塞、流鼻涕吗?	1	2	3	4	5
(3)您有因季节变化、温度变化或异味等原因而咳喘的现象吗?	1	2	3	4	5
(4)您容易过敏(对药物、食物、气味、花粉或在季节交替、气候变化时)吗?	1	2	3	4	5
(5)您的皮肤容易起荨麻疹(风团、风疹块、风疙瘩)吗?	1	2	3	4	5
(6)您因过敏出现过紫癜(紫红色瘀点、瘀斑)吗?	1	2	3	4	5
(7)您的皮肤一抓就红,并出现抓痕吗?	1	2	3	4	5

判断结果:□是　□倾向是　□否

第二步　计算原始分

用简单求和的方法,将各条目所得的分值相加,就得到原始分数。计分方法:原始分=各个条目的分会相加。

第三步　计算转化分

计分方法:转化分数 =[(原始分－条目数)/(条目数×4)]×100

第四步　判定体质

根据转化分的结果进行以下判定:

平和质与偏颇体质判定标准表

体质类型	条件	判定结果
平和质	平和体质转化分≥60分	是
	其他8种体质转化分均<30分	
	平和体质转化分≥60分	基本是
	其他8种体质转化分均<40分	
	不满足上述条件者	否
偏颇体质	转化分≥40分	是
	转化分30~39分	倾向是
	转化分<30分	否

示例:

示例1:某人各体质类型转化分如一:平和质75分,气虚质56分,阳虚质27分,阴虚质25分,痰湿质12分,湿热质15分,血瘀质20分,气郁质18分,特禀质10分。根据判定标准,虽然平和质转化分≥60分,但其他8种体质转化分并未全部<40分,其中气虚质转化分≥40分,故此人不能判定为平和质,应判定为是气虚质。

示例2:某人各体质类型转化分如一:平和质75分,气虚质16分,阳虚质27分,阴虚质25分,痰湿质32分,湿热质25分,血瘀质10分,气郁质18分,特禀质10分。根据判定标准,平和质转化分≥60分,同时,痰湿质转化分为30~39分,可判定为痰湿质倾向,故此人最终体质判定结果基本是平和质,有痰湿质倾向。

三、9种体质的调护措施

(一)平和质

1. 精神调养　保持乐观、开朗的情绪,积极进取,节制偏激的情感,及时消除生活中不利事件对情绪负面的影响。

2. 生活起居　起居应有规律,不要过度劳累。饭后宜缓行百步,不宜食后即睡。作息应有规律,应劳逸结合,保持充足的睡眠时间。

3. 体育锻炼　根据年龄和性别,参加适度的运动。如年轻人可适当跑步、打球,老年人可适当散步、打太极拳等。

4. 饮食调养　饮食应有节制,不要过饥过饱,不要常吃过冷过热和不干净的食物。粗细饮食要合理搭配,多吃五谷杂粮、蔬菜、瓜果,少食用过于油腻及辛辣之品。不要吸烟酗酒。

5. 药物调理　一般不提倡使用药物。

(二)阴虚质

1. 精神调养　阴虚质之人平素性情急躁、常常心烦易怒,是阴虚火旺、火扰神明之故,尤应遵循《内经》"恬淡虚无"、"精神内守"之养神大法。平时宜克制情绪,遇事要冷静,正确对待顺境和逆境。平素加强自我涵养,常读自我修养的书籍,可以用练书法、下棋来怡情悦性,用旅游来寄情山水、陶冶情操。平时可多听一些舒缓、轻柔、抒情的音乐。防止恼怒。此外,节制性生活也很重要。

2. 生活起居　起居应有规律,居住环境宜安静,睡前不要饮茶、锻炼和玩游戏。应早睡早起,中午保持一定的午休时间。避免熬夜、剧烈运动和高温酷暑下工作。戒烟酒。

3. 体育锻炼　不宜过激活动,只适合做中小强度、间歇性的身体锻炼,可选择太极拳、太极剑、气功等动静结合的传统健身项目。锻炼时要控制出汗量,及时补充水分。皮肤干燥甚者,可多游泳。不宜桑拿。

4. 饮食调养　饮食调理的原则是保阴潜阳,宜芝麻、糯米、蜂蜜、乳品、甘蔗、蔬菜、水果、豆腐、鱼类等清淡食物,可多食瘦猪肉、鸭肉、龟、鳖、绿豆、冬瓜、赤小豆、海蜇、荸荠、百合等甘凉滋润之品。少吃羊肉、狗肉、韭菜、辣椒、葱、蒜、葵花籽等性温燥烈之品。

笔记

5. 药物调理　可选用滋阴清热、滋养肝肾之品，如女贞子、山茱萸、五味子、旱莲草、麦冬、天冬、黄精、玉竹、玄参、枸杞子、桑椹、龟甲诸药，均有滋阴清热的作用，可因证情选用。可酌情服用六味地黄丸、杞菊地黄丸等。

（三）阳虚质

1. 精神调养　阳气不足之人常出现情绪不佳，如肝阳虚善恐、心阳虚善悲。因此平时多与别人交谈、沟通。对待生活中不顺心的事情，要从正反面分析，及时消除情绪中的消极因素。平时可多听一些激扬、高亢、豪迈的音乐以调动情绪，防止悲忧伤和惊恐。

2. 生活起居　居住环境应空气流通，秋冬注意保暖。夏季避免长时间在空调房间中，可在自然环境下纳凉，但不要睡在穿风的过道上及露天空旷之处。平时注意足下、背部及下腹部丹田部位的防寒保暖。防止出汗过多，在阳光下适当进行户外活动。保持足够的睡眠。

3. 体育锻炼　因"动则生阳"，故阳虚体质之人，要加强体育锻炼，春夏秋冬，坚持不懈，每天进行1～2次。具体项目因个体体力强弱而定。可做一些舒缓的运动，如慢跑、散步、五禽戏、广播操。夏天不宜做过分激烈的运动，冬天避免在大风、大寒、大雾、大雪及空气污染的环境中锻炼。自行按摩气海、足三里、涌泉等穴位，或经常灸足三里、关元，可适当洗桑拿、温泉浴，亦可常做日光浴、空气浴以强壮卫阳。

4. 饮食调养　应多食壮阳作用的食品，如羊肉、狗肉、鹿肉、鸡肉、鳝鱼、韭菜、生姜、辣椒、芫荽、葱、蒜、芥末、花椒、胡椒等甘温益气之品。少食黄瓜、柿子、冬瓜、藕、莴苣、梨、西瓜、荸荠等生冷寒凉食物你，少饮寒凉食物，少饮绿茶。

5. 药物调理　可选用补阳驱寒、温养肝肾之品，常用药物有鹿茸、海狗肾、蛤蚧、冬虫夏草、巴戟天、淫羊藿、仙茅、肉苁蓉、补骨脂、胡桃、杜仲、续断、菟丝子等。可酌情服用金匮肾气丸等。

（四）气虚质

1. 精神调养　多参加有益的社会活动，多与人交谈、沟通。以积极进取的态度面对生活。

2. 生活起居　起居应有规律，夏季应适当午睡，保持充足的睡眠。平时要注意保暖，避免运动或剧烈运动时出汗受风。不要过于劳作，以免损伤正气。

3. 体育锻炼　可做一些柔缓的运动，如在公园、广场、庭院、湖畔、河边、山坡等空气清新之处散步、打太极拳、做操等，并持之以恒。平时可自行按摩足三里穴。不宜做大负荷和出大汗的运动，忌用猛力和做长久憋气的动作。

4. 饮食调养　应多食具有益气健脾作用的食物，如黄豆、白扁豆、鸡肉、鹌鹑肉、泥鳅、香菇、大枣、桂圆、蜂蜜等。少食具有耗气作用的食物，如槟榔、空心菜、生萝卜等。

5. 药物调理　常有自汗、感冒者，可服用玉屏风散预防。

（五）血瘀质

1. 精神调养　及时消除不良情绪，保持心情愉快，防止郁闷不乐而致气机不畅。可多听一些抒情柔缓的音乐来调节情绪。

2. 生活起居　作息时间宜有规律,可早睡早起,保持足够的睡眠;但不可过于安逸,以免气机郁滞而致血行不畅。

3. 体育锻炼　可进行一些有助于气血运行的运动项目,如太极拳、太极剑、各种舞蹈、步行健身法、徒手健身操等。保健按摩可使经络畅通。血瘀质的人在运动时如出现胸闷、呼吸困难、脉搏显著加快等不适症状,应停止运动,去医院进一步检查。

4. 饮食调养　可常食黑豆、海藻、紫菜、海带、萝卜、胡萝卜、金橘、柚、桃、李、山楂、醋、玫瑰花、绿茶等具有活血、散结、行气、疏肝解郁作用的食物。少吃肥猪肉等滋腻之品。

5. 药物调理　可酌情服用桂枝茯苓丸、大黄䗪虫丸。

（六）痰湿质

1. 精神调养　及时消除不良情绪,保持心情愉快,防止郁闷不乐而致气机不畅。可多听一些抒情柔缓的音乐来调节情绪。

2. 生活起居　居住环境宜干燥而不宜潮湿。平时多进行户外活动。衣着应透气、经常晒太阳或进行日光浴。在潮湿的气候条件下,应减少户外活动,避免受寒淋雨。不要过于安逸,贪恋床榻。

3. 体育锻炼　因形体肥胖,易于困倦,故应根据自己的具体情况循序渐进,长期坚持运动锻炼,如散步、慢跑、打乒乓球、羽毛球、网球、游泳、练武术,以及适合自己的各种舞蹈。

4. 饮食调养　饮食应以清淡为原则,少食肥肉及甜、黏、油腻的食物。可多食葱、蒜、海藻、海带、冬瓜、萝卜、金橘、芥末等食物。

5. 药物调理　痰湿之生与肺、脾、肾三脏关系最为密切,故重点在于调补肺、脾、肾三脏。若因肺失宣降,津液输布,聚湿生痰,当宣肺化痰,选用二陈汤;若因脾失健运,聚湿成痰者,当健脾化痰,方选六君子汤,或香砂六君子汤;若肾虚不能制水,水泛为痰液者,当温阳化痰,方选金匮肾气丸。

（七）气郁质

1. 精神调养　气郁质多性格内向,神情常处于抑郁状态,根据《内经》情志相胜法中"喜胜忧"的原则,应主动寻求快乐,多参加社会活动,集体文娱活动,多听轻松开朗、激动的音乐,以提高情志。多阅读积极的、鼓励的、富有乐趣的、展示美好生活前景的书籍,以培养开朗、豁达的意识,在名利上不计较得失,知足常乐。

2. 生活起居　居住环境宜干燥而不宜潮湿。平时多进行户外活动。衣着应透气、经常晒太阳或进行日光浴。在潮湿的气候条件下,应减少户外活动,避免受寒淋雨。不要过于安逸,贪恋床榻。

3. 体育锻炼　应尽量参加户外活动,可坚持较大量的运动锻炼,如跑步、登山、游泳、武术等。多参加群体性的体育运动项目,如打球、跳舞、下棋等,以便更多地融入社会,解除自我封闭的状态。

4. 饮食调养　多食小麦,芫荽、葱、蒜、黄花菜、海带、海藻、萝卜、金橘、山楂、槟榔、玫瑰花等具有行气、解郁、消食、醒神作用的食物。

笔记

5. 药物调理　可酌情服用逍遥散、舒肝和胃丸、开胸顺气丸、柴胡疏肝散、越鞠丸等。

（八）湿热质

1. 精神调养　克制过激的情绪。合理安排自己的工作、学习，培养广泛的兴趣爱好。

2. 生活起居　避免居住在低洼潮湿的地方，居住环境宜干燥，通风。不要熬夜、过于劳累。盛夏暑湿较重的季节，减少户外活动的时间。保持充足而有规律的睡眠。

3. 体育锻炼　适合做大强度、大运动量的锻炼，如中长跑、游泳、爬山、各种球类、武术等。夏天由于气温高、湿度大，最好选择在清晨或者傍晚较凉爽时锻炼。

4. 饮食调养　饮食以清淡为原则，可多食赤小豆、绿豆、空心菜、苋菜、芹菜、黄瓜、丝瓜、葫芦、冬瓜、藕、西瓜、荸荠等甘寒、甘平的食物。少食羊肉、狗肉、韭菜、生姜、芫荽、辣椒、酒、饴糖、花椒、胡椒、蜂蜜等甘酸滋腻之品及火锅、烹炸、烧烤等辛温助热的食物。应戒烟限酒。

5. 药物调理　可酌情服用六一散、清胃散、甘露消毒丹等。

（九）特禀质

1. 精神调养　合理安排作息时间，正确处理工作、生活和学习的关系，避免情绪紧张。

2. 生活起居　居室应通风良好。保持室内清洁，被褥、床单要经常洗晒，以防止螨过敏。室内装修后不宜立即搬进居住，应打开窗户，让油漆、甲醛等化学物质气味挥发干净后再搬进新居。夏季室外花粉较多时，要减少室外活动时间，以防止花粉过敏。不宜养宠物，以免对动物皮毛过敏。起居应有规律，保持充足的睡眠时间。

3. 体育锻炼　积极参加各种体育锻炼，增强体质，天气寒冷时锻炼要注意防寒保暖，防止感冒。

4. 饮食调养　饮食宜清淡、均衡，粗细搭配适当，荤素配伍合理。少食荞麦（含致敏物质麦荧光素）、蚕豆、白扁豆、牛肉、鹅肉、鲤鱼、虾、蟹、茄子、酒、辣椒、浓茶、咖啡等辛辣之品、腥膻发物及含致敏物质的食物。

5. 药物调理　可酌情服用玉屏风散、清风散、过敏煎等。

第三节　中医养生与治未病

一、中医养生学理论的基础知识

中医养生（Chinese medicine halth care），就是指通过各种方法颐养生命，增强体质，预防疾病，从而达到延年益寿的一种医事活动。中医养生的方法注重整体性和系统性，目的是预防疾病或促进疾病康复，为中医治未病提供了多种行之有效的干预措施，是治未病的重要手段。

（一）顺应自然

顺应自然养生法是指顺乎自然界的阴阳变化以护养调摄的方法。人处于天地之间，作为自然界中的一部分和自然界息息相应。《素问·宝命全形论篇》说："人以天地之气生，四时之法成。"大自然的四时气候、昼夜交替、日月运行、地理环境等各种变化都会对人体的生理、病理产生影响，体现了中医的整体观念。因此，掌握四时六气的变化规律和不同自然环境的特点，衣食住行均顺应自然界的运动变化，使人体与自然界形成高度协调的统一体，才能达到养生保健、益寿延年的目的。

（二）形神共养

传统医学认为人体是形与神的统一体。"形"即形体结构，"神"即神志、意识、思维等。神是形的产物，而形为神的物质基础。中医学十分重视维护形神的统一在养生防病中的作用。《素问·上古天真论篇》指出："形与神俱，而尽终其天年。"善养生者，必须注意形与神的协调统一。既要重视形体的保健，也要重视心理和精神的调摄。因此，中医养生学特别强调形神合一的调养。从而形成了保精全神、调气安神、四气调神等修身养性法与膳食调养、中药进补、导引按摩等健体养形法相结合的，独具特色的中医养生术。

（三）动静互涵

动与静，是物质运动不可分割的两种形式，二者共同构成矛盾的统一体。人体生命活动也是动与静的结合，维持机体动静和谐的状态，才能保证人体正常的生理功能。因此，动与静必须适度，不能单方面太过或不及，才能保持人体健康。日常生活中要保持动静适宜，主要是劳逸适度，脑力劳动与体力劳动相结合。功法锻炼也应保持动静适度。很多传统功法都是动静结合，包括"静中有动"、"动中求静"、"以静御动"、"外静内动"等具体原则。同时动以练形，静以养神，可以达到形神共养的效果。因此，把动和静有机地结合起来，动静兼修，处理得当，持之以恒，才能达到养生保健的目的。

（四）辨证施养

辨证施养是指辨证地分析个体的情况，充分考虑机体当下的状态、体质差异、所处环境等的不同，给出具有针对性的、个性化的养生方案。辨证施养主要表现在因时、因地、因人制宜。也就是说养生保健要根据时令、地域以及人的体质、性别、年龄、职业、生活习惯等的不同，制定相应的方法。

二、传统养生方法与技能

（一）精神养生

精神养生（psychological health care），是在养生学基本观念和法则的指导下，通过主动的积精全神、调气安神、四气调神、修德怡性、调志摄神等多种途径，保护和增强人的精神健康，力求达到形神统一的养生目的。

1. 保精全神　保精，是指保护、固护人体之精气。全神，是指神志健全，精神活动保持正常状态。《类经》说："善养生者，必宝其精，精盈则气盛，气盛则神全，神全则身健，身健则病少，神气坚强，老而益壮，皆本乎精也。"精，是生命产生的本源，也是维持生命活动的重要物质。只有精气充盈，才能神气健旺，健康长寿。保精之法一般包括节欲保精，饮食养精，方药补精等方法。节欲保精又包括情欲适度和减少各种妄念两方面的内容。保精还需注意避免过劳，避免七情过激，戒烟，戒酒。还可以通过饮食或方药调理脏腑，保养精气。通过这些方法以积精、养精、护精，从而达到调节情志，全养精神的目的。

2. 调气安神　调气安神，是指通过适当的方法调养人体之气，条畅脏腑气机，以增强五脏功能，进而和调五脏之神。调息行气是调气安神的重要方法之一。调息行气，即通过调整呼吸吐纳，调动人体之气，使经络气血和调，以达到气聚神旺的目的。调息行气在传统养生功法中体现得尤为充分。很多传统养生功法都是调身、调心、调息三者的结合。其中调息又是调身、调心的基础。通过调息，人体经络通畅，气机升降有序，从而五脏安和，体健神旺。

3. 四气调神　顺应自然是养生的重要原则。因形神一体，在形体顺应四时气候变化的同时，精神情志也要顺应四时春生、夏长、秋收、冬藏的变化规律，以达到养生的目的。具体参见本章"时令养生"。

4. 修德怡神　《礼记·中庸》说"大德必得其寿"。孔子在《论语·雍也》中说"仁者寿"。《黄帝内经·上古天真论》中也说："所以能年皆度百岁而动作不衰者，以其德全不危也。"养生以修德为首务。道德高尚之人往往表现为胸怀坦荡，光明磊落，乐善好施，豁达开朗，清心寡欲，淡泊名利，如此则神志怡然安宁，气血和调，生理功能平稳，形与神俱，得以健康长寿。因此，养生必须养德，养德就是养生。

5. 调志摄神　志，即情志，指人的各种情绪或情感。中医将人的情志活动归纳为喜、怒、忧、思、悲、恐、惊，统称"七情"。情志的变化可以改变人的行为方式，影响脏腑功能状态，从而影响机体的健康。适度的情志反应有利于各脏腑组织功能的正常进行。但过激的情志会扰乱脏腑气机，从而损害健康。如"怒则气上，喜则气缓，悲则气消，恐则气下，惊则气乱，思则气结。"因此，适当调节情志活动是精神养生的重要内容。

情志相胜法，也称以情制情法，是最具中医特色的调志摄神法。即：当某种情志过激时，根据情志之间的五行生克制化规律，用互相制约，互相克制的情志，转移和干扰原来对机体有害的情志，借以协调情志，恢复或重建精神平和的状态。《儒门事亲》中给出了具体的方法："悲可以治怒，以怆恻苦楚之言感之；喜可以治悲，以谑浪亵狎之言娱之；恐可以治喜，以迫遽死亡之言怖之；怒可以治思，以侮辱期罔之言触之；思可以治恐慌，以虑彼志此之言夺之。"另有移情法、升华法、暗示法、开导法、节制法、疏泄法等调志摄神之法可供选用。

（二）饮食养生

饮食养生，或称食疗，是在中医理论的指导下，调整饮食，注意饮食宜忌，合理地摄取食物，以增进健康，益寿延年的养生方法。饮食养生的目的在于通过合理而适度地补充营养，以补益精气，并通过饮食调配，纠正脏腑阴阳之偏颇，从而增进机体健康、抗衰延寿。我国人民在长期的饮食实践中，积累了丰富的知识和宝贵的经验，逐步形成了一套独特的饮食养生理论和方法。

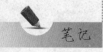
笔记

1. 谨和五味　饮食养生需遵循一定的原则。中医认为饮食养生的原则之一即膳食全面、合理搭配，具体即表现为"谨和五味"。中医将食物的味道归纳为：酸、苦、甘、辛、咸五种，统称"五味"。五味对应五脏：酸入肝，具有柔肝缓急的作用，如山楂、乌梅；苦入心，具有清泻心火的作用，如莲子心。甘入脾，具有和中补益的作用，如饴糖；辛入肺，具有宣发肺气的作用，如葱白；咸入肾，具有滋肾固精的作用，如黑豆、黑芝麻。五味不同，对人体的作用也各有不同。五味调和，饮食调配得当，则有助于机体消化吸收，滋养脏腑、筋骨和气血，因而有利于健康长寿。

2. 饮食有节　饮食有节，就是饮食要有节制，不能饥饱无度。过饥，则气血化生之源不足，无法保证营养供给，机体就会逐渐衰弱，势必影响健康。反之，过饱，则加重胃肠负担，脾胃功能因承受过重，亦会受到损伤。历代养生家均认为食至七八分饱是饮食适量的标准。

3. 审因施膳　审因施膳，即因时、因地、因人制宜地合理选择膳食，其中因人制宜为核心内容。

（1）因人制宜：就是饮食调摄要根据不同的年龄、性别、体质等方面的差异，分别予以安排。例如：小儿脏腑娇嫩，饮食应营养全面、易于消化，禁食肥甘厚味，防治损伤脾胃。老年人脏腑功能衰退，宜食熟软，忌食生冷。女性平素易伤血，故应多食补血食品。体胖之人，多有痰湿，故饮食宜清淡；体瘦之人，多阴虚内热，故在饮食上宜多吃甘润生津的食品，辛辣燥烈之品则不宜多食。

（2）因时制宜：即随四时气候和昼夜晨昏的变化而调节饮食。如《饮膳正要》一书中说："春气温，宜食麦以凉之……夏气热，宜食菽以寒之……秋气燥，宜食麻以润其燥……冬气寒，宜食黍以热性治其寒"，概括地阐明了饮食四时宜忌的原则。至于一日之内顺时食养，民间有"上床萝卜下床姜，不用医生开药方"、"晨吃三片姜，赛过人参汤"等的具体运用。

（3）因地制宜：主要是根据地域环境的特点进行饮食养生。我国地域辽阔，地势、气候、水土等各有差异，"一方水土养一方人"，因此饮食养生也需坚持因地制宜的原则。例如：我国东南地势较低，气候温暖潮湿，宜食清淡通利或甘凉之品；西北地势较高，气候寒冷干燥，宜食温热滋润之品。

4. 饮食宜忌　除上述饮食养生原则之外，人们在长期的饮食实践中，还发现许多与饮食有关的宜忌事项，需在饮食养生中加以注意。

首先，应注意饮食卫生，饮食宜新鲜。《论语·乡党》中有"鱼馁而肉败不食，色恶不食"，告诫人们，腐败不洁和变质的食物不宜食用，食之有害。宜以熟食为主。饮食宜清淡。"膏粱之变，足生大丁"，过食肥甘易损伤脾胃，导致运化失常，形成肥胖、消渴等病变。

另外，还有"食不语"、"食勿大言"；"平日点心饭讫，即自以热手摩腹"；"食止、行数百步，大益人"；"食后不可便怒，怒后不可便食"等说法。这些饮食宜忌，至今仍有现实意义，在饮食养生中，应予以足够重视。

（三）行为养生

1. 起居有常　人生活在自然界中，其日常生活也应顺应自然界阴阳消长的变化规律,才能有益健康。一日之中有昼夜,一年之中有四时,应根据晨昏及四季的阴阳变化和个人的具体情况制定出符合生理需要的作息制度,才能使人体的生理功能保持在稳定平衡的良好状态之中,此即谓"起居有常"。具体参见本章第四节"时令养生"。

2. 劳逸适度　即体力劳动与脑力劳动,休闲与睡眠要配合得当。过劳、过逸均可伤身耗神,有害健康。葛洪《抱朴子内篇》说:"不欲甚劳,不欲甚逸。"合理从事一些体力劳动有利于机体气血运行,强健体魄、增强体质,适当的休息也是生理需要,是消除疲劳、恢复体力必不可少的方法。

3. 饮食有节　所谓饮食有节,是指饮食要有节制,不能随心所欲,要讲究吃的科学和方法。一是饮食要适量,二是适时,才能保证身体健康。具体参见本章第二节"饮食养生"。

4. 衣着适时　衣服首先是用于防寒防暑,保护机体,防御外界理化与生物因素的侵袭,防止外伤和疾病,同时也反映人们的精神面貌。穿衣要适应外界气候的变化,才能使身体舒适。因此着装要根据个人的身体情况选择衣料,要注意服装的散湿性和透气性,宽松要适度,衣物要勤换洗,脱着随乎寒热。出汗之后,穿脱衣服尤其注意,一是大汗之时忌当风脱衣,二是汗湿之衣不可久穿。

5. 房事有节　房事,又称为性生活。房事养生,就是根据人体的生理特点和生命的规律,采取健康的性行为,以防病保健,提高生活质量,从而达到健康长寿的目的。性行为是人类的一种本能,是人类生活的重要内容之一,因此"欲不可绝",采用科学的方法行房,有助于男女双方的身心健康。另一方面,"欲不可纵",适度的性生活有益身心健康,但过度纵欲会损害健康,甚至导致多种疾病的发生。另外,要注意房事禁忌,如:醉莫入房,七情劳伤禁欲,疲劳禁欲,病期慎欲,妇女经期禁欲,孕期早晚阶段禁欲,产期百日内禁欲等。

(四)功法养生

1. 太极拳　太极拳,以中国传统儒、道哲学中的太极、阴阳辨证理念为核心思想,集颐养性情、强身健体、技击对抗等多种功能为一体,结合易学的阴阳五行之变化,中医经络学,古代的导引术和吐纳术形成的一种内外兼修、柔和、缓慢、轻灵、刚柔相济的拳术。

太极拳具有中正舒展、轻巧灵动、圆润连贯、开合有度、刚柔相济的特点,如行云流水,自然高雅,能够很好地放松身心,达到强身健体的目的。

2. 八段锦　八段锦,是一个优秀的中国传统保健功法。古人把这套动作比喻为"锦",意为动作舒展优美,如锦缎般优美、柔顺,又因为功法共为八段,每段一个动作,故名为"八段锦"。整套动作柔和连绵,滑利流畅;有松有紧,动静相兼;气机流畅,骨正筋柔。它动作简单易行,功效显著,适合男女老少各种人群练习。

3. 五禽戏　五禽戏是一种中国传统健身方法,由东汉医学家华佗创制,是模仿了虎、鹿、熊、猿、鸟五种动物的动作特点编创而成的一套健身气功功法。五禽戏是中国民间广为流传的、也是流传时间最长的健身方法之一,其健身效果被历代养生家称赞。

笔记

五禽戏的动作特点：要求头身正直、体态自然、精神放松，使意随形动，气随意行，最终达到养生的目的。

以上几种功法，均是身心共调，形神共养之法，能够从本质上改善体质，强壮体魄，需勤加练习。此外，还有易筋经、六合拳、形意拳等多种功法，供不同体质的人群按照个人喜好选择练习。

（五）时令养生

时令养生，即"顺时养生"，是在中医学"天人相应"的理论指导下，按一年四季气候阴阳变化的规律和特点来调节人体，从而达到健康长寿的一种养生方法。依照不同时令，养生可分为时辰养生、四时养生、节气养生等多种方式。

1. 时辰养生　中国古代把一天划分为十二个时辰，每个时辰相等于现在的两小时；中医认为在一天之内，气血在不同的时辰流经到不同经络，血气应时而至为盛，血气过时而去为衰，这就造成不同的经络在不同的时辰值班当令。时辰养生就是根据人体气血周流的情况而调理身体的方法。如：辰时（7～9点），胃经最旺，此时要吃早餐，为上午的工作补充能量。午时（11～13点），心经最旺，最好午睡片刻有利于保护心脏。丑时（1～3点），肝经最旺，要肝脏发挥解毒、造血功能，人体就需要在这个时候休息，让"血归于肝"，切忌喝酒、玩乐。

2. 四时养生　四时气候的变化对人体的生理和病理变化均存在一定的影响。因此，养生需要"顺四时而适寒暑"，即按照四季的气候特点及发病规律，采取积极主动的有针对性的预防保健措施，主要在起居、饮食、运动、情志等方面进行调养。

（1）春季养生：《素问·四气调神大论篇》说："春三月，……夜卧早起，广步于庭，被发缓形，以使志生，……此春气之应，养生之道也。"春令之气升发舒畅，应于肝，应节制和宣达春阳之气。精神方面应保持精神愉快，气血调畅，以使一身之阳气适应春气之萌生、勃发的自然规律。起居方面应晚睡早起，披散头发，舒展形体，在庭院中信步漫行，使意志舒畅，衣着方面既要宽松舒展，又要柔软保暖，以助人体阳气生发。饮食方面宜选辛、甘、温之品，忌酸涩；宜清淡可口，忌油腻生冷之物；多食新鲜蔬菜，如韭菜、葱蒜、大枣等。

（2）夏季养生：《素问·四气调神大论篇》说："夏三月，……夜卧早起，无厌于日，使志勿怒，使华英成秀，使气得泄，若所爱在外，……此夏气之应，养长之道也。"夏天阳气最盛，万物繁荣秀丽的季节，人体阳气外发。精神方面应神清气和，快乐欢畅，胸怀宽阔，使心神得养。起居方面应晚睡早起，顺应自然，保养阳气，适当午睡，以保持充沛的精力。饮食方面可适当用些冷饮，如西瓜、绿豆汤、赤小豆汤等，但切忌因食凉而暴吃冷饮，生冷瓜果等

（3）秋季养生：《素问·四气调神大论篇》说："秋三月，……早卧早起，与鸡俱兴，使志安宁，以缓秋刑，收敛神气，……此秋气之应，养收之道也。"精神方面宜收敛神气，安神宁志。起居方面应早睡早起，适当运动，要防太过剧烈和劳累，以免阴气外泄。饮食应以滋阴、去火为主，如菊花茶、银花露、枸杞、梨等。另外运动应避免过度剧烈，致使津气耗散，以微微出汗为最佳。

（4）冬季养生：《素问·四气调神大论篇》说："冬三月，……早卧晚起，必待日

笔记

光，使志若伏若匿，若有私意，若已有得，去寒就温，无泄皮肤，……此冬气之应，养藏之道也。"冬天阴气盛极，万物收藏，冬季养生必须避寒就温，敛阳护阴。精神应该固密心志，保养精神，多活动消除冬季烦闷。起居应谨奉天时，早睡迟起，固守元阳，以养真气。保持室内温暖，避免严寒的侵袭。饮食的基本原则是保阴潜阳，鳖、龟、藕、白木耳、芝麻、核桃等物都是有益的食品。积极参加运动锻炼，但不要起得太早，一般在太阳出来后锻炼为宜。避免在大风、大雾、大寒、大雪中锻炼。

3. 节气养生　除时辰养生和四时养生之外，还有二十四节气养生法，中医认为人体的阴阳消长变化，每个月都是不同的，应该了解每个月养生应该注意的事项，顺应天时的变化，才能达到事半功倍的效果，可按照节气的变化来调节饮食、起居，或者使用药物等方法调养身体，预防疾病。如"冬至"是个非常重要的节气，这一天白昼最短，夜晚最长，阴气盛极而衰，阳气回升，此时是进补的最佳时令，可根据每个人的体质不同选择不同的膏方进补。

（六）药物养生

药物养生保健是在中医药理论指导下，运用药物来强身健体的方法，是中医养生的重要手段之一。药物养生具有扶正固本、补虚泻实、调和阴阳的作用。临床运用时根据其药物的性味归经，结合辨证，审因择药。同时需谨慎用药，切忌滥用，并注意结合四时气候以及各人体质选药施养。以下介绍几种常用养生药物剂型。

1. 药茶　药茶，是指某些中药用水泡制或煎制，以当茶饮用。这种剂型制作简单，使用方便，是日常生活中十分常用的一种药物养生剂型。

药茶的饮用方法主要有泡、煎、调 3 种。①泡：就是取药材捣碎或切片。取适量放置茶杯中，将煮沸的开水沏入，再用盖子盖好，焖 15～30 分钟，即可以饮用，以味淡为度。②煎：指一部分复方药茶，药味多，茶杯内泡不下，而且有一部分厚味药、滋补药的药味不易泡出。所以，须将复方药茶用砂锅煎药汁，加水煎 2～3 次，合并煎液过滤，装入保温瓶中，代茶频频饮用。③调：有的茶药方为药粉，可加入少量白开水调成糊状服用，如八仙茶等。

饮用药茶时间的选择，应根据药茶性质和疾病状况而定。如发汗解表用的药茶，宜温饮顿服，不拘时间，病除为止，发汗以微微出汗为度，不可大汗淋漓，以免虚脱。补益药茶宜在饭前服用，使之充分吸收，对胃肠道有刺激性的药茶应在饭后服用，以减轻对胃肠道的刺激。泻下药茶宜早晨空腹服用，使之充分吸收，并能观察服药后大便的次数，色质等。安神药茶，宜在晚上临睡前服用。防疫药茶，宜掌握流行季节选用。老年保健药茶，治疗慢性病的药茶，应有一定的规律，做到经常化和持久化。

2. 药酒　药酒是指以酒为溶剂，把药物按照配方比例浸泡在酒中，等到药物充分溶解或释放药性后所得到的液体制剂。具有适应证广、便于服用、吸收迅速、易于保存等优点。

药酒有冷浸法、热浸法、煎膏兑酒法、淬酒法、酿酒法等多种制作方法，家庭配制则以冷浸法最为简便。将药物适当切制或粉碎，置瓦坛或其他适宜容器中，按照处方加入适量的白酒(或黄酒)密封浸泡(经常搅拌或振荡)一定时间后,取上清液,并将药渣压榨,压榨液与上清液合并,静置过滤即得。

中医一般把药酒分为4类:滋补类药酒,如八珍酒、十全大补酒;活血化瘀类药酒,如调经酒、当归酒等;抗风湿类药酒,如风湿药酒、五加皮酒等;壮阳类药酒,如淫羊藿酒、参茸酒等。

服用药酒要适合病情,有针对性地服用,并注意适可而止。肝肾疾患、高血压、过敏体质、孕妇以及皮肤病患者应慎用或忌用。

3. **药膳** 药膳(chinese medicated diet)是在中医辨证理论的指导下,由药物、食物和调料三者精制而成的一种既有药物功效又有食品美味,用于防病治病,强身益寿的特殊食品。中国药膳源远流长,早在远古时代中华民族就开始探索食物和药物的功用,故有"药食同源"之说。

在应用药膳的过程中,要因人、因地、因病,要根据中医的辨证理论和药物性能的变化来进行调养。其具体原则主要体现在以下几方面。

(1)辨证施膳:病证有寒热之分,食物也有寒热之分。寒证宜以热性饮食,忌食生冷,如外感风寒证,可选食适量的生姜、葱、蒜等辛散之品;热盛伤津证,可选西瓜、绿豆等寒凉滋阴之品。对于不同的部位和脏腑之病,也要根据脏腑和部位所喜所克的规律来调节饮食。如《灵枢》中所言:"病在筋,无食酸;病在气,无食辛;病在骨,无食咸;病在血,无食苦;病在肉,无食甘。"故不同的病证,所食的药膳该本着彼此相互资生,相互制约,补偏救弊的原则,使之达到治疗的目的。

(2)因时、因地、因人制宜:因时施膳指在组方施膳时要根据四时气候的变化特点以减少对人体的影响,采取相应的方法和药膳。如长夏阳热下降,水气上腾,湿气充斥,为一年之中湿气最盛的季节,故在此季节中,感受湿邪者较多,药膳用解暑汤为宜。冬天气温较低,易感受寒邪,寒主收引凝滞,侵袭人体易使气机收敛牵引作痛,药膳宜遵"寒则温之"的原则。

因地施膳指由于气候条件及生活习惯不同,人的生理活动和病变特点也不尽相同,所以施膳亦应有所差异。东南潮湿炎热,病多湿热,宜清化之品;西北地高气寒,多燥寒,宜湿润。同是温里回阳药膳,在西北严寒地区,药量宜重,而在东南温热地区,药量宜轻。

因人施膳指由于人的体质、年龄、性别、生活习惯不尽相同,在组方施膳时,就有区别。如胖人多痰湿,宜清淡化痰,忌肥甘滋腻;瘦人多阴亏津少,应滋阴生津,辛温燥热之品不宜。妇女有经血、怀孕、产后等情况,常用八珍汤、四物汤等组方配膳;老年人血衰气少,生理功能减退,多患虚证宜平补,多用十全大补汤、复元汤等组方配膳。

4. **膏方** 膏方(Chinese medicine paste),又称膏剂或膏滋药,是以中医药理论为指导、辨证论治为基础,运用中药、滋补品或食品等依法熬制而成的膏类制剂。

膏方系根据患者不同的体质特点和不同症状、体征,不同的理化结果而组方,充分体现辨证论治和因人、因时制宜的个体化治疗原则,而且一人一方,针

笔记

对性强。膏方体积小,携带和服用均比汤剂方便,适合现代人的生活习惯。

膏方主要适用于:慢性病患者,亚健康者,老年人,女性人群,性功能减退者及疾病康复期患者等人群。孕妇,婴幼儿,急性疾病和有发热者,肝炎、结核等传染病活动期患者,脘腹疼痛、腹泻、胆囊炎、胆石症发作者慎用膏方。

膏方服药剂量的多少,应根据膏方的性质、疾病的轻重以及患者体质强弱等情况而决定。一般每日 2 次,每次服用 1 汤匙(合 20~30g)。病情较重、体质较强的人,剂量可以稍大;病轻或老年人、妇女、儿童等用量宜小。

服药时方中有人参忌食萝卜、莱菔子、浓茶等;如遇感冒发热、咳嗽、大便溏薄或胃口不佳时,暂停数日,待病愈后再进服。忌生冷油腻及辛辣刺激性食物,以免阻碍脾胃运化,影响膏药吸收。

知识链接

茯苓的故事

北宋著名文学家苏辙,少时多病,夏则脾不胜食,秋则肺不胜寒。治肺则病脾,治脾则病肺,久治不愈。32 岁即病体难支,好在他无志于仕途,有意于养生。一次在与朋友交谈中得知,练气功,食茯苓可治他的病。于是坚持练习气功,食茯苓,果然一年病愈。从此他便着迷于茯苓,开始研究药物养生。后来苏辙特作《服茯苓赋并引》一文,为世人借鉴。

茯苓为多孔菌科真菌茯苓的菌核,味甘、淡,性平,入药具有利水渗湿、益脾和胃、宁心安神之功用。《神农本草经》把茯苓列为上品,可以药食两用,并说"久服安魂养神,不饥延年"。魏晋时就把茯苓当作养生佳品。陶弘景辞官隐退时,梁武帝即令"每月赐给茯苓五斤,白蜜二升,以供服饵"。慈禧太后为祛病延年,命御膳房做茯苓饼进食,并赐宠臣。这之后,茯苓夹饼已作为北京的传统名点流传至今。

茯苓又可做粥食。《直指方》中记载:"白茯苓粥,治心虚、梦泄、白浊"。《本草纲目》载曰:"茯苓粥清上实下。"古代医家多认为,茯苓药性缓和,善利水湿,若与粳米煮粥疗效尤佳。茯苓粥的做法是,将白茯苓 500g 磨细粉,每次用白茯苓粉 15g,同粳米 50g 煮粥食。

现代研究发现:茯苓中所含成分具有调节免疫功能、抗肿瘤、镇静、保肝、抗炎、抗衰老、改善记忆力等多种功效。

(七)针推养生

针灸推拿是中医学的重要组成部分,它既是一种广泛应用于临床的治疗措施,也是我国传统养生保健的重要手段。针灸推拿是以经络学说为基础,通过刺激腧穴,激发经气,调节机体阴阳,以达到防病治病、益寿延年的目的。

1. 针刺养生 针刺(acupuncture),是运用针具刺激特定穴位,并施以提、插、捻、转等补泻手法,激发经络之气,以达到疏通经络、调畅气血、防病治病、益寿延年的目的。

（1）作用机制：经络"内属脏腑，外络肢节"，是运行气血的通道，针刺选择相应的腧穴和手法能够疏通经络，促进气血运行通畅；针刺可以通过经穴配伍和针刺手法以调和机体阴阳，使机体从阴阳失衡的状态向平衡状态转化；针刺还可扶助正气，增强机体抵抗力以祛除病邪。

（2）常用穴位

1）足三里取穴：位于小腿前外侧，外膝眼下 3 寸，距胫骨前缘一横指（中指）。此穴主治甚广，为全身强壮要穴之一，可调理脾胃、补中益气、具有防病保健作用。刺法：毫针直刺 1～1.5 寸，得气后即可出针，年老体弱者可适当留针 5～10 分钟。隔日 1 次，或每日 1 次。

2）关元取穴：在下腹部，前正中线上，脐下 3 寸。此穴为保健要穴，常用具有强壮作用。刺法：毫针直刺 0.5 寸，得气后即可出针，年老体弱者可适当留针 5～10 分钟。每周针 1～2 次。

3）曲池取穴：位于肘横纹外侧端。此穴可用于治疗肩肘关节疼痛、调节高血压、防止老人视力衰退的功效。刺法：毫针直刺 0.5～1 寸，得气后即可出针，年老体弱者可适当留针 5～10 分钟。隔日 1 次，或每日 1 次。

4）三阴交取穴：足内踝尖上 3 寸，胫骨内侧缘后方。此穴具有调理生殖系统的功能。刺法：毫针直刺 1～1.5 寸，得气后即可出针，年老体弱者可适当留针 5～10 分钟。隔日 1 次，或每日 1 次。

（3）注意事项：通常针刺养生的刺激量要小于治疗量，因此选穴要少而精。针刺手法要平和缓，刺激强度要适中，不宜过大。年老体弱之人或小儿针刺深度不宜过深。针刺方法有一定的禁忌证，特别是禁针穴位，必须牢记。空腹、过饱、醉酒、惧怕针刺者不宜针刺。妇女妊娠期，腰骶部禁针，以免堕胎。针刺过程中，还可能出现晕针、滞针、弯针、折针、出血、内脏损伤等特殊情况应及时处理。

2. 艾灸养生　艾灸（moxibustion），是用艾条或艾炷在身体特定部位施灸以防病保健的方法。灸法适应证广，疗效迅速，安全可靠，易学易用，特别适合于家庭治疗和保健，是中医养生保健的重要手段。古人对艾灸的养生作用推崇备至，《扁鹊心书》云："人于无病时，常灸关元、气海、命关、中脘……虽未得长生，亦可保百余年寿矣。"时至今日，艾灸养生仍广泛应用于临床。

（1）作用机制：首先，艾灸其性温热，故艾灸具有温通经脉、行气活血的作用，能够促进气血的运行。其次，艾灸能够培补人体之元气，从根本上起到强身健体的作用。再次，艾灸能够温运健脾，补中益气，促进消化系统功能旺盛，增加人体对营养物质的吸收，以起到防病保健的作用。现代研究表明，艾灸对人体的神经系统、内分泌系统及免疫系统均有良性的调节作用。动物实验发现，艾灸通过调节雌激素水平及脂代谢相关因子等，可以延缓更年期大鼠的衰老进程。

（2）常用方法

1）艾炷灸法：艾炷灸法分直接灸和间接灸两种方法。

直接灸：施灸时先在所灸腧穴部位涂以少量的凡士林，以使艾炷便于黏附，然后将大小适宜的艾炷直接置于腧穴上点燃施灸，当患者感到微有灼痛时，即用摄子将艾炷夹去，更换艾炷再灸。每燃一个艾炷叫一壮。根据病情决定施灸壮

笔记

数，一般每穴可连续施灸 3～7 壮，灸至局部皮肤轻度红晕而不起泡为度。

间接灸：在艾炷下垫一衬隔物放在穴位上施灸的方法，称为间接灸。因其衬隔药物不同，又可分为隔蒜灸、隔盐灸等。其火力温和，具有艾灸和垫隔物的双重作用，受术者易于接受，较直接灸法常用。

2）艾条灸法：艾条灸是一种用艾条在穴位上熏烤的方法。一般采用温和灸。施灸时，将艾卷一端点燃，对准应灸的腧穴部位或患处，距离皮肤 2～3cm 处熏烤，使局部有温热感而无灼痛感为宜，一般每穴灸 5～7 分钟，至皮肤出现红晕为度。

（3）常用穴位

1）神阙穴（即肚脐）：是调理脾胃的基本用穴。可用隔盐灸法，即将盐填肚脐中，上置艾炷灸之，一般可灸 3～7 壮，有温阳补气，益寿延年之功。

2）足三里：具有调理脾胃，健运脾阳，调和气血，补虚强身的作用。是最常用的保健灸穴位。常用艾炷灸 3～7 壮，艾条灸 15～30 分钟。

3）中脘穴：位于腹部正中线，脐上 4 寸。中脘穴有调胃补气、化湿和中、降逆止呕的作用。常用艾炷灸 3～7 壮，艾条灸 15～30 分钟。

4）关元穴：灸关元能培肾固本，补气回阳，常用艾炷灸 3～7 壮。

5）气海穴：位于腹部正中线，脐下 1.5 寸。灸气海有延年益寿、养生保健的作用。一般可灸 3～7 壮。

6）三阴交穴：对肝、脾、肾三脏的疾病均有防治作用，具有健脾和胃化湿，疏肝益肾，调经血，主生殖的功能。可用艾条灸 15～30 分钟。

7）膏肓穴：位于背部，当第 4 胸椎棘突下，旁开 3 寸。艾灸膏肓穴，具有强壮作用。常用艾炷灸 3～7 壮，艾条灸 15～30 分钟。

（4）注意事项：禁灸部位有面部、大血管处、孕妇腹部、腰骶部及会阴部。过饱、过劳、过饥、醉酒、大渴、大惊、大恐、大怒者，慎用灸疗。艾灸顺序一般是先背部后胸腹，先头身后四肢。灸量需由少到多。艾灸剂量一般为 3～7 壮，不宜过多。

知识拓展

逆针灸

"逆针灸"（preventive acupuncture and moxibustion）是根据"治未病"原则，结合经络腧穴理论而设立的一种极具针灸特色的防病保健的具体方法，是中医"治未病"的重要手段之一。《灵枢·逆顺篇》指出："上工，刺其未生者也，其次，刺其未盛者也，其次，刺其未衰者也。……故曰：上工治未病，不治已病。此之谓也。"

明代高武在《针灸聚英》中对"逆针灸"一词作了比较明确的解释："无病而先针灸曰逆。逆，未至而迎之也。"自此之后，"逆针灸"一词有了较为明确的定义。即："逆针灸"是在无病或疾病发生之前预先应用针灸方法激发经络之气，扶助正气，提高机体抵御各种致病因子的能力，从而达到防止疾病的发生、减轻随后疾病的损害和保健延年的目的。

中医古代文献中有大量关于"逆针灸"防病保健的记载。如《素问·刺疾论》中记载了预防疟疾发作的针刺方法："先其发时如食顷而刺之,一刺则衰,二刺则知,三刺则已,……"。唐代孙思邈的《备急千金要方》中有"惟风宜防尔,针耳前动脉及风府神良",或"依腧穴灸之"的针灸预防中风的具体记载。

目前,临床上关于逆针灸防病保健的现代研究已涉及"未病先防","早期防治""既病防变"和"瘥后防复"等中医治未病的各个阶段。有研究显示,预先针灸能够降低缺血性脑卒中的复发率,预防偏头痛的发生,预防感冒及支气管炎的急性发作,预防围绝经期综合征,绝经后骨质疏松,术后胃肠功能紊乱和化疗的毒副作用等,具有抗自由基损伤、调节神经内分泌功能、调节脂质代谢、调节免疫功能和调控重要基因表达等作用。

3. 推拿养生　推拿(tui na/massage)是在中医基础理论指导下,在人体体表特定部位或穴位上,运用各种手法,以调节机体生理、病理状态,从而达到防病治病目的的一种方法。

(1)作用机制:推拿的基本作用是通过手法作用于人体体表的特定部位,具有疏通经络,促进气血运行,调整脏腑功能,舒筋滑利关节,增强抗病能力的作用。现代医学认为推拿可以促进血液循环,提高机体代谢水平,具有调节免疫功能的作用。

(2)常用手法:熟练的手法技巧应该具备持久、有力、均匀、柔和这四大基础要求,从而达到"深透"作用但又不损伤机体。临床主要有以下几种常用手法。

1)一指禅推法:用大拇指指端、或指面或偏峰着力于一定穴位或部位上,沉肩、垂肘、悬腕、掌虚、指实,通过前臂与腕部的协调摆动带动拇指关节的屈伸活动,使力轻重交替、持续地作用于受术部位上的一种手法。动作要领:腕部要放松,压力、频率、摆动幅度要均匀,动作要灵活。手法频率以 120～160 次/分为宜。临床应用:本法接触面积较小,但深透度大,可用于全身各部穴位。常用于头面、胸腹及四肢等处。

2)揉法:用掌根、鱼际或手指指腹在体表作环形运动,以带动皮下组织回旋运动的一种手法。动作要领:操作时以掌或指为着力点紧贴体表,腕部放松,以肘为支点,前臂主动摆动,带动腕部使掌或指作环形运动。动作应协调、用力,以使皮下组织随之回旋运动为度。手法频率 120 次/分。本法着力面积大,刺激量小,轻柔舒适,可用于全身各部。

3)摩法:分为掌摩法、指摩法两种。分别用掌面或食、中、环指指面附着于受术部位上,以腕关节为中心,连同前臂、掌及指作节律性的环旋运动。动作要领:操作时肘关节自然屈曲,腕部放松,指掌自然伸直,动作要缓和而协调。频率 120 次/分左右。本法刺激轻柔缓和,是胸腹、胁肋部常用手法。

4)抖法:用双手握住患者肢体远端,用力使患者肢体产生连续的小幅度上下颤动的一种手法。动作要领:操作时颤动幅度要小,频率要快。本法多用于四

笔记

肢部,尤其常用于上肢,常作为推拿的结束手法之一。

5)捏法:用手指挤捏受术部位的一种手法。分为三指捏和五指捏:分别是用拇指与食、中两指或拇指与其余四指夹住受术部位,相对用力挤压。动作要领:动作均匀而有节奏性,循序而下。常用在头部、颈项部、四肢及背脊。

6)拿法:用拇指与其余四指对合呈钳形,夹提受术部位的一种手法。动作要领:操作时用劲要由轻而重,不可骤然用力,动作要缓和而有连贯性。常用在颈项、肩部及四肢等部位。

(3)注意事项:骨关节结核、骨髓炎、老年性骨质疏松症等骨病患者,有严重心、脑、肺疾患的患者,有出血倾向的血液病患者,局部有皮肤破损或皮肤病的患者,妊娠3个月以上的孕妇等禁用推拿;推拿时需放松身心,力度要适中,需先轻后重;推拿后有出汗现象时,需注意避风,以防感冒。

4. 拔罐养生　拔罐(cupping)是利用燃烧、抽吸、挤压等方法排出罐内空气,造成负压,使罐吸附于体表腧穴或患处产生刺激,以防病治病的方法。本法具有操作简便、使用安全、适应广泛等优点,临床十分常用。

(1)作用机制:中医认为,拔罐可祛除邪气、调整经络气血,使气血阴阳平衡,具有祛风除湿、温经散寒、疏通经络、活血散瘀、消肿止痛、拔毒排脓、扶正固本等作用。现代医学认为,拔罐可通过负压有效地刺激局部血管扩张而改善血供,促进新陈代谢,对机体是一种良性刺激。

(2)常用罐具:目前养生常用罐具有玻璃罐和抽气罐两种。

(3)操作方法

1)吸拔方法:根据罐具的种类,目前罐具的吸拔方法已有多种,常用的有火罐和抽气法。

火罐法:即借燃烧火力排出罐内空气成负压,将罐吸附于体表的吸拔法。目前临床上最常用的火罐法为闪火法:用镊子夹住略蘸酒精的棉球,一手握罐体,将棉球或纱布点燃后立即伸入罐内闪火即退出,速将罐扣于应拔部位。注意蘸酒精宜少,且不能沾于罐口,以免烫伤皮肤。

抽气法:将罐具扣于应拔部位,用抽气筒将罐内空气抽出一部分,造成罐内负压而吸拔在皮肤上。此法安全易学,适用于全身绝大多数部位。

2)运用方法:养生常用拔罐方法为留罐法,又名坐罐法,拔罐后将罐留置5~15分钟,使浅层皮肤和肌肉吸入罐内,轻者皮肤潮红,重者皮下瘀血紫黑。留罐时间久暂视拔罐反应与体质而定,肌肤反应明显、皮肤薄弱、年老与儿童留罐时间不宜过长。

3)取罐法:一手握住罐体腰,底部稍倾斜,另一手拇指或食指按住罐口边缘的皮肤,使罐口与皮肤之间形成空隙,空气进入罐内,则罐自落。切不可硬拉或旋转罐具,否则会引起疼痛,甚至损伤皮肤。

(4)常用部位:拔罐法的应用部位很多,常用于颈项部、肩颈部、腰背部、腹部、四肢等部位。也可根据具体情况选用相应腧穴,如背俞穴,可通畅五脏六腑之经气,促进全身血液运行;大椎穴可调节机体阴阳,疏通经络,预防感冒;内关穴,对心血管疾病、胃肠道疾病等具有防治效果;另外还有三阴交、关元、气海、

笔记

膻中等穴位亦为常用。

（5）注意事项：拔罐时室内须保持温暖，避免风寒侵袭；操作时避免烧灼罐口，谨防烫伤皮肤；眼区及面颊部不宜采用；体质虚弱、贫血、肿瘤患者、出血性疾患、孕妇、月经期禁用；在应用走罐时，罐口应光滑，不宜吸拔过紧，留罐时间不宜太久以免皮肤起泡，如起水泡，先刺破水泡，然后涂95%乙醇或龙胆紫。

5. 刮痧养生　刮痧（gua sha/scrapping）是指应用光滑的硬物器具或手指、金属针具、瓷匙、古钱、玉石片等，蘸上食油、凡士林、白酒或清水，在人体表面特定部位反复进行刮、挤、揪、捏、刺等物理刺激，造成皮肤表面瘀血点，瘀血斑或点状出血，以达到防治疾病目的的一种方法。

（1）作用机制：中医认为，刮痧可以通过刺激体表皮肤及经络，改善人体气血流通状态，从而达到扶正祛邪、调节阴阳、活血化瘀、清热消肿、软坚散结等功效。现代研究证明，刮痧可以刺激神经末梢或感受器而产生效应，促进微循环，扩张毛细血管，加强机体新陈代谢，促进体内毒素排除，从而预防疾病及促进机体康复。

（2）常用器具：比较常用的刮痧器具为刮痧板和润滑剂。刮痧板可用水牛角或木鱼石制作而成，要求板面洁净，棱角光滑。润滑剂多选用红花油、液体石蜡、麻油或刮痧专用的活血剂。

（3）操作方法：操作时手持刮痧板，蘸上润滑剂，刮板与刮拭方向一般保持在45°～90°角进行刮痧。刮拭方向从上向下刮拭，胸部从内向外刮拭。刮痧时间一般每个部位刮3～5分钟。对于一些不出痧或出痧少的患者，不可强求出痧，以患者感到舒服为原则。刮痧次数一般是第一次刮完等3～5天痧退后再进行第二次刮治。然后在患者体表的一定部位按一定方向进行刮拭。刮痧时要求用力要均匀，一般采用腕力，同时要根据患者的病情及反应调整刮动的力量。

除上面介绍的刮痧方法外，还有角刮法、拍打法等方法。角刮法是用刮板的棱角和边角着力于施术的部位上，进行较小面积或沟、窝、凹陷地方的刮拭，如鼻沟、膝眼、人中等处。拍打法，即握住刮板一端，用另一端迅速均匀地拍打机体，适用于肘窝、腘窝、及肌肉较丰厚的地方，如臀部。

（4）常用部位：刮痧适用于全身。常用的刮痧部位有头部、面部、颈项部、腰背部、胸胁部、腹部及四肢。注意头部刮痧不必涂刮痧油，乳头处禁刮，关节部位不可强力重刮。

（5）注意事项：有出血倾向的疾病，危重病症，传染性皮肤病、年老体弱者、空腹及妊娠妇女的腹部、妇女经期下腹部禁刮，女性面部忌用大面积泻法刮拭。孕妇、妇女经期，禁刮下腹部及三阴交穴、合谷穴、足三里穴等穴位。

术前注意选择舒适的刮痧体位，以利于刮拭和防止晕刮；刮痧工具要严格消毒，防止交叉感染。术中注意刮拭手法要用力均匀，以求忍受为度，达到出痧为止；婴幼儿及老年人，刮拭手法用力宜轻；不可一味追求出痧而用重手法或延长刮痧时间；刮拭过程中，要经常询问患者感受。如遇到晕刮应立即停止刮痧。抚慰患者勿紧张，帮助其平卧，注意保暖，饮温开水或糖水。刮痧后嘱患者饮用温开水，以助机体排毒驱邪，一般约3小时后方可洗浴。

笔记

本　章　小　结

　　本章介绍了中医治未病的基础知识、中医养生学理论的基础知识，指出治未病是中医特色的健康管理，阐明中医体质的相关概念、体质的分类方法、9种常见体质类型特征、体质类型的判定方法、9种体质的调护措施以及中国的传统养生方法与技能。

（孟凡莉）

关键术语

体质	constitution	治未病	preventive treatment
中医养生	Chinese medicine health care		
精神养生	psychological health care	药膳	Chinese medicated diet
膏方	Chinese medicine paste	针刺	acupuncture
艾灸	moxibustion	推拿	tuina/massage
拔罐	cupping	刮痧	gua sha/scrapping

练习题

一、填空题

1. 中医治未病主要包括＿＿＿＿、＿＿＿＿、＿＿＿＿和＿＿＿＿等方面的内容。

2. ＿＿＿＿＿＿＿＿是体质形成的基础。

3. 体质由＿＿＿＿、＿＿＿＿和＿＿＿＿三方面的差异性构成。

4. 体质的特点是＿＿＿＿、＿＿＿＿、＿＿＿＿、＿＿＿＿、＿＿＿＿和＿＿＿＿。

5. 王琦的9种体质包括：平和质、＿＿＿＿、＿＿＿＿、阳虚质、阴虚质、＿＿＿＿、痰湿质、＿＿＿＿、＿＿＿＿。

二、简答题

1. 影响体质的因素有哪些？

2. 针推养生的概念及具体内容是什么？

三、讨论题

如何运用中医的传统养生方法和技能对社区人群进行健康管理？

第五章

健康信息管理

学习目标

通过本章的学习,你应该能够:

掌握 健康信息管理的基本概念、健康信息技术的类别、健康信息平台的基本原理和功能架构以及标准化居民健康档案的架构和信息内容。

熟悉 问卷调查采集数据方式和各类体检项目。

了解 健康信息管理的范畴和居民健康档案的信息标准。

章前案例

　　×医院针对传统健康管理模式效率较低、成本过高和信息资源难以利用的情况,通过建立与实施全程数字化信息化健康管理运营模式,来提高健康管理中心的质量、效率、效益与整体运营水平。从2009年1月开始,开始实施全程数字化信息化健康管理模式,将医院信息系统(HIS)、医学实验室信息系统(LIS)、图像存储与传输系统(PACS),各诊室、各检查仪器、健康风险评估软件之间进行高度集成,实现了采集信息、健康风险评估和健康干预为主要内容的全程信息模式,结果实施后取得了体检登记时间缩短;填写检查单时间缩短;整理体检报告时间明显缩短的成效,极大地节约了人力资源。检查结果完整性与准确性也有了明显提高;新增体检人数亦有了较大幅度提升,整体上提高了健康管理机构的质量、效率、效益及整体运营水平。

　　健康信息管理是健康管理实践活动以及开展健康管理研究的重要组成部分,它是指对健康管理工作中信息活动的各种要素进行合理的计划、组织与控制,以及为实现健康信息资源的充分开发和有效利用所进行的综合管理过程。健康信息管理是围绕健康管理全过程的针对健康管理对象健康信息的从信息采集、存储、传输、分析到利用的一系列活动,是支持健康监测、评估、提供健康咨询和指导以及对健康风险因素进行干预的全面过程的新管理活动。现代健康信息管理通常需要在健康信息技术的支持下,结合健康管理的理念,利用各类综合的手段来实现健康信息的合理采集和有效利用。

笔记

第一节　健康信息管理概述

一、信息源与健康信息源

（一）信息源的定义

信息源（information sources）即人们获取信息的来源，含义广泛，在不同的学科领域有不同的内涵。从信息采集的角度出发，信息源一般指组织或个人为满足其特定的信息需要而获得信息的来源。分析组织机构的信息源是进行信息资源组织与管理的重要步骤，其目的在于明确信息采集的方向。

（二）健康信息源的类型与特性

从不同角度可以划分出不同的信息源类型，但通常把信息源划分为个人信息源、实物信息源、文献信息源、数据库信息源和组织机构信息源。

1. 个人信息源　是大量从事某工作领域的个人信息及有关各种事物的发展动态信息。如一些权威人物，包括行政上的领导者、业务方面的专家。因为他们的位置、工作性质及个人能力，往往成为各学科行业知识的重要生产者和管理者，从而成为重要的信息源。选择人物信息源必须要有目的性，依据需求确定主要目标。个人信息源的信息获取方式主要是口头交流，包括个人直接交谈与通信、专题讲座、学术会议与讨论会等。个人信息源的主要特点是及时、新颖，但也可能带有一定的主观随意性。

2. 实物信息源　无论是自然物还是人工合成物质，或是事件发生的现场，均可视为实物信息源。医疗卫生信息采集工作中常用的实物信息源有病例体征、人体组织标本、细胞、血液样品、生物样品、用于科学研究的实验室、医疗设备等。实物信息源给人们提供了充分认识事物的物质条件，其主要特点是直观、真实，但具有一定的隐蔽性，即其中可能具有一些潜在的信息价值，但必须通过剖析、比较才能开发出来。

3. 文献信息源　是指用一定的技术手段将信息内容存储在纸张、胶片、磁带、磁盘和光盘等信息载体上而形成的一类信息源。按照文献的信息载体形式，可以把文献划分为印刷型文献、缩微型文献、声像型文献和电子型文献。文献信息源是实际中使用最多和最广泛的重要信息，其中印刷型信息源数量极为庞大，包括各类图书、期刊、索引、学位论文、会议文献、专利文献等。医学研究所需要的信息主要来自文献信息源，可通过文献信息部门（如图书馆、科技信息中心和档案馆等）获得。

近年来，数字化文献信息源已经成为人们利用的主要文献信息源。文献信息源的特点是信息量大，具有系统性、稳定性、较强的可靠性，公开程度高，比较容易获得；但如果写作或出版时间过长，可能会导致文献内容过时。

4. 数据库信息源　所谓数据库，是指按照一定方式和结构组织起来的大量有关数据的集合，数据是信息的数字化表现形式，这些数据包括文字、数值、声像或多媒体，利用计算机设备来对它们进行存储和管理。如存放区域卫生信息

笔记

平台数据库内的各类信息源。随着计算机和数据库管理技术的快速发展，数据库存储容量愈来愈大，检索能力愈来愈强。目前已经进入了云存储与大数据的时代。

5. 组织机构信息源　主要指组织机构中的内部信息源。内部组织机构信息源产生组织内部信息，包括各部门在工作中形成的大量有用信息，供相关工作人员分析及用于决策。如存放于各级各类医疗卫生机构以及健康管理机构内的以卫生信息系统方式存在的病历信息、健康档案信息等。

（三）信息源的功能

随着社会的发展，信息技术的进步，人们逐渐认识到信息已经成为一种重要的资源。信息源的功能主要有以下几方面。

1. 信息源是人类发展所必需的重要资源　人类在不断认识世界和改造世界的过程中，极大限度地创造、保存、积累和发展人类的物质文明和精神文明，积累了大量有关客观事物运动状态和方式的各门类、各学科信息与知识，这是人类社会进一步发展的基础。人们已经逐渐认识到，信息是一种重要的资源，知识就是生产力。作为一种重要资源，信息资源不断向人们提供知识和智慧。信息与物质、能量共同构成"三位一体"的社会资源体系。

2. 信息源是人类思维的原料，是人类一切知识和智慧的源泉　信息源的存在是人类发挥认识能力的必要条件。从进化论的角度看，人的认知能力的改善和提高与信息密切相关。人具有思维能力，这是人与其他动物相区别的本质特征，也是人类认识能力的核心所在。信息是思维不可缺少的原材料，思维的结果仍然是信息，只是后者是通过人脑所具有的思维功能作用的结果，是客观事物的差异特性融合了主体差异特性的综合反映，并可以转变为自己或他人的信息材料，通过思维功能，循环信息的变换，产生新的信息。

3. 信息源是组织的保证、管理的基础　组织是社会成员相互发生联系，并以共同的目标和一定的条件为基础结合而成的社会性实体。组织与环境、组织内部各部分以及组织成员之间的各种业务往来和相互沟通的关系，决定了具体业务操作及相应的组织管理活动。人类社会的组织性表现为人类社会生活的有序性。有效的信息交流与组织有序性的提高呈正相关关系。组织的形成和完善离不开组织的管理。管理活动是一种信息活动。科学、有效的管理是强化组织建设、实施组织计划、实现组织目标的过程。从信息的角度来说，任何组织或管理系统都是一个信息输入、处理、输出的信息系统与信息反馈系统。因此，管理过程中的任何一个环节以及各环节之间的联系都离不开信息源。

4. 信息源是决策与控制的关键　决策是指组织或个人为了实现某种目标而对未来一定时期内有关活动的方向、内容及方式的选择或调整的过程。对信息和知识的掌握是决策者作出正确决策的前提。决策者的信息收集能力是限制关于行动方案的制订、实施后果的预见以及不同方案的评价能力的主要影响因素之一。因此，全面、准确、及时、有效的信息是决策者实施正确决策的依据。环境的变化、管理层次的形成、管理权力的分散以及组织成员认识能力和工作能力的差异，要求组织引入控制机制。控制的决策必须以信息为依据，控制的实施

笔记

必定有信息的传递,控制的过程必然有信息的产生,控制的优化也需借助信息的反馈。

二、健康信息管理的范畴

(一)健康信息资源的含义

健康信息资源(health information resources)是指人类在医疗卫生社会活动中所积累的以与健康相关的信息为核心的各类信息活动要素的集合。主要包括:①健康信息或数据;②健康信息生产者(健康或医学研究者、医务人员、数据收集与处理人员等);③设备、设施(仪器、计算机软硬件、网络通信设备等)。

(二)健康信息资源的功能

1. 健康信息资源是医学科学研究的基础 医学与其他学科一样,是人类创造性的社会活动,也是一个社会系统。医学科研人员、医学理论与方法、医学文献、医学仪器与设备是构成这个系统的要素。从信息的观点考察医学科研全过程,可以认为,医学研究主要包括获取医学信息、使用医学信息和传递医学信息三个阶段,是一个不断循环的螺旋式向前发展的过程。

2. 健康信息资源是临床医疗的依据 临床医疗的实质是科学决策的过程,临床医生、药剂师、护理人员要提高医疗水平,就必须跟踪、了解和掌握大量的医学信息,包括国内外医学领域发展动态、先进的医疗技术和手段以及医疗仪器设备的使用、药物利用的有效性、不良反应和相互作用等信息。

3. 健康信息资源是全民健康的保障 WHO认为:健康是一种身体、精神和交往上的完美状态,而不只是身体无病。随着公众保健意识的增强和健康观的转变,人们对医学信息的需求也日益迫切。康复医学、全科医学、家庭医学、社区医学、灾难医学等新兴学科的出现,反映出医学模式的变化对医学的影响。基于Internet的信息技术可以提供医疗会诊、医学意见的交换以及在科研合作中的一些医学热点问题快速交流和解决。医学和医疗服务已不仅仅是医院内医生与患者之间双向信息的提供和信息的选择行为。

4. 健康信息资源是卫生事业管理的支柱 卫生事业管理的职能包括计划、组织、指挥、协调和控制。卫生管理职能的实现主要取决于四方面:人、财、物、信息。对医学信息的掌握,可以使计划周密、组织有序、指挥顺畅、合作默契、控制得当。医学信息在决策中起主导作用。对医学信息的有效掌握,可以使管理者作出的决策更加科学。

(三)健康信息资源管理的意义

健康信息资源管理属于卫生行业的信息资源管理问题,除同政府部门和企业的信息资源管理有许多共性外,应结合自身的特点来进行信息资源的管理活动。随着信息技术的日新月异,如何更好地利用卫生信息资源进行管理决策的理念和方法也在迅速改进。世界卫生组织(WHO)曾明确地把提高管理水平与改善卫生信息系统联系在一起,并明确指出:"在妨碍管理有效性的因素中,主要是信息保障问题。"因此,健康信息资源的管理显得尤为重要。

健康信息资源管理的重要意义具体表现在以下几方面。

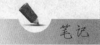

笔记

1. 为提高医疗卫生机构和健康体检机构管理绩效提供了新思路 信息资源管理（IRM）强调信息资源对组织机构实现战略目标的重要性，通过信息资源的优化配置和综合管理，可以提高管理的整体效益。医院信息系统（hospital information system, HIS）是卫生领域目前应用最广泛和成功的医院信息系统，在国内外已有40多年的历史，它包括医院管理信息系统和临床信息系统。医院管理信息系统的主要目标是支持医院的行政管理与事务处理业务，提高医院的工作效率，从而使医院能以较少的投入获得更好的社会效益和经济效益。临床信息系统的主要目标是支持医护人员的临床活动，收集和处理临床患者的医疗信息，积累临床医学数据，提供咨询，辅助诊疗，提高医护人员的工作效率，更好地为患者服务。

2. 解决卫生部门数据收集存在无效和混乱的问题 信息资源管理（information resource management, IRM）强调以数据为核心，实现信息资源管理的标准化。数据质量差是卫生信息资源管理中比较普遍的问题，有时没有考虑基层人员收集数据的专业技能或诊断设备的条件，而且缺少关于如何收集数据的标准说明。另一个问题是收集的信息不足，如在卫生保健水平上，数据收集的焦点一般集中在疾病报告，而用于监控保健对象个人服务的一些有价值的指标却很少被纳入，仅有一部分涉及管理目标。这种现象的产生，往往是由于数据的生产者与数据的使用者之间在需求方面缺乏共识。此外，许多卫生单位自行创建"信息系统"，在医学用语及编码等方面都不够规范，不同信息系统之间不能相互参考。

3. 解决各卫生部门数据利用度差的问题 IRM强调资源的共享性。目前卫生信息资源一般分散在卫生领域各部门，较难集中，信息资源拥有者的利益关系如果没有相应合理的制度来加以协调，信息交流与资源共享就会遇到种种障碍。有许多因素导致信息拥有者容易产生信息垄断的倾向，而人们受传统观念影响，又往往要求自由地、免费地获取信息，使得许多矛盾难以解决。信息资源管理就是要在信息资源开发者、拥有者、传播者和利用者之间寻找利益平衡点，建立公平合理的信息产品生产、分配、交换、消费机制，优化卫生信息资源的体系结构，确保资源得到最优分配和有效使用。

4. 为确立信息资源在卫生医疗行业中的战略地位提供了新思路 目前由于数据库管理系统得到日益广泛的使用，人们逐渐意识到数据是组织机构的重要资源，必须对其整体实施有效管理。一般卫生部门都设有相应的数据管理部门，但在实际中，并没有赋予数据管理人员应有的地位和权力，很难实现组织机构从整体上完成数据管理。要解决这一矛盾，可以借鉴政府和企业设立 CIO 职务的经验，在卫生管理部门设置高层信息主管职务，其职责是全面主持各级卫生部门的信息管理，包括开发信息技术、健全信息系统、分配信息资源、实现资源共享等，辅助高层决策。

5. 成为知识经济时代组织文化建设的重要组成部分 IRM 侧重于事实性知识管理，而现代的科学管理工作愈来愈强调靠数据说话。信息资源的有效管理必然使信息和信息技术渗透到组织机构的各部门，影响到所有相关人员的工作

笔记

与生活,使信息文化融入到日常工作中,对于提高工作效率,增强组织机构的凝聚力和竞争力具有重要意义。

（四）健康信息资源管理的任务

健康信息资源管理是一项复杂的管理活动,它强调多要素的综合管理,其内容包括技术管理、人文管理和经济管理,根据目前的认识,卫生信息资源管理的基本任务如下。

1. 建立健康信息的基础设施 健康信息基础设施(health information infrastructure, HII),是指根据卫生各部门当前业务和可预见的发展对信息的采集、处理、传输和利用的要求,构筑由信息设备、通信网络、数据库、支持软件、各种标准等组成的基础环境。各地区的卫生部门或具体单位应该在充分利用现有资源和公共资源的基础上,从自身经济实力与发展需要出发,经过科学的规划和调研考察,按阶段建立起比较完善的卫生信息基础设施。

2. 建立健康信息资源管理标准 建立健康信息资源管理标准,进而保证标准化、规范化地组织信息,这是开发健康信息资源的一项工作。目前国际上已有多项健康信息标准,如医院电子信息交换标准 HL7 等。国际标准化组织(International Standard Organization, ISO)也有多项卫生信息标准正在制定中。我国近年来结合本国的实际情况,已经逐步研发并推广了一套卫生信息标准,并逐步在已建的数据库信息基础上,组织业务人员与信息技术人员密切合作,开发新的信息资源,建立为卫生行政管理、医学科研、医疗保健服务的各种数据库,实现高层次数据环境的系统集成。

3. 制定健康信息资源管理的法律、法规和管理条例 随着科学技术的进步和卫生事业的发展,特别是随着社会信息化程度的逐渐提高,社会信息行为日渐频繁和重要,需要依据法律和规范来引导与约束人们的信息行为,调节相互之间的关系,如信息传输、信息安全、知识产权、组织或个人隐私权等问题,都应在这一范畴内解决。如国家卫生计生委新发布的关于《人口健康信息管理办法(试行)》(征求意见稿),从健康信息的采集、管理、利用和隐私保护等方面对健康信息的责任归属从法规的高度上进行了规范,是属于我国健康信息管理方面的首次重大举措。

4. 健全人口健康信息化的重大项目投资管理制度 卫生计生行政部门应对人口健康信息化建设项目通过信息资源规划,并对重大项目进行充分论证,督导项目建设是否符合信息化的技术政策及相关的技术标准和规范等。

5. 培养高素质、复合型卫生信息管理的人才队伍 卫生信息主管(health chief information officer)是指负责制定卫生组织机构中信息政策、规划、标准等,并对组织机构中的信息资源进行管理和控制的高级行政管理人员。理想的信息管理人才必须具有复合型知识结构,能承担起卫生信息资源管理的各项任务,他们不仅应该具有信息技术的知识,还必须具有卫生管理及一定的医学专业背景知识。因此,应加强这支队伍的建设,并通过他们组织搞好各种教育活动和培训工作,提高中高层管理干部和行政人员、医生、科研人员的信息化认识水平与信息化技能,组织全员参与卫生信息资源的管理、开发和使用。

三、健康信息技术

（一）健康管理信息技术的类别

健康信息技术是用于支持健康信息的采集、存储和交换的软件、硬件和基础设施的产品和系统，并构成规范化、自动化和智能化的支撑平台的信息技术应用的总称，其目的是提升质量、减少差错和提高效率，从而改善人类健康的医学服务提供。内涵：涵盖信息技术在医学领域应用的所有内容，包括医疗卫生信息管理系统、各种医疗和促进健康的设备仪器、各种诊断、治疗、评估、促进的软硬件技术（图5-1）。

```
健康信息采集技术
•健康信息库
•健康信息网络服务
•健康信息分析、提取技术
•健康管理信息专家系统
•健康管理评估软件（通用评估软件、整体评估软件、专用评估软件）

发信系统（信息源）与收信系统（采集器）
•潜在信息与实在信息
•潜在健康信息与潜在病理信息
•健康信息的提取、加工与评估

常用健康信息载体
•随身病情卡（急救卡）
•健康信息卡
•电子病历及电子健康档案
•家庭数字化健康管理单元
•群体健康信息管理"港、站"
```

图5-1 健康信息技术类别

（二）健康信息技术的发展趋势

医疗健康信息技术（HIT）正在以惊人的速度进步。近年来，HIT一直保持稳步发展的趋势。伴随着移动技术、云计算、虚拟化、临床分析和国际信息标准如ICD-10的普及，HIT将成为未来IT领域中最活跃的部分。HIT的趋势如下。

1. 移动医疗健康　美国HIMSS给出的定义为，mHealth，就是通过使用移动通信技术——例如PDA、移动电话和卫星通信来提供医疗服务和信息，具体到移动互联网领域，则以基于安卓和iOS等移动终端系统的医疗健康类App应用为主。它为发展中国家的医疗卫生服务提供了一种有效方法，在医疗人力资源短缺的情况下，通过移动医疗可解决发展中国家的医疗问题。"TD-LTE"高清、移动、无线的技术优势，可以帮助救护车上的医护人员，通过移动高清视频获得清晰、快速的远程指导，不错过治疗的"黄金半小时"；社区医生带上移动医疗诊断设备，可以随时请大医院、大医生进行远程会诊；社区医疗信息平台，可以用短信、彩信、WAP、呼叫中心等方式向公众提供掌上医讯、预约挂号等服务。

目前在全球医疗行业采用的移动应用解决方案，可基本概括为：无线查房、移动护理、药品管理和分发、条形码患者标识带的应用、无线语音、网络呼叫、视频会议和视频监控。可以说，患者在医院经历过的所有流程，从住院登记、发放

笔记

药品、输液、配液/配药中心、标本采集及处理、急救室/手术室到出院结账，都可以用移动技术予以优化。因为移动应用能够高度共享医院原有的信息系统，并使系统更具移动性和灵活性，从而达到简化工作流程，提高整体工作效率的目的。

移动应用的另一个显著贡献是减少医疗差错。在对患者护理的过程中，有可能出现护理人员交接环节的失误，以及在发药、药品有效期管理、标本采集等执行环节的失误。据美国权威机构的调查显示，每年有超过1500万例的药品误用事故在美国医院内发生。为了避免这些失误，就需要医护人员及时地得到和确认患者的医疗信息，确保在正确的时间对正确的患者进行正确的治疗。

2. 云计算和虚拟化　云计算是一种通过Internet以服务的方式提供动态可伸缩的虚拟化资源的计算模式。美国国家标准与技术研究院（NIST）定义：云计算是一种按使用量付费的模式，这种模式提供可用的、便捷的、按需的网络访问，进入可配置的计算资源共享池（资源包括网络，服务器，存储，应用软件，服务），这些资源能够被快速提供，只需投入很少的管理工作，或与服务供应商进行很少的交互。"

云计算的核心技术是并行计算。并行计算（parallel computing）指的是同时使用多种计算资源解决计算问题的过程，是提高计算机系统计算速度和处理能力的一种有效手段。它的基本思想是用多个处理器来协同求解同一问题，即将被求解的问题分解成若干部分，各部分均由一个独立的处理机来并行计算。并行计算系统既可以是专门设计的、含有多个处理器的超级计算机，也可以是以某种方式互连的若干台独立计算机构成的集群。通过并行计算集群完成数据的处理，再将处理的结果返回给用户。

虚拟化是个宽泛的技术术语，是指将各类资源如计算资源等加以抽象，并对具体的技术特性加以封装隐藏，对外提供统一的逻辑接口。而虚拟化是云计算的重要支撑技术，可以说是虚拟化为我们带来了"云"，同时也是云计算区别于传统计算模式的重要特点。常见的虚拟化技术主要包括：网络虚拟化、服务器虚拟化、存储虚拟化、应用虚拟化、桌面虚拟化等。

3. 大数据与临床数据分析　大数据（big data），或称巨量资料，指的是所涉及的资料量规模巨大到无法透过目前主流软件工具，在合理时间内达到撷取、管理、处理并整理成为帮助企业经营决策更积极目的的信息。大数据具有4V特点：即volume（大量）、velocity（高速）、variety（多样）、value（价值）。Gartner给出了这样的定义："大数据"是需要新处理模式才能具有更强的决策力、洞察发现力和流程优化能力的海量、高增长率和多样化的信息资产。从某种程度上说，大数据是数据分析的前沿技术。简言之，从各种各样类型的数据中快速获得有价值信息的能力，就是大数据技术。

对所有医疗机构来说，临床数据分析都是第一要务，海量数据正开始从研究步入主流。运用临床分析，医生能发现什么是最普遍的疾病和状况、不同治疗过程的康复率以及远程实时控制患者的生命体征。

就医院而言，这同样也为其提供了运用患者数据发现罹患慢性病如糖尿病、哮喘和高血压患者的方式。这些慢性病患者经常需要反复就医，临床分析提供的信息能帮助更好地识别、训练和教育这些患者，以便更好地应对疾患，降低昂贵的急诊和随访费用。

越来越多的 HIT 公司开始应用先进的分析工具来寻找人口健康方面的机遇，当该行业向合作责任医疗服务模式前进时，这变得越发重要。拥有分析技能的 IT 专家的挑战和机遇在于，能否找到高效的方式存储海量数据并确保数据安全。

4. 统一使用国际疾病分类 ICD-10　国际疾病分类（International Classification of Diseases，ICD），是 WHO 制定的国际统一的疾病分类方法，它根据疾病的病因、病理、临床表现和解剖位置等特性，将疾病分门别类，使其成为一个有序的组合，并用编码的方法来表示的系统。全世界通用的是第 10 次修订本《疾病和有关健康问题的国际统计分类》，仍保留了 ICD 的简称，并被统称为 ICD-10。

ICD-10 拥有大概 68 000 个代码集，与 ICD-9 的 13 000 个相比，要多出近 55 000 个。这种转变使得每个计算机系统都必须包含计费代码，在很多机构中包含 50 个以上应用程序，以及临床医生、编码员的广泛训练。

WHO 只提供 4 位编码的 ICD-10。各国在引用的时候可以添加附加码来增加疾病数量。澳大利亚于 1998 年发布了首部 5 位编码的 ICD-10AM。接着加拿大在 2000 年，法国在 2005 年，泰国在 2007 年，韩国在 2008 年都推出了自己的本地化修改版本。美国在 2013 年 10 月正式启用 6 位编码的 ICD-10。

根据 WHO 的规定，各国的本地化版本都可以对照转换成标准的 ICD-10 编码以便国际间交流。ICD-10 的普及使用使得疾病名称标准化、格式化。这是医学信息化、医院信息管理等临床信息系统的应用基础。具备共享性：ICD 使得疾病信息得到最大范围的共享，可以反映国家卫生状况，还是医学科研和教学的工具与资料。有利于管理：ICD 是医院医疗和行政管理的依据，同时有利于费用管理，疾病分类是医疗经费控制的重要依据之一。

第二节　健康信息采集

健康信息的管理过程由一系列的环节组成，主要包括健康信息资源的采集，健康信息的组织和传递、健康信息的利用等过程。健康信息采集是指根据特定的目的和要求将分散在不同时空的有关信息采掘和积聚起来的过程，它是健康信息资源能够得以充分开发和利用的基础。

一、健康信息需求分析

信息需求是健康信息管理的基础。所谓信息需求，是指人们在从事各种社会活动的过程中，为解决不同问题所产生的信息需要，是引发信息行为的原动力。

在日常的工作中，会不断地产生新的信息需求和新的信息。实际上，信息不仅对健康管理起着重要作用，而且对于卫生系统的规划和管理也至关重要。这就意味着不仅健康服务提供者，包括医生、卫生技师和社区卫生工作人员需要大

笔记

量的健康信息,同时政策制定者和管理者在决策过程中也需要信息。不同管理功能活动所需要的信息不同。对保健对象的管理,需要知道每一保健对象疾病及疾病史的相关信息,还需要了解接触危险因素和过敏史等与个人健康有关的其他信息。在卫生机构的管理,如各类医院、社区卫生服务机构和疾病预防与控制中心等,需要有从保健对象水平收集的数据和卫生机构内部管理的数据,如患者、医务人员、医疗设备、药品、财务管理等信息。对于国家或地区的卫生行政管理,既需要有关卫生医疗服务、卫生监督、卫生资源分布、卫生费用等汇总数据,同时还需要大量的卫生服务部门以外的信息。

如果信息需求是在宏观层面水平上,比如疾病监测的统计报告,从发展趋势看,必须在所有参与数据收集和使用者间取得共识的基础上来确定信息需求。为此,我们需要在卫生服务系统的每一个管理水平上进行功能分析。虽然在短期内难以完成对整个卫生系统功能进行分析,但我们可以先集中在国家方针政策、优先卫生问题、基本卫生服务、实施基本卫生服务所需要的重要卫生资源,以及规划、监督、控制卫生服务和资源所需要的重要管理过程中(其中包括个人保健和基本公共卫生功能)。一旦优先服务和资源被确定下来,就有可能确定为完成各项功能所需要的相关信息。

(一)信息需求分析的类型

根据信息用户类型不同,可以将卫生信息需求分为个人信息需求和组织信息需求两种类型。个人信息需求可进一步细分为生活信息需求和职业信息需求,如大众生活中的医疗保健信息需求、医学专业工作者需要查阅医学文献资料等。组织信息需求是指特定组织机构为完成工作要求、管理目标、战略决策所形成的一系列信息需求。一般来说,组织信息需求可以按照专业技术人员和管理人员分别考虑。

1. 专业技术人员的信息需求 专业技术人员的信息需求种类依其工作性质而定。例如,对于有些从事一般技术工作的人可能只需要利用本专业书刊中所提供的知识型信息,而对一些从事研究的人员则不仅需要依赖于图书和期刊,还需要从信息系统中获取大量的外部信息。一般而言,对从事医学科学研究的人来说,他们所需要的信息量非常大,其中一些信息可以在现有的信息系统中提取,如从一些生物信息数据库中获取 DNA 序列、蛋白质的三维结构信息;而另外一些信息,如社区个人健康档案资料等则几乎没有。可以预料,随着人口、患者愈加老年化,这部分卫生医疗数据资源将变得愈加宝贵。

2. 卫生管理人员的信息需求 对一般卫生机构来说,可以根据管理层次的不同,分为高层管理人员、中层管理人员、基层管理人员及操作层工作人员(图 5-2)。在组织机构内部,不同层次的人员由于他们所起的作用和管理的内容不同,因而对信息的需求有较大的差别。

在图 5-2 中,最底层的操作层包括职能部门的一般工作人员、医院的普通医师、护士、药品管理员、收款员、数据录入员等,他们很少或者根本不承担监督和管理的职责。操作层的特点是,他们中的许多人为信息系统输入信息或者从事分析处理工作,其工作性质决定了他们的信息需求种类相对单一,需求量也较少。

笔记

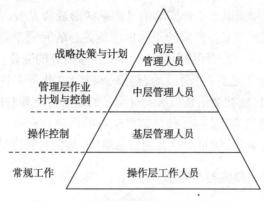

图 5-2 组织机构管理层次结构示意图

基层管理人员的主要职责是监督作业层人员的工作,因此要求他们能够熟悉操作层的各项任务,以便与操作层人员共同解决工作中遇到的问题。他们通常依赖于直接观察和业务工作的详细报告来完成工作任务,内部信息大体上能够满足其信息需求。

中层管理人员主要对组织作业实行管理控制,保证组织机构的各项活动按计划实施,他们在很大程度上依赖于对原始数据进行加工处理后所形成的高度概括的报告,通过分析和比较报告中的结果与计划的目标是否相符,总结工作的成绩和不足,并分析其中的原因,以内部信息为主,外部信息为辅。

高层管理人员是组织机构活动的核心,为了制订战略决策与计划,一方面需要了解组织机构当前的工作运行状况信息,同时还需要掌握影响组织发展的周边环境信息。由于他们在组织机构中的地位和工作性质,决定了这些管理人员需要大量的内部信息和外部信息才能够完成他们的工作。

(二)健康管理信息需求特征

1. 信息需求的广泛性　可以说,凡事皆需要信息,凡人皆需要信息。人的需求是多对象、多方面的。信息需求以信息为对象,表明了人们在实践中对信息、知识的欲求,属于求知的需要。但人类的需要又是多方面相互联系的。如一则消息本质上可以满足求知的需要,同时也可以满足社交或尊重的需要,甚至可以满足生理或安全的需要;一件好的作品可以满足求美的需要,也可以满足自我实现的需要。人的实践活动是广泛的,信息需求是一种普遍存在的心理现象。

2. 信息需求的社会性　作为社会化的人,信息需求也是社会化的。信息需求常以个人的需求形式出现,但内容并不完全由个人意志决定。信息需要的产生和发展是由人与自然、人与人的关系及其相互联结形成的社会环境和社会活动决定的。信息需求不仅是个体的特性,而且主要是一种社会需求。

3. 信息需求的发展性　信息需求随着社会的发展而不断增长,社会发展一方面促使人们的总需要不断扩大,并使需要层次走向更高的阶梯;另一方面也刺激了信息需求的发展,带来了信息需求的大量化和高级化。

4. 信息需求的多样性　影响信息需求的因素是复杂多样的,既有信息活动主体自身因素的作用,也有社会环境因素的制约。一个人的兴趣和个性、观念和

笔记

态度、所受的教育和知识水平都影响信息需求的形成和发展,而每个人的专业、地位、所承担的职责和工作性质的不同也使他关心的问题千差万别。即使同一个人,在不同的时间、地点环境条件下,由于具体任务的变化,信息需求也有很大的差别。从社会环境看,社会政治、经济、科技、文化等多种因素在制约着信息需要的运动方向,使社会信息需求具有明显的地域特点和时代特征。

每一个具有信息需求的人,都是信息服务的用户。充分开发信息资源为用户提供有效的信息服务,满足全社会的信息需要,是信息管理的主要任务。

二、健康信息采集内容与范围

根据医疗卫生机构的性质和工作特点,健康信息采集的基本内容主要包括医疗、公共卫生等层面,涉及内部和外部两大系统,涵盖了开展预防、医疗、保健、康复、健康教育及计生技术指导等卫生服务活动的各过程产生的主要信息。外部信息主要包括居民健康状况、健康行为、环境状况等方面内容。内部信息主要包括卫生资源、卫生服务、卫生产出、卫生管理等方面内容。

采集的信息为特定的目标服务,卫生信息采集也是有范围和时效性的,卫生信息采集的范围一般有3种类型,即内容、时间和地域范围。

(一)内容范围

内容范围是指在信息的内容上,根据与信息采集目标和需求具有一定相关性的特征所确定的范围。一般分本体内容的范围和环境内容的范围。本体内容范围是由与事件本身具有相关性的内容组成的范围;环境内容范围是由处于事件周边,又与时间相关的内容组成的范围。

(二)时间范围

时间范围是指在信息发生的时间上,根据与信息采集目标及需求具有一定相关性的特征所确定的范围。这是由信息的时效性决定的。

(三)地域范围

地域范围是指在信息发生的地点上,根据与信息采集目标与需求具有一定相关性的特征所确定的范围。这是由信息的地域分布特征和信息采集的相关性要求所决定的。

三、健康信息采集途径与方法

(一)健康信息采集途径

信息采集途径是指获取健康信息的渠道。不同的信息用户,经常利用不同的信息采集途径;不同类型的信息,其获取渠道也有所不同。对任何组织来说,都应该在尽可能广泛的范围内采集信息。

1. 内部途径 从卫生领域内部信息流来看,主要内部信息采集途径如下所示。

(1)管理部门:卫生部门管理层主要包括卫生工作的业务管理、行政管理、人事管理、财务管理、物资管理等。从这些部门可以收集到组织管理各环节的现状信息,它们主要是各种统计资料、财务报告和文件,这些信息不仅是决策、组织、控制、监督的前提，而且通常要用适当的方式向上级机关报告，为上级计划部门和管理部门制订计划提供充分的依据。这一途径纵横交错，上下贯通，对信息采集来说十分便利。

（2）专业部门：内部专业部门包括各有关科室、信息中心、图书馆等。信息来源主要是疾病监测数据、病案、个人健康保健、卫生服务、调查报告、学位论文等各种内部资料以及公开出版的专业书籍、检索工具和杂志等。由于卫生医疗与事业单位的主要任务是为社会提供卫生公共服务，这些内部资料对于制定卫生政策、做好卫生服务管理至关重要，同时也是科学研究所利用的重要数据。通过专业图书与杂志则可以获取大量的外部信息。

（3）内部信息网络：随着信息化技术的发展，愈来愈多的卫生组织建立了自己的信息系统，并且通过通信线路与各部门联系起来，形成单位或本系统内部信息网络。传统的单位内部信息网都是以局域网（local area network，LAN）技术为基础的，通过内部局域网，可以做到本单位的各部门信息共享，根据不同用户的权限对信息加以采集和利用。今后的发展是在单位或整个系统内部建立可以跨平台交换信息、以内联网（Intranet）技术为核心的综合性信息网络，将各自独立的信息系统在更大的范围内形成有机统一的网络体系。例如，可以将几个医院的信息系统互连，实现信息共享。

2. 外部途径　外部途径是指本单位或部门以外的各种信息来源，主要包括：

（1）文献部门：文献部门是传统的外部途径，通过它可以进一步获得公开出版物，如专业杂志、图书、年鉴、文摘、目录、索引、统计资料等。一些大学或研究机构内部的图书馆一般有限制性地对外开放，也是获取专业文献的重要途径。

（2）外部信息网络：当代社会正逐步走向信息时代，其主要特征之一，就是信息资源的充分开发和利用。国际互联网（Internet）是世界上最大的计算机网络，互联网上拥有不计其数的网络资源，用户可以从互联网上获得所需要的信息，包括国内外一些大型科技数据库的有偿服务。目前世界上已有150多个国家和地区联网，链接的大型主机有几百万台。在我国已有中国科技网（CSTNet）、中国教育网（CERNet）、中国公用计算机互联网（ChinaNet）和金桥信息网（ChinaGBNet）四大骨干网联入国际互联网，为我们提供各种信息服务。

（3）大众传播媒介：通过广播、电视、报纸、杂志等可以得到各种内容的信息，其特点是报道速度快，涉及内容广。但由于它们都是面向大众的，故一般来说缺乏针对性，也比较肤浅，需要进一步分析后加以利用。

（4）社团组织及学术会议：通过学会、协会等专业和行业团体，可以收集到本系统、本行业的内部通信、专业简报、学会论文集等非公开出版物。学术会议可以在第一时间了解本专业的最新动态和科学研究的新进展。

（5）政府部门：政府部门掌握着丰富的信息资源，其直属的卫生信息中心汇集了全国各地的卫生统计报表，掌握着用于宏观管理的各种数据，该机构发布的法规和政策性文件都是重要的信息来源。

（6）个人交往：主要指与专家、教授、顾问及有关人员的座谈和交流获得各种有用的信息。

笔记

（7）健康管理服务对象：从服务对象那里可以获得大量的卫生需求信息和反馈信息，这对于提高卫生服务水平、改进服务质量来说是不可忽视的信息来源。

（二）健康信息采集方法

通常可以采用常规和非常规两种采集方法获得。

1. 常规数据采集方法　通过与医疗保健对象进行接触，由卫生医疗单位负责收集数据，可以在卫生单位内进行或通过巡诊、社区、人口登记等方式实现。这是最常用的一种类型，数据由卫生医疗机构内的工作人员在完成日常卫生医疗保健工作时进行记录，包括保健对象管理、卫生保健管理、监控资源使用、卫生医疗服务、疾病监测等。包括我国在内的许多发展中国家，由于卫生信息系统不够完善，依靠这种方式所收集到的数据质量一般不高，可以通过一定数量的卫生医疗机构（一般是大医院）工作人员接受专门训练和监督，收集和报告较为复杂的疾病信息来改善数据质量。社区数据收集则是以人群为基础，把医疗服务扩展到家庭。

常规卫生医疗单位收集的数据除质量不高外，还有一个缺点即它们属于不同项目信息收集系统，如医疗、保健、疾病控制、扩大免疫规划、妇幼卫生等都建立了各自的信息系统。随着信息化建设的发展，各种卫生信息标准的制定，不同卫生领域的集约化信息系统模型和框架的建立，将使得数据的收集变得更为系统化。并能够获得完整可靠的数据，其利用价值会远远超出我们的想象。

2. 非常规数据采集方法　为某种特殊目的采用试验或调查的方法获得数据，它既可以是前瞻性的，也可以是回顾性的。例如，对某种药物或保健食品的研究，通过比较干预组与对照组的试验结果，确定其治疗或预防措施的效果与价值。调查是指在自然暴露状态下对某些现象进行的观察，如观察疾病的发生及发展过程，即疾病在人群中是如何发生的，表现出什么特点和规律。调查可以采用普查或抽样调查方式，一般来说，普查的规模和范围较大，必须有上级行政部门强有力的支持，如我国开展的人口普查。实际中用得最多的方法是抽样调查，其中包括病例对照观察和现况调查，前者经常被用于流行病学中的危险因素研究，即在已确诊患有某疾病的人群中随机选取一组患者，在不患有该病的正常参考人群中随机选取一对照组，通过比较两组的不同病因的分布是否存在差异。现况调查是在研究的目标人群中采用一定的抽样方法，获得一定数量的观察样本，然后根据样本信息推断总体特征。通常，抽样是按照统计学原理进行的，具体有简单随机抽样、系统抽样、分层抽样、整群抽样和多阶段混合抽样等，各种抽样技术的运用可以参考有关统计学书籍。

调查采用的工具一般是问卷或测量。数据质量的关键是调查表的设计和抽样框（sampling frame）的选择。调查中的调查项目要安排合理，提问语言尽可能通俗易懂，并依照一定逻辑关系和顺序列成表格，调查表的填写应力求简便、清楚，多用简单符号（如√、O）、数字，尽量少用文字回答。抽样框可以是地区的名单、医生或医院的名单、住宅门牌号、邮编号、电话号码等。另外还有典型调查，即个别访谈不用调查表，需要录音和对内容编码，也可以通过名义小组讨论的方式进行。

笔记

常规和非常规两种数据采集方法互为补充，如在免疫接种和扩大免疫规划领域，常规报告可以提供有关发放疫苗数量的数据，一次扩大免疫项目的抽样调查可以获得以人群为基础的覆盖率信息，而相关的医疗单位则可以提供有关社区接种效果的数据。

四、健康信息采集方式

健康信息采集的方式主要可以分为问卷采集、健康档案录入和电子病历提取等3种方式。如下主要介绍问卷采集方式，健康档案录入在第四节单独介绍。

（一）问卷采集

信息收集是健康风险评估的第一要素，问卷调查是收集信息的基本形式和常用方法。

1. 问卷调查的分类　问卷调查分为单因素问卷及多因素问卷两类。

（1）单因素问卷：如肥胖与糖尿病问卷；性行为与艾滋病问卷。

（2）多因素问卷：为综合问卷。整体健康状况或多影响因素调查，如生活方式与健康。

2. 问卷调查的设计原则

（1）主题和变量明确：语言精炼，浅显易懂，避免专业术语、俗语、缩写词，适用不同层面调查对象。

（2）题目数量适中：过于简单则信息量太小；过于复杂则扰乱思路且依从性降低，一般以15～20分钟内答完为宜。

（3）避免双重装填：一个题目混杂两个问题，如"你父母是否患高血压"、"你是否嗜好可乐及油煎食物"。

（4）符合伦理，保护隐私。

（5）选择中性提问法，避免人为诱导产生信息偏差。

3. 问卷调查表的结构

（1）引言（介绍语）：说明承办调查单位、目的、意义、填写注意事项、回收时间、方式、是否匿名或保密、答谢语。一般不超过300字。

（2）一般资料：姓名（或编号）、性别、出生年月、婚姻状况、文化程度、职业、收入、住房、民族、血型、身高、体重等。

（3）问题及备选答案：问卷主导部分。一般问题不超过100个。每个问题的答案不多于5种。内容涵盖生活方式、精神压力、社会交往、工作环境、个人史、家族史、既往史、用药史及以往体检阳性数据。

4. 问卷调查质量的评估　问卷调查质量采用信度、效度进行评估。

（1）信度：表现调查问卷的稳定性和同质性。稳定指重复调查结果的一致性；同质性指问卷各题目与主题的内在相关性。

（2）效度：指调查结果与预定结果的符合程度，包括内容、结构及效标关联度（指本项研究与其他标准的关联性）。

（二）基于问卷的健康信息采集

1. 健康问卷　健康问卷是全面、准确、迅速进行个人健康风险评估的重要依据,占评估内容的 5/6 以上。健康问卷应特别强调以下几方面内容。

（1）真实性：健康体检前健康管理师与服务对象进行沟通（电话、面谈等），将会更有利于问卷的质量。

（2）私密性：健康状况属于个人的隐私，健康管理师和健康管理机构要严格遵守职业道德。

（3）个性化：除通用的一般问卷外，要增添专业问卷，如：营养、心理、运动、脊柱等问卷，这对具有特殊风险因素的人群是十分重要的。

2. 健康体检 健康体检是健康管理的前置工作，是健康管理信息平台的重要内容。

（1）要严把健康体检过程的质量关：对健康体检机构的资质、专业人员的水平、所用检验试剂的质控，都应有严格的要求。优质的健康管理服务应该具有 3 大特点：①受检者每个人的数据管理的持续性（终身）；②在二次预防的基础上，达到一次预防（成效）；③努力保持让受检者满意（衡量服务质量好坏的权威性指标）。

（2）个性化：健康体检项目的选择，除一般健康体检项目外，应依据服务对象性别、年龄、职业特点、个人的需求等确定。切忌不是项目多就是水平高，检查项目的多与少、时间的长与短，一要依据服务对象的具体需求（个性化）；二要依据检查机构的具体条件与可能，不能一概而论。能做到真正意义上全面的健康管理服务机构的现在很少，将来也不会是全部。

（3）资源共享：健康管理机构一方面如何与医院分工明确；另一方面医疗服务的市场化将催生专业的影像诊断中心、临床检验中心等机构的产生。

（三）健康风险评估

1. 健康风险评估是以服务对象的健康档案为依据，由健康管理师牵头，通过专家组对服务对象的健康状况、健康危险因素及未来可能患病危险性等，进行分析及定性或定量的评价，为制定健康干预和促进方案提供依据。

2. 健康管理机构一般均采用计算机软件评估系统进行风险评估。首先把健康档案中有关健康信息（健康问卷、健康体检、动态信息等）输入计算机，按加权法、模型法进入软件分析程序，最终给出评估的结果。除综合整体评估外，还要有专项评估。如营养评估、心理评估、体能评估、脊柱评估、心肺功能评估等。根据各类评估的内容，制定相应的健康处方。

3. 仅有一次健康体检和评估意义并不大，重要的是服务对象有若干次的健康体检和健康评估，并找出相邻两次健康检查和相邻两次健康评估（健康促进效果评估）的差异，进而修订健康促进计划，进一步改善健康状态，减少健康危险因素。

4. 数据质量 数据的标准化是进行健康信息分析的基础，而目前缺乏统一的标准，影响数据的分析和整合。

5. 分析模型和评价标准 目前针对健康人群和亚临床状态的人群，缺乏统一的数据分析模型和评价标准，影响了健康评估的科学性。

笔记

144

知识拓展

"四维"体检

以往体检系单一常规检查躯体疾病，不能反映整体健康状况，"四维"体检有利于掌握综合健康信息、全面评估健康。

一、常规体检（躯体检查）

（一）必查项目

各科物理体检、三大常规、粪隐血、胸部 X 线检查、心电图、腹部 B 超、血液生化指标、乙肝病毒携带情况等。原卫生部体检套餐指定项目初稿中基本项目组合见表 5-1，专用体检项目组合见表 5-2。

表 5-1 原卫生部体检套餐指定项目

项目编号	项目类别	项目	仪器 / 设备
1	问卷问诊	1.1 生活方式（饮食习惯，烟酒嗜好，运动，体力活动，生活起居等） 1.2 个人史（既往疾病或伤残史、手术史、用药、输血及过敏史，婚姻状况，妇女月经及婚育史等） 1.3 家族史（遗传病史，慢性病家族史等） 1.4 健康体检史（首次体检时间，主要阳性发现，跟踪管理处置情况等）	
2	一般检查	2.1 血压［静息收缩压 / 舒张压，脉压等，毫米汞柱（mmHg）］ 2.2 身高（cm） 2.3 体重（kg） 2.4 体重指数（BMI 体重 / 身高 ^{2}） 2.5 腰围［平脐腰围（cm）］ 2.6 臀围（cm）	测量尺、身高体重仪
3	内科	3.1 肺部 3.2 心脏 3.3 肝 3.4 脾 3.5 神经系统	
4	外科	4.1 皮肤黏膜 4.2 头颈 4.3 脊柱 4.4 四肢 4.5 关节 4.6 浅表淋巴结 4.7 甲状腺 4.8 肛诊 4.9 外生殖器（男性），乳腺（女性）	

笔记

续表

项目编号	项目类别	项目	仪器/设备
5	眼科	5.1 视力 5.2 辨色力 5.3 外眼检查 5.4 裂隙灯显微镜检查	裂隙灯显微镜
6	耳鼻咽喉科	6.1 耳(外耳道、鼓膜) 6.2 粗测听力(音叉或耳语) 6.3 鼻(鼻腔) 6.4 咽喉	
7	口腔科	7.1 黏膜 7.2 牙齿 7.3 牙龈 7.4 颞颌关节 7.5 腮腺	
8	妇科	8.1 外阴 8.2 内诊 8.3 宫颈涂片	显微镜
9	实验室常规检查	9.1 血常规(白细胞计数 WBC、红细胞计数 RBC、血红蛋白测定 Hb、血细胞比容 Hematocrit、平均红细胞体积 MCV、平均红细胞血红蛋白 MCH、平均红细胞血红蛋白浓度 MCHC、红细胞体积分布宽度 RDW、血小板计数 PLT、白细胞五项分类 WBC Differential Count)	血细胞分析计数仪
		9.2 尿常规(外观、尿蛋白定性、尿糖定性、尿胆红素、尿胆原、尿潜血、尿酮体、尿亚硝酸盐、尿血细胞、尿比重、尿 pH)	尿液分析检测仪
		9.3 便常规(大便一般性状、镜检)	显微镜
		9.4 便潜血(OB)	显微镜
10	实验室生化检查	10.1 肝功能 5 项[丙氨酸氨基转移酶(ALT)、γ-谷氨酰基转肽酶(GGT)、总胆红素(TBil)、白蛋白(ALB)、球蛋白(GLB)]	全自动或半自动生化仪
		10.2 肾功能 2 项[尿素氮(BUN)、肌酐(Cr)]	
		10.3 血脂 4 项[总胆固醇(TC)、甘油三酯(TG)、低密度脂蛋白胆固醇(LDL-C)、高密度脂蛋白胆固醇(HDL-C)]	
		10.4 空腹血糖(FBG)	
		10.5 尿酸[尿酸(UA)]	
11	实验室免疫学检查	11.1 乙肝五项(HBsAg、抗 HBs、HBeAg、抗 HBe、抗 HBc)	
		11.2 丙肝抗体(抗 HCV)	
		11.3 梅毒抗体(TP)	
		11.4 艾滋病抗体(抗-HIV)	

笔记

续表

项目编号	项目类别	项目	仪器/设备
12	常规心电图	十二导联同步心电图	十二导联同步心电图机
13	X线检查	13.1 胸部正位片/胸透（肺,胸膜,心脏,肋骨）	X线光机（DR）
		13.2 颈腰椎X线检查（颈腰椎结构及形态）	X线机
14	超声检查	14.1 腹部超声（肝,胆,胰,脾,肾）	B超检查仪
		14.2 妇科B超/前列腺膀胱B超［膀胱、子宫、附件（女),前列腺(男)大小、结构及占位］	彩色B超
		14.3 乳腺B超（乳腺结构及占位）	彩色B超

（二）备选项目

表5-2 专用体检项目组合

体适能检查	力量	握力（kg）	握力计
	耐力	下蹲试验/仰卧起坐（次/分）×分	
	柔韧性	坐位体前屈（cm）	
	肺活量	最大呼气量（ml）	肺活量计
实验室检查	肿瘤标志物	AFP, PSA(男), CEA, CA199, CA150, CA50, CA153, CA125, NSE 等	放免仪/发光仪
仪器检查	眼底照相	眼底动脉走行及硬化表现	眼底彩色照相仪
	颈动脉超声	内径大小, 内中膜厚度（IMT）, 斑块, 狭窄, 血流频谱速度等	彩色超声诊断仪
	心脏超声	腔室大小, 结构, 形态, 瓣膜, 室壁运动, 血流速度、方向等	彩色超声诊断仪
	骨密度检查	T值（同性青年峰值平均值）, Z值（同性同龄平均值）	双能X线骨密度测试仪/超声骨密度测试仪
	宫颈癌筛查	有无异常细胞	高倍显微镜
		有无高、低危乳头瘤病毒感染	高倍显微镜

二、中医体检

中医体检相关内容参见本书相关章节。

三、心理体检

心理体检，就是依据心理学理论，使用一定的操作程序，通过分析受检者的行为或是受检者对问题的回答，对于受检者的心理特点作出推论和数量化分析的一种科学手段。

（一）心理健康概念

从广义上讲，心理健康是指一种高效而满意的、持续的心理状态。从狭义上讲，心理健康是指人的基本心理活动的过程内容完整、协调一致，其认

笔记

识、情感、意志、行为、人格等完整、协调，能适应社会，与社会保持同步，具体指个体能够适应发展着的环境，具有完善的个性特征；其认知、情绪反应、意志行为处于积极状态，并能保持正常的调控能力。生活实践中，能够正确认识自我，自觉控制自己，正确对待外界影响，使心理保持平衡协调。

关于心理健康标准，各国专家有不同的理论依据和具体标准。

知识链接

心理健康标准一览

1. 马斯洛和密特尔曼提出的标准

（1）是否有充分的安全感。

（2）是否对自己有较充分的了解，并能恰当地评价自己的行为。

（3）自己的生活理想和目标能否切合实际。

（4）能否与周围环境事物保持良好的接触。

（5）能否保持自我人格的完整与和谐。

（6）能否具备从经验中学习的能力。

（7）能否保持适当和良好的人际关系。

（8）能否适度地表达和控制自己的情绪。

（9）能否在集体允许的前提下，有限地发挥自己的个性。

（10）能否在社会规范的范围内，适当地满足个人的基本要求。

2. 我国学者王登峰提出的有关心理健康的8条指标

（1）了解自我、悦纳自我。

（2）接受他人，善与人处。

（3）热爱生活，乐于工作和学习。

（4）能够面对现实、接受现实，并能够主动地去适应现实，进一步地改造现实，而不是逃避现实。

（5）能协调与控制情绪，心境良好。

（6）人格和谐完整。

（7）智力正常。

（8）心理行为符合年龄特征。

（二）心理体检工具

心理体检最主要的工具就是专业权威的心理测评问卷。心理测评类型量表发展到现在，已经有很多种，常用的心理量表有以下4种。

1. 心理特质测试问卷　心理特质是指个体稳定的心理行为特征，主要是指个体的性格、气质及能力等。目前国内外主要测量心理特质的常用量表有卡特尔16种人格因素问卷、艾森克人格问卷、A型行为类型问卷、明尼苏达多相人格测验、气质问卷、Carey儿童气质量表等。

笔记

2. 心理状态测试问卷　心理状态评估是个体暂时性的心理行为特点，主要包括情绪、躯体化指征、身心交互症状、对生活的满意度和总体幸福感等。目前国内外测量心理特质的常用量表有 Beck 抑郁自评问卷、SAS 焦虑自评问卷、SDS 抑郁自评问卷、状态 - 特质焦虑问卷、社交焦虑量表、SCI-90 心理自评问卷、康奈尔医学指数(CM：I)、生活满意度评定量表、总体幸福感量表、纽芬兰纪念大学幸福度量表、匹兹堡睡眠质量指数(PSQI)等。

3. 心理过程测试问卷　心理过程是个体内部进行的信息加工过程，是人脑对外部客观世界的主观反应，通常包括人的知觉、记忆、学习、决策等诸多环节。目前国内外主要测量心理过程的问卷有：Halstead-Reitan 神经心理成套测验(HRB)、Wisconsin 卡片分类测验、韦氏智力量表、瑞文智力测验、比内智力测验、简明精神病量表、阳性与阴性症状量表、内在 - 外在心理控制测量表、儿童控制知觉多维度测查表等。

4. 心理应激测试问卷　心理应激是个体在感受外界紧张、威胁性刺激所伴随的生理及心理反应。目前国内外主要测量心理应激的量表有 LES 生活事件量表、应对方式量表、社会支持评定量表、职业怠倦量表等。

(三) 心理测试仪器

1. 心理特质测试仪器

(1) 亮点闪烁仪：测量闪光融合临界频率，确定辨别闪光能力的水平，还可以检验闪光的强度、亮黑比、色调以及背景光的强度，发生变化时对闪光融合临界频率的影响。视敏度是眼的一种基本功能，可作为视觉疲劳及精神疲劳的一种指标。

(2) 棒框仪：测试受试者抗干扰能力。

(3) 视觉反应时实验仪：测试受试者视觉反应的速度。

(4) 动作稳定器(九孔仪)：测试受试者保持手臂稳定的能力。

(5) 眼动仪：用于记录人在处理视觉信息时的眼动轨迹特征，广泛用于注意、视知觉、阅读等领域的研究。

2. 心理状态测试仪器

(1) 测谎仪：测试情绪稳定性，从而判断受试者是否撒谎。

(2) 生物反馈仪：测试各种生理指标，从而判断受试者心理状态。

(3) 精神压力分析仪：基于心率变异性(HRV)和最新生物反馈监测技术的心理监测与训练系统。

(4) PG 型多道心理测试仪、PB 型脑电心理测试系统：它将心理学、认知心理学、神经心理学与生物医学、电子学及计算机信息技术、传感器技术等多种学科融为一体，通过对受试者外在表现(如在应激情况下的生理现象或其他反应)的智能检测和分析，实现对其生理和心理特征(测试对象的诚实程度、心理素质以及身心健康状况等进行监测)的探测。

(5) 量子亚健康检测仪：运用先进的电子设备采集人体经穴生物电流，汇总到中心数据库进行分析，测试受试者精神压力状态。

笔记

（6）沙盘：通过沙盘游戏，解读被试心理状态或特点。

3. 心理过程测试仪器

（1）注意力集中能力测定仪：测试被试者的注意力集中能力。

（2）学习迁移测试仪：用于学习迁移和前摄、倒摄抑制试验，研究学习效果。

以上各种类型的仪器在实际使用中均可以相互交叉，通过不同的组合，能够实现多种心理特性或者更为复杂的心理特性的测量，也可以作为配合传统问卷测试的研究手段，从而实现整个心理测量的准确化、系统化和标准化的进一步提高。需要注意的是，因心理测试自身的局限性，其测试数据只能作为一种临床诊断的参考标准，不可盲目依靠数据下诊断。

四、体适能检查

世界卫生组织对体适能的定义为，在应付工作之余，身体不会感觉到过度疲劳，还有余力去享受休闲及应付突发事件，可以进一步理解为身体适应生活、运动与环境的综合能力。

（一）体适能测试的指标

1. 身体形态　主要包括身高、坐高、体重、胸围、腰围、臀围、皮褶厚度等身体成分测试。

2. 身体机能　主要包括脉搏、血压、肺活量等有关心肺的机能测试。

3. 身体体能　主要包括肌力、肌耐力、肌肉暴发性、敏捷性、柔软度、协调性、速度等。

（二）主要测试用的设备

1. 身体形态测试设备　高级体成分分析仪、骨密度仪等。

2. 身体机能测试设备　功率自行车、肺功能测试仪、医学跑台、台阶测试仪等。

3. 身体体能测试设备　握力测试仪、电子坐位体前屈测试仪、纵跳仪、闭眼单脚站立仪、反应时测试仪等。

第三节　健康管理信息平台

通过健康管理平台对个人和社会群体实行综合性健康分析和健康指导干预，从而降低疾病风险，为个人及社会减轻医疗负担，带来经济效益；同时通过健康管理平台的使用，通过对人群大量数据的累积、效果跟踪、统计分析，可以服务于科研，带来较大的社会效益。

一、健康管理信息平台构成

健康管理平台是由客户健康管理自主服务、医生健康管理工作互动指导和机构数据分析处理业务工作平台三大功能平台构成的。

笔记

（一）客户健康管理自主服务平台

客户健康管理自主服务平台是由健康档案、健康评估、膳食管理、运动管理、压力管理、生活方式管理、健康监测、健康工具、健康资讯、账户管理十大基本模块构成，客户可以通过这些模块进行账号注册、登录，建立个人健康档案，查看各种健康评估结果，了解自身疾病风险，通过自我记录及上传膳食、运动日志、调整生活方式以及压力释放方式，在医生指导下降低疾病风险，达到自我有效的健康管理。

（二）医师健康管理工作互动指导平台

医师健康管理工作互动指导平台是由健康管理档案、健康评估管理、健康干预管理、健康咨询管理、站内短信管理、手机短信管理等几大功能模块构成的，医生通过这些模块对客户进行档案编辑、风险疾病评估分析、膳食及运动管理评估、健康监测等，制定个性化的健康管理方案及回访跟踪记录，实现对客户综合性健康指导和干预。

（三）机构数据分析处理业务工作平台

机构数据分析处理业务工作平台是由会员管理、客户管理、数据分析、接口管理、系统管理等功能构成，将个人及群体的体检数据与相关信息在后台进行数据分析整合处理，进行科学的疾病风险评估，从而量化健康风险、量化健康危险因素，并提供个性化的健康风险管理方案。通过量化的膳食处方、运动处方等指导方案，按照质量管理的 PDCA 循环管理理论，通过 12 周阶梯式强化管理，使医生及客户进行有效互动式健康管理指导咨询。同时具备健康管理效果医学统计分析、医生权限配置、系统角色管理、客户信息配置、系统信息维护等。

二、健康管理信息平台服务内容与功能模块

（一）问卷

问卷是健康管理过程中用于采集客户健康信息的重要工具，结合健康管理平台数据分析需要而设计，主要包括几方面：基本信息、个人疾病史、疾病家族史、吸烟、膳食、运动、睡眠、心理状况、居住环境、体检信息等。

（二）档案

健康管理平台通过数据挖掘技术、计算机接口技术从体检系统中采集数据，同时整合问卷采集信息、客户上传信息，建立个人健康管理档案，通过计算机信息手段并最终形成数据分析模型，从而生成疾病风险评估和制订健康管理干预方案。健康档案主要包括个人基本信息、疾病和健康问题摘要、卫生服务记录三大方面。

（三）评估

健康管理平台评估模块是基于循证医学研究成果，通过数学建模，进一步开发研究形成计算模型。此计算模型是以是否发病或死亡作为因变量，以危险因素为自变量，采用量表形式提前识别个人健康风险及风险等级，其评估具有疾病专一、量化评估和个体化等特点。评估系统服务内容包括：

笔记

1. 生活方式疾病风险评估　主要包括缺血性心脑血管疾病、糖尿病、高血压，各种癌症如肺癌、胃癌、肝癌、肠癌等。

2. 生活方式与心理健康评价　包括健康年龄评价、尼古丁依赖评价、体力活动水平评价、膳食宝塔吻合度评价、症状自测量表心理评价、婚姻质量评价、人际信任评价、抑郁自我评价、老年抑郁评价、焦虑自我评价、社交回避或苦恼。

3. 健康管理干预手段评估　膳食习惯评估、运动处方效果评估等。

（四）管理

健康管理平台利用计算机网络技术与电讯技术智能化结合，从而对客户进行有效健康管理和干预，最终达到预防和控制慢性疾病的发生、发展，改善个人健康状况的目的。其服务系统包括电话呼叫中心系统、平台网络短信系统、手机短信系统、电子邮件系统、互联网查询及数据上传、疾病追踪回访等方式，实现全面、可持续的双向交流和健康管理干预。

（五）计划

健康管理平台通过与体检系统软件、医院信息系统（HIS）、检验科信息系统（LIS）、影像归档和通信系统（PACS）等进行数据联接，利用平台健康评估数据库、膳食处方数据库、运动处方数据库等信息化手段对客户资料进行综合分析和评估，为客户制订合理科学、个性化的健康管理计划，系统主要包括运动、饮食、心理等方面的管理计划和慢性病干预以及就医指导计划等。

（六）监测和跟踪

通过健康管理平台数据层对客户资料进行量化处理分析，形成直观发展趋势图，得出引起健康风险的主要因素，然后有的放矢地进行定期监测跟踪，包括引起疾病风险的医学指标如血压、血脂、胆固醇、血糖、甘油三酯等；一般生活习惯所致的危险指标如体重、腰围、BMI、食物、运动方式等。

（七）营养和运动处方

通过健康管理平台计算机分析手段，为管理客户制定不同的膳食处方和运动处方。系统功能包括：

1. 膳食处方系统　根据科学的膳食指南及研究结果，在疾病膳食指导原则的指导下，利用膳食处方系统进行分析、调整，从而制定不同客户不同阶段的膳食营养处方。

2. 运动处方系统　根据人体运动时体内三大物质代谢机制，结合科学性的能耗仪器，建立能耗消耗模型，利用平台运动处方运算系统进行分析及调整、评价，从而制定不同客户不同阶段的运动处方。

（八）效果评价

健康风险、干预目标、膳食结构、运动能耗以及精神压力量化式、互动式、阶段性管理后，利用健康平台数据化分析，从而得出科学、综合性的健康效果评价。包括膳食习惯总体评价、运动方式总体评价，以及通过管理之后客户健康状况改善评价，干预前后疾病危险因素对比评价，生活方式评价、疾病发病风险评价等，了解健康管理的量和质的完成情况，以及进一步需要健康管理的重点和计划。

三、健康管理平台实施与管理

（一）健康管理平台的实施流程

1. 填写问卷　客户填写问卷，由健康管理信息采集医师上传到健康管理平台，同时协助客户在健康管理平台注册客户个人账号。

2. 建立健康档案　健康管理师协助客户在平台上填写或修改资料，包括客户基本信息、疾病史、家族史、生活习惯以及体检记录等，建立个人完整健康管理档案。同时根据客户健康档案信息，健康管理师对客户进行疾病风险等级分类。

3. 进行健康评估　建立客户健康档案后，对客户进行专业化综合性健康评估，明确客户相关疾病危险因素及健康发展趋势、膳食习惯及运动方式，向客户解读健康评估报告，实现健康信息动态管理。

4. 制订健康管理计划　分析客户各种评估结果，针对健康改善需求确定慢性病预防、用药指导、膳食处方、运动处方、监测重点等干预目标，将可控制指标定为管理重点，按不同阶段制订个性化的健康管理计划。

5. 实施健康干预　健康管理师根据客户健康管理计划，定期、定性地通过网络平台与客户互动，利用短信、电话、上访等方式阶段性跟踪维护，指导客户调整饮食、促进合理运动，指导慢性病用药、定期体检，帮助客户进行健康改善，从而达到健康目标。

6. 健康管理效果评价　健康管理结束，对客户阶段性健康管理效果进行综合评价，分析汇总，存档备案。

（二）健康管理平台的管理

1. 质量管理　健康管理平台使用者一般为医疗卫生服务机构，第一、为保证健康管理平台正常顺畅运行，需要良好的硬件建设以及相关医疗 IT 软件方面物质支持；第二、使用健康管理平台对客户群进行有效管理，必须依据网络架构、工作任务、性质和有关规定科学编制工作人员，基层健康管理人员、健康管理平台质量把关人员以及根据需要聘请相关顾问等合理的专业人员结构，明确任务划分，健全岗位职责和各项规章制度，从人员组织上保证健康管理平台服务质量。

2. 人员组织管理　利用平台开展健康管理服务至少需要两方面人才，第一、具有一定医疗水平的医护人员；第二、熟悉医疗相关技术工作以及掌握计算机系统和通讯技术、掌握管理相关知识的综合型管理人员，以对平台使用和服务质量进行技术把关。对所有参加健康管理平台的工作人员，一律进行严格的岗前业务培训。

3. 资料管理　健康管理平台的资料主要包括患者病史资料、登录信息资料、网络互动咨询资料以及健康管理服务情况登记资料等图文资料。第一，对于资料的收集、整理、登记、备份保存需要加强管理、妥善合理保管，同时建立健康管理服务情况的统计数据库并与病案管理相结合，将客户相关健康管理资料纳入到正规的档案管理工作中；第二，对于所有客户资料的保密工作尤其重要，对客户档案资料调阅、移出、销毁等应严格按规定手续办理，必须经指定领导人审

笔记

批,认真履行登记、签字手续,任何人无权擅自调阅,确保客户档案私密安全性,根据国家相关法规制定保密制度。

健康管理是医学和计算机技术结合所形成的新服务领域,在人群中普遍开展健康管理,符合国家的长远发展战略,但目前还未形成一套完整的质量控制和法律体系。因此,需要在实际应用中进一步完善各项规章制度,使健康管理服务工作法制化,确保医疗安全,促进医疗卫生事业的发展。健康管理信息平台功能框架,如表5-3所示。

表5-3 健康管理信息平台功能框架

序号	功能模块	
1	健康档案	个人档案 家庭档案 老年人档案 妇女档案 儿童档案 残疾人专项 重大疾病专项
2	疾病管理	传染病管理 肺结核专项管理 高血压规范管理 糖尿病管理 肿瘤管理 精神病管理 残疾管理 其他通用慢性病管理与随访
3	妇女保健	孕妇综合 孕期保随访 三联单 分娩登记 产后访视 转入代访 妇保报表
4	儿童保健	健康卡管理 疾病登记 随访管理 儿保报表 评价表
5	全科诊疗	业务处理 挂号收费管理 信息查询 报表统计 药品管理 化验管理 检查管理 基础维护
6	计划免疫	近日工作 接种管理 临时接种 副反应登记 疫苗管理 计免报表 基础维护
7	健康教育	健康教育 服务管理 社区康复 公共卫生
8	计划生育	计划生育 婚前检查 检查报表
9	绩效考核	社区公共卫生绩效考核管理 社区医疗卫生服务绩效考核 双向转诊服务绩效考核
10	统计分析	统计分析报表
11	系统维护	用户管理 权限管理 系统初始化 社区档案 数据字典
12	网络传输	乡镇卫生院与各村卫生室数据传输

第四节　居民健康档案及其管理

一、健康档案信息架构概述

居民的健康档案信息客观上来源于众多医疗卫生服务机构,只有将这些分散在不同地点、以不同形式表示和存储的数据信息通过统一的标准汇集和交换,才能形成统一和完整的居民电子健康档案,实现信息共享。居民健康档案信息架构,是为了让区域卫生信息平台建设者依照统一的建模方法和技术路线,把分散的、不一致的信息资源规范和整合为一个完整的逻辑主体。信息架构是基于健康档案的区域卫生信息平台的核心,在构建信息架构时必须充分考虑到区域中各种卫生及相关业务活动的业务要求。

笔记

（一）信息架构的组成

信息架构组成包括数据模型、数据存储模式与数据管理三部分。数据模型是对卫生领域各种活动所产生和使用信息与数据的抽象表述，为卫生信息领域中不同应用开发者提供统一的建模工具和方法，保证数据定义和表述的一致性。数据模型进一步细分为：数据概念模型、数据逻辑模型、数据物理模型，以及相对应的数据标准。数据存储模式是指数据的存储框架，其所研究和解决的问题是，共享数据资源在空间上如何分布和存储的问题。数据管理主要是制定贯穿健康档案数据生命周期的各项管理制度。信息架构涉及的内容如图5-3所示。

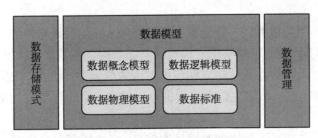

图5-3 信息架构涉及的内容

1. **数据模型** 数据模型是平台信息架构规划中最重要的内容，定义良好的数据模型可以反映业务模式的本质，确保信息架构能为业务需求提供全面、一致、完整的高质量共享数据，且为划分应用系统边界、明确数据引用关系、定义应用系统间的集成接口提供开发依据。良好的数据建模与数据标准的制定是实现数据共享、保证信息一致性、完整性与准确性的基础。在这一基础上，区域卫生信息平台才能通过信息系统的应用开发，实现基于数据的管理和决策功能。

数据模型分为：数据概念模型、数据逻辑模型、数据物理模型。数据概念模型是对卫生领域各种数据的最高层抽象，用来描述卫生信息的概念化结构，数据范围以及数据之间的联系等，与具体业务域和技术实现方法无关。数据概念模型的特点是凌驾于个别业务需求之上，满足全局的共性需求。数据逻辑模型是用户对某一业务域内数据的抽象描述，从具体的一个业务域提出对数据内容和逻辑关系的理解，而与信息技术实现方法无关。数据逻辑模型的特点是技术无关性。数据物理模型是描述数据具体存储实现方式，例如使用什么数据库系统或使用什么存储介质。数据模型是本章描述的重点。关于数据标准部分，可参考相关的国际和国内标准。

2. **数据存储模式** 对于基于健康档案的区域卫生信息平台来说，数据存储模式是信息架构要考虑的一项重要内容。对于区域卫生信息的使用者而言，没有必要关心数据的存储模式。这比如大家从互联网上查找新闻时，大家并不关心存储这条新闻的服务器放在哪个国家，也即不必关心数据存储模式。但是区域卫生信息平台的设计者，需要从经济可行性、技术可行性和管理可行性方面去考虑选择不同的数据存储模式。

数据存储模式种类有以下3种：集中式、分布式和联邦式。①集中式：建设一个统一的数据中心，把一个区域内需要共享的数据集中全部存储在数据中心。

②分布式：一个区域内没有统一的数据存储中心，数据可以分散在不同的机构和地点。例如，某个患者需要访问上个月做的 X 线检查资料，区域卫生信息平台会将该患者的访问需求转移到其上个月去的医院系统，将存储在该医院的数据提供给患者使用。③所谓联邦式，是集中与分布相结合的数据存储模式，对于用户经常访问的数据集中在数据中心，其余分散在不同地点或机构。

3. 数据管理　数据管理主要是制定贯穿健康档案数据生命周期的各项管理制度，包括：数据模型与数据标准管理，数据存储管理，数据质量管理，数据安全管理等制度。基于健康档案的区域卫生信息平台的数据管理制度将在平台的建设过程中逐步完善。

4. 数据模型的重要性　数据概念模型提供了一个易于理解的健康档案的整体信息定义框架，是健康档案信息模型的基础架构。在数据概念模型的指导下，可以针对各个具体的业务域建立相应的逻辑数据模型。因此，数据概念模型将为基于健康档案的区域卫生信息平台的开发提供一个整体信息框架和数据应用指南。

数据逻辑模型描述具体的健康档案信息，它与数据概念模型一样独立于任何具体的信息系统。其作用是为健康档案中来源于各种卫生服务活动的所有记录信息，建立一个统一的标准化的数据表达模式和信息分类框架，并方便对健康档案信息的快速理解和实现健康档案的信息共享。

在基于健康档案的区域卫生信息平台中，数据模型有利于支持多个信息系统的开发，减少重复性工作，降低开发成本，加快系统的开发速度。在同一个数据模型指导下开发的多个系统间具有良好的信息一致性，为系统间的数据交换与共享奠定了基础。

数据分类虽然与数据模型之间有着内在的关系，但数据分类不能代替数据模型。数据分类框架关心的是对数据的分类，确定数据所在的位置，以便用户存放、查找及使用数据，但并不涉及对于主题域、类之间的关联以及类属性的描述。而建立数据模型的目的是为了更全面地理解信息和描述信息。

二、健康档案的信息内容

（一）健康档案的系统架构

1. 建立以人为中心的健康信息设计模型　从居民连续的一生中健康迁移状态为分析路径，分析其连续的健康状态下与各类服务机构的关联，这是健康档案模型建立的基础（图5-4）。

健康档案的系统架构是以人的健康为中心，以生命阶段、健康和疾病问题、卫生服务活动（或干预措施）作为三个维度构建的一个逻辑架构，用于全面、有效、多视角地描述健康档案的组成结构以及复杂信息间的内在联系。通过一定的时序性、层次性和逻辑性，将人一生中面临的健康和疾病问题、针对性的卫生服务活动（或干预措施）以及所记录的相关信息有机地关联起来，并对所记录的海量信息进行科学分类和抽象描述，使之系统化、条理化和结构化。

健康档案的三维系统架构如图5-5所示。

笔记

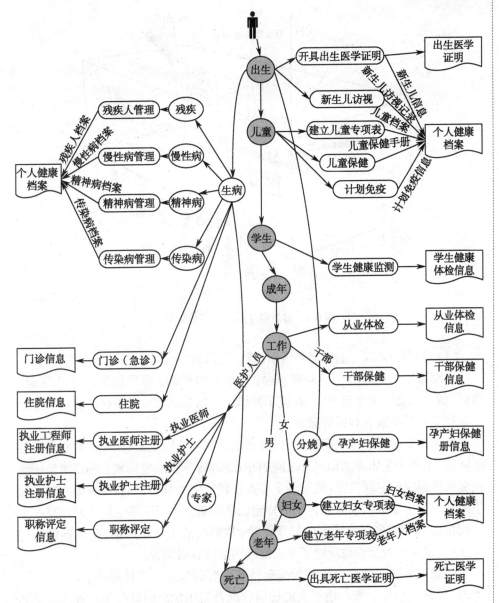

图 5-4　建立以人为中心的健康信息设计模型

（1）第一维（X轴）：生命阶段

按照不同生理年龄可将人的整个生命进程划分为连续的若干生命阶段，如：婴儿期（0～1岁）、幼儿期（1～3岁）、学龄前期（3～6岁）、学龄期（6～12岁）、青春期（12～20岁）、青年期（21～45岁）、中年期（46～60岁）、老年期（60岁以上）等8个生命阶段。也可以根据基层实际工作的需要，将人群划分为儿童、青少年、育龄妇女、中年和老年人。

（2）第二维（Y轴）：健康和疾病问题

每一个人在不同生命阶段所面临的健康和疾病问题不尽相同。确定不同生命阶段的主要健康和疾病问题及其优先领域，是客观反映居民卫生服务需求、进行健康管理的重要环节。

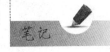

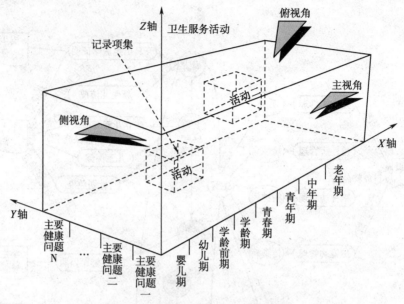

图 5-5　健康档案的三维系统模型

（3）第三维（Z轴）：卫生服务活动（或干预措施）

针对特定的健康和疾病问题，医疗卫生机构开展一系列预防、医疗、保健、康复、健康教育等卫生服务活动（或干预措施），这些活动反映了居民健康需求的满足程度和卫生服务利用情况。

健康档案的三维概念模型，可以清晰地反映出不同生命阶段、主要疾病和健康问题、主要卫生服务活动三者之间的相互联系。同时，坐标轴上的三维坐标连线交叉所圈定的空间位置（域），表示了人在特定生命时期、因特定健康问题而发生的特定卫生服务活动所需记录的特定记录项集。由于三维空间中的任意一个空间位置都对应着某个特定的健康记录，从而构成了一个完整、立体的健康记录，这些健康记录全面地反映了个人健康档案内容的全貌。

健康档案的三维概念模型为健康档案内容的规划与设计提供了一个科学、合理、灵活的指导框架。由于人的健康状况及健康危险因素在很大程度上受到社会经济和环境因素条件的影响，因此在不同的社会经济发展阶段、不同的地区和环境条件下，所需重点关注的主要健康问题以及所需记录的主要健康信息必然存在差异。在进行健康档案的规划设计时，应因地制宜，在三维概念模型的指导下，根据不同环境条件和关注的重点选取适合本地需求的主要健康问题和记录项集；并可根据实际情况进行灵活调整（更新、缩减或扩展），使有限的卫生资源得到合理的分配和充分利用。

另一方面，与特定健康问题和卫生服务活动相对应的记录项集的内容，即内部记录项也不是一成不变的。在所关注的健康问题及卫生服务活动的深度和广度不断调整、完善的过程中，健康记录的内容可以随着居民健康管理需求或干预措施的变化与改善而进行适时调整。

由此可见，用于描述健康记录的数据模型必须具备良好的可扩展性，在满足

158

所记录的健康内容不断变化的同时，能够保持数据模型的稳定。

2. 健康档案的基本内容　根据健康档案的基本概念和系统架构，健康档案的基本内容主要由个人基本信息和主要卫生服务记录两部分组成。

（1）个人基本信息：包括人口学和社会经济学等基础信息以及基本健康信息。其中一些基本信息反映了个人固有特征，贯穿整个生命过程，内容相对稳定、客观性强。主要有：

1）人口学信息：如姓名、性别、出生日期、出生地、国籍、民族、身份证件、文化程度、婚姻状况等。

2）社会经济学信息：如户籍性质、联系地址、联系方式、职业类别、工作单位等。

3）亲属信息：如子女数、父母亲姓名等。

4）社会保障信息：如医疗保险类别、医疗保险号码、残疾证号码等。

5）基本健康信息：如血型、过敏史、预防接种史、既往疾病史、家族遗传病史、健康危险因素、残疾情况、亲属健康情况等。

6）建档信息：如建档日期、档案管理机构等。

（2）主要卫生服务记录：健康档案与卫生服务活动的记录内容密切关联。主要卫生服务记录是从居民个人一生中所发生的重要卫生事件的详细记录中动态抽取的重要信息。按照业务领域划分，与健康档案相关的主要卫生服务记录有：

1）儿童保健：出生医学证明信息、新生儿疾病筛查信息、儿童健康体检信息、体弱儿童管理信息等。

2）妇女保健：婚前保健服务信息、妇女病普查信息、计划生育技术服务信息、孕产期保健服务与高危管理信息、产前筛查与诊断信息、出生缺陷监测信息等。

3）疾病预防：预防接种信息、传染病报告信息、结核病防治信息、艾滋病防治信息、寄生虫病信息、职业病信息、伤害中毒信息、行为危险因素监测信息、死亡医学证明信息等。

4）疾病管理：高血压、糖尿病、肿瘤、重症精神疾病等病例管理信息，老年人健康管理信息等。

5）医疗服务：门诊诊疗信息、住院诊疗信息、住院病案首页信息、成人健康体检信息等。

（3）健康档案的信息来源：健康档案信息量大、来源广且具有时效性。其信息收集应融入到医疗卫生机构的日常服务工作中，随时产生、主动推送，一方采集、多方共享，实现日常卫生服务记录与健康档案之间的动态数据交换和共享利用，避免成为"死档"，并减轻基层卫生人员的负担。

由于人的主要健康和疾病问题一般是在接受相关卫生服务（如预防、保健、医疗、康复等）过程中被发现和被记录的，所以健康档案的信息内容主要来源于各类卫生服务记录。主要有三方面：一是卫生服务过程中的各种服务记录；二是定期或不定期的健康体检记录；三是专题健康或疾病调查记录。

卫生服务记录的主要载体是卫生服务记录表单。卫生服务记录表单是卫生

笔记

管理部门依据国家法律法规、卫生制度和技术规范的要求,用于记录服务对象的有关基本信息、健康信息以及卫生服务操作过程与结果信息的医学技术文档,具有医学效力和法律效力。

知识链接

与健康档案内容相关的卫生服务记录表单

(1)基本信息

*个人基本信息:个人基本情况登记表。

(2)儿童保健

*出生医学登记:出生医学证明。

*新生儿疾病筛查:新生儿疾病筛查记录表。

*儿童健康体检:0~6岁儿童健康体检记录表。

*体弱儿童管理:体弱儿童管理记录表。

(3)妇女保健

*婚前保健服务:婚前医学检查表、婚前医学检查证明。

*妇女病普查:妇女健康检查表。

*计划生育技术服务:计划生育技术服务记录表。

*孕产期保健与高危管理:产前检查记录表、分娩记录表,产后访视记录表、产后42天检查记录表,孕产妇高危管理记录表。

*产前筛查与诊断:产前筛查与诊断记录表。

*出生缺陷监测:医疗机构出生缺陷儿登记卡。

(4)疾病控制

*预防接种记录:个人预防接种记录表。

*传染病记录:传染病报告卡。

*结核病防治:结核病患者登记管理记录表。

*艾滋病防治:艾滋病防治记录表。

*血吸虫病管理:血吸虫病患者管理记录表。

*慢性丝虫病管理:慢性丝虫病患者随访记录表。

*职业病记录:职业病报告卡、尘肺病报告卡、职业性放射性疾病报告卡。

*职业性健康监护:职业健康检查表。

*伤害监测记录:伤害监测报告卡。

*中毒记录:农药中毒报告卡。

*行为危险因素记录:行为危险因素监测记录表。

*死亡医学登记:居民死亡医学证明书。

(5)疾病管理

*高血压病例管理:高血压患者随访表。

*糖尿病病例管理:糖尿病患者随访表。

*肿瘤病病例管理:肿瘤报告与随访表。

笔记

> *精神分裂症病例管理：精神分裂症患者年检表、随访表。
>
> *老年人健康管理：老年人健康管理随访表等。
>
> （6）医疗服务
>
> *门诊诊疗记录：门诊病历。
>
> *住院诊疗记录：住院病历。
>
> *住院病案记录：住院病案首页。
>
> *成人健康体检：成人健康检查表。

（二）健康档案数据建模方法

健康档案的数据模型用于描述健康档案信息及帮助健康档案的管理和使用者更加全面地理解健康档案信息。在数据和信息模型方面，目前最有影响力和发展前景的无疑是 HL7 的 RIM 模型。HL7 是卫生信息交换第七层协议的英文缩写（health level seven）。HL7 是一个非营利性的自愿组织，它的会员由对开发和促进卫生领域的临床和管理标准感兴趣的医院、信息技术厂商、医疗保险机构及政府协会组成。HL7 于 1987 年 3 月在美国宾夕法尼亚大学医院组建，其宗旨是解决不同厂商设计的信息系统如何实现信息交换和数据共享的问题，至今已逾 20 多年。

HL7 研究和开发 RIM 模型（reference information model）的目的是为了解决大家开发和制定的信息标准不一致问题，需要为标准开发和制定者提供一个最高层次的参考模型。RIM 是一个纯粹的对象结构模型，某一个业务域的专家在开发数据标准中，其所使用到的任何元素、数据类型、词汇或代码如果都是衍生自 RIM 规范要求，就可保证与其他业务域一致。

目前，国外一些健康档案的数据模型工作很多都是基于 HL7 RIM 或采用了 HL7 RIM 的思想和方法。虽然起初 HL7 主要是针对临床信息的交换而开发的，但随着 HL7 的发展、尤其是引入 RIM 之后，HL7 的模型和方法已经不再局限于临床应用，而是能够满足患者管理、财政、公共卫生、EHR、基因组学等更广泛领域的建立信息模型的需求。考虑到与国际主流信息模型接轨的需要，可采用 RIM 以及 HDF 数据模型开发框架（HDF）作为健康档案数据建模的方法。

1. 数据概念模型　数据概念模型与具体业务域和技术实现方法无关，仅描述数据范围以及数据之间的联系，健康档案的数据概念模型完全对应于 HL7 RIM，使用 6 个主题域去抽象描述涵盖卫生及相关域的全部数据信息内容。

数据概念模型的主类（包括子类）的 UML 图如图 5-6 所示。该图来源于 HL7。

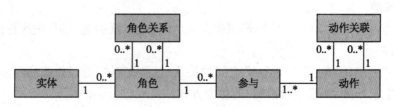

图 5-6　数据概念模型的 UML 图

2. 健康档案数据的主类（主题域） 现实世界是由各种各样的实体（事物、对象）所组成的，每种对象都有自己的内部状态和活动特征，不同对象间的相互联系和相互作用就构成了各种不同的系统。人们为了更好地认识客观世界，把具有相似内部状态和活动特征的实体（事物、对象）综合在一起称为类，类是具有相似内部状态和运动规律的实体的集合。我们从一个个具体的事物中把共同的特征抽取出来，就形成了一个一般性的概念，这就是"归类"。例如：把转诊、报销、检查、开医嘱等工作归类为"活动"。

HL7 RIM 模型把全部卫生信息（数据）抽象为 6 个类，因此健康档案数据模型也用 6 个类表述，也称之为"域"或"主类"。这 6 个"域"或"主类"中两个最基本的主类是：活动和实体；另外两个主类连接活动和实体，它们是：参与和角色；最后两个主类是：活动关联和角色连接。它们之间的关系如图 5-7 所示。

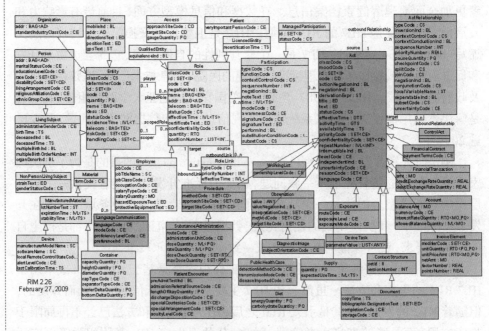

图 5-7　数据模型的主类示意图

各个主类的含义如下：

活动：表示卫生服务活动（或干预措施），这些服务活动或干预措施产生相关的健康档案记录信息。

实体：是指物理意义上的人和物。包括所有生命体（living subjects）（如人和动物）、机构（正式的和非正式的）、材料（如持久和非持久的货物、食物、组织、容器）和场地。

角色：是指"实体"在"参与"卫生服务活动（或干预措施）过程中所扮演的各种角色。

参与：定义"角色"和"活动"之间的关系，是指"实体"通过扮演的"角色""参与"卫生服务活动（或干预措施）的行为方式。

活动关联：描述"活动"之间的相互关系。

162

角色关系：描述参与卫生服务活动（或干预措施）的各角色之间的关系。

以下是对各个主题域的进一步说明。

（1）活动：活动是从数据角度定义健康档案信息模型的基础。在健康档案平台中共享的各种数据通常都关联到生成它的主要卫生服务活动（或干预措施）。活动域表示发生在与健康档案平台相关的各系统中的不同活动类型。它的范围仅限于有值的活动类型，这些值用于居民电子健康记录的共享。

通过活动，可以记录在特定时间（或时刻）对所感兴趣的特定对象的状态所发生的变化。这里所说的时间概念可能是一个时间点（时刻），也可能是一个由开始时间和结束时间所定义的时间段。

（2）活动关联：活动关联描述的是活动之间的关联关系。活动在发生时就会被记录在健康档案的信息平台之中。

根据那些向健康档案信息平台提供活动数据的医疗机构内部信息系统应用程序的能力的不同，用于确定某个特定活动如何与早已记录在某一个人的健康档案之中的其他活动相关联的数据，可能存在关联，也可能不存在关联。例如，当产生出一项检验结果并将其录入到实验室机构信息系统之中时，该系统就会将该结果发布到健康档案信息平台。对于这样的一个结果，它可能包含或不包含足够的信息，用于确定究竟是什么实验室医嘱导致了此项实验室检验项目的执行。与此类似，它也可能包含或不包含足够的信息，用于确定为该实验室检验申请时所处的就医背景。

不过，健康档案信息平台预期支持的是将不同活动彼此关联起来的能力，而活动关联则用于表达支持这一能力。健康档案信息平台需要识别的是活动之间不同类型的关联关系。例如，历史型活动关系，组成型活动关系，依赖型链接关系和相关型链接关系。

（3）实体：实体包括人、地点、环境、资源、资料等。

人包括用于表示参与医疗保健系统的人员、组织机构或其他类型群体的所有实体或信息类。基本来说，人旨在表示的是在健康档案信息模型之中，要使我们能够确定出一个医疗活动是关于谁的，即患者；谁参与了与该活动相关联的医疗服务提供过程，即医疗服务提供者以及他们所属的组织机构。人的定义中所包括的一个关键概念就是分组的概念。此概念可表示一组正在作为医疗活动对象的患者。关于这个概念的一个具体例子就是，在公共卫生服务域中，传染病暴发所涉及的一群患者。

地点概括为描述健康档案信息模型之中位置概念的信息。地点用于回答个人健康档案之中关于医疗活动"在何处"或者说"在哪"发生的问题。在信息模型中采用地点，就可以让健康档案信息模型包含医疗活动在哪发生，机构位于何处，某个设施位于何处，事故发生在何处，患者在哪接受家庭护理服务，等等之类的信息。

环境描述健康档案信息模型之中位置概念的所处的环境信息。

"环境"是指特定时刻表现在地点上的理化特性。当环境因素影响个人健康时，或者当需要对传染病的媒介或携带者加以隔离时，与地点相关联的这个概念,就是众多健康监测需求的关键。

在健康档案信息模型中,医疗活动表示为活动。资源保存的是那些用于完成医疗活动的不同类型资源的有关信息。资源之中所保存的这些信息用于回答关于"在提供特定医疗服务的过程中,究竟涉及了哪些资源"的问题。资源的范围包括人力资源,设备资源,信息资源,物质资源和供应品资源。

在健康档案信息模型中,资源的能力是运用政策和业务规则时所需的一个关键信息。比如,资源能力可能会声明,"医生"类型的某人力资源不能在某个时间段内开展医疗活动。

(4)角色:角色中保存的是关于特定类型实体在其参与医疗服务提供或获取时表现出来的那些职能信息。通常将角色分配给人员。角色的类包括服务提供者、服务接受者或客户、支持人员、经授权的信息接收者、经授权的系统用户、经授权的应用程序、管理者或管理员等。

3. 数据逻辑模型　健康档案的数据逻辑模型是通过继承数据概念模型并对数据概念模型进行细化(演绎)而产生的。健康档案的概念数据模型采用 HL7 RIM,健康档案的逻辑数据模型也可采用 HL7 的信息模型建立方法,并最大限度地遵循已有的 HL7 标准的内容。由于 HL7 到目前为止并没有提出一个完整的健康档案的信息模型,加上我国健康档案信息有着一些特殊性,当采用 HL7 RIM 和 HL7 的方法论建立健康档案的数据模型时,必然存在着对 HL7 的扩充工作。因此,我国标准的、完善的健康档案数据模型的建立也必然要经历一定的发展历程。

(1)数据逻辑模型概述:RIM 是一个最抽象的数据概念模型,本身并无法用于表述具体的数据或含义。要实现对某域中具体健康档案数据的描述,要在 RIM 的基础上派生和细化(演绎)为域信息模型 D-MIM(domain message information model)和精细化消息模型 R-MIM(refined message information model)。R-MIM 是对一个具体业务活动的数据进行规范表述的模型,例如,"注射单"具体应包含哪些项目,每个项目用什么方式表述。D-MIM 是一个业务域的数据逻辑模型,该域中所有 R-MIN 都继承和依从 D-RIM 模型,而 D-MIM 模型又完全继承和依从 RIM 模型。

目前 HL7 已经开发出常用的 D-MIM 和 R-MIM 模型,提供给应用开发者直接使用。在数据模型的层次上,RIM 属于数据概念模型,而 D-MIM 和 R-MIM 都对应于数据逻辑模型,HL7 的 RIM、D-MIM、R-MIM 与数据模型的层次关系如图 5-8 所示。

(2)HL7 域信息模型 D-MIM:D-MIM 是 RIM 的派生,它包括在特殊域(domain)中适用的经过充分扩充的类克隆(class clone)、属性和关系。类克隆是用来满足特定目的而设计的精细化的 RIM 基础类。精细化的过程可以约束 RIM 类的属性和关系,但不能添加 RIM 基础类中未出现的任何属性。D-MIM 是构建域中所有精细化消息信息模型(R-MIM)的共同基础。

对应于健康档案的数据模型来说,D-MIM 侧重于描述健康档案所涉及的某个域的数据模型,这个数据模型反映了某个域的数据模型全貌(如:类克隆、属性和类关系),但还不包含健康档案逻辑数据模型所需要的一些信息内容细节。

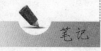

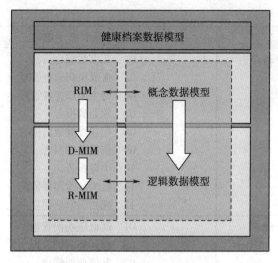

图 5-8　数据模型与 HL7 模型之间的层次对应关系

（3）HL7 精细化消息信息模型 R-MIM：R-MIM 是带有注释的一个或一组消息的信息内容细节，是 D-MIM 的一个子集。R-MIM 表达了一个或多个层次消息描述的信息内容，它源自由 R-MIM 入口点标示的根类。R-MIM 是所有其他 HL7 消息制品的源，这些制品可以是一组 XML Schema 或者其他格式的消息制品。

对应于健康档案的数据模型来说，R-MIM 描述了具体的健康档案信息，R-MIM 所描述的逻辑模型可以用于指导进一步的数据库设计。

4. 数据模型域　通过继承数据概念模型建立相应的数据逻辑模型时，需要根据健康档案的信息内容划分出不同的域，先建立反映一个域的信息模型 D-MIM，然后再细化并生成描述具体信息内容的信息模型 R-MIM。

对应于健康档案的信息内容，将健康档案数据模型对应的域划分成五大业务域组和 31 个子域，如表 5-4 所示。

表 5-4　健康档案的数据模型对应的子域

域分组	各子域
1　儿童保健	01　出生医学登记 02　新生儿疾病筛查 03　儿童健康体检 04　体弱儿童管理
2　妇女保健	01　婚前保健服务 02　妇女病普查 03　计划生育技术服务 04　孕产期保健服务与高危管理 05　产前筛查与诊断 06　出生缺陷监测
3　疾病控制	01　预防接种 02　传染病报告 03　结核病防治

续表

域分组	各子域
3 疾病控制	04 艾滋病综合防治
	05 血吸虫病患者管理
	06 寄生虫病患者管理
	07 职业病报告
	08 职业性健康监护
	09 伤害监测报告
	10 中毒报告
	11 行为危险因素监测
	12 死亡医学证明
4 疾病管理	01 高血压病例管理
	02 糖尿病病例管理
	03 肿瘤病例管理
	04 精神分裂症病例管理
	05 老年人健康管理
5 医疗服务	01 门诊诊疗
	02 住院诊疗
	03 住院病案首页
	04 成人健康体检

数据模型的域在整个健康管理过程中并不是独立的,之间存在着一定的关系。如"出生医学登记"将产生"预防接种"服务;"传染病报告"的信息可来源于"医疗服务域组""疾病管理域组""儿童保健域组"或"妇女保健域组"的卫生服务活动所产生的信息。数据模型域如图5-9所示。

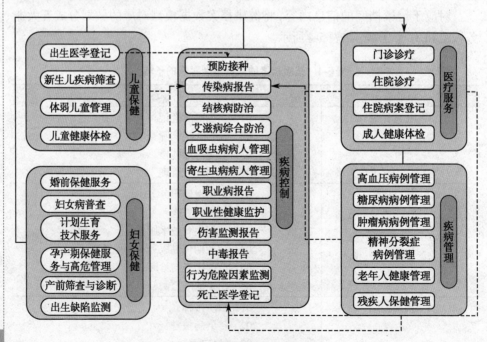

图 5-9 数据模型的域示意图

（1）儿童保健域组：儿童保健工作是卫生工作的重要组成部分，属于专业公共卫生的范畴。

各级卫生行政部门是儿童保健工作的主管部门，负责制定儿童保健工作方针政策、发展规划、技术规范与标准，并组织实施。妇幼保健机构作为辖区妇幼保健的技术指导中心，根据职责分工，对社区卫生服务机构、乡镇卫生院和其他医疗机构的儿童保健工作进行技术指导和业务培训，推广适宜技术。

儿童保健服务的对象为0～18岁儿童。儿童保健管理包括散居儿童保健管理、托幼机构卫生保健管理、儿童保健信息管理等。根据不同年龄儿童的生理和心理发育特点，为胎儿期、新生儿期、婴幼儿期、学龄前期、学龄期及青春期儿童提供基本保健服务，具体内容包括生长发育监测、喂养与营养指导、儿童早期发展促进、心理行为发育评估与指导、免疫接种、常见疾病防治、健康安全保护、健康教育与健康促进等内容。

（2）妇女保健域组：做好妇女卫生保健工作、保障妇女儿童的身心健康，关系到每个家庭的幸福，关系到整个中华民族素质的提高，关系到计划生育国策的贯彻落实。

各级卫生行政管理部门设立相应的机构如妇幼卫生处等，负责分管妇幼卫生工作。各级妇幼卫生专业机构、综合医院妇产科、儿科、保健科等科室和厂矿企业等有关部门具体负责妇女保健工作的执行。

妇女保健工作内容主要包括：推广科学接生，实行孕产妇系统管理；积极防治妇女常见病、多发病；妇女经、孕、产、哺乳、更年期的卫生保健工作；进行卫生学调查，提出妇女劳动保护和卫生保健的建议，并督促实施以及出生缺陷筛查与管理（含新生儿疾病筛查与治疗）。

（3）疾病控制域组：疾病预防控制工作是提高全民健康水平的重要内容。各级卫生行政管理部门都设置了疾病预防控制中心作为疾病预防控制工作的直接管理部门。

疾病控制的主要工作内容包括：传染病防治（如艾滋病、结核病、霍乱、乙肝等）；预防免疫接种服务；慢性病防治（如糖尿病、高血压等）；职业病防治；地方病防治；职业健康监护；疾病预警预测等。

（4）疾病管理域组：疾病管理是公共卫生服务的重点内容之一。

疾病管理工作主要通过疾病预防控制机构、社区卫生服务机构、乡镇卫生院及相关医疗机构等开展。

疾病管理的主要工作内容包括：以社区或乡镇为中心开展的高血压病例管理、糖尿病病例管理、肿瘤及精神病病例管理等。

（5）医疗服务域组：医疗服务以门诊诊疗服务和住院诊疗服务为主，同时还包括家庭病床、门诊下地段服务以及健康体检等方式。

各级各类医疗机构为国民提供医疗服务，包括医院、妇幼保健院、乡镇卫生院、社区卫生服务机构、疗养院、诊所和医务室等。

（三）数据模型的词汇

HL7的词汇域用于表示类的属性。词汇域分"不可扩展"和"可扩展"两种

笔记

类型。"可扩展"意味着在建立信息模型时，可以通过扩展已有的编码集来满足本地化的需求。

健康档案的数据元和数据集标准为建立健康档案的数据模型提供了重要的参考，大多数数据元可以直接映射到 HL7 标准中。

1. 健康档案相关卫生服务基本数据集　基本数据集是指构成某个卫生事件（或活动）记录所必需的基本数据元集合。与健康档案相关的每一个卫生服务活动（或干预措施）均对应一个基本数据集。基本数据集标准规定了数据集中所有数据元的唯一标识符、名称、定义、数据类型、取值范围、值域代码表等数据元标准，以及数据集名称、唯一标识符、发布方等元数据标准。

针对健康档案的主要信息来源，目前已制定出健康档案相关卫生服务基本数据集标准共 32 个。按照业务领域（主题）分为 3 个一级类目：基本信息、公共卫生、医疗服务。其中"公共卫生"包含 4 个二级类目：儿童保健、妇女保健、疾病控制、疾病管理。表 5-5 列出了健康档案相关卫生服务基本数据集标准目录。如:《出生医学证明基本数据集》的数据集标识符为"HRB01.01_V1.0"，表示该数据集标准属于"健康档案领域（HR）"中的一级类目"公共卫生（B）"下的二级类目"儿童保健（01）"，数据集顺序号为"01"，数据集版本号为"1.0"。

2. 健康档案数据元　健康档案 32 个相关卫生服务基本数据集中共包含 2252 个数据元。其中 2 个或 2 个以上数据集中都包含的数据元称为公用数据元。公用数据元是不同业务领域之间进行无歧义信息交换和数据共享的基础。健康档案公用数据元标准规定了健康档案所必须收集记录的公用数据元最小范围及数据元标准，目的是规范和统一健康档案的信息内涵和外延，指导健康档案数据库的规划设计。

健康档案公用数据元标准中共包含公用数据元 1163 个，191 个数据元值域代码表。

制定健康档案数据元字典的主要作用是：统一和规范健康档案的信息内涵；指导健康档案数据库及相关健康管理信息系统的开发设计；支持健康档案与相关卫生服务活动以及其他信息资源库相互间的数据交换与共享；为相关卫生服务活动的信息管理规范化与标准化提供依据；为构建整体的卫生信息模型和国家卫生数据字典提供基础信息资源。

3. 健康档案数据元字典

（1）基本概念：数据元字典是列举并定义了特定的语义环境中所有相关数据元的一种信息资源。健康档案数据元字典的特定语义环境是指健康档案，健康档案数据元字典中包含的是健康档案记录内容所涉及的所有数据元。健康档案的内涵和信息来源特征，决定了健康档案数据元字典中的数据元来源于与健康档案相关的各个卫生服务信息基本数据元集，是从各个业务数据元集中抽取的与个人健康管理相关的数据元。健康档案数据元的纳入原则主要有：

一是公用数据元，即在 2 个或 2 个以上业务数据元集中都包含的数据元。公用数据元体现了相关卫生服务活动对基于健康档案的数据交换和共享的需要。

二是健康档案信息利用者所需要使用的非公用数据元，如某些居民健康管

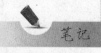

笔记

表5-5 健康档案相关卫生服务基本数据集标准目录

序号	一级类目	二级类目	数据集标准名称	数据集标识符
1	A 基本信息		个人信息基本数据集	HRA00.01_V1.0
2		01 儿童保健	出生医学证明基本数据集	HRB01.01_V1.0
3			新生儿疾病筛查基本数据集	HRB01.02_V1.0
4			儿童健康体检基本数据集	HRB01.03_V1.0
5			体弱儿童管理基本数据集	HRB01.04_V1.0
6		02 妇女保健	婚前保健服务基本数据集	HRB02.01_V1.0
7			妇女病普查基本数据集	HRB02.02_V1.0
8			计划生育技术服务基本数据集	HRB02.03_V1.0
9			孕产期保健服务与高危管理基本数据集	HRB02.04_V1.0
10			产前筛查与诊断基本数据集	HRB02.05_V1.0
11			出生缺陷监测基本数据集	HRB02.06_V1.0
12	B 公共卫生	03 疾病控制	预防接种基本数据集	HRB03.01_V1.0
13			传染病报告基本数据集	HRB03.02_V1.0
14			结核病防治基本数据集	HRB03.03_V1.0
15			艾滋病防治基本数据集	HRB03.04_V1.0
16			血吸虫病患者管理基本数据集	HRB03.05_V1.0
17			慢性丝虫病患者管理基本数据集	HRB03.06_V1.0
18			职业病报告基本数据集	HRB03.07_V1.0
19			职业性健康监护基本数据集	HRB03.08_V1.0
20			伤害监测报告基本数据集	HRB03.09_V1.0
21			中毒报告基本数据集	HRB03.10_V1.0
22			行为危险因素监测基本数据集	HRB03.11_V1.0
23			死亡医学证明基本数据集	HRB03.12_V1.0
24		04 疾病管理	高血压病例管理基本数据集	HRB04.01_V1.0
25			糖尿病病例管理基本数据集	HRB04.02_V1.0
26			肿瘤病例管理基本数据集	HRB04.03_V1.0
27			精神分裂症病例管理基本数据集	HRB04.04_V1.0
28			老年人健康管理基本数据集	HRB04.05_V1.0
29	C 医疗服务		门诊诊疗基本数据集	HRC00.01_V1.0
30			住院诊疗基本数据集	HRC00.02_V1.0
31			住院病案首页基本数据集	HRC00.03_V1.0
32			成人健康体检基本数据集	HRC00.04_V1.0

理和健康监测的需要、卫生管理统计指标的需要、与外部卫生相关部门进行数据交换的需要等。

（2）数据元字典的特性

1）业务无关性：当所有从各个业务数据元集中抽取的数据元组成健康档案数据元字典后，即表现出与业务的无关性，即健康档案数据元字典中的数据元是独立于任何具体的卫生服务活动(业务应用系统)的,虽来源于相关业务,但已不再隶属于某个特定的业务环境。

2)灵活性:健康档案数据元字典中数据元的业务无关性,为卫生服务模式的改革发展及业务流程的再造与不断优化,提供了灵活的指导框架。譬如:根据某个新开展的卫生服务活动的需求,可以从健康档案数据元字典中提取任意一组所需要的数据元来组装成一个新的卫生服务基本数据元集,并指导重新设计一个或一组能适应新的卫生服务活动要求的卫生服务记录表单。而且这些新的数据集和记录表单将自然符合既往的相关规范和标准,满足信息资源整合的需要。

3)可扩展性:随着卫生事业的发展,根据各项卫生服务活动在广度和深度上不断调整和完善的实际需求,健康档案相关卫生服务基本数据集的内容也将相应变化,不断推出新的标准版本,而且健康档案数据元字典的数据元纳入原则也会根据实际情况适时调整。因此,健康档案数据元字典是可扩展的。

本 章 小 结

本章对健康信息管理的基本概念和健康信息技术的类别进行了介绍。从健康管理的需求出发,对健康信息的采集内容、方式以及健康信息平台的基本原理和功能架构进行了介绍。对居民健康档案的架构、信息模型、信息内容和居民健康档案的信息标准进行了系统全面的描述,为健康信息管理的相关理论与实践奠定了基础。

(刘智勇)

关键术语

健康体检　health check-up

健康管理平台　health management platform

原型模型　archetype model, AM

持续医疗文档　continuity of care document, CCD

持续医疗记录　continuity of care record, CCR

临床数据标准　clinical data standards, CDS

欧盟标准委员会　European Committee for Standardization, CEN

电子健康档案　electronic health record, EHR

电子病历　electronic medical record, EMR

医疗卫生信息与管理系统协会　Healthcare Information and Management System Society, HIMSS

医疗卫生信息技术标准专家小组　Healthcare Information Technology Standards Panel, HITSP

卫生信息传输标准第七层协议　health level seven, HL7

医疗企业集成规范　Integrating Healthcare Enterprise, IHE

笔记

逻辑观测标识符命名与编码 logical observation identifiers names and codes, LOINC

参考信息模型 reference information model, RIM

参考模型 reference model, RM

系统化临床医学术语集 systemized nomenclature of medicine clinical terms, SNOMEDCT

结构化查询语言 structured query language, SQL

统一建模语言 unified modeling language, UML

可扩展标记语言 extensible markup language, XML

练习题

一、名词解释

1. 健康信息技术   2. 健康管理信息平台

3. 电子健康档案   4. 基本数据集

二、简答题

1. 简述健康信息管理的意义。

2. 健康信息采集的方法与途径有哪些?

3. 简述居民健康档案的信息架构。

4. 简述健康管理信息平台的功能模块。

笔记

第六章

健康风险评估

◀

学习目标

通过本章的学习,你应该能够:

掌握 健康危险因素的识别以及健康风险评估的基本原理。

熟悉 常用的健康风险评估方法和结果的解释。

了解 健康风险评估在健康管理中的应用。

章前案例

今年 50 岁的张明先生在一家大型企业从事行政管理工作,平时工作比较紧张,应酬也多。前几年发现体重、血压、血脂等健康指标一直在升高,但还没有达到临床预警值,也没有引起重视。最近几年由于工作的繁忙,连单位安排的体检也没有做。今年 2 月份,张先生因胸闷、心前区疼痛等症状住院检查,被诊断为冠心病。

医生告诉张先生,尽管他的检查项目没有明显异常,但并不能代表健康没有问题。如果在前几年健康指标变化的时候,就对个人的患病风险进行跟踪,就能够提高警惕,主动按照医生的指导和自我健康生活方式的管理,发生疾病的概率就会大大降低。

健康风险评估(health risk assessment,HRA)是健康管理的重要技术措施之一。健康管理是针对影响个体和人群健康的危险因素,通过开展促进健康的活动,提高人们对自我健康的认知,改变不良的生活习惯,掌握健康改善的技巧,以达到身、心各方面的最佳状态。常见的健康管理内容包括健康监测、健康风险评估和分析、健康指导、健康危险因素干预等。健康风险识别和教育工具可以提高健康管理的效率,增加个体对健康危险因素的认识。在体检之后,配合详细的健康问卷调查,使用健康风险评估的计算工具,为个体计算出各种常见慢性疾病如心血管疾病或脑血管疾病的发病概率,已经成为健康管理服务的重要内容之一。

预防和控制慢性病的最好方法是改善生活方式,减少导致这些慢性病的危险因素。健康教育和健康管理都是帮助人群进行健康改善的重要手段。然而,要想有效控制和改善慢性病的危险因素,首先要识别这些个体及人群的危险因素。健康风险评估的目的就是对慢性病危险因素进行识别,以便有针对性地进行干预和管理。因此,作为健康管理的核心技术,建立针对中国人群的健康危险因素评估方法是至关重要的。健康危险因素评估已在西方国家广为开展,特别

笔记

是在健康保险和疾病预防领域。在中国,健康管理概念的引入和健康风险评估的应用只有较短的时间,但已经有学术团体和研究机构开发以中国人群健康数据为基础的评估模型。这不仅为健康管理的开展提供了适宜技术,同时为建立一个公共的健康风险评估平台,为卫生行政部门及国家决策部门提供一个健康危险因素的数据库,为开展全民的健康促进提供一个有效的工具。

第一节　风险与风险管理

一、风险与风险管理概述

所谓风险,是指未来的不确定性。广义而言,人们使用"风险"来描述结果不确定的状况。当实际结果与预期结果存在差异时,风险就产生了。生活本身是充满风险的,健康风险又是生活中最常见的风险之一。人类始终在寻求保障。这种对安全保障的寻求推动着人类不断认识风险,规避风险,直至有意识地建立制度,使用管理技术,逐步实现风险管理。可以说,认识风险,规避风险,管理风险伴随着人类进化和发展的整个过程,没有对风险的认识和有效的防范,就没有人类今天的昌盛。

进入工业化时代,个人和家庭在环境与社会变化面前变得更加脆弱,为了获得基本生活的保障,我们必须运用更多的手段来减少失业、健康受损、死亡、老龄、法律诉讼和财产破坏所带来的负面影响。为了使我们使用的手段更加有效,我们必须认识风险。因此,人们只能把风险缩减到最小的程度,而不可能将其完全消除。"损失发生的不确定性"是风险管理中普遍采用的风险定义。它简单而明确,其要素为不确定性和损失这两个概念,排除了损失不可能存在和损失必然发生的情况。也就是说,如果损失发生的概率是0或1,就不存在不确定性,也就没有风险。

风险一般分为以下3类。

1. 纯粹风险和投机风险　当损失是否发生存在不确定性时,即是纯粹风险。纯粹风险不会带来任何收益的可能性,而只有损失的可能性。纯粹风险的事例包括由于火灾或洪水造成的财产损坏的不确定性,或由于事故或疾病造成非自然死亡的预期。与纯粹风险相对,当某种既可能产生收益也可能造成损失的事件存在不确定时,则是投机风险。商业投资和赌博就是投机风险的事例。

2. 静态风险和动态风险　静态风险来自处于稳定均衡的不变社会。纯粹风险和投机风险都可以在一个相对稳定的环境下发生。例如雷电、风暴和死亡等随机事件引起的不确定性,以及在稳定的社会经济环境中,商业行为引发的不确定性都属于静态风险。动态风险产生于变化了的环境。同样,在变化了的环境中可以发生纯粹风险和投机风险。新技术的普及带来的医疗费用上涨,药物不良反应引起的健康损失,以及治安恶化带来的投资减少等事例就是动态风险。

3. 主观风险和客观风险　主观风险是指对于给定事件的结果有疑虑的人所处的心理状态,其本质是一种心理的不确定性,这种不确定性是源于个人的思维

笔记

方式或心理状态。客观风险是预期经验与现实可能之间的差异。对主观风险的认识有助于解释那些面对相同形势却作出不同决定的人们的行为,在客观风险明确的情况下,人们却会采取截然不同的规避行为,这种现象的根源在于人和人心理的不确定性是不同的。

对风险的衡量是认识风险的重要内容。由于主观风险无法精确衡量,因此,对风险的衡量方面的认识主要集中在如何衡量客观风险。损失发生的概率和风险度是衡量客观风险的常用概念。损失发生的相对频率或根据长期的累计损失计算出的概率就是损失发生的概率。某种情况下客观风险存在的程度,即实际损失与预期损失的变化程度称为风险度,它的计算公式表述为:

$$客观风险 = \frac{实际损失与期望损失的可能偏差}{期望损失} \qquad 式(6-1)$$

二、风险管理

风险管理是指面临风险者进行风险识别、风险估测、风险评价、风险控制,以减少风险负面影响的决策及行动过程。风险管理的本质是事前管理,其常用策略包括预防、转嫁、对冲、补偿等,无论采用何种方法,风险管理总的原则都是以最小的成本获得最大的保障,其最主要的目标都是控制与处置风险,以防止和减少损失的发生。

风险管理一般包括以下几个内容。

1. 识别风险 识别风险是衡量风险、控制风险的前提,没有发现风险,衡量风险、控制风险就无从谈起。对健康风险而言,早期发现具有非同寻常的重要意义,掌握风险识别标准和技术是识别风险的关键。

识别风险是风险管理的基础,是在进行了实际调查研究之后,运用各种方法对尚未发生的潜在的及存在的各种风险进行系统归类,并总结出面临的所有风险。风险识别所要解决的主要问题是:风险因素、风险的性质以及后果、识别的方法及其效果。

2. 评估风险 风险评估就是对风险存在及发生的可能性以及风险损失的范围与程度进行估计和衡量。其基本内容是运用概率统计方法对风险的发生及其后果加以估计,得出一个比较准确的概率水平,为风险管理奠定可靠的数学基础。风险评估的具体内容包括3方面:首先要确定风险事件在一定时间内发生的可能性,即概率的大小,并且估计可能造成损失的严重程度。其次,根据风险事件发生的概率及损失的严重程度估计总体损失的大小。最后,根据以上结果,预测这些风险事件的发生次数及后果,为决策提供依据。

这一阶段的核心内容包括对每种已经被识别出来的风险进行评价,确定风险来源,衡量风险程度,预计风险造成的直接或间接损失。

3. 风险管理的实施与反馈 风险管理的要旨是要在认识风险的基础上,对可能的风险加以防范和控制。因此制定和实施风险管理方案十分重要,没有方案,风险管理无的放矢。有了方案后,还要在实施过程中不断总结经验,在风险发生的全过程,即事前、事中和事后及时反馈信息,提高风险管理的效率。

笔记

三、风险识别与评估的基本方法

风险的识别就是团体或个人对面临以及潜在的风险进行系统的判断、归类并分析产生风险事件原因的过程。在风险识别和风险衡量估测的基础上,对风险发生的概率和损失程度结合其他因素进行全面综合评价,以制订风险管理的方式和策略。为了便于风险识别,有必要将可能的风险适当归类,不同类型的风险具有不同的特点,应采用不同的处理方法。

对于健康风险识别而言,一般使用以下步骤和方法。

（1）健康体检（health checkup）：健康体检是以服务对象的健康需求为基础,按照早发现、早干预的原则来选择体检的项目,应该根据个体的年龄、性别、当前健康状况、居住生活环境和疾病家族史等进行适当调整。如40岁以上人群,每年针对心脑血管、糖尿病、肿瘤等疾病进行体检。35岁以上女性应每半年检查一次妇科肿瘤。对有高血压、糖尿病家族遗传史的人群安排相应的检查等。健康体检的结果对健康风险管理及干预具有明确的指导意义。

（2）健康评估（health assessment）：通过所收集的大量个人健康相关信息,如个人健康史、疾病家族史、生活方式、心理状态等问卷获取的资料以及健康体检的结果,分析建立生活方式、环境、遗传等危险因素与健康状态之间的量化关系,确定服务对象的主要健康危险因素,并预测患病或死亡的危险性,为服务对象提供一系列的评估报告。如反映服务对象各项检查指标状况的体检报告、反映精神状况的心理评估报告、疾病风险的预测报告以及综合的总体健康评估报告等。

第二节　健康相关危险因素

从广义上来讲,健康相关危险因素也称健康危险因素,是指机体内外存在的使疾病发生和死亡概率增加的诱发因素,包括个人特征、环境因素、生理参数、疾病或亚临床疾病状态等。个人特征包括不良的行为（如吸烟、酗酒、运动不足、膳食不平衡、吸毒、迷信、破坏生物节律等）、疾病家族史、职业等；环境因素包括暴露于不良的生活环境和生产环境等；生理参数包括有关实验室检查结果（如血脂紊乱）、体型测量（如超重）和其他资料（如心电图异常）等。

任何影响健康的"正常状态"的因素都是健康危险因素。世界卫生组织（WHO）在1948年给健康下了如下的定义："健康是一种躯体、精神与社会和谐融合的完美状态,而不仅仅是没有疾病或身体虚弱。"WHO的定义体现了积极的和多维的健康观,是健康的最佳状态。它表明健康需要在身体（生理）做到各器官和系统都能够正常工作；在精神（心理）上能够认识和发挥自己的潜力、有效从事工作,并对社会作出贡献,而不仅仅是没有精神障碍；在社会（社交）上能够与他人和谐共处,并能够与社会制度和道德观念相融合。1986年,WHO参与主办的首届国际健康促进大会发布的《渥太华宪章》对健康的定义做了进一步的说明,认为健康是每天生活的资源,并非生活的目标。健康是一种积极的理念,强调社会和

笔记

个人的资源以及个人躯体的自主能力。这就将影响健康的个体行为以及群体和机构行为都纳入了健康危险因素的范畴。因而,在考虑传统健康指标的同时,我们更要关注各类因素对健康的综合影响。

一、慢性病与健康危险因素

慢性病事件的危险因素由不可改变的和可改变的因素组成。按是否可以纠正分为不可改变的危险因素(non-modifiable risks)和可改变的危险因素(modifiable risks)。不可改变的主要危险因素包括:家族遗传史、老龄化与性别、环境等;可改变的主要危险因素包括:心理不健康或健康水平偏低、不良生活方式(吸烟、饮酒过多、运动不足、膳食不平衡等)导致的腰围/体重指数(BMI)超标(肥胖或超重)、血脂异常、血糖/血压/血尿酸偏高等,这些因素与我们个人健康状况以及个人慢性病风险有密切的联系。

随着物质生活水平日益提高和老年化社会的发展,由不良生活方式引发的糖尿病、心脑血管、肿瘤等慢性病日趋流行,已经严重影响我国居民健康水平和生活质量。研究发现,60%以上的慢性病事件是因为心理不健康/健康水平偏低、不良生活方式(吸烟、饮酒、运动不足、膳食不平衡等)导致的腰围/BMI超标(肥胖或超重)、血脂异常、血糖/血压/血尿酸偏高等可改变的危险因素所导致,如果通过消除或改善可改变的危险因素,则预防控制或延缓60%以上的慢性病事件发展发生是可能的。

健康危险因素与健康风险不仅存在于人们所有社会生产和生活活动中,也存在于人类自身的生、老、病、死过程中,健康风险一旦发生,会给个人、家庭和社会带来一定程度的损失。健康风险同样需要积极地管理和应对。健康风险评估则是进行健康风险管理的基础和关键。

二、生活方式相关的危险因素

生活方式是一种特定的行为模式,这种行为模式受个体特征和社会关系所制约,是在一定的社会经济条件和环境等多种因素之间的相互作用下形成的。建立在文化继承、社会关系、个性特征和遗传等综合因素基础上的稳定的生活方式,包括饮食习惯、社会生活习惯等。众多研究表明,不良生活方式和行为对健康的直接或间接影响巨大,例如吸烟与肺癌、慢性阻塞性肺病、缺血性心脏病及其他心血管疾病密切相关;膳食不合理、身体活动不足及吸烟,成为造成多种慢性病的三大行为危险因素。据美国调查,只要有效地控制行为危险因素,如不合理饮食、缺乏体育锻炼、吸烟、酗酒和滥用药物等,就能减少40%~70%的早死,1/3的急性残疾和2/3的慢性残疾。

预防慢性病的最好方法是改善生活方式,健康教育和健康管理都是帮助人们减少导致这些慢性病危险因素的重要手段。要想有效地控制和改善慢性病的危险因素,首先要识别这些个体及人群的危险因素。

(1)体重与体重指数(BMI):超重(肥胖)的人罹患高血压、高血胆固醇或其他脂质代谢紊乱、2型糖尿病、心脏病、脑卒中和某些癌症的危险性也较大。减

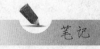

笔记

肥不仅有助于预防这些疾病,而且也会延缓病情的进展。保持适宜体重,除了要关注体重,更主要的是看多余的体脂储存在身体的什么部位,因为这将影响是否具有罹患心脏病的危险。假如您的体型属于苹果型,则您体内多余的脂肪将主要储存在腹部,此时您罹患心脏病和 2 型糖尿病的危险性就比较大。

一个人的体重受多种因素影响,包括遗传、激素代谢以及膳食和体力活动等。许许多多的国人都有超重的问题。必须牢记的是,即使是一组正常人,他们通过膳食摄入的热能完全一样,体重也会各不相同。超重者一般来说都不好运动,但这究竟是肥胖的原因还是结果目前还无法确定。关于体重的一般性建议是,将自己的体重控制在理想体重的 120% 以内。

判断是否超重或肥胖的常用指标是 BMI,即体重指数[体重和身高平方的比值:WT(kg)/HT(m)^2]。中国人肥胖控制指南中设定的男、女性超重标准为 BMI>24。

(2)体力活动(physical activity)/运动:多进行体力活动有助于降低胆固醇水平、升高 HDL-C 水平(HDL-C 是一种"好"的胆固醇,它不会在动脉内沉积),并且能缓解高血压,有助于降低心脏病的发病危险,也有助于降低发生其他慢性疾病的可能性,例如 2 型糖尿病和脑卒中的风险。进行体力活动的另一项好处是能够消耗掉多余的热能,有助于保持体重。一定强度的锻炼(有氧运动)还能改善心肺功能。因此,经常性地从事一定强度的运动对于减肥并保持体重是必需的。

(3)健康饮食:采用健康饮食有助于控制多种慢性疾病的危险因素。健康饮食的目标是保持恒定理想体重、预防疾病和摄入充足、平衡的各种营养素。为了达到这个目标,膳食中的食物种类应该尽可能地多。摄入丰富的谷类、蔬菜、水果和豆类(植物性食物中富含膳食纤维和多种营养素,而且脂肪含量较低,不含胆固醇)以及采用低脂、低胆固醇、低盐、低钠和低糖膳食(加工食品经过加工后,其中绝大部分膳食纤维、维生素和矿物质已被破坏,相反含有大量的盐、脂肪和糖)。

(4)吸烟:吸烟增加罹患心脏病、脑卒中、癌症、严重肺部疾患和其他慢性病的危险性。吸烟越多,危险性就越大。几乎是只要一停止吸烟,心脏病的危险性就会降低,肺部也就开始恢复健康。戒烟 10～15 年之后,危险性就会降至与非吸烟者几乎相同的水平。

(5)酗酒:酗酒会暂时性地使血压升高并会导致高血压的发生。饮酒过多还会引起其他一些健康问题,例如肝病和胰腺疾病、脑部和心脏损害,并使发生多种癌症的危险性增加以及导致胎儿酒精综合征和车祸。酒精的热能密度较高,因此必须严格限制饮酒。

(6)压力:压力是面临挑战和需求时机体的体能、精神和感情方面的综合反应。没有及时缓解的压力会增加脑卒中、心脏病和其他慢性疾病如偏头痛、过敏、哮喘和背痛的危险性。压力能够暂时性地使血压升高。若这种状况持续较长时间,就会导致高血压。对自身压力能够充分认识并采取合理而健康的途径及时给予缓解,就可以极大地减轻压力造成的后果。

笔记

三、我国居民存在的主要健康危险因素

近十几年来，我国居民的冠心病、脑卒中、恶性肿瘤和糖尿病等慢性病发病率一直呈不断上升的趋势，标化死亡率从 1991 年的 172/10 万增加到 2000 年的 212/10 万，与同期欧美、日本等发达国家慢性病稳中有降的情况形成鲜明的对比。而且，近五六年慢性病的上升有加速的倾向，如糖尿病由 2002 年的 2.6% 上升到 2008 年的 8.6%～9.7%。中国居民慢性病的主要危险因素有不健康的饮食（能量、脂肪和食盐的过度摄入）、身体活动不足、长期的精神紧张和心理压力以及吸烟、过量饮酒。这些危险因素的聚集和社会发展、文化、经济、环境和个体原因密切相关。不少学者强调营养、体力活动和烟酒，但也有学者强调精神和心理因素，认为它是国人慢性病高发的主要危险因素。紧张的生活和工作节奏、狭窄的空间以及较低的健康意识导致体力活动减少（人们没有时间、空间去锻炼身体），快速增长的私家车（和东京规模相似的北京城市规模汽车数量是东京的 2 倍以上）加速了身体活动的不足和空气污染。饮食营养不合理的原因主要在于传统的高盐习惯、动物性食品和脂肪摄入量的过高、快餐的流行、营养知识的缺乏等。大量的吸烟、饮酒是近 30 年变得突出的健康行为问题。上述危险因素导致了肥胖、高血压、血脂异常等的患病率均上升到 20%～30% 水平，这些疾病进一步发展成冠心病、脑卒中、糖尿病和恶性肿瘤等。

四、生活方式疾病

与慢性病的行为生活方式 / 行为危险因素密切相关的疾病，称为生活方式疾病（lifestyle diseases），如高血压、糖尿病、肺癌以及心脑血管等慢性疾病。生活方式疾病有时也称为富贵病，是西方国家对一些慢性非传染性疾病进行了大量的流行病学调查研究后得出的结论。这些慢性非传染性疾病的主要病因就是人们的不良生活方式。这些疾病现代医学还难以治愈，并严重危害人们的生命和健康。原卫生部颁布的《慢性非传染性疾病预防医学诊疗规范（试行）》将高血压、糖尿病、肥胖、血脂异常等通过改变不良生活方式能预防和控制的疾病作为生活方式疾病的重点。由于健康素养的缺乏，人们往往对生活方式疾病认识不足。因而，生活方式病的真正危害不仅来自疾病本身，由于人们还没有"健康生活方式"的概念，加上慢性病的发生和发展很慢，人们会在慢性病发生发展的进程中仍然麻痹大意，这是生活方式疾病对人类造成的双重威胁。

由此可见，预防慢性病的最好方法是改善生活方式。减少导致这些慢性病的危险因素。健康教育和健康管理都是帮助人群进行健康改善的重要手段。然而，要想有效控制和改善慢性病的危险因素，首先要识别这些个体及人群的危险因素。

五、健康危险因素的识别

对健康风险而言，早期发现具有非同寻常的重要意义，掌握风险识别标准和技术是识别风险的关键。通过健康风险评估，可以有效地鉴别个人及人群的主

要健康问题和危险因素,从而确定健康管理的目标所在。对于处于中低风险的大众人群,主要的目的是一级预防,进行的干预主要是生活方式和行为的矫正等旨在减少危险因素个数和降低危险因素危害程度的措施;而对于高危人群和患者,则主要进行二级与三级预防,通过筛检和系统的行为干预,以及完整的疾病管理方案来防止疾病的发生,减缓疾病的进程及并发症的发生。

1. 健康危险因素的信息采集方法　健康危险因素的相关信息主要来源有如下3方面:

(1)健康体检信息。

(2)健康问卷信息。

(3)健康档案信息。

关于这3种信息采集的方法和应用等内容,在教材的健康监测等章节中已经有了详细的论述,此部分就不再详述。但作为健康危险因素识别的信息来源,要熟悉上述3种方法的特点和要求。

2. 危险因素分布与聚集分析　对于单个的健康危险因素,其筛查标准一般都以疾病管理的临床指南为参考值,对指标进行分层并分析其在年龄、性别以及人群中的分布情况。有些危险因素虽然对预期寿命影响较大,但这一因素在人群的分布范围有限,它对人群总体的危险程度并不严重。相反,有些危险因素虽然对健康影响程度不一定十分严重,但由于其在人群中分布范围较广,就值得重视。

目前国际上常用的方法是通过分析危险因素数量的聚集性来对人群进行分组。黄建始教授研究组 2008 年通过文献查阅和专家咨询查找并确认了目前有科学证据支持的 12 个健康危险因素,并制定了其评定标准(表 6-1);同时,根据文献查阅和专家咨询把研究对象分为低健康危险组(有 0~2 个健康危险因素),中健康危险组(有 3~4 个健康危险因素)和高健康危险组(有 5 个或以上健康危

表6-1　某市交响乐团2008年12个健康危险因素以及评定标准

健康危险因素	评定标准
吸烟	现在吸
身体活动少	<1次/周
酒精摄入	现在喝
使用放松药物	有时/几乎每天
自我感觉健康差	一般或差
生活满意度差	不满意或非常不满意
工作满意度差	不满意或非常不满意
压力大	一些/很大
血压高	>120/80mmHg 或诊断出有高血压
胆固醇高	>200mg/dl 或诊断出有高胆固醇血症
血糖高	空腹血糖 >110mg/dl 或者餐后 2 小时血糖 >140mg/dl,或诊断出有糖尿病。
超重/肥胖	BMI≥24kg/m^2

笔记

险因素）。根据基线健康风险评估结果，制订健康干预计划。目标是在3个月内使研究对象的平均健康危险因素个数减少1个或以上。方案主要利用群体策略和高危个体策略相结合的健康干预方法，通过改变健康观念、传授基本健康知识、创造有利于健康的环境进行个体化的健康危险因素干预来达到减少健康危险因素个数，促进健康的目的。

研究发现，在所调查的12个健康危险因素中（表6-2），回答存在压力大的员工占到了总数的69.4%，其次分别为自我感觉健康差（60.3%），吸烟（57.0%），身体活动少（43.8%），血压高（38.8%）和超重/肥胖（37.2%）。危险因素的频数以及分布的百分比都是危险因素识别的常用参数。在流行病和统计的章节中还介绍了其他危险因素分析方法，请参阅这些章节了解相关知识。

表6-2　某市交响乐团员工健康危险因素分布一览表（$n=121$）

健康危险因素	频数（人）	构成比（%）
压力大	84	69.4
自我感觉健康差	73	60.3
吸烟	69	57.0
身体活动少	53	43.8
血压高	47	38.8
超重/肥胖	45	37.2
酒精摄入	36	29.8
胆固醇高	26	21.5
生活满意度差	21	17.4
工作满意度差	19	15.7
使用放松药物	6	5.0
血糖高	5	4.1

3. 生活方式/行为评估　生活方式/行为评估（life style & behavioral health assessment）是对个体或群体当前的行为生活方式进行评估，目的是帮助人们识别不健康的行为方式，并针对性地提出改进措施。

生活方式评估主要从以下几方面来考虑。

（1）行为习惯：包括吸烟、饮酒以及睡眠等因素。

（2）体力活动：主要的指标包括体力活动的强度、持续时间、频率。常用的采集方法有体力活动日记、体力活动回顾等，可通过一些工具帮助进行能量消耗的监测，如运动心率表、计步器等，但需综合考虑其准确性、敏感性和方便性。

（3）膳食习惯与摄入量：主要指标包括膳食习惯和摄入量。膳食调查的方法主要有24小时膳食回顾、膳食日记、FFQ（food frequency questionnaires），优缺点各异。

（4）心理与精神压力：目前国外采用的精神压力评估以自报法为主，包括应激源评价、心理反应性评价和认知评价。国际上已经有比较成熟的量表，对生活事件（如离婚、升迁）焦虑、抑郁及认知等方面进行评估。

笔记

生活方式评估由于评估的原理不同,其表示方法会有不同,但通常以积分的方法来表示结果。表6-3的报告显示了经汇总分析个体的生活方式信息后产生出的报告。报告表明目前有多个生活方式因素潜在地影响了个体的健康,并依据人群数据估计了由此带来的寿命影响状况。目的是通过阅读此报告,发现不健康的习惯,激励个体开始采取行动,控制健康风险。

在本案例的计算方法下,得分越高,说明目前的生活方式越健康,对于寿命的影响越积极。生活方式得分的一般水平是50,但一般水平并不是期望水平。得分在60分以上可认为拥有良好的生活习惯,得分在80~100分被认为是最佳范围。

表6-3　生活方式评估的表示方法

危险因素	目前情况	参考值	立即改善	继续改善	努力保持	本次得分	上次得分
体重指数(BMI)	25.9	18.5≤BMI<24		✓		3/10	3/10
体力活动水平	中等	充分		✓		10/20	10/20
吸烟状况	不吸烟	不吸烟			✓	10/10	10/10
饮酒情况	过量	酒精量≤25g/d	✓			0/5	0/5
肉类摄入情况	过多	50~75g/d	✓			0/10	0/10
谷类摄入情况	不足	250~400g/d	✓			0/5	0/5
蔬菜摄入情况	不足	300~500g/d	✓			2.1/10	2.1/10
水果摄入情况	不足	200~400g/d	✓			0.7/10	0.5/10
心理状况	良好	良好			✓	10/10	10/10
睡眠状况	差	良好	✓			0/10	0/10
生活方式评分	差	80~100分	—	—	—	35.8	35.6

该个体的生活方式评估得分为35.8,属于较低的水平,说明该个体有不健康的生活方式,需要引起重视。

第三节　健康风险评估的基本原理

健康风险评估,也称为健康危害评估,可以定义为一种分析方法或工具,用于描述或估计某一个体未来可能发生某种特定疾病或因为某种特定疾病导致死亡的可能性。这种分析的目的在于估计特定事件发生的可能性,而不在于作出明确的诊断。健康风险评估,就是根据个人的生活方式、生理特点、心理素质、社会环境、遗传因素与健康状况,来预测个人的寿命与其慢性病、常见病的发生率或死亡率。并通过数理模型,对上述可变因素作出定量调整,而重新估测人的寿命与发病率。因此,健康风险评估可以定义为"是对个人的健康状况及未来患病和(或)死亡危险性的量化估计"。

如果用一句话来表述健康风险评估的目的,那就是将健康数据转变为健康信息。信息与数据的一个重要区别在于信息是处理后的数据所形成的一种形

笔记

式,它可用来辅助做决策或支持其他行动。健康信息是指与人的健康有关的信息,泛指一切有关人的身体、心理、社会适应能力的知识、技术、观念和行为模式等,表达了人们对健康的判断、观点、态度以及情感。

> **知识链接**
>
> 　　1940 年,美国医生 Lewis C.Robbins 从当时进行的大量子宫颈癌和心脏疾病的预防实践工作中得到启发,认为医生应该记录患者的健康风险,用于指导疾病预防工作的有效开展。1950 年,Robbins 担任了公共卫生部门在研究癌症控制方面的领导工作,他主持制定了《十年期死亡率风险表格》(Tables of 10-year mortality risk),并进行了大量的实践应用。20 世纪 70 年代,Robbins 医生和 Jack Hall 医生等共同编写了《如何运用前瞻性医学》(How to Practice Prospective Medicine)一书,阐述了健康危险因素与健康状态之间的量化关系,并提供了完整的健康风险评估工具包,包括问卷表、健康风险计算以及反馈沟通的方法等。至此,健康风险评估进入大规模应用和快速发展的时期。

一、健康风险评估的研究目的

1. 研究看起来健康而且没有任何疾病症状的人,其可能具有未来发生某种疾病或导致死亡的潜在风险。

2. 研究如何能够将导致风险的危险因素识别出来。

3. 研究如何减少或控制这些能够预防或减弱疾病的致病因素,达到预防疾病或延迟疾病发生的作用。

二、健康风险评估的基本原理

健康风险评估包括三个基本模块:问卷、危险度计算、评估报告(图 6-1)。今天,绝大多数健康风险评估都已计算机化。下面分别对这三个模块进行阐述。

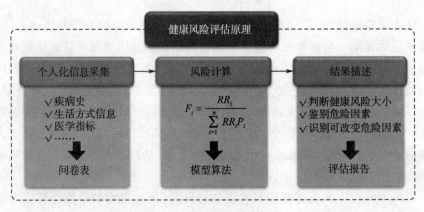

图6-1　健康风险评估原理

1. 问卷　　问卷是健康风险评估进行信息收集的一个重要手段，根据评估的重点与目的不同，所需的信息会有所差别。一般来讲，问卷的主要组成包括：①生理、生化数据，如身高、体重、血压、血脂等；②生活方式数据，如吸烟、膳食与运动习惯等；③个人或家族健康史；④其他危险因素，如精神压力；⑤态度和知识方面的信息（有时候需要）。这些信息可由个人自行填报或由医务人员帮助提供，无论通过何种途径取得数据，其准确性都是首先需要保证的，它直接关系着后续的风险度计算及其结果，故应分清和强调各方提供问卷数据的责任和义务。

2. 风险的计算　　健康风险评价是估计具有一定健康特征的个人会不会在一定时间内发生某些疾病或健康的概率。常用的健康风险评价一般以死亡为结果，由于技术的发展及健康管理需求的改变，健康风险评估已逐步扩展到以疾病为基础的危险性评价；因为后者能更有效地使个人理解危险因素的作用，并能更有效地实施控制措施和减少费用。

在疾病危险性评价及预测方面一般有两种方法。

第一种是建立在单一危险因素与发病率的基础上，将这些单一因素与发病率的关系以相对危险性来表示其强度，得出的各相关因素的加权分数即为患病的危险性。由于这种方法简单实用，不需要大量的数据分析，是健康管理发展早期的主要危险性评价方法，目前也仍为很多健康管理项目使用。比较典型的有美国卡特中心（Carter center）及美国糖尿病协会（ADA）的评价方法。很多健康管理公司都是在这些方法的基础上进行改进而推出自己的评价工具。

第二种方法是建立在多因素数理分析基础上，即采用统计学概率理论的方法来得出患病危险性与危险因素之间的关系模型。为了能包括更多的危险因素并提高评价的准确性，这种以数据为基础的模型在近几年得到了很大发展。所采取的数理手段，除常见的多元回归外，还有基于模糊数学的神经网络方法及基于 Monte Carlo 的模型等。这种方法的典型代表是 Framingham 的冠心病模型，它是在前瞻性研究的基础上建立的，因而被广泛使用。Framingham 模型也被很多机构作为建立其他模型的基础，并由此演化出适合自己项目的评价模型。

相对危险性反映的是相对于一般人群危险度的增减量。一般人群的危险度是按照人口的年龄性别死亡率来计算的。如果把一般人群的相对危险性定成1，那么其他的相对危险性就是大于 1 或小于 1 的值。个人的相对危险性乘以一般人群的相对危险性就是若干年后死于某种疾病的概率。如果引起死亡的危险因素有多个，除了相对危险性外，还要用更准确的方法来估算。例如，在心血管疾病中，很多健康评估用基于 Framingham 心脏疾病研究的 Logistic 回归方程来计算危险性。

除用相对危险性来表示风险评估的结果外，按病种的评估方法一般都是以发病率为表示方法，也就是未来若干年内患某种疾病的可能性，又称为绝对危险性。

图 6-2 就表示了这两种方法的区别。

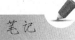

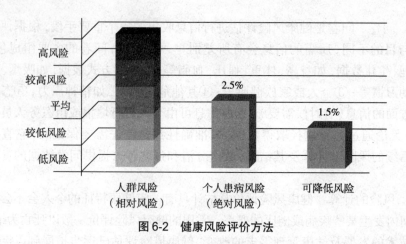

图 6-2　健康风险评价方法

3. 评估报告　健康风险评估报告的种类和各种报告的组合千差万别,较好的情况是评估报告包括一份给受评估者个人的报告和一份总结了所有受评估者情况的人群报告。同时,与健康风险评估的目的相对应,个人报告一般包括健康风险评估的结果和健康教育信息。人群报告则一般包括对受评估群体的人口学特征概述、健康危险因素总结、建议的干预措施和方法等。

评估结果是健康风险评估报告的主要内容,如图 6-3 所示,其表达方式可以是多种多样。为方便个人理解,评估提供者一般都会辅之以报告的简要解释和医生的详细解读,健康教育信息则依据个人的评估结果针对性地给出,其形式也可以是多种多样的。可以预见的是,随着互联网的不断普及,由于具有受众广、更新快、可及性强等特点,通过网络发布健康教育信息会成为一种重要的教育形式。

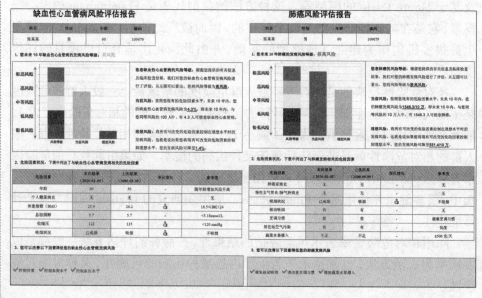

图 6-3　风险评估报告

笔记

三、健康风险的几种表示方法

1. 危险度   危险度的计算是在基于对慢性疾病和前期暴露因素的流行病学研究基础上得出的。前期暴露因素是指已经被科学研究所证实的，与一种或几种健康结果之间有定量关系的因素。前期暴露因素包括行为（如吸烟）、临床测量（如血脂）和历史因素（如乳腺癌家族史）。健康结果可以是病死率，也可以是患病率。一个前期暴露因素与一种健康结果之间的关系可以有多种方法进行计算，但最普遍的方法就是计算相对危险度（relative risk）。

相对危险度表示的是与人群平均水平相比，危险度的升高或降低。人群平均危险度来自以年龄和性别为基础的人口疾病别死亡或发病数据。如果我们把人群平均危险度定为 1，则其他相对危险度就是大于 1 或小于 1 的数字。表 6-4 就是一个被广泛使用的 Carter center 病死率计算的例子。

表 6-4   25 岁以下男性死于肺癌的相对危险度

	与人群平均水平相比的相对危险度	与基线水平相比的相对危险度
不吸烟者	0.14	0.00
人群平均水平	1.00	7.14
每天吸 1～9 支烟	1.02	7.28
每天吸 10～19 支烟	1.23	8.81
每天吸 20～39 支烟	2.10	15.03
每天吸 ≥40 支烟	2.18	15.55

将每个人的相对危险度与人群平均水平危险度相乘，就得到了未来 10 年内死于肺癌的概率。将所有前期暴露因素和所有健康结果进行类似的计算后，就可以合计得到未来 10 年内死亡的总危险度。这个危险度就叫做评估（得到的）危险度（appraised risk）。必须记住的重要一点是：评估危险度适用于一个具有共同前期暴露因素的若干个人组成的人群，而不能看作是某一个人死亡的危险。

当一个死亡的原因有多种前期暴露因素，我们就要从多因素的角度来判断基本疾病的风险了。例如对于心血管疾病，很多 HRA 使用基于美国 Framingham 心脏研究中的 Logistic 回归方程来计算危险度。对于其他引起死亡的原因，如 AIDS，由于从应答者处获取准确的危险因素数据比较困难，或者由于目前的研究水平还不足以有效、可靠地量化相对危险度，则普遍的做法就是简单地使用人群平均病死率来表示。

2. 理想危险度（achievable risk）   HRA 的一个基本目标就是鼓励人们修正不健康的行为。为了计算每一种不健康行为的负面影响，可以对危险度进行二次计算。第二次计算的基础是假设个人已经将每个不健康行为修正到了一个目标水平。例如，吸烟者已经戒了烟，高血压者已经将其血压降到了 138/88mmHg

以下。如此将所有前期暴露因素修正到目标水平计算出来的危险度叫做理想危险度。

3. 评估分值　对绝大多数 HRA 报告来说，给受评估者个人的报告有一些共同因素，这就是评估分值。几乎所有的 HRA 都包括一个健康评估的整体分值。该评分通过某种方法从评估危险度计算而来。"危险年龄"或"健康年龄"是最常见的整体评分。无论使用的是何种评分，评估分值（或健康年龄）都是根据受评估者在问卷上报告的现在的健康状况而得出的。

4. 目标分值　报告评估分值时所使用的计分机制也常被用于计算目标分值，即假设受评估者成功地实现了所有建议其做的改变后而得到的分值。如果受评估者的问卷信息显示出他和 HRA 建议的所有目标已经达到吻合了，则 HRA 不再向其推荐任何改变，目标分值也就和评估分值一样了。

5. 健康年龄　危险度计算一般以一个概率值作为结果（1 个介于 0 和 1 之间的小数）。以死亡概率为例，这个概率值的极端情况就是率：0＝永生，1＝死亡。尽管这 2 个极端值通常都能被大家很好地理解，但介于这 2 者的值却经常使人困惑、厌烦和焦虑。因此，HRA 需要一个更好的方法来表达概率的概念，健康年龄的计算就是其中一种常用的方法。

健康年龄是指具有相同评估总分值的男性或女性人群的平均年龄。为得到健康年龄，受评估者的评估危险度要和同年龄、同性别人群的平均危险度相比较。如果某个人的评估危险度与人群平均危险度相等，则他的健康年龄就是其自然年龄。如果某人的评估危险度高于人群平均危险度，则他的健康年龄大于其自然年龄；反之，若评估危险度低于人群平均危险度，则其健康年龄小于自然年龄。

可以获得的健康年龄通过比较他可以修正的危险度和人群平均危险度之间的差距而得来。评估得到的健康年龄和可获得的健康年龄之间的差距，反映了某人可能争取的空间。通常，HRA 报告会将"可争取的年数"分配到建议修正的各个前期暴露因素上。

需要注意的是，当所有建议的改变（修正）都做到了的时候，或者受评估者目前情况已经很完美的时候，评估危险度就等于可获得的危险度了，则可更改的比率就等于 100 分。

四、健康风险评估研究方法简介

健康风险评估是评价具有一定健康特征的个人是否会在一定时间内发生某种疾病或保持健康的结果。常用的健康风险评估一般以死亡为结果，由于技术的发展及健康管理需求的改变，健康风险评估已逐步扩展到以疾病为基础的危险性评价，因为后者能更有效地使个人理解危险因素的作用，并能更有效地实施控制措施和减少费用。

在我国，研究人员依据中美心肺血管病流行病学合作研究队列（USA-PRC）随访人群资料及中国多省市队列研究（CMCS）资料，分别建立了中国人群心血管病发病危险预测模型和简易评估工具，其他研究者亦采用危险因素评分法、

笔记

哈佛癌症风险指数模型等方法,开发了一些相应的评估软件。这些评估方法和工具尚未在临床工作中广泛应用。另外,由于我国人群近年来疾病模式及危险因素水平发生了快速变化,对既往建立的评估模型需要进行不断的修订和优化。我国的健康风险评估研究仍在起步阶段。下面以武阳丰教授等在国家"十五"科技攻关课题"冠心病、脑卒中发病综合危险度评估及干预方案的研究"为例,介绍风险评估数学模型拟合的方法,为读者开展研究和应用提供参考。

该研究考虑到我国是冠心病相对低发、脑卒中相对高发的国家,如果采用冠心病发病危险来衡量个体或群体的心血管病综合危险,显然会很大程度地低估其危险,而不足以引起人们应有的重视。并且该研究发现冠心病和缺血性脑卒中二者的主要危险因素种类基本相同,各危险因素对发病的贡献大小顺序也相同。为了更恰当地反映我国人群存在的心血管病危险,该研究依据中美心肺血管疾病流行病学合作研究队列随访资料,将冠心病事件和缺血性脑卒中事件合并后的联合终点称为缺血性心血管病事件(即如果某一个体兼患冠心病和缺血性脑卒中事件,则仅记为1例缺血性心血管病事件)。

该研究采用 Cox 比例风险模型,以缺血性心血管病事件作为预测模型的因变量,以年龄、收缩压(SBP)、体重指数(BMI)、血清总胆固醇(TC)、是否糖尿病(GLU)和是否吸烟等6个主要危险因素为自变量,拟合分性别的最优预测模型。进一步将各连续变量危险因素转化为分组变量,拟合出适合我国人群的心血管病综合危险度简易评估工具。该工具是根据简易预测模型中各危险因素处于不同水平时所对应的回归系数,确定不同危险因素水平的分值,所有危险因素评分之总和即对应于缺血性心血管病事件的10年发病绝对危险。

(1)研究队列选择:该研究选择中美心肺血管疾病流行病学合作研究队列随访人群。中美心肺血管疾病流行病学合作研究始于1981年,为中美两国政府间科技协作项目。研究人群包括北京首都钢铁公司工人、北京石景山区农民、广州造船厂工人和广州番禺县农民4个人群,为我国首次进行的完全采用国际标准化方法的流行病学研究。1981和1982年分别进行了数千人规模的预试验,并于1983~1984年秋季在上述4个人群中同时进行正式基线调查。随访的主要终点是冠心病和脑卒中发病、死亡事件以及全死因死亡。截止到2000年平均随访1511人年,共发生心血管病474人、冠心病事件105人、脑卒中事件382人(其中缺血性脑卒中266例)。冠心病事件包括急性心肌梗死、冠心病猝死和其他冠心病死亡。脑卒中事件包括:出血性卒中(包括蛛网膜下腔出血)、缺血性卒中和无法分类的脑卒中,但不包括小卒中(即TIA)和其他原因引起的脑血管病。

(2)确定预测模型的因变量:因变量是评估模型的产出指标。为了更恰当地反映中国人群存在的心血管病危险,研究组将冠心病事件和缺血性脑卒中事件合并后的联合终点称为缺血性心血管病(ischemic cardiovascular diseases, ICVD)事件,作为预测模型的因变量。

笔记

（3）最优预测模型的拟合：预测模型采用了 Cox 比例风险模型。该模型中用于预测 ICVD 的主要危险因素（或称自变量）包括年龄、收缩压（SBP）、体重指数（BMI）、血清总胆固醇（TC）、是否糖尿病（GLU）和是否吸烟。

与 Framingham 模型相比，该模型未纳入 HDL-C 和 LDL-C，而增加了 BMI。BMI 对心血管病的独立作用得到越来越多的研究支持，我国"九五"攻关资料也发现 BMI 无论对冠心病事件还是缺血性脑卒中事件均具有独立于血压、血脂之外的作用，因此在预测模型中增加了 BMI。家族史和体力活动虽然也都是国际公认的心血管病危险因素，但同 Framingham 研究一样，他们的作用主要是通过其他主要危险因素而起作用的，所以未纳入预测模型。

（4）预测模型的校正：从 20 世纪 80 年代初至 90 年代末，心血管病主要危险因素的群体水平在我国人群发生了巨大的变化，这在西方发达国家是不多见的。用基线的危险因素水平拟合的模型应用于当前人群时显然会高估发病危险。研究组选用中美人群 1993—1994 年同年龄组独立样本的人群均值来对模型主要危险因素的回归系数进行校正。

（5）检验与校正：将校正后的最优预测模型分别回代到中美队列和"八五"队列，与实际观察到的发病率进行比较，用来验证预测模型在群体水平上的预测能力。

为了判断预测模型区分个体将来是否发生心血管病事件的能力，常用的方法是对校正后的最优模型和简易模型进行 ROC 曲线分析，并计算了 ROC 曲线下的面积（AUC）。结果发现，男性最优模型的 AUC 为 0.799，女性最优模型的 AUC 为 0.844，男性简易模型的 AUC 为 0.796，女性简易模型的 AUC 为 0.845。无论男女，简易模型与最优模型的 AUC 几乎完全一样，均高于 Framingham 的 AUC。

（6）简易预测模型的建立：在最优模型的基础上，将各连续变量危险因素按照如下规定转化为分组变量，然后拟合出简易预测模型。根据简易预测模型各项自变量的回归系数，确定各危险因素不同水平时的评分赋值。评分工具为广大的医务工作者在临床实践中使用健康风险评估提供了方便，并可以开发软件或互联网站以便大众使用。

根据简易预测模型中各危险因素处于不同水平时所对应的回归系数，该研究组制定了一套不同危险因素水平给予不同危险分值的评分系统（表 6-5，表 6-6）。所有危险因素评分之总和对应于 ICVD 事件的 10 年发病绝对危险。现举例说明评估表的使用：一个年龄为 50 岁的男性，血压 150/90mmHg，体重指数 25kg/m²，血清总胆固醇 5.46mmol/L，吸烟，无糖尿病。评估各步骤如下：第一步：年龄 50 岁 = 3 分，SBP 150mmHg = 2 分，BMI 25kg/m² = 1 分，TC 5.46mmol/L = 1 分，吸烟 = 2 分，无糖尿病 = 0 分。第二步：评分求和（3 + 2 + 1 + 1 + 2 + 0 = 9 分）。第三步：查表 6-5 中 9 分对应的 10 年发生 ICVD 的绝对危险为 7.3%。

表 6-5 中下方同时又给出了不同年龄组的平均危险和最低危险，以便医生了解该患者的绝对危险相对于人群平均危险和最低危险的严重程度。平均危险是指同年龄所有人的平均发病危险。最低危险是指同年龄人中，SBP < 120mmHg，

笔记

表6-5 缺血性心血管病(ICVD)10年发病危险度评估表(男性)

第一步:评分

年龄(岁)	得分
35～39	0
40～44	1
45～49	2
50～54	3
55～59	4

收缩压(mmHg)	得分
<120	-2
120～	0
130～	1
140～	2
160～	5
≥180	8

体重指数(kg/m²)	得分
<24	0
24～	1
≥28	2

总胆固醇(mmol)	得分
<5.20	0
≥5.20	1

吸烟	得分
否	0
是	2

糖尿病	得分
否	0
是	1

第二步:求和

危险因素	得分
年龄	
收缩压	
体重指数	
总胆固醇	
吸烟	
糖尿病	
总计	

10年ICVD绝对风险参考标准

年龄	平均危险	最低危险
35～39	1.0	0.3
40～44	1.4	0.4
45～49	1.9	0.5
50～54	2.6	0.7
55～59	3.6	1.0

第三步:绝对风险

总分	10年ICVD危险(%)
≤-1	0.3
0	0.5
1	0.6
2	0.8
3	1.1
4	1.5
5	2.1
6	2.9
7	3.9
8	5.4
9	7.3
10	9.7
11	12.8
12	16.8
13	21.7
14	27.7
15	35.3
16	44.3
≥17	≥52.6

表6-6 缺血性心血管病(ICVD)10年发病危险度评估表(女性)

第一步:评分

年龄(岁)	得分
35～39	0
40～44	1
45～49	2
50～54	3
55～59	4

收缩压(mmHg)	得分
<120	-2
120～	0
130～	1
140～	2
160～	3
≥180	4

体重指数(kg/m²)	得分
<24	0
24～	1
≥28	2

总胆固醇(mmol)	得分
<5.20	0
≥5.20	1

吸烟	得分
否	0
是	2

糖尿病	得分
否	0
是	1

第二步:求和

危险因素	得分
年龄	
收缩压	
体重指数	
总胆固醇	
吸烟	
糖尿病	
总计	

10年ICVD绝对风险参考标准

年龄	平均危险	最低危险
35～39	1.0	0.3
40～44	1.4	0.4
45～49	1.9	0.5
50～54	2.6	0.7
55～59	3.6	1.0

第三步:绝对风险

总分	10年ICVD危险(%)
-2	0.1
-1	0.2
0	0.2
1	0.3
2	0.5
3	0.8
4	1.2
5	1.8
6	2.8
7	4.4
8	6.8
9	10.3
10	15.6
11	23.0
12	32.7
≥13	≥43.1

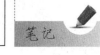
笔记

BMI<24kg/m^2，TC<5.20mmol/L，不吸烟，无糖尿病者的发病危险。对于上例50岁的男性，其10年发生ICVD事件的绝对危险比一般人和低危人群净增加分别为417%（7.3%～2.6%）和616%（7.13%～0.7%），分别是一般人和低危人群的2.8倍和10.4倍。

第四节　健康风险评估操作流程与结果的解释

健康风险评估的一般过程很简单，基本按照信息采集，评估计算以及报告的反馈等步骤来进行。其基本原理是根据生物信息学及循证医学的手段，采用信息科技（IT）支持技术，通过收集并跟踪反映个人健康状况的各种信息，为参加个人提供个人健康信息清单、个人疾病危险性评价报告、个人健康管理处方及如何降低和控制危险因素的个人健康改善行动指南。调动个人及集体的积极性，在个人与医生之间建立交流平台，从而有效地预防和控制以成年人为主要人群的肥胖、高血压、糖尿病、冠心病、脑卒中、癌症等慢性病的发生和发展。

一、操作流程

1. 条件

（1）风险评估表格、软件或网站。

（2）计算机：基本配置和录入软件程序等。

（3）体重计、血压计、体检设备及常规生化实验检查设备。

2. 内容和方法

（1）个人健康信息管理：包括疾病史、家族史、膳食及生活方式、体力活动、体格测量、心电图检查和临床实验室检查等个人健康信息（附调查问卷）。

（2）个人疾病危险性评价：对个体患者主要慢性疾病（肥胖、高血压、冠心病、糖尿病、脑卒中等）的危险性进行计算，得出未来若干年内患某种疾病的可能性（绝对危险性），以及与同年龄、同性别的人群平均水平相比，个人患病危险性的高低（相对危险性）。

（3）个人健康指导：制订以降低及控制个人危险因素为目标的个体化健康管理处方及相应的健康促进措施并进行跟踪；按疾病危险程度分级，对高、中、低危的服务对象随访时间，跟踪危险因素的变化，对健康促进的效果进行评估，并及时调整健康促进措施。

3. 方法和步骤

（1）采集个人健康有关信息、进行有关医学检查：评估对象填写"个人健康及生活方式信息记录表"，内容包括：疾病史、家族史、膳食及生活方式、体力活动等，并进行体格测量、心电图检查和临床实验室检查等，检查结果由健康管理医生填入问卷。

（2）信息录入及报告打印：上述信息收集完成后，由负责医生利用互联网评估系统或计算机软件进行核实录入并打印"个人健康信息清单"、按病种分类的"疾病危险性评价报告"及"个人健康管理处方"等报告。

笔记

（3）解释报告内容：完成报告打印后，健康管理医生可向评估对象解释"个人健康信息清单"、"疾病危险性评价报告"及"个人健康管理处方"的有关内容及意义，服务对象也可咨询有关问题。

（4）跟踪指导：健康管理医生将评估的结果，包括健康信息清单、现患疾病及家族史、疾病危险性评价结果、疾病危险程度分级、健康管理处方等信息定期与评估对象保持联系，提醒评估对象按健康管理处方及健康行动计划去做。评估对象也可通过电话、门诊咨询等方式与健康管理医生保持联系。

4. 随访（再次评价） 按疾病危险程度分级，对高度危险的评估对象可以每3个月随访一次，中度危险的服务对象的随访时间为每6个月一次，低度危险服务对象的随访时间为每年一次。

随访的一个重要目的是对信息进行补充更新，评估对象再次提供"个人健康及生活方式信息记录表"，"个人健康管理日记"也可作为随访的信息来源，如膳食、运动量等方面的内容。并将评估结果与上一次评价进行比较。

5. 效果考核与评价 从个人和服务医生两方面都可以进行考核。在个人方面，包括个人健康危险信息的知晓度；参加个人的健康改善知识、行为变化；危险因素的控制情况；以及不同病种的控制率和有效率。而在健康管理服务医生方面，考核的内容包括工作量（管理人数、工作记录等）；参加者对服务的满意度（问卷调查）等。

二、健康风险评估操作练习与结果的解释

健康风险评估报告旨在帮助受评估者预测未来患某种疾病的可能性，相对于同年龄、同性别一般人群的相对危险性，并提示受评估者可努力改善的空间。健康风险评估包括简单的个体健康风险分级方法和复杂的群体健康风险评估模型。疾病与健康评估根据生化物理体检指标、个性化健康检测及健康汇总问卷3项数据进行交叉认证，得出健康风险性评估报告。

同时依据被评估者存在的健康危险因素，通过评估系统计算可以得出相应的个性化膳食和运动干预指导处方，以便进行评估后的后续干预。需要注意的是，计算的结果只提供趋势性分析，评估系统也不能作为诊断工具，软件生成的评估报告应该辅以医生的详细解读，健康教育信息则依据个人的评估结果针对性地给出。一般常见的健康风险评估报告及形式如下。

1. 个人健康信息汇总报告 本报告是受评估者的个人健康信息概况。可以清晰地看到受评估者的主要健康信息（包括个人疾病史、家族史、吸烟、运动情况、膳食情况）及体检指标的本次汇总及与上次评估所录入的健康信息进行前后对比，可作为受评估者的健康现状及变化情况的参考，但不要与相关医疗诊断进行关联。

2. 疾病风险评估报告 一般按照病种的形式来展示，如缺血性心血管疾病、肺癌、糖尿病、高血压等慢性病的风险评估。报告内容包括疾病风险评估结果、危险因素状况、可改善的危险因素提示三部分内容。

（1）风险评估结果：以风险等级（相对危险性）和发病率（绝对危险性）两种方式来表达个人在未来发生某种疾病的风险大小。

1）风险等级（相对危险性）：相对危险性反映的是相对于一般人群危险性的增减量，如果把一般人群的相对危险性定成1，被评估个体的相对危险性就是大于1或小于1的值。报告中将与受评估者同年龄、同性别的人群危险性分为5个等级（图6-4中以5种色度表示），将计算出的受评估者的相对危险性大小与人群水平比较，来判断其未来患某种疾病的风险等级的高低。图6-4中"当前风险"和"理想风险"所对应的风险等级分别表示根据目前的危险因素状况所评估出的风险等级和控制各项可改善的危险因素后风险等级可能达到的理想状况。

1. 您未来5年糖尿病的发病风险等级：极高风险

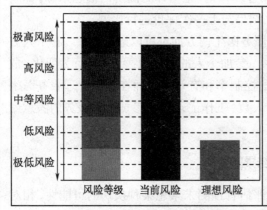

您患糖尿病的风险等级：根据您提供的有关信息及临床检查结果，我们对您的糖尿病发病风险进行了评估，从左图可以看出，您的风险等级为<u>极高风险</u>。

当前风险：按照您现有的危险因素水平，未来5年内，您的糖尿病发病风险为<u>26.12%</u>。即未来5年内，与您同等风险的100人中，有26.12人可能患糖尿病。

理想风险：将所有可改变的危险因素控制在理想水平时的发病风险。也就是说如果您将现有可改变的危险因素控制到理想水平，您的发病风险可降至<u>0.71%</u>。

图 6-4　风险等级

2）发病率（绝对危险性）：绝对危险性是以发病率的方式来表示未来若干年内发生某种疾病的可能性。报告中"当前风险"所对应的发病率表示根据当前的危险因素状况计算出未来若干年内发生某种疾病的可能性大小，"理想风险"所对应的发病率表示控制各项可改变的危险因素后，未来若干年内发生某种疾病的可能性大小。"当前风险"和"理想风险"之间的差值，即是受评估者的健康改善空间。如果受评估者已患某种疾病或已达到疾病诊断标准，则报告中不再显示风险评估结果。

（2）危险因素状况：以列表形式呈现各疾病相关的危险因素、受评估者前后两次评估中各危险因素的变化情况以及与参考值的对比，如图6-5所示。

（3）可改善的危险因素提示：使受评估者了解可通过控制哪些可改变的危险因素来有效控制或降低疾病发病风险，同时也为后续个性化干预和健康指导服务提供了依据和切入点。针对（2）中的"危险因素状况"列表，如果受评估者不存在可改变的危险因素，则不显示"可改善的危险因素提示"这一部分内容（图6-6）。

2. 危险因素状况：下表中列出了与糖尿病发病相关的危险因素

危险因素	本次结果 （2010-01-09）	上次结果 （2009-09-09）	变化情况	参考值
年龄	60	59	–	随年龄增加风险升高
糖尿病家族史	有	有	–	无
高血压病史	无	无	–	无
体重指数（BMI）	25.9	26.2	👍	18.5≤BMI<24
腰围	92.0	93.0	👍	<85cm
空腹血糖	6.0	6.3	👍	<5.6mmol/L
甘油三酯	2.18	2.18	–	<1.7mmol/L
高密度脂蛋白胆固醇	0.8	0.8	–	≥1.04mmol/L
蔬菜水果摄入	不足	不足	–	≥500克/天
体力活动水平	中等	不足	👍	充分
吸烟状况	已戒烟	吸烟	👍	不吸烟

图 6-5　危险因素状况

3. 您可以改善以下因素降低您的糖尿病发病风险

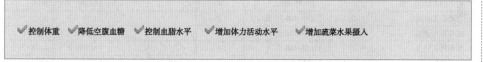

✔控制体重　✔降低空腹血糖　✔控制血脂水平　✔增加体力活动水平　✔增加蔬菜水果摄入

图 6-6　可改善的危险因素提示

3. 健康生活方式评估报告　根据所提供的个人健康信息，对受评估者的整体生活方式及健康年龄进行评价。生活方式评分是对个人的生活方式信息进行全面分析后得到的数值。根据得分不同来评价个人生活方式的健康程度，得分在 60 分以上可认为拥有良好的生活习惯，得分在 80~100 分被认为是最佳范围。健康年龄是指具有相同评估总分值的男性或女性人群的平均年龄。它是通过比较受评估者的评估危险度与同年龄、同性别人群的平均危险度而得到的。如果某个人的评估危险度与人群平均危险度相等，则他的评价年龄就是其实际生理年龄，如果某人的评估危险度高于/低于人群平均危险度，则他的评价年龄大于/小于其实际生理年龄。报告中显示的"评价年龄"和"理想健康年龄"分别表示了根据当前生活方式状况计算出的健康年龄和将所有需要改善的生活方式控制至理想水平时的健康年龄，"评价年龄"与"理想健康年龄"这二者的差值即是受评估者的寿命延长空间，也是健康管理可努力的空间（图 6-7）。

4. 危险因素重点提示　可以专门列出受评估者目前存在的可改变的健康危险因素，并提供对应的理想范围、这些因素对健康的危害、控制这些危险因素对降低疾病风险的贡献幅度等，这些信息有助于进一步促使受评估者明确健康改善目标。

笔记

健康生活方式评估报告

姓名	性别	年龄	编码
张某某	男	60	109679

医学研究证实，许多个人行为和生活因素会预示并影响着健康趋势和寿命。对您目前的生活方式信息进行汇总分析后，产生了如下报告，为您展示了目前的生活方式因素是如何潜在地影响您的健康，并依据人群数据估计了由此带来的寿命状况。希望您通过阅读此报告，发现不健康习惯，开始采取行动，控制健康风险。

1. 生活方式评分：35.8 分

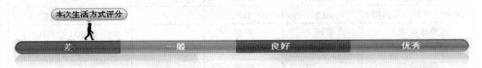

危险因素	您的情况	参考值	立即改善	继续改善	努力保持	本次得分	上次得分
体重指数（BMI）	25.9	18.5≤BMI<24		√		3/10	3/10
体力活动水平	中等	充分		√		10/20	10/20
吸烟状况	已戒烟	不吸烟			√	10/10	10/10
饮酒情况	过量	酒精量≤25 克/天	√			0/5	0/5
肉类摄入情况	过多	50~75 克/天	√			0/10	0/10
谷类摄入情况	过多	250~400 克/天	√			0/5	0/5
蔬菜摄入情况	不足	300~500 克/天	√			2.1/10	2.1/10
水果摄入情况	不足	200~400 克/天	√			0.7/10	0.5/10
心理状况	良好	良好			√	10/10	10/10
睡眠状况	差	良好	√			0/10	0/10
生活方式评分	差	80~100 分	-	-	-	35.8	35.6

注：您的得分越高，说明您目前的生活方式越健康，对于寿命的影响越积极。得分在 60 分以上可认为拥有良好的生活习惯，得分在 80~100 分被认为是最佳范围。

2. 健康年龄

您的实际生理年龄：60 岁		
60.9 岁	52.2 岁	8.7 岁
您的评价年龄	**理想健康年龄**	**寿命延长空间**
根据您目前的生活习惯状况，评价出的反映您目前综合健康状况的年龄。您的评价年龄大于生理年龄，说明您目前的生活习惯影响了您健康状况，减少了寿命。	如果您将以上不健康的生活习惯改善至理想状态，您将达到健康年龄，开始行动吧，您将变得更年轻。	您目前评价年龄与理想健康年龄的差距，也是养成健康生活方式将为您带来的寿命延长空间。

图 6-7　健康生活方式评估报告

第五节　健康风险评估的目的和应用

一、健康风险评估的主要目的

1. 帮助个体综合认识健康危险因素　通过阅读评估结果以及医生的解释，个人能够充分了解机体内外存在的使疾病发生和死亡概率增加的诱发因素，包括个人特征、环境因素、生理参数、疾病或临床前疾病状态等。个人特征包括不良的行为(如吸烟、酗酒、运动不足、膳食不平衡、吸毒、迷信、破坏生物节律等)、疾病家族史、职业等;环境因素包括暴露于不良的生活环境和生产环境等;生理参数包括有关实验室检查结果(如血脂异常)、体型测量(如超重、肥胖)和其他资料(如心电图异常)等。

2. 鼓励和帮助人们修正不健康的行为 健康风险评估的概念最早是被当作健康教育的一个工具而提出来的,它为医生与患者之间沟通疾病预防方面的信息提供了一个很有说服力的工具。健康教育不是简单的健康宣教,它是通过有计划、有组织、有系统的教育活动和社会活动,促使人们自愿地改变不良的健康行为和影响健康行为的相关因素,消除或减轻影响健康的危险因素,预防疾病、促进健康、提高生活质量。健康教育的核心任务就是促使个体或群体改变不健康的行为和生活方式。健康风险评估通过个性化、量化的评估结果,帮助个人认识自身的健康危险因素及其危害与发展趋势,指出了个人应该努力改善的方向,有利于医生制订针对性强的系统教育方案,帮助人们有的放矢地修正不健康的行为。

3. 制订个体化的健康干预措施 通过健康风险评估,可以明确个人或人群的主要健康问题及其危险因素,接下来应对评估结果进行仔细分析和判断,如:区分引起健康问题的行为与非行为因素、可修正和不可修正因素(不可修正因素如年龄、性别、疾病家族史和遗传特质);区分重要行为与非重要行为(行为与健康问题相关的密切程度及是否是经常发生的行为);区分高可变性行为与低可变性行为(即通过健康干预,某行为发生定向改变的难易程度)等。由于健康问题及其危险因素往往是多重的,故健康干预的内容和手段也应该是多方位的。对健康风险评估结果的详细分析,有利于制订有效而节约成本的健康干预措施。

4. 评价干预措施的有效性 评价是指客观实际与预期结果进行的比较,其实质是不断地进行比较,包括结果的比较、实施情况的比较等,只有比较才能找出差异、分析原因、修正计划、完善执行,使工作取得更好的效果。而要进行评价,测量是必需而重要的手段,这里的测量包括对健康干预依从性的测量、对健康评价指标及经济评价指标的定量定性测量,以及对参与者满意度的测量等。准确的信息是评价成功的保障,必须具备完善的信息系统,准确地收集、分析和表达资料。健康风险评估通过自身的信息系统,收集、追踪和比较重点评价指标的变化,可对健康干预措施的有效性进行实时评价和修正。

5. 健康管理人群分类 健康风险评估的一个重要用途是根据评估结果将人群进行分类。分类的标准主要有两类:健康风险的高低、医疗花费的高低。前者主要根据健康危险因素的多少、疾病危险性的高低等进行人群分组,后者主要根据卫生服务的利用水平、设定的阈值或标准等进行人群划分。不难理解的是,高健康风险的人群其医疗卫生花费通常也处于较高水平。

分类后的各个人群,由于已经有效地鉴别了个人及人群的健康危险状态,故可提高干预的针对性和有效性,通过对不同风险的人群采取不同等级的干预手段,可达到资源的最大利用和健康的最大效果。换句话说,健康风险评估后的各个人群,可依据一定的原则采取相应的策略进行健康管理。

6. 其他应用　健康风险评估还可满足其他的目的需求,如评估数据被广泛地应用在保险的核保及服务管理中,根据评估数据进行健康保险费率的计算,以使保费的收取更加合理化便是一个典型的例子。另外,将健康评估数据与健康费用支出相联系,还可进行健康保险费用的预测,帮助保险公司量化回报效果。

二、健康风险评估与临床诊断的关系

临床诊断即确诊个体所患疾病的过程和采取的手段,即根据实际情况,调查了解影响个体健康的环境因素,对个体进行全面检查,采用先进的仪器设备和实验室检查,找出发病原因、疾病的性质、个体的功能障碍情况等,以及判定患者的预后和确定防治的方法。而健康风险评估是对个人的健康状况及未来患病或死亡危险的量化评估。两者区别在于:

(1)出发点不同:临床诊断立足于个体身体的异常症状,查找病因,以便确诊所患疾病。而健康风险评估立足于个体或群体健康危险因素的收集,以便进行风险评估。

(2)手段不同:临床诊断主要通过临床医生的观察和相关仪器设备及实验室检查,而健康风险评估资料的收集也需要实验室的检查,但更多的是通过问卷调查收集相关信息。

(3)目的不同:临床诊断的最终目的是为了对症治疗,而健康风险评估的最终目的是根据评估结果进行健康干预。

(4)对象不同:临床诊断的对象往往是一种或几种疾病,而健康风险评估针对的是引起疾病的全部危险因素。

临床诊断的体检资料以及实验室检查数据可以作为健康风险评估的重要信息,健康风险评估的结果也可以为临床疾病的诊断提供参考依据。健康风险评估是一种技术和方法,也是一项积极有益的工作,它不必求全具备,也不必看得过高过难,可以依据自身条件,至少在生活方式评估等某一方面尝试就能获得显著效果。

三、科学使用健康风险评估的基本原则

1. 健康信息的完整性　无论是针对个体还是针对群体的健康风险评估,全面、完整的健康危险因素等健康相关信息的收集是科学、准确进行健康风险评估的前提。

2. 评估方法的适宜性　健康风险评估的方法有目前相对成熟的美国疾控中心和卡特中心的健康危险因素评价方法、哈佛癌症风险指数评价方法等,也有国内学者新研究的一些疾病评估模型。在评估中,要针对不同的个体或群体特征,有针对性地选择合适的评估方法,使评估结果更具科学性和参考价值。

3. 评估结果的客观性　健康风险评估的结果是制定健康管理方案,进行健康干预的依据。评估结果的客观与否不仅关系到个体或群体健康风险因素的识别,关系到不正确健康行文的修正,更直接关系到健康干预的效果。

笔记

四、健康风险评估的局限性

目前,健康风险评估的工具越来越多,越来越多的健康相关数据(包括健康风险评估信息)被收集、分析和储存。不同的信息使用者(受评估者个人、医生、研究人员、健康教育者、保险组织等)对健康风险评估信息的使用角度和目的各不相同,但在使用时应该遵守一些共性的原则。从伦理学的角度来说,健康评估信息应该被有效保密、可得并可控;从信息交流的角度来说,健康评估信息应该能够清楚、准确地传达评估结果,并对改善健康具有影响力。

目前,不少学者和机构开发了对冠心病、脑卒中、糖尿病、癌症等许多疾病的评估和预测模型。如何评价这些模型的使用价值呢?其实,对未来疾病风险的预期和自然科学领域里对天气、地震等自然现象的预测颇为相似,疾病的预测就是一个"健康天气预报",对于不同疾病的预测,其准确性或吻合率与对不同自然现象的预测一样,会有较大的差别。疾病的预测模型中比较成熟、准确的是对常见慢性病的预测,如缺血性心脏病的预测,糖尿病的预测和脑卒中的预测等,就像大气预报中对气温和降雨的预测一样,有很大的参考价值;对癌症发生的预测就像对地震的预测一样准确性差,因为肿瘤发病率低,发病机制有许多尚未明白的部分,因此,在健康管理实践中开展肿瘤发病的定量预测使用意义不大,但针对肿瘤的危险因素进行定性的健康教育仍然有很大的预防价值。

本 章 小 结

健康风险评估(HRA)在美国已经有了几十年的实践应用,在中国刚刚起步,但已逐渐受到重视。HRA 是根据临床流行病学所发展出来的应用科学,只需要给出一个人的年龄、吸烟情况(每日包数与年数)、心血管疾病史、家族史、体重或 BMI(体重指数)、血压、总胆固醇、高密度脂蛋白胆固醇、血糖等资料,经过评估模型的计算,便可以得到未来若干年内患某种慢性病如冠心病和脑卒中的风险。个体的结果通过与参考人群的数值比较,就可以判断出与同年龄、同性别的人群相比,其患病危险性是高还是低。此外,HRA模型还可以计算"可达到的健康风险(achievable health risk)",也就是如果将可以改正的危险因素祛除,例如戒烟、减重、将血压控制在正常范围内,就会使先前的风险降低,如从 3% 降到 1.5%。影响健康的危险因素有些是无法改变的,如年龄、性别或家族史,但是有些危险因素却是能够调整的,例如体重、血脂、增加运动量、改变压力和其他生活方式等。健康管理的目的就是控制那些可以改变的危险因素,从而降低疾病的风险。

健康风险评估的数据能够帮助我们对人群进行分类,从而可以针对不同的群组(风险类别)开展有针对性的干预措施。健康风险评估(HRA)在个性化干预服务的设计上,还能起到很好的引导作用,健康管理医生可以根据健康风险评估的情况来实施个性化的管理策略。如果服务模式是一般的健康

笔记

教育,那么,也可以通过人群的分类将教育材料进行分类定制。如果是采用通过互联网的方式进行教育,可以通过信息流程引导将个人引导到相应的健康风险评估改善计划,从而达到提高健康的目的。

(李 明)

关键术语

健康管理　health management　　健康风险评估　health risk assessment

危险因素　risk factor　　　　　　不可改变的危险因素　non-modifiable risks

可改变的危险因素　modifiable risks

练习题

一、简答题

1. 健康风险评估的三个模块是什么?

2. 如何理解"理想危险度"(achievable risk)?

3. 请表述"评价年龄"和"理想健康年龄"的关系。

二、讨论题

1. 如何理解健康风险评估的科学基础?

2. 如何理解健康风险评估和健康管理的关系?

3. 健康风险评估的目的是什么?

笔记

健康教育学

章前案例

某西部省会城市的一个城乡结合部社区有人口 2 万,农牧业人口占 60%,当地人喜肉食和酒,高血压和脑卒中的患病率较高。请根据该人群的实际情况,按照健康干预计划设计的基本程序为该社区制订一个健康教育计划,并请回答以下问题:

1. 人群健康教育的基本步骤是什么?

答案:(1)健康干预需求评估。

(2)确定干预目标。

(3)制订干预策略和活动。

(4)健康干预计划的执行及评价方案。

(5)编制健康干预计划的预算。

2. 需求评估结果显示,该社区人群的吸烟、饮酒、肥胖和血脂异常率分别为 40%、35%、15%、42%。针对上述情况,请确定该社区最主要的健康风险因素是什么? 在社区健康教育时,应主要讲解什么内容?

答案:主要健康风险因素包括:吸烟、饮酒、饮食结构不合理和运动少。

应主要讲解吸烟、饮酒的健康和疾病风险;产生超重、肥胖和血脂异常的原因及由此产生的健康风险,主要易患以下疾病:心脑血管疾病、糖尿病、高血压病、高脂血症、脂肪肝。

3. 该社区人群的高血压患病率为 23%,请简述高血压的预防与健康教育的内容。

答案:限盐、增加新鲜蔬菜及水果摄入、限酒或戒酒、减轻体重、适当的体力活动。

健康教育与健康促进的理论和实践是与健康管理联系最为密切的学科。两者在分析问题、解决问题的思路上非常相似,只是他们产生的背景和工作重点有

笔记

所区别。健康教育与健康促进是 20 世纪 80 年代随着一些国际机构的传染病、妇幼卫生的援助项目在中国的开展而发展起来的学科，所以有较浓厚的公益项目色彩，以人群教育、干预为主。而健康管理这个职业与学科是进入 21 世纪后随着慢性病患病的不断上升而兴起的，它以个体健康教育、干预和管理为主，同时它的运作主要是商业模式。但二者的工作内容都是以健康资料收集和需求评估—健康教育和干预实施—效果评价为主线。同时，健康教育和促进本身就是健康管理干预实施过程中主要的手段。此外，健康管理在方法上引入了健康风险评估和管理学的理念，这使得它对健康与疾病有了一定的预见性，更有利于健康问题的科学预测、早期预防以及干预管理。因此，学习健康教育的理论与方法对理解、丰富健康管理的理论和实践、提高健康管理的效果大有帮助。本章将介绍健康教育与健康促进的基本概念、健康传播的基础知识、健康行为学的基本理论，以及健康管理计划的设计、实施与评价。

第一节　健康教育与健康促进概述

20 世纪 70 年代以来，健康教育在全球迅速发展，完整的学科体系已逐步形成。尤其是近 20 年来，全球性健康促进活动的兴起，健康教育与健康促进在卫生保健总体战略中的地位得到了全世界的关注，健康教育与健康促进的内涵、特征、研究领域等诸多问题正处于不断的探讨发展和完善之中。

一、健康教育、健康促进的涵义与联系

（一）健康教育的涵义

健康教育（health education）是通过信息传播和行为干预，帮助个人和群体掌握卫生保健知识、树立健康观念，自愿采纳有利于健康行为和生活方式的教育活动与过程。其目的是消除或减轻影响健康的危险因素，预防疾病，促进健康和提高生活质量。健康教育的着眼点是促进个人或群体改变不良的行为与生活方式。行为的改变以知识、信念、健康观的改变为基础，因此首先要使个体或群体掌握卫生保健知识，提高认知水平和技能，建立起追求健康的理念，并为此自觉自愿地而不是勉强改善自己的行为与生活方式。

世界各国的健康教育实践经验表明，行为改变是长期的复杂的过程，许多不良行为生活方式仅凭个人的主观愿望仍无法改变，要改变行为必须依赖于支持性的健康政策、环境、卫生服务等相关因素。单纯的健康教育理论在许多方面已无能为力，已经满足不了社会进步与健康发展的新需要，在这种情况下，健康促进开始迅速发展。

（二）健康促进的涵义

世界卫生组织给健康促进（health promotion）作如下定义："健康促进是促进人们维护和提高他们自身健康的过程，是协调人类与他们环境之间的战略，规定个人与社会对健康各自所负的责任"。美国健康教育学家格林（Lawrence•W•Green）指出："健康促进是指一切能促使行为和生活条件向有益于健康改变的教育与环

境支持的综合体"。其中环境包括社会的、政治的、经济的和自然的环境，而支持即指政策、立法、财政、组织、社会开发等各个系统。1995 年 WHO 西太区办事处发表《健康新视野》(New Horizons in Health)重要文献，指出"健康促进是指个人与其家庭、社区和国家一起采取措施，鼓励健康的行为，增强人们改进和处理自身健康问题的能力。"健康促进的基本内涵包含了个人和群体行为改变，以及政府行为(社会环境)改变两方面，并重视发挥个人、家庭、社会的健康潜能。

1986 年在首届国际健康促进大会通过的《渥太华宣言》中明确指出，健康促进涉及 5 个主要活动领域。

1. 建立促进健康的公共政策　健康促进的含义已超出卫生保健的范畴，各部门、各级政府和组织的决策者都要把健康问题提到议事日程上。明确要求非卫生部门建立和实行健康促进政策，其目的就是要使人们更容易作出更有利健康的抉择。

2. 创造健康支持环境　健康促进必须为人们创造安全的、满意的和愉快的生活和工作环境。系统地评估快速变化的环境对健康的影响，以保证社会和自然环境有利于健康的发展。

3. 增强社区的能力　确定问题和需求是社区能力建设最佳的起点。社区人民有权、有能力决定他们需要什么以及如何实现其目标。因此，提高社区人民生活质量的真正力量是他们自己。充分发动社区力量，积极有效地参与卫生保健计划的制订和执行，挖掘社区资源，帮助他们认识自己的健康问题，并提出解决问题的办法。

4. 发展个人技能　通过提供健康信息，教育并帮助人们提高作出健康选择的技能，来支持个人和社会的发展。这样，就使人们能够更好地控制自己的健康和环境，不断地从生活中学习健康知识，有准备地应付人生各阶段可能出现的健康问题，并很好地应付慢性病和外伤。学校、家庭、工作单位和社区都要帮助人们做到这一点。

5. 调整卫生服务方向　健康促进中的卫生服务责任由个人、社会团体、卫生专业人员、卫生部门、工商机构和政府等共同分担。他们必须共同努力，建立一个有助于健康的卫生保健系统。同时，调整卫生服务类型与方向，将健康促进和预防作为提供卫生服务模式的组成部分，让最广大的人群受益。

(三)健康教育与健康促进的联系

健康促进是一个综合的调动教育、社会、经济和政治的广泛力量，改善人群健康的活动过程，它不仅包括一些旨在直接增强个体和群体知识技能的健康教育活动，更包括那些直接改变社会、经济和环境条件的活动，以减少它们对个体和大众健康的不利影响。健康教育是健康促进的基础和先导，一方面健康教育在促进行为改变中起重要作用，另一方面健康教育对激发领导者拓展健康教育的政治意愿，促进群众的积极参与，促成健康促进氛围的行为有着重要的作用。因此离开了健康教育，健康促进就会是无源之水，无本之木。同时，政府的承诺、政策、法律、组织等社会支持条件和社会、自然环境的改善对健康教育是强有力的支撑，而健康教育如不向健康促进发展，其作用就会受到极大限制。

笔记

二、健康教育在健康管理中的应用

（一）健康教育与健康管理的区别及联系

从健康教育和健康管理的内涵和基本操作步骤来看，两者都运用了基线资料收集 - 计划 - 实施 - 评价的管理过程，在计划前研究和评估中，都会采用定量的问卷调查和一些定性的方法寻找问题的原因和可能解决问题的办法，只不过健康教育主要侧重于知识、态度、信念、行为方面，而健康管理还重视从体格检查的资料获得信息、对目前的健康状况开展评估，对未来可能发生的健康问题进行科学预测，同时强调对与生活方式和行为的长期、连续的管理。在制订计划中，健康教育更加重视目标人群的知识、态度和行为的改变，而健康管理的计划要在风险评估的基础上，提出针对个人的个性化措施。在实施的过程中，健康教育常常是公益行为，通常运用教育、传播乃至政策的策略，针对目标人群进行教育和干预，而健康管理一般是商业收费的模式，对个体进行生活方式的干预以及开展健康、疾病的咨询和指导。在评价方面，健康教育会进一步细分为过程评价、效应评价和结局评价，健康管理也类似，只是内容更侧重于行为的监测和健康指标的改善以及健康风险的变化。

（二）健康教育在健康管理中的作用

健康管理是把健康监测和维护、健康相关行为以及治疗和康复都纳入管理并实施干预，干预手段主要是非临床的方法，即教育和管理。因此，健康教育无论是针对个体的健康管理还是针对群体的健康管理，都是一种非常基本和重要的方法和策略。

1. 在个体健康管理中的作用 针对个体的健康信息收集问卷的设计原理与健康教育常用的问卷相似，内容中所包含的行为和生活方式相关问题以及健康教育需求等问题在健康教育的问卷中也经常问及。在对个体进行的健康教育干预时，要应用健康教育中常用的人际传播和行为干预策略，因此，熟悉和掌握健康教育的理论和实践技能是实现有效的个体健康管理的基础。

2. 在群体健康管理中的作用 在健康管理领域，健康管理师除了要做个体化的健康管理外，还面临着社区、企事业单位、学校等以场所、人群为基础的群体健康干预。健康教育和健康促进是群体健康管理工作的重要工具、方法和策略。健康教育计划设计、实施和评价的基本步骤与健康管理的信息收集 - 健康风险评估 - 教育干预 - 效果评价基本一致。与个体信息收集相类似，群体信息收集的问卷内容也与健康教育常用的问卷相近。在群体健康干预中，健康管理师要运用到比针对个体更加全方位、多样化的手段，创造有利于健康的社会 / 社区环境以及工作和家庭氛围，包括健康促进的社会动员策略、群体行为干预的理论与方法、大众传播和人际沟通的技巧与方法。

第二节 健康相关行为改变的理论

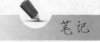

健康教育和健康管理都非常关注行为和生活方式，同时，行为是一种复杂的

活动,生活方式更是已经形成的行为定型,行为和生活方式的改变是一个相当复杂、艰苦的过程,是一件说起来容易,做起来艰难并且痛苦的事。一些常用的行为理论可以帮助健康管理师充分地解释行为,找到改变行为的可能途径,有些行为干预理论也可以直接用来指导行为的干预。下面介绍行为诊断的方法和几个比较成熟的理论模式——"知信行"模式、健康信念模式、自我效能理论、群体动力论。

一、"知信行"模式

知信行是知识、信念和行为的简称,健康教育的知-信-行(knowledge, attitude, belief, and practice, KABP 或 KAP)模式实质上是认知理论在健康教育中的应用。知信行模式认为:卫生保健知识和信息是建立积极、正确的信念与态度,进而改变健康相关行为的基础,而信念和态度则是行为改变的动力。只有当人们了解了有关的健康知识,建立起积极、正确的信念与态度,才有可能主动地形成有益于健康的行为,改变危害健康的行为。

知信行理论可以简单地表示为图 7-1。

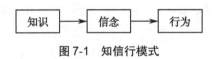

图 7-1　知信行模式

例如,吸烟作为个体的一种危害健康的行为已存在多年,并形成了一定的行为定式。要改变吸烟行为,使吸烟者戒烟,首先需要使吸烟者了解吸烟对健康的危害,戒烟的益处,以及如何戒烟的知识,这是使吸烟者戒烟的基础。具备了知识,吸烟者才会进一步形成吸烟有害健康的信念,对戒烟持积极态度,并相信自己有能力戒烟,这标志着吸烟者已有动力去采取行动。

但是,要使知识转化为行为改变,仍然是一个漫长而复杂的过程,有很多因素可能影响知识到行为的顺利转化,任何一个因素都有可能导致行为形成/改变的失败。在健康教育实践中,常常遇到"知而不信"、"信而不行"的情况."知而不信"的可能原因在于:所传播信息的可信性、权威性受到质疑、感染力不强,不足以激发人们的信念;"信而不行"的可能原因在于:人们在建立行为或改变行为中存在一些不易克服的障碍,或者需要付出较大的代价,这些障碍和代价抵消了行为的益处,因此不产生行动。由此可见,只有全面掌握知、信、行转变的复杂过程,才能及时、有效地消除或减弱不利影响,促进形成有利环境,进而达到改变行为的目的。

二、健康信念模式

健康信念模式(health belief model, HBM)理论强调感知(perception)在决策中的重要性。影响感知的因素很多,是运用社会心理学方法解释健康相关行为的理论模式。该理论认为信念是人们采纳有利于健康行为的基础,人们如果具有与疾病、健康相关的信念,他们就会采纳健康行为,改变危险行为。人们在决

笔记

定是否采纳某健康行为时,首先要对疾病的威胁进行判断,然后对预防疾病的价值、采纳健康行为对改善健康状况的期望和克服行动障碍的能力作出判断,最后才会作出是否采纳健康行为的决定(图7-2)。

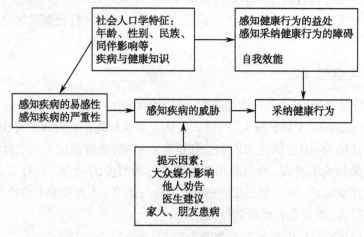

图 7-2 健康信念模式

来源:Irwin M. Rosenstock, Historical Origins of the Health Belief Model, Health Education Monographs, 1974, 2(4): 328-335.

在健康信念模式中,是否采纳有利于健康的行为与下列因素有关。

(一)感知疾病的威胁(perceived threat)

对疾病威胁的感知由对疾病易感性的感知和对疾病严重性的感知构成。对疾病易感性和严重性的感知程度高,即对疾病威胁的感知程度高,是促使人们产生行为动机的直接原因。

1. 感知疾病的易感性(perceived susceptibility) 指个体对自身患某种疾病或出现某种健康问题的可能性的判断。人们越是感到自己患某疾病的可能性大,越有可能采取行动避免疾病的发生。

2. 感知疾病的严重性(perceived severity) 疾病的严重性既包括疾病对躯体健康的不良影响,如疾病会导致疼痛、伤残和死亡,还包括疾病引起的心理、社会后果,如意识到疾病会影响到工作、家庭生活、人际关系等。人们往往更有可能采纳健康行为,防止严重健康问题的发生。

(二)感知健康行为的益处和障碍

感知健康行为的益处(perceived benefits of action)指人体对采纳行为后能带来的益处的主观判断,包括对保护和改善健康状况的益处和其他边际收益。一般而言,人们认识到采纳健康行为的益处,或认为益处很多,则更有可能采纳该行为。

感知健康行为的障碍(perceived barriers of action)指个体对采纳健康行为会面临的障碍的主观判断,包括行为复杂、时间花费、经济负担等。感觉到障碍多,会阻碍个体对健康行为的采纳。

因此,个体对健康行为益处的感知越强,采纳健康行为的障碍越小,个体采纳健康行为的可能性越大。

（三）自我效能

自我效能是后被补充到健康信念模式中的一个因素,强调自信心对产生行为的作用。参见下文"三、自我效能理论"。

（四）提示因素

提示因素(cues to action)指的是诱发健康行为发生的因素,如大众媒介的疾病预防与控制运动、医生建议采纳健康行为、家人或朋友患有此种疾病等,都有可能作为提示因素诱发个体采纳健康行为。提示因素越多,个体采纳健康行为的可能性越大。

（五）社会人口学因素

社会人口学因素包括个体特征,如年龄、性别、民族、人格特点、社会阶层、同伴影响,以及个体所具有的疾病与健康知识。具有卫生保健知识的人更容易采纳健康行为。对不同类型的健康行为而言,不同年龄、性别、个性特征的采纳行为的可能性相异。

下面以针对高血压的低钠盐饮食行为为例,介绍健康信念模式的应用。某人60岁,近期查体发现患有高血压,由于几十年来饮食口味很咸,医生建议他要把每天的钠盐摄入量降下来。如果他认识到自己口味很咸的饮食习惯会导致高血压(感知疾病的易感性),高血压可能导致脑卒中,脑卒中可能带来严重的后遗症甚至导致死亡(感知疾病的严重性),他相信控制钠盐的摄入对控制血压有好处(感知健康行为的益处),同时他觉得改掉多年来养成的饮食习惯太难了(感知健康行为的障碍),但是他相信自己通过努力可以逐渐把口味变淡(自我效能),在这种情况下,医生的建议(提示因素)帮助他作出减盐的决定,综合以上因素,这位患者可能逐渐采纳低钠盐饮食行为。

三、自我效能理论

自我效能是美国心理学家班杜拉在1977年提出来的。自我效能(self-efficacy)指个体对自己组织、执行某特定行为并达到预期结果能力的主观判断。即个体对自己有能力控制内、外因素而成功采纳健康行为并取得期望结果的自信心、自我控制能力。自我效能是人类行为动机、健康和个体成就的基础,是决定人们能否产生行为动机和产生行为的一个重要因素。因为只有人们相信他们的行动能够导致预期结果,才愿意付出行动,否则人们在面对困难时就不会有太强的动机,也不愿长期坚持。自我效能高的人,更有可能采纳所建议的有益于健康的行为。

自我效能可以通过以下4种途径产生和提高。①自己成功完成过某行为:一次成功能帮助人们增加其对熟练掌握某一行为的期望值,是表明自己有能力执行该行为的最有力的证据;②他人间接的经验:看到别人成功完成了某行为并且结果良好,而增强了自己通过努力和坚持也可以完成该行为的自信心;③口头劝说:通过别人的劝说和成功经历的介绍,对自己执行某行为的自信增加;④情感激发:焦虑、紧张、情绪低落等不良情绪会影响人们对自己能力的判断,因此,可通过一些手段消除不良情绪,激发积极的情感,从而提高人们对自己能力的自信心。

四、行为改变的阶段理论

1982年,美国心理学家Prochaska和DiClemente首次提出行为改变的阶段理论,描述和解释了吸烟者在戒烟过程中行为变化的各阶段以及在每个阶段主要的变化过程。该理论的主要依据是:人的行为变化是一个过程而不是一个事件,而且每个改变行为的人都有不同的需要和动机,只有针对其需要提供不同的干预帮助,才能促使教育对象向下一阶段转变,最终采纳有益于健康的行为。

行为改变的阶段理论,把行为转变分为5个阶段,对于成瘾行为来说,还有第6个阶段即终止阶段。

1. 没有打算阶段(pre-contemplation) 在最近6个月内,没有考虑改变自己的行为,或者有意坚持不改变,他们不知道或没有意识到自己存在不利于健康的行为及其危害性,对于行为转变没有兴趣,或者觉得浪费时间,或者认为自己没有能力改变自己的行为。处于该阶段的人不喜欢阅读、谈论或考虑与自身行为相关的问题或内容,有些人甚至有诸多理由为自身的行为辩解。

2. 打算阶段(contemplation) 在最近6个月内,人们开始意识到问题的存在及其严重性,意识到改变行为可能带来的益处,也知道改变行为需要代价,因此在益处和代价之间权衡,处于犹豫不决的矛盾心态。

3. 准备阶段(preparation) 在最近30天内,人们郑重地作出行为改变的承诺,如向亲属、朋友宣布自己要改变某种行为,并有所行动,如向别人咨询有关行为改变的事宜,购买自我帮助的书籍,制订行为改变时间表等。

4. 行动阶段(action) 在6个月内,人们已经开始采取行动,但是由于许多人的行动没有计划性,没有设定具体目标、实施步骤,没有社会网络和环境的支持,最终导致行动失败。

5. 维持阶段(maintenance) 改变行为已经达到6个月以上,人们已经取得行为转变的成果并加以巩固,防止复发。许多人在取得了行为改变的初步成功后,由于自身的松懈、经不起外界的诱惑等原因造成复发。

6. 终止阶段(termination) 在某些行为,特别是成瘾性行为中可能有这个阶段。在此阶段中,人们不再受到诱惑,对行为改变的维持有高度的自信心。可能有过沮丧、无聊、孤独、愤怒的情绪,但能坚持、确保不再回到过去的行为习惯上去。研究表明,一般20%的人达到这个阶段。经过这个阶段便不会再复发。

处在不同阶段的人,以及从前一个阶段过渡到下一个阶段时,会发生不同的心理变化过程。从无打算到打算阶段,主要经历对原有不健康行为的重新认识,产生焦虑、恐惧的情绪,对周围提倡的健康行为有了新认识,然后意识到应该改变自己的不健康行为;从打算阶段到准备阶段,主要经历自我再评价,意识到自己应该抛弃不健康的行为;从准备阶段到付诸行动阶段,要经历自我解放,从认识上升到改变行为的信念,并作出改变的承诺;当人们一旦开始行动,需要有许多支持条件来促使行动进行下去,如建立社会支持网络、社会风气的变化、消除

笔记

促使不健康行为复发的事件、激励机制等。

行为的干预首先要确定目标人群所处的阶段，然后有针对性地采取干预措施，才能取得预期的效果。表 7-1 中以戒烟为例，提出了针对不同阶段使用的干预策略。

表 7-1 戒烟干预在不同阶段使用的干预策略

变化阶段	干预策略
没有打算阶段	普及吸烟对健康危害的知识，让人们对吸烟行为感到恐惧、焦虑、担心等，意识到在自己周围环境中，吸烟已经成为一种不健康行为
打算阶段	刺激人们尽快行动，让他们充分认识吸烟的坏处，应该改变这种行为
准备阶段	要求人们作出承诺，使他们的行动得到监督
行动阶段	了解戒烟有哪些困难和阻碍，如何克服
维持阶段	建立社会支持网络，取得家庭成员、同事和朋友的支持；对家庭、工作场所的戒烟行为给予奖励，或举办戒烟竞赛，形成一种以不吸烟为荣的社会风气
终止阶段	较长期的随访，当戒烟者遇到其他生活问题时给予他们支持，帮助防止反复

在实践中，为保证行为干预的有效性，健康管理师必须先了解人们在不同行为阶段的不同需求，然后有针对性地采取措施帮助他们进入下一阶段。在第一、二阶段，应重点促使人们进行思考，认识到危险行为的危害、权衡改变行为的利弊，从而产生改变行为的意向、动机；在第三阶段，应促使他们作出决策，尽快开始改变危害健康的行为；在第四、五阶段，应改变环境来消除或减少诱惑，通过自我强化和学会信任来支持行为改变。如干预效果不理想或不成功，对象的行为会停留在某一阶段甚至倒退。

第三节 健 康 传 播

健康传播是健康教育、健康管理重要的干预措施之一。要成功地达到预防疾病、促进健康的目标，必须依赖于个体和社会的有效参与，因此需要广泛、深入地开展健康传播活动。

一、传播的基本概念与模式

（一）传播的基本概念

传播一词的本意为"共同分享"，它通常是指人与人之间通过一定的符号进行的信息交流与分享，是人类普遍存在的一种社会行为。健康传播是传播学的一个分支和部分，它是指以"人人健康"为出发点，运用各种传播媒介渠道和方法，为维护和促进人类健康的目的而制作、传递、分散、交流、分享健康信息的过程。健康传播是健康教育与健康促进的重要手段和策略。

（二）传播模式

拉斯韦尔五因素传播模式是传播学的奠基人之一。美国著名社会学家、政治学家哈罗德·拉斯韦尔（H.D.Lasswell）在 1948 年提出了一个被誉为传播学研究

笔记

经典的传播过程的文字模式，即"一个描述传播行为的简便方法，就是回答下列5个问题：①谁（who）？；②说了什么（says what）？③通过什么渠道（through what channel）？④对谁（to whom）？⑤取得什么效果（with what effect）？"这就是拉斯韦尔五因素传播模式（又称 5W 模式，图 7-3）。

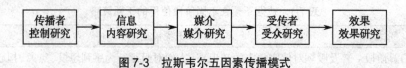

图 7-3　拉斯韦尔五因素传播模式

1. 传播者（communicator）　是指在传播过程中"传"的一端的个人（如有关领导、专家、医生、讲演者、节目主持人、教师等）或团体（如报社、电台、电视台等）。他是信息传播的主动发出者和媒介的控制者。

2. 信息与讯息（information and message）　信息泛指情报、消息、数据、信号等有关周围环境的知识；而讯息是由一组相关联的信息符号所构成的一则具体信息，是信息内容的实体。信息必须转变为讯息才能传播出去。但在一般情况下，"信息"和"讯息"两者常混用，实际上就是传播者所要传播的而受传者所要接受的内容。

3. 媒介渠道（media and channel）　是讯息的载体，传递信息符号的中介、渠道。一般特指非自然的电子类、印刷类及通俗类传播媒介。如纸条、传单、信件、挂历、书刊、杂志、报纸、广告牌、电话机、传真机、收音机、电视机、光碟（LD，VCD，DVD）、计算机互联网络及手机短信等新型的流媒体。人际传播是一种借助自然媒介传播信息的渠道。

4. 受传者（audience）　是指在传播过程中"受"的一端的个体或团体的谈话者、听众、观众的总称。受传者一般被视为信息传播中的被动者，但其却拥有接受或不接受和怎样接受传播的主动选择权。个人或个别团体的受传者称为受者、受方，若多数则简称为受众。

5. 效果（effect）　指受传者接受信息后，在情感、思想、态度、行为等方面发生的反应。

二、人际传播

（一）人际传播的概念

人际传播也称人际交流，是指人与人之间进行直接信息沟通的一类交流活动。这类交流主要是通过语言来完成，但也可以通过非语言的方式来进行，如动作、手势、表情、信号（包括文字和符号）等。人际传播可以分成个人之间、个人与群体之间、群体与群体之间 3 种形式。

（二）人际传播的特点

1. 直接的人际传播不需要任何非自然的媒介。因此，人际传播简便易行，不受机构、媒介、时空等条件的限制。所以在健康教育的传播活动中，人际传播是广泛应用的基本传播形式。

2. 就传播活动中信息的发出者和接受者而言,在同一次人际传播活动中交流的双方可以互为传播者和受传者。

3. 由于人际传播中的反馈及时,所以双方的交流也就容易充分。交流的双方都可以即时了解对方对信息的接受情况和自己的传播效果,这样就能够及时调整自己的传播策略和技巧,以提高传播的针对性。在健康管理的人际传播活动中,健康管理师应该根据传播的目的、信息内容和传播对象的反馈随时了解传播效果,随时调整传播技巧,以提高传播效果,实现传播目标。这种在传播活动过程中即时收集反馈、即时调整传播技巧的特点在大众传播中就无法做到。

4. 相对大众传播而言,人际传播的信息量比较少;覆盖的范围比较小;传播的速度也比较慢。在一定时限内,人际传播的信息覆盖人群远不及大众传播。

5. 在人际传播活动中,特别是在多级的人际传播活动中,信息容易走样。这是因为接受者的理解能力、知识背景、接受习惯,以及记忆力等原因造成的。因此,在开展人际传播活动时要特别注意对传播者的培训,使其理解、记忆和掌握信息的内容,并在传播活动的实际开展过程中注意对信息质量的监测。

三、大众传播

(一)大众传播的涵义

大众传播是指职业性信息传播机构和人员通过广播、电视、电影、报纸、期刊、书籍等大众媒介和特定传播技术手段,向范围广泛、为数众多的社会人群传递信息的过程。

(二)大众传播的特点

1. 传播者是职业性的传播机构和人员,并需要借助非自然的特定传播技术手段。

2. 大众传播的信息是公开的、公共的,面向全社会人群。

3. 大众传播信息扩散距离远,覆盖区域广泛,速度非常快。

4. 大众传播对象虽然为数众多,分散广泛,互不联系,但从总体上来说是大体确定的。

5. 大众传播是单向的,很难互换传、受角色,信息反馈速度缓慢而且缺乏自发性。

但随着大众传播中"热线"形式的开通与流行,部分弥补了传、受双方信息反馈的不足。利用大众传播渠道开展健康教育,可以使健康信息在短时间内迅速传及千家万户,提高人们的卫生意识。加强对大众传播的特点和客观规律的研究,将有助于改变健康传播的质量,提高健康传播的效果。

四、传播材料制作

健康传播材料是指配合健康教育与健康促进活动使用的印刷材料与声像材料。在制订健康传播计划时,首先应考虑在现有的传播材料中选择可利用的材料,使用这些材料可以节约时间和资源。但是,在现有的信息或材料不充足时,需要制作新的传播材料,材料制作应遵循以下6个程序。

笔记

（一）分析需求和确定信息

在制定传播材料之前，首先需要以查阅文献、受众调查等方法对目标人群所处的外部环境、有关政策、组织机构能力、媒介资源、文化背景、生活习俗、宗教信念和健康需求等进行调查分析，为初步确定符合目标人群需求的健康传播材料提供依据，从而保证传播材料的针对性和可行性。

（二）制订计划

在需求分析基础之上，根据信息内容和技术、资源条件等，制订出详细的材料制作计划，计划应包括确定目标人群、材料种类、数量、使用范围、发放渠道、使用方法、预试验与评价方案、经费预算、时间进度等。

（三）形成初稿

初稿的设计过程就是讯息的研究与形成过程。要根据确定的信息内容和制作计划，设计出材料初稿，印刷材料的初稿包括文字稿和画稿；录像带的初稿应有文字稿和重点画面；录音带初稿也应有文字稿。医护健康教育人员在初稿形成过程中要把好信息关，并根据目标人群的文化程度和接受能力，决定信息复杂程度和信息量的大小。

（四）传播材料预试验

预试验是指在材料最终定稿和投入生产之前，健康教育传播材料设计人员一定要在一定数量目标人群的典型代表中进行试验性使用，从而系统收集目标人群对该讯息的反应，并根据反馈意见对材料进行反复修改的过程。预试验的目的是通过了解目标人群是否理解材料传播的信息内容，是否喜欢材料的表现形式和视觉舒适度，以及讯息的易读性、实用性、可接受性、趣味性等，以便为修订、完善和确定健康材料提供反馈意见，从而保证材料制作的质量和传播效果。

传播材料预试验的方法有多种。大多数预试验可以通过在目标人群的典型代表中进行小范围的预调查。预试验的方法主要采用定性研究的快速评估方法，包括重点人群专题小组讨论、中心场所阻截式调查、可读性测试、个人访谈、把关人调查、音像资料观摩法，等。根据传播材料的性质不同，需采用不同的预试验方法。一般而言，凡是适用于群体教育的材料，都可以用专题小组访谈的形式，如宣传画、画册、歌曲、广播稿、电视录象片、幻灯片、戏剧及其他形式的文艺节目等。用于文化层次较高的文字材料，可以先发给大家单独阅读，再组织小组讨论，这是由于有文化素养的人常常更加自信，不易受到小组中其他成员的影响。而用于文盲、半文盲人群的印刷性材料或折页，则应个别地进行预试验。

（五）材料的生产发放与使用

预试验结束后，将材料终稿交付有关负责人员审阅批准，按照计划安排制作和生产。确定和落实材料的发放渠道，以保证将足够的材料发放到目标人群手中，同时对材料的使用人员（社区积极分子、专兼职健康教育人员）进行必要的培训，使他们懂得如何有效地使用这些材料。

（六）监测与评价

在材料使用过程中，认真监测材料的发放和使用情况，在实际条件下对材料的制作过程、制作质量、发放与使用状况、传播效果等作出评价，以便总结经验，

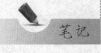
笔记

发现不足,用于指导其他传播材料制作活动和计划。如此循环往复,形成健康传播材料制作的不断循环发展的过程。参与评价的工作人员最好不是直接的材料制作者和相关人员,以利于评价结果的公正性。

五、常用人际传播形式与传播媒介

(一)人际传播的应用

1. 讲课　讲课指健康管理师充当"教师",主要通过语言和文字的方式,向目标人群传达健康知识、信息、技能,启发目标人群的健康意识、动机的过程。

(1)讲课准备:首先要了解教育对象的特点,如年龄、职业、文化程度,关注哪些健康问题,目前的健康知识、技能水平等。根据教育对象的特点,设计培训内容和方法。查阅资料,包括知识、信息、数据、图片、图表等。将讲授内容按照便于培训对象学习、理解的逻辑关系制作成幻灯片(PPT)。PPT在讲授过程中,既能成为讲授者把握内容和时间的依据,也是培训对象重要的学习材料。

(2)PPT设计与制作:选择庄重、明快的幻灯片设计,如背景颜色为蓝色、白色,页面设计简单;文字颜色与背景颜色反差大,文字显示效果好;每一页面上文字少,字号在24～32为宜,便于阅读;适当修饰页面,如加入装饰图案、插图、动画,使幻灯片看上去不沉闷。

2. 同伴教育　所谓同伴,指的是年龄相近、性别相同,或具有相同背景、共同经验、相似生活状况,或由于某种原因使其有共同语言的人,也可以是具有同样生理、行为特征的人(如孕妇、吸烟者、吸毒者、某种疾病的患者)。同伴教育就是以同伴关系为基础开展的信息交流和分享。同伴教育有正式与非正式之分,非正式的同伴教育可以随时发生,但目的并不十分明确,也没有事先确知的教育目标。非正式的同伴教育可以发生在任何人们感到方便的地方,如办公室、宿舍、车间、社区,甚至街头巷尾。正式的同伴教育有明确的目标,较为严格的设计和组织,正在成为健康教育与促进项目中的一种以人际交流为基础的教育干预方法。下面主要介绍正式同伴教育的组织实施方法。

(1)征募同伴教育者:同伴教育者应具备如下的品质和能力:①在与同伴交流时,思维敏捷、思路清晰,并且有感召力;②具备良好的人际交流技巧,包括倾听技巧;③具有与目标人群相似的社会背景,如年龄、性别、社会地位等;④应为目标人群所接受和尊敬,并成为目标人群中的一员;⑤应持客观态度、公正立场;⑥有实现项目目标的社会责任感;⑦充满自信,富有组织和领导才能;⑧有一定的时间和精力投入工作;⑨对同伴教育所涉及的内容有符合社会健康观的认识,在同伴中应成为行为的典范。

(2)培训同伴教育者:通过对教育目的、教育内容和人际交流技巧培训,使同伴教育者:①了解项目目标,干预策略与活动,了解同伴教育在其中的作用,以及如何与其他干预活动进行配合;②掌握与教育内容有关的卫生保健知识和技能;③掌握人际交流的基本技巧和同伴教育中使用的其他技术,如组织游戏、辩论,电脑使用、幻灯片的放映等。

(3)实施同伴教育:以一定的组织方式在社区、学校、工作场所等地开展同

笔记

伴教育。在活动开始前,应注意场地、桌椅、使用仪器设备等的准备和调试,保证同伴教育活动质量。

(4)同伴教育评价:主要关注同伴教育实施过程和同伴教育者的工作能力,可以采用研究者评价、同伴教育对象评价、同伴教育者自我评价的形式进行。

3. 演示与示范 演示(或示范)是教育者结合教育内容,采用实物或模型,进行实际操作演示,使教育对象学习掌握规范的操作步骤的教育方法。

(1)演示的准备

1)实物(模型)的准备:教育者需要首先列出演示过程清单,然后准备清单上所需实物或模型,并根据演示程序将实物(模型)摆放整齐,将相关仪器调试完毕。比如演示正确的洗手方法,最好选择有洗手池的地方,并准备好肥皂(洗手液)、毛巾(纸巾)等所需物品。另外,也可以准备消毒湿巾,以便演示洗手的替代方法。如果没有洗手池,可以准备盆、桶和舀水的工具(如水瓢),教会培训对象如何运用这些工具实现流动水洗手。

2)演示场所准备:演示场所应该有足够的空间,方便学员围绕在教育者周围进行近距离观察。有条件时,可以把操作过程拍摄下来制作成录像(或 DVD),在培训时直接播放,这样可以节省实物的消耗,也避免了对演示场所的特殊要求。

(2)演示过程:教育者按照操作规程,将每一步操作进行分解示范,同时讲解操作要领。操作过程也可以由其他有经验的人进行。在操作过程中,演示者应面对教育对象,便于他们观察操作步骤和细节,同时操作节奏应放慢,关键环节可以适当进行强调和重复,同时用语言强调相关步骤,便于学员学习和领会。操作演示结束后,培训者应向培训对象提问,了解他们是否有不清楚的地方,并对学员的提问作出回答。也可以通过提问,考察学员对操作要点是否掌握。为了进一步巩固学员的知识和对操作要点的把握,最后还应对关键知识点和操作要点进行小结。

(二)针对个体的传播材料

传单、折页、小册子等供个人阅读观看的材料都属于面向个体的材料。

1. 传单 传单设计、制作简单,成本较低,有时由卫生机构设计制作后发放至社区,也可由社区卫生服务机构自行设计制作。传单主要由文字形成简单的信息,用于传播健康知识,倡导健康理念。

(1)适用场所:放置于社区卫生服务机构,当居民来就诊时发放到他们手中;直接入户发放,每户一份;在开展义诊、举行大型健康讲座时发放。

(2)设计制作要点:主题突出,一张传单最好只宣传一方面的信息,如一种疾病的预防。内容简捷,最好不是一段一段的文字,而是一条一条的信息,使传单看上去内容清晰明了。每句话文字简明,通俗易懂,便于居民阅读、理解。印刷传单的纸张不能太薄、太粗糙,这样不便于保存,反倒容易被丢弃,最终既无法发挥其作用,又造成了浪费和环境化境破坏。

2. 折页 常用的折页有二折页和三折页,通常彩色印刷,图文并茂、简单明了、通俗易懂,适合文化程度较低的居民,可以宣传知识、倡导理念,也可以具体指导某项操作技能,便于携带和保存。折页可以放置在卫生服务机构的候诊区、

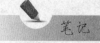
笔记

诊室、咨询台，供居民自取；也可以门诊咨询或入户访视时发给居民，并进行讲解或演示；还可以组织居民围绕折页的内容进行小组讨论、有奖问答。折页的设计制作要点参见传单。

3. 小册子　小册子大多由专业卫生机构编写、印刷，其形式类似于书籍，以文字为主，信息量大，内容丰富，系统完整，通常包含较多的健康知识、健康行为指导等，有些手册还有完整的故事情节，可读性强。健康手册（小册子）信息量大，适合初中及以上文化程度的居民系统学习某一方面的知识、技能，如《高血压预防手册》。适用于较为系统、全面地传播健康知识、信息、技术；以文字为主，适于有阅读能力的人群使用；可发放到有阅读能力并且愿意与周围人分享的人手中，如社区骨干，这样可以更好地发挥小册子的作用。使用方法参见折页。

（三）针对群体的传播材料

宣传栏、招贴画/海报、标语/横幅、DVD、报刊/杂志、广播、电视等都属于大众传播材料或媒介。

1. 宣传栏　宣传栏是社区、医疗卫生机构置于室外、悬挂于走廊墙壁等处的常用的健康教育形式。宣传栏的使用要点如下。

（1）适于宣传目标人群共同需要的卫生知识，由于内容可以及时更新，所以能及时跟进健康问题的动态，如国家卫生政策法规、季节性疾病、社区健康问题、重大疾病、重点人群健康教育、不同时期的热点问题、突发公共卫生事件等。

（2）宣传栏要做到字迹清楚、字体大小适合近距离阅读，整体版面美观，适当配以插图美化版面，但不能喧宾夺主。

（3）定期更换，一般1~3个月要进行一次更新。黑板报、没有玻璃橱窗的宣传栏，最好一个月就进行更换，否则可能因为字迹不清而影响阅读效果；有橱窗的宣传栏可以持续3个月。

（4）放置地点要选择人们经常通过而又易于驻足的地方，如候诊室、街道旁等；放置高度应以成人看阅时不必过于仰头为宜；同时应是光线明亮的位置，如果挂在医院走廊里，需要有照明。

2. 招贴画/海报　招贴画/海报的画面通常由少量文字和较为突出的主题图构成。由于招贴画/海报的特点，决定了这种类型的宣传材料更适于唤醒人们对健康问题的关注，有时也具有传播健康知识的作用。

招贴画/海报适合使用的场所较为广泛，可以张贴在社区、医院的宣传栏中，也可以张贴在居民楼道、电梯里，以及社区卫生服务中心（站）室内。

招贴画/海报的设计和制作要点如下：

（1）信息简洁、突出。

（2）内容中最好有图示，字数不宜过多。

（3）字体大小合适，站在距离1m处能看清宣传栏的文字。

（4）书写规范，字迹清晰，不写错别字，繁体、异体字；尽量不要竖写，如果要竖写，应自右而左，标题居右。

（5）数字一般用阿拉伯数字，尽量不要用英文、化学名称、学术用语。

3. 标语/横幅　标语和横幅这种形式一般都是以制造舆论、渲染气氛而采用，也可以用来传播卫生知识中的关键信息，或者是传播与目标受众健康密切相关的政策内容。标语和横幅这种形式的特点是文字少，字号大，既可以用来做短期挂放，如纸质标语、布质横幅等，也可以长期保留，如农村常见的墙体标语等。

制作标语和横幅的关键是信息内容的选择和制作。一般就要选择最重要的信息进行传播，必须选择与目标受众健康利益密切相关的，对群众认知疾病、预防疾病、保护健康有直接帮助的信息内容，信息还需要简练、通俗，同时，这些信息内容是让群众直接懂得最关键的知识，懂得应该怎么做，而且要制作出一看就懂的一句话来，只有这样才能取得好的效果。

4. DVD DVD属于影像材料，其特点是直观、生动，以声音和影像的形式传播健康知识、技能，指导人们的行为。此外，DVD材料可以重复使用，传播的信息稳定，避免在人际传播中信息的损失或由于传播者自己理解的局限性而造成的信息偏误。

（1）适用场所：在卫生服务机构的候诊区域、健康教育室播放；发放至企事业单位、学校、社区等场所组织播放；如果内容针对不方便外出的目标人群，如幼儿辅食添加，伤残康复等，可以发放至目标人群家庭使用。

（2）使用要点：适用于健康行为、操作技能的教育、培训与指导，当然也可以用于健康知识的传播、教育；在使用中需要适当的空间，摆放设施设备和座椅，供人群观看。环境应尽可能具备人文关怀精神，方便、舒适，安静，没有干扰；高度适宜（平视可以看到）、距离合适；需要有配套的设施设备如影碟机，有专人管理。

（四）针对大众的传播媒介

1. 报纸/杂志 报纸的优点是种类多，发行量大，内容深浅适宜，信息量大；读者对内容的选择有主动权；内容可以反复阅读，有利于积累效果；便于保存、检索、方便灵活，随时可读，价格较低廉。缺点是不适于文化水平低的人群；不如电视、广播及时；与电视、电影相比，不够生动、活泼、逼真，缺少感染力。

杂志的优点是专业性强，内容比报纸更深入、详尽，具有学术和史料价值；信息量大；有比较固定的读者队伍；比报纸更易长久保存；携带方便，易检索。缺点是出版周期长，不够及时；要求读者有一定的文化水平和一定的专业知识。

2. 广播/电视 广播的优点：传播速度快，覆盖面广，不受空间的限制，能最广泛地接受听众；传播对象不受文化程度限制；节目制作简易、方便、迅速。缺点是信息稍纵即逝，听众稍不注意便无法寻找；如不及时录音，内容无法保存，因此缺少记录性，无图像，不直观。

电视的优点是既有音响又有图像，生动活泼，观众有真实感和现场感，能留下比较深刻的印象；覆盖面广，在电视发射范围内可自由观看；录像带或DVD可多次重复，可复制。缺点是设备昂贵；播放时间、内容固定，观众处于被动收看地位。

（五）新型媒介的应用

随着科技的发展和社会的进步，互联网、手机等媒体已经成为开展健康教育的新型手段。

笔记

1. 互联网

（1）网站：网站是网络健康教育方式和手段的综合应用，健康教育网站的建立与管理过程通常是委托网络工程师或网络公司一起完成，从建站目的、建站方向、建站方针、目标访问者等方面入手提出需求、设想、内容。网络干预包括电子邮件、网页、在线视频、游戏和论坛等诸多形式。网络干预更像是一个巨大的信息库，人们通过浏览信息来进行自我教育。网站提供信息相比较于传统的手册、宣传单等媒介更多更丰富，互动性也在不断增强，专业咨询人员可以在论坛上提出问题并与浏览者共同探讨，或者通过邮件来咨询和回答问题，这些形式都受到了网民们的普遍欢迎。

（2）健康管理互动平台：相对于普通的健康网站，健康管理互动平台更具有互动性和针对性。互动平台是互联网支持下的以健康生活方式管理为核心的互动平台系统，近几年发展迅速。健康管理互动平台管理服务系统架构通常包括：

1）使用者操作页面：为个人用户提供自我健康监测及管理功能，为健康管理师/医生提供风险筛查及追踪监控指导流程，为管理者提供后续的客户关系管理及统计分析功能等。

2）健康档案管理模块：用于储存健康体检资料及服药情况等。

3）健康风险评估模块：通过个人化的信息采集与分析来鉴别健康危险因素，估算个人未来的疾病发病风险，以图形化呈现健康趋势分析，并通过与干预措施的衔接来达到维护健康和预防疾病的效果。

4）智能化膳食、运动管理数据库：用于整合分析个人健康信息，产出个性化膳食处方、运动处方，分析反馈相关数据并产生分析报告，动态更新处方。

5）个人健康教育资料库：为个人提供不同类别的健康教育知识及建议。

6）依从性提醒及互动功能：有助于健康管理师及时指导个人执行健康改善行动及建立健康管理师与个人之间的紧密关系。

2. 手机　随着手机的普及和手机功能的提升，手机管理平台的应用近年来也被应用到健康管理领域。患者利用手机程序输入个人信息，将个人的数据无线传输到手机平台。手机平台具有高度的便携性，但具体功能受到手机性能的限制，目前仍处于起步阶段，相对于互联网平台使用较少。

但是利用手机短信方式进行信息传播已经成为常用的手段。短信通常分为一般短信和个性化短信。一般短信是由专家根据大多数人的一般情况设计的健康信息短信；个性化短信是根据人群特征的不同（如性别、年龄、教育程度等）制定有针对性的短信内容。

通过手机短信进行信息传播有一定的优越性。

（1）阅读方便：具有一定的持久性，可以随时翻出短信来阅读，以提醒自己。

（2）即时性：短信具有即时性，可以根据患者的时间适时发送，还可以通过短信随时进行咨询。

（3）成本低：短信在最初设计阶段需要大量的调查和专家讨论等工作，但是一旦短信系统开发成功后，系统便可自动发送短信，对操作人员的医学专业水平要求相对较低。

笔记

当然,短信也有其不足。短信是先期开发出来的一套模式化干预内容,虽然根据心理学和行为学制订了符合人群特点的短信,发送频率也是经过科学研究制定,但是由于其不是针对一个人,在语言上和内容上做不到体现出个性化特点。过长的短信一方面不方便阅读,另一方面可能对接收者造成反感,因此短信一次只能发送几十个字,相对简单的内容有时不能完整表达干预的信息,进而影响干预效果。

第四节 健康教育与健康管理的计划设计

一、概述

健康管理是对个体或群体的健康进行全面监测,分析、评估、提供健康咨询与指导以及对健康危险因素进行干预的全过程。由此可见,健康管理的实质,是一个确定健康状况,发现存在的健康问题,然后有针对性地应对、解决存在问题,维护和促进健康的过程。在一个过程中,需要有系统的分析和判别,需要以问题为基础制订有针对性的干预方案,也需要适时评估干预成效,进而发现新问题,修订干预方案使其更为符合个体、群体的需要。另一方面,就管理一词本身而言,计划也是其重要职能之一。因此,计划设计即制订健康干预计划就成为健康管理中必不可少的重要环节。健康教育与健康管理在干预计划设计方面,其理念和方法完全相同,只是健康教育在理论和实践方面更加成熟。

(一)计划设计概念

计划设计(planning)是一个组织机构根据实际情况,通过科学的预测和决策,提出在未来一定时期内所要达到的目标及实现这一目标的方法、途径等所有活动的过程。狭义而言,计划设计是一个制订计划的过程,它的产出是一份具有科学性和可行性的健康干预计划。但广义而言,一个完整的健康干预计划应该包括计划制订、实施及评价三个阶段,因为以上三个阶段是一个连续的过程,相互影响,缺一不可。任何一个良好的健康干预计划还有待严谨、认真的落实,才可能产生预计的效果,当然,计划是否真正奏效,又需要通过评价进行检验。这一过程周而复始循环运转,最终形成了连续的、不断深入和持续发展的健康管理项目,把健康管理不断推向前进。

计划是科学管理的体现,它能帮助我们明确目标和作用方向;由于健康管理涉及医务人员、目标人群、其他健康服务机构、社会保障与服务等多方面,因此,计划也能指导和协调各有关部门和人员共同行动,提高资源的利用效率。同时,计划也是质量控制的标尺和效果评价的依据,只有在计划中明确各项活动的具体要求以及所要达成的效果,在健康管理项目(或工作)实施与评价中,才能据此衡量活动质量、评价效果。因此,需要以相关理论和方法为指导,使健康管理计划更有科学性、预见性,更适合于我国国情。

(二)计划设计原则

1. 目标原则 计划设计必须自始至终坚持以目标为导向,使计划活动紧紧

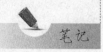
笔记

围绕目标开展，以保证计划目标的实现。健康干预计划应有明确、可行的目标，只有这样才能体现计划的整体性和特殊性，才能保证以最小的投入取得最大的成功。

2. 整体性原则　健康管理是维护和增进个体、群体健康的重要策略之一，也有其独特的理论体系。因此，在制订健康管理计划时首先要确保计划本身的完整性，能站在提高综合健康水平、提高目标人群生活质量的高度上设计计划。其次，还需要考虑健康管理与我国当前卫生保健重点领域、主要工作相结合，使之融入区域范围的卫生保健政策与活动中，服务于卫生事业发展。

3. 前瞻性原则　一切计划都是面向未来的，为此，在制订健康管理计划时需要考虑未来发展的趋势和要求。前瞻性表现在目标要体现一定的先进性，如果目标要求过低，将失去计划的激励功能；在干预活动设计中则要体现新型、现代干预技术和方法的应用。

4. 动态性原则　计划有一定的时间周期，在这一时间周期内，无论群体还是个体，其健康状况、影响健康的因素处于动态变化之中，因此，在制订计划时要尽可能预计到在计划实施过程中可能发生的变故，要留有余地并预先制订应变对策，以确保计划的顺利实施；而在计划实施阶段，要不断追踪计划的进程，根据目标人群 / 个体的变化情况作出相应调整。但遵循动态原则并不意味着随意更改计划，只有经过评价与反馈，有修改计划的指征，认为确有修改的必要时才能进行调整。

5. 从实际出发原则　遵循一切从实际出发的原则，一要借鉴历史的经验与教训，二要做周密细致的调查研究，因地制宜地提出计划要求。同时，要清晰地掌握目标人群的健康问题、认识水平、行为生活方式、用药情况、经济状况等一系列客观资料，实行分类指导，提出真正符合具体实际，有可行性的健康管理计划。

6. 参与性原则　鼓励社区卫生工作者、目标人群及其他相关部门积极参与健康干预计划的制订及确定适宜的干预活动。社区卫生工作者和目标人群从早期参与需求分析，能把目标人群关心的问题和他们喜欢的干预活动直接纳入计划中，能够更好地吸引目标人群的参与，在项目实施中也能得到他们更多的支持，并收到预期效果。

二、计划设计的基本程序

在科学研究和工作实践中，不同的学者、卫生项目工作者采用了不同的理论或工作框架进行计划设计，归纳这些项目计划的思维逻辑和系统工作方法框架可以看到，健康干预计划设计需要遵循以下基本程序。

1. 健康干预需求评估。

2. 确定干预目标。

3. 制订干预策略和活动。

4. 健康干预计划的执行及评价方案。

5. 编制健康干预计划的预算。

笔记

（一）健康干预需求评估

如前所述，在制订健康管理项目计划时，首先要考虑的是目标人群的需求，即了解他们存在哪些健康问题，其中哪些问题最为迫切、需要优先解决；这些优先健康问题中有哪些是可以通过健康管理得到改善的；以往是否开展过健康管理干预，存在什么问题需要改进；开展健康管理的资源有哪些；目标人群适宜的干预措施有哪些等。进行了充分的信息收集与分析，是为设计科学、合理的健康管理计划奠定基础的工作，只有这样，才能使健康管理项目最大可能地取得良好的效果。

1. 健康问题分析　健康问题分析的目的在于客观地确定目标人群的主要健康问题，并最终确定优先干预的健康问题。在这个过程中，需要了解个体或群体存在哪些健康问题，健康问题的严重性，健康问题对人群的生活质量、家庭和社会经济等方面的影响等。

在健康问题分析阶段常用的方法为流行病学、统计学方法，描述人群的躯体健康问题、心理健康问题、社会健康问题以及相对应的各种危险因素的发生率、分布、频率、强度等。国外有学者提出具有综合性的"5D"指标，即死亡率（death）、发病率（disease）、伤残率（disability）、不适（discomfort）和不满意（dissatisfaction），以确定健康问题的相对重要性，以及揭示健康问题随年龄、性别、种族、生活方式、住房条件和其他环境因素变化而变化的规律。特别是通过对与健康相关的行为危险因素发生、分布、强度、频率等研究所获取的信息，往往就是健康干预的重点。

关于健康问题是什么、健康问题严重性及其危害的信息，可以通过查阅卫生行政部门的统计信息、医疗卫生机构的数据统计、社区诊断资料或者是专门的调查获得。很多情况下，我们会发现无论群体还是个体，存在的健康问题可能不止一个，这就需要我们通过对数据的分析，依据健康问题的严重性、危害的大小，以及目标人群的关注程度、是否可以通过健康管理方法有效预防控制等方面进行权衡，最终确定一个或一组问题为重点干预的健康问题。

2. 健康问题的影响因素　分析健康问题的影响因素主要包括4方面：遗传与生物因素、环境因素、卫生服务因素和行为生活方式因素。进行健康影响因素分析，就是分别分析个体、群体健康问题的各类影响因素有哪些，进而确定优先干预的影响因素。

（1）遗传与生物因素：遗传因素与个体的遗传基因、胎儿期的生长发育状况等有关，如基因特点、性别、年龄等。遗传与生物学因素对健康的影响除了表现在典型的遗传疾病外，还表现为现已查明的一些慢性非传染性疾病如高血压、糖尿病、乳腺癌等的家族遗传性，而发育畸形、寿命长短也不排斥有遗传方面的原因。再如由于男性与女性生物学特点的差异，致使女性增加了与生育相关的健康风险以及女性生殖系统肿瘤的风险。同理，儿童阶段腹泻的发生率高于成人，老年人群心脏病的风险明显高于年轻人。遗传生物因素对于个体健康的影响明显，在高血压的健康管理中，有高血压家族史的人应成为需要关注的重点人群。

此外，20世纪初人类已经开始逐步发现了引起传染病和感染性疾病的各类病原微生物，也可以归为生物性致病因素。当然，随着科学技术的发展与进步，人们也在不断探索利用遗传与生物因素的特点，进行疾病预防控制的手段，如疫苗的研制与使用，健康风险评估与管理等。

（2）环境因素：自然环境指的是人们生活的物质环境，也是人类赖以生存的物质基础，与人们的生活、工作息息相关，如食物、水、空气、土壤，也包括居住条件、社区环境、工作环境等人们学习、生活、工作"圈子"的条件。在传统上，人们对于室外环境对健康影响的认识较多，如大气污染、基本卫生设施缺乏、没有安全饮用水等对健康造成的危害。近年来，人们也越来越多地重视室内环境对健康的影响，如在许多低收入国家，妇女在室内从事做饭及其他家务劳动，由于居室通风条件差，室内烟尘极大地增加了妇女患呼吸系统疾病及哮喘的风险。此外，在职业环境中还大量存在着不安全的环境因素，如粉尘、有害化学物质等，当工作环境和防护措施缺位时，极大地增加了人们特别是低收入流动人口暴露于职业伤害的风险。从更为广泛的视角看，全球生态环境的变化正在带来直接和间接的健康效应，如气候变化引起的光化学污染物和空气变应原的暴露增加而导致的对呼吸系统的影响，虫媒传染病范围和活动性的变化、土地退化造成的食品安全问题等。自然环境因素对健康危害的机制比较复杂，一般具有浓度低、效应慢、周期长、范围大、人数多、后果重，以及多因素协同作用等特点。

社会环境的内涵丰富，包括了社会经济、政策、教育、人们所处的社会阶层、民族、文化、社会性别准则、社会支持等，也被认为是健康的社会决定因素。疾病的发生和转化直接或间接地受社会因素的影响和制约，而且健康与社会发展的双向作用已被不少国家和地区的实践所证实。例如受教育程度高的人更容易采纳有益于健康的行为生活方式，如较少吸烟、较少超重、更积极有效地利用卫生保健服务等。

（3）卫生服务因素：卫生服务系指卫生机构和卫生专业人员为了防治疾病、增进健康，运用卫生资源和各种手段，有计划、有目的地向个人、群体和社会提供必要服务的活动过程。缺医少药、低下的卫生服务能力、缺乏医疗卫生保障及昂贵的医疗费用会极大阻碍人们对卫生服务的可及性与利用，导致广泛的健康损害。为此，需要建立健全卫生保健服务体系、医疗卫生保障体系，提供以人为本的高质量的医疗卫生服务，确保适宜的卫生服务价格，才能有效担负起卫生服务体系对健康的责任，促进人群的健康。如"看病贵"会影响到人们对卫生服务的利用，可能导致有就医需要的人因难以承受高昂的价格而放弃就医。从本质上讲，卫生服务因素是人们生活环境与条件的一个重要组成部分，因而，其影响范围也非常广泛。

（4）行为生活方式因素：行为生活方式因素是指由于人们自身的不良行为和生活方式给个人、群体乃至社会的健康带来直接或间接的危害，它对机体具有潜袭性、累积性和泛影响性的特点。一些行为与发病、死亡、失能密切相关，而这些不利于健康的行为和生活方式涉及范围十分广泛，如不合理饮食、吸烟、酗酒、久坐而不锻炼、性乱、吸毒、药物依赖、驾车与乘飞机不系安全带等以及高盐饮食、不按照医嘱服药等，使得行为生活方式因素在近年来得到了越来越广泛

笔记

的关注和重视。如 1963～1980 年，通过干预，美国居民食用动物脂肪量下降了38%，植物油和鱼类消费增加 57.6% 和 22.6%，冠心病和脑血管病的死亡率分别下降近 40% 和 50%。欧洲一些国家运用教育与政策引导等策略，在改变不健康生活方式和降低慢性病发病率方面也有建树，如芬兰北卡地区于 1972 年开始，在全区实施从改变不健康生活方式入手的全方位干预计划，经过 15 年努力，取得明显成绩，总吸烟率从 52% 下降到 35%，吸烟量净下降 28%，血清胆固醇水平下降 11%，中年男性缺血性心脏病死亡率下降 38%。

事实上，行为生活方式与健康的关系不仅表现在作为慢性非传染性疾病的危险因素，同时也与感染性疾病的预防与控制、卫生服务的利用与疾病治疗密切相关。如孕妇能够按要求进行产前检查、高血压患者遵从医嘱坚持用药，糖尿病患者能根据医务人员的建议改善个人的饮食与运动行为等，还直接影响到患者对卫生服务的利用和健康的自我管理。可见，行为与生活方式对健康的影响具有举足轻重的意义。

3. 确定优先干预的健康问题　通过需求评估，很多时候发现目标人群或个体的健康需求是多方面、多层次的，而一些健康需求往往互相关联，满足一项优先的需求实际上可以解决多个问题；另一方面，可供开展健康管理的资源又是有限的。因此，有必要对需要解决的健康问题进行分类、排序，把有限的资源应用于群众最关切，干预最有效的项目上。

确定优先干预的健康问题，通常可以遵循以下原则：

（1）对人群健康威胁的严重性

1）该疾病发病率高，受累人群比例大。

2）该疾病致残、致死率高。

3）与该疾病相关的危险因素分布广。

4）该疾病的危险因素与疾病的结局关系密切。

（2）危险因素（包括生物性、环境、卫生服务、行为因素）的可干预性

1）该因素是明确的与健康问题相关的因素。

2）该因素有明确的客观指标，可以定量地评价消长，能够长期进行随访观察。

3）该因素是预防措施之一，且有明确的健康效益。

4）该因素的干预措施操作简便易行，易为干预人群所接受。

总之，确定优先干预的健康问题应能最大限度地反映群众的需求和愿望，同时，它应该是通过健康管理可以预防或者控制疾病并发症，减少最有效的问题。

（二）确定干预目标

任何一个健康管理计划，无论针对个体还是针对群体，都必须有明确的目标，它是健康管理计划实施和进行效果评价的根据，如果缺乏明确的目标，整个计划将失去意义。

1. 总体目标（goal，又称目的）　健康干预计划的总体目标是指计划理想的最终结果。它是宏观的，只是给计划提供一个总体上的努力方向。例如，高血压健康管理计划，其总体目标可以是"控制高血压，减少高血压并发症，提高高血压患者的生活质量。"

笔记

2. 具体目标（objective） 健康干预计划的具体目标是对总体目标进行的具体化、量化的表述，包含明确、具体、量化的指标。其要求可归纳为"SMART"5个英文字母。（S-special 具体的，M-measurable 可测量的，A-achievable 可完成的，R-reliable 可信的，以及 T-time bound 有时间性的）。具体地说，计划目标必须能回答以下5个问题，即5个"W"。

Who——对谁？

What——实现什么变化（知识、行为、发病率等）？

When——在多长时间内实现这种变化？

Where——在什么范围内实现这种变化？

How much——变化程度多大？

例（1）：某社区高血压患者健康管理项目实施1年后，65%的高血压患者能有效地控制血压。

例（2）：某社区高血压患者健康管理项目实施1年后，80%的高血压患者能够遵医嘱服用降压药。

3. 具体目标的分类制定 人群或个体的健康干预通常可以产生如下后果，如健康状况改善、行为生活方式的变化，以及健康知识、自我保健技能等的增加。为此，健康干预的具体目标一般可以分为健康目标、行为目标和教育目标（实现行为改变所必须具备的知识、技能等）。

（1）健康目标：从执行健康管理计划到目标人群健康状况的变化，需要的时间不同。如通过健康管理，可以需要几个月就看到体重的控制和血压的控制，但是需要若干年才能看到人群高血压患病率的变化。因此，不同的健康管理项目要根据干预的健康问题、项目周期确定健康目标。上述例（1）即为健康目标。

（2）行为目标：行为目标反映的是健康管理实施后，人群或个体行为生活方式的改善，如减少盐的摄入、能做到有规律运动、每月测量一次血压、遵从医嘱服用降压药等。上述例（2）所显示的即为行为目标。

（3）教育目标：教育目标主要阐述通过健康管理，目标人群或个体在健康知识、技能方面的变化。众所周知，人们健康相关行为生活方式的改变，有赖于目标人群、个体对健康信息的了解、理解以及技能，具备了这些，才有可能真正采纳健康行为。由此可见，教育目标是健康管理的一个中间产出。教育目标可以表述为"某社区高血压患者健康管理项目实施1年后，90%的高血压患者知晓高血压的危害"。

（三）制订干预策略和活动

健康管理项目的干预策略的制订，需要综合考虑目标人群需求、健康管理机构资源与能力、目标人群所在场所的重视程度与能力，以及区域卫生服务机制与能力等因素，最终进行确定。例如，《国家基本公共卫生服务规范（2011）》（以下简称《规范》）中包含了高血压患者健康管理、2型糖尿病患者健康管理、孕产妇健康管理、65岁以上老年人健康管理、重症精神疾病患者健康管理等项目，均已对不同类型的目标人群健康管理提出了相应的要求。因此，社区卫生服务机构在制订城乡居民健康管理中的干预策略时，应依据《规范》并在其基础上，结合本地特点确定干预策略;健康管理机构在制订健康干预策略时,不能仅限于健康知识传播,还应该纳入行为指导、服务提供等。

常用的健康干预策略包括:

1. 目标人群/个体能力建设　目标人群/个体能力建设的目的在于提高其健康意识、健康知识水平,增加自我保健、健康管理的能力。常用的干预方法以提供信息、指导行为为主。

(1)随诊指导:在就诊过程中,由医务人员根据个人的健康状况、行为状况、认知状况等,给予有针对性的服务,提供信息、技术、行为指导。

(2)举办专门的讲座、培训:可以将目标人群集中在一起,根据他们的共同需求,举办讲座、培训,增加目标人群的知识和技能。通常一次讲座的人数可以在几十人,以普及知识、传递信息为主;也可以是十几人,进行专门的技能训练,如高血压患者如何在家庭进行血压的测量、准妈妈如何为母乳喂养做准备等。

(3)小组讨论:由医务人员或目标人群中的"领袖人物"组织带领其他人一起,围绕大家关心的健康问题展开讨论、分享信息、介绍经验,用目标人群中榜样的力量影响其他人。

(4)发放印刷类健康教育材料:折页、小册子等形式的印刷类健康教育材料,比较适宜用于健康干预。材料形式小巧,便于携带和保存,内容通常图文并茂,既包含健康知识、信息,也可以包括行为图解,帮助目标人群掌握行为操作技能。印刷类材料可以单独使用,也可以在随诊指导、讲座、培训时同时发放,帮助目标人群理解和掌握相关信息与技术。此外,不同的健康干预项目还可以根据具体情况设计印刷类材料,如指导辅食添加的材料可以是月历形式,既包含了不同月龄儿童辅食添加的知识与技能,也可以留出空白,便于儿童家长记录孩子食用辅食的实际情况,每月身高、体重的变化情况,使得材料更为生动、也可以使之成为孩子成长过程中的一份纪念。

(5)电子类材料:随着科学技术的发展,电脑、手机的普及率越来越高,其使用者已不局限于年轻人,中老年人也越老越多地开始接触这些新型媒体。因此,通过社区卫生服务机构网站、手机等,提供健康信息与行为指导,提醒按医嘱服药,定期进行血压/血糖监测,按时带孩子进行预防接种等,得到了越来越普遍的适用。

在进行人群能力的建设中,可以适用的方法较多,还可以将上述方法有机组合在一起。在选择具体的教育、指导方法时,要注重人群的特点,根据其年龄、文化特点、个人喜好,以及拥有的资源进行选择,这样才能提高健康干预的成效。

(6)社区活动:在目标人群工作、生活的场所或社区,组织社区活动,如广播操比赛、烹饪大赛、健康演讲等,唤起目标人群对健康的关注,促使目标人群养成良好的行为生活方式。

2. 形成支持健康干预的环境

(1)建立制度:在目标人群工作、生活的场所或社区,通过工会、社区组织,建立相关的健康制度,用制度规范人们的行为。如在机关单位制定工间操制度,制定单位食堂限盐、减油制度,制定不在办公场所吸烟的制度,帮助员工采纳有益于健康的行为。

（2）改善环境：在目标人群工作、生活的场所或社区，通过工会、社区组织，改善社会环境和物质环境，使环境条件更有利于人们健康行为生活方式的采纳。如协同社区组织，帮助居民区建设健身场所，组织健身活动。

（3）提供服务：健康管理机构、社区卫生服务机构能够主动向目标人群、社区居民提供健康服务，并将健康服务的信息广泛发布，增加人们对于健康服务的利用率。如开展免费测量血压服务、测量血糖后提供免费早餐服务、为目标人群预约健康查体服务等。

表7-2是以社区烟草控制项目为例的健康干预框架，可供参考。该项目以社区为场所，目标人群为社区全体人群，包括在本社区居住的居民，以及在本社区内的学校、企事业单位。

表7-2 控烟干预的框架结构表

干预策略	干预场所				
	教育机构	卫生机构	工作场所	公共场所	居民家庭
提高目标人群能力	• 在学校开设有关吸烟危害的专题讲座 • 在学校传授如何抵御吸烟的技术	• 对医生进行健康教育技术培训 • 医生对患者进行吸烟危害的咨询	• 开办戒烟培训班 • 在工间进行有关吸烟危害的讲座	• 标语、板报、橱窗、宣传画等多种媒介宣传	• 分发吸烟有害健康的宣传资料 • 印发戒烟日历
制定控烟政策	• 学校制定禁止吸烟的规定 • 学校制定奖惩办法	• 医院、诊所禁止吸烟 • 卫生机构内禁止出售香烟	• 工作场所禁止吸烟 • 工作场所内不许出售香烟	• 公共场所禁止吸烟 • 禁止吸烟广告	• 家中无人吸烟作为评选模范家庭的必要条件
改善社区环境	• 学校布告栏张贴宣传资料 • 动员教师和家长不吸烟	• 医院门口禁止摆放烟摊 • 有禁止吸烟标志	• 工作场所门口禁止摆烟摊 • 有禁止吸烟标志	• 商店禁止向未成年人销售香烟 • 宣传人际和公共交往不以香烟作媒介	• 家中不摆放烟具

（四）健康干预计划的执行及评价方案

健康干预计划中还应该包括各项干预活动何时实施、如何实施，需要的费用如何，以及如何评价干预效果的有关内容和安排，这样才能构成完整的健康干预计划。当然，各项活动安排得是否合理、周详，关系到健康干预计划能否有效落实，也最终影响到健康干预的成效。

1. 制订干预活动执行方案

（1）确定教育活动日程：健康管理项目的活动日程通常按照工作进程的顺序合理安排，遵循活动发生的先后顺序、节省时间等原则，将每一项活动列入日程表。例如，上述控烟项目中，医生培训和宣传画的设计制作可以由不同部门（人员)负责同步进行;而医生对患者进行吸烟危害的咨询则必须安排在医生培训之后,发放宣传材料必须安排在宣传材料完成印刷之后。此外,每一项活动所需时间的设定,要有一定弹性和缓冲空间,避免太过僵硬,难以落实。安排好的详细的工作日程通常以图或表的形式加以表示。

(2)确定组织网络与执行人员:确定组织网络和执行人员是执行计划的根本保证。通常而言,健康干预计划的执行者为健康管理机构专业人员、社区卫生服务机构专业人员、基层疾病预防控制中心专业人员等。在干预项目计划中,要根据每一项活动的内容和要求,确定由相关专业的科室/人员负责执行。此外,还应确定在健康干预现场,如社区、机关、学校是哪部门、谁负责,哪些人参与。明确任务分工,责任到科室、到人,可以提高健康干预项目的执行力,确保各项活动的有效落实。

2. 制订监测与评价方案 监测与评价是保证健康干预项目顺利进行并最终实现项目目标的重要手段。在健康干预计划中,通常需要明确监测指标、监测方法,以及效果评价指标和评价方法。

(1)监测指标与方法:一般而言,健康干预计划监测指标要根据各项干预活动的具体要求来确定,如干预活动之一是向社区居民家庭发放健康教育材料,则监测指标应为"健康教育材料以户为单位的覆盖率"。另如,高血压患者健康管理项目的干预活动之一是每个月为高血压患者免费测量一次血压,则监测指标可以是"参与血压测量的高血压患者人数、比例"。

监测方法主要包括活动记录,定期核查活动的实际执行情况与计划是否一致,是否按时、保质、保量完成各项活动。

(2)评价指标与方法:效果评价是在健康干预各项活动实施结束后,旨在衡量项目效果的活动。大多数健康干预项目会采用干预前后比较的方法,确定干预效果,即在实施干预活动前进行一次测量,内容可以包括群体或个体的健康指标、行为生活方式、就医与用药情况、健康认知、个人基本信息等,其中的重点应为健康干预活动能够影响到的内容,在干预活动结束后,再次对上述指标进行测量,比较两次测量的结果,从而判断健康干预项目的效果,看看项目是否达到了预期的目标。所以,健康干预项目的效果评价指标一般来源于项目的具体目标。

例如,高血压患者健康管理项目中,其目标之一是"某社区高血压患者健康管理项目实施1年后,65%的高血压患者能有效地控制血压",那么,相应的效果指标可以是高血压患者血压控制率。

(五)编制健康干预计划的预算

预算的编制依据是干预活动,首先要将每一项活动进行细分,确定活动中涉及哪些费用,费用标准以及活动要求达到的数量,进而计算出每一项活动的费用。然后再将每一项活动的费用累加在一起,形成健康干预项目的总预算。例如,假定设计制作一份小折页的平均费用为1.5元,在社区内医护为单位发放,社区有1万户居民,计划覆盖70%的家庭,则至少需要制作印刷7000份,1.5元/份×7000份=10500元。依此类推,这样可以得到总预算。

一种计划书是用于申请项目经费的,所以可以根据项目设计的要求去做预

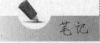
笔记

算。而另一种计划书可能是已经确定了经费额度,那么就需要在设计项目活动时对预算有所考虑,然后根据项目活动做预算,如果作出的预算与预计经费额度有差异,需对活动进行调整,直至符合经费要求。

三、健康干预计划设计的应用

在本部分内容当中,将分别向大家介绍基于群体的健康干预计划书和基于个体的健康干预计划书的形式和主要内容。

(一)基于群体的健康干预计划书

我国最新修订的《国家基本公共卫生服务规范(2011)》中,要求对社区高血压患者、糖尿病患者、重症精神病患者、0~6岁儿童、孕产妇、65岁以上老年人等重点人群进行健康管理,因此,社区卫生服务机构(包括社区卫生服务中心、站,乡镇卫生院、村卫生室)都需要制订相应的健康管理计划。此外,健康管理机构还可能为企事业单位提供健康管理服务,也需要制订基于人群的健康干预计划。

一个完整的基于群体的健康干预计划书应包括以下几部分。

1. 背景 在背景部分,通常需要揭示项目的必要性,开展项目的价值与意义。展示一个项目的价值、必要性,可以从以下方面入手。

首先是陈述健康问题的严重性。描述人群中某个健康问题的流行情况,使用相关数据,如患病率、患者人数,疾病造成的经济负担等,说明该健康问题的严重性,从而说明解决该健康问题的必要性和价值。例如,如果为某企业做健康干预计划书,那么最好通过下列数据呈现健康问题的严重性:体检结果显示的各类健康问题的患病人数,占员工的比例;这些患者每年花费的医疗费用和健康保险费用;员工因病伤休假的天数及由此产生的经济效益损失;医疗费用和经济损失占企业年收入的比例等。通过这些数据,可以让企业管理者看到某一个或几个主要的健康问题给企业带来的损失是什么,促使其下决心支持健康管理项目。

其次,健康管理或干预对于解决健康问题的作用。可以简要阐述健康管理的理念,再列举国内外通过健康管理项目对于改善员工健康、增加企业效益以及树立企业形象、增加企业凝聚力的实例,进一步说明开展健康管理的意义。

2. 目标 可以根据背景中对目标人群健康状况的描述,以及企业(或社区、学校、机关)决策者、目标人群代表等对各类健康问题的关注程度、他们希望优先解决的问题是什么,最终确定健康干预项目的总目标。然后再总体目标的框架下设计具体目标。

例:某IT企业,其员工总数200余人,男性比例略大、人群的年龄构成偏年轻,目前显现出的疾病不多,但潜在的健康风险较高,包括久坐的生活方式、加班、膳食不合理等导致的高血脂、超重,以及竞争激烈引发的心理压力等。此外,企业效益较好,希望通过企业文化增加员工凝聚力,也希望通过好的待遇吸引优秀人才,如每年有带薪休假、每年组织春游、秋游、从某餐厅为员工订午餐等。

符合上述企业特点的健康干预目标可以是:①在特定时间周期内减少高血

笔记

脂、超重比例；②在特定时间周期内增加运动锻炼人数及比例；③在特定时间周期内增加合理膳食人数和比例。

3. 干预策略与活动　制订策略和活动，主要依据企业特点和企业资源而定，如员工的年龄、文化结构，企业组织与企业文化，工作场所特点等，从而使干预策略和活动在企业中具有可操作性，与企业文化吻合，而且能吸引企业员工的参与。

与此同时，在设计策略与活动时要尽可能地为企业发展的长效机制思考，帮助企业建立和完善有益于健康的规章制度，并将健康的理念融入企业文化，让员工感受到企业对员工的关心，而不是增加企业和员工的负担。因此，活动不宜太过烦琐，而且不能影响企业业务工作的开展。

为此，在设计干预策略和活动前，应与企业做很好的沟通，这样才能使设计的活动得到企业的认可。当然在沟通过程中，还应该了解企业愿意为健康干预项目支付的费用是多少。这样在设计干预策略和活动时，才能避免超支，使所需经费控制在企业可以接受的范围内。

在上述案例中，我们可以考虑的干预策略和活动包括：

（1）制定工间操制度，每天上午10:30～10:50，下午3:00～3:20为工间操时间，各科室员工在室内或走廊做两遍第八套广播体操；每月累计5次未参加者，公布名单以示提醒，累计3个月上名单者年底扣发奖金300元。

（2）在楼梯、楼道醒目位置张贴鼓励走楼梯、减少用电梯的小贴士，每2个月更换一次。鼓励员工自行设计小贴士，对参与者提供一定奖励。

（3）健康管理机构每周为员工定制健康午餐食谱，由工会与供餐餐厅沟通，按照健康午餐食谱提供午餐。

（4）每月最后一个周五下午的下班前1小时为"健康时光"，用于举办健康讲座、健康心得分享、经验介绍或其他与健康相关的活动。

（5）每年一次体检，连续3年血脂、BMI正常者，可获得增加带薪休假1周的奖励。

（6）在企业网页上开辟健康栏目，介绍健康相关知识、企业健康管理政策、健康管理机构提供的服务等。同时开设健康咨询服务，员工可以通过与健康管理机构专业人员的电话、网络沟通获得咨询服务，也可以在网络上留言，健康管理机构专业人员5个工作日内给予答复。

4. 监测与评价

（1）各科室建立参加工间操登记制度，每周上报工会，每个月由健康管理机构进行统计。计算每年参加工间操达人群的比例＝参加工间操者/总人数×100%（参加工间操指实际参加次数达到应参加次数90%及以上）。

（2）每次参加"健康时光"要有签到表，健康管理机构每季度进行统计。计算每年"健康时光"活动参与率＝参与者/总人数×100%（参与者指实际应参加活动10次及以上者）

（3）每年体检时，完成健康知识与行为调查问卷，并同时进行健康查体。由健康管理机构统计：

笔记

226

高血脂比例＝高血脂者／总人数×100%

超重比例＝超重者／总人数×100%

参加运动锻炼的比例（即参加工间操比例，同上）

合理膳食者比例＝采纳合理膳食者／总人数×100%（采纳合理膳食者指符合少油、低盐、荤素搭配饮食原则，每天能摄入奶或豆制品者）。

健康管理机构每年向企业提交健康报告。

5. 进度　制定出具体的做工间操、健康午餐食谱、张贴健康贴士、健康讲座或咨询的时间进度表，还包括单位内部网络健康信息服务、体检、体检后咨询及教育等的计划。同时要规定好各项活动由谁或哪一部门负责组织。

6. 预算　如前所述，预算应该是首先计算各项活动的费用，然后计算合计，得到健康干预项目的总费用。上述案例中，可能的经费包括如下各项。由于健康管理是一个新的学科，也是一个新的健康产业。因此，一些活动的收费缺乏标准，需要健康管理机构自行设定，或者与企业沟通，协商确定。

（1）支付健康管理机构费用：

健康干预方案设计费：每年一次性费用

健康食谱设计费：每次设计费用×周数

健康贴士设计费：每次设计费×次数

讲座专家费用：每次讲座讲课费×讲座次数

网络信息服务：每个月费用×12个月

体检费用：每人体检费×人数

健康问卷设计费：每年一次性费用

健康问卷及体检资料分析与报告撰写费用：每年一次性费用

（2）企业组织活动时可能的花费

对设计健康小贴士员工的奖励

每个月"健康时光"活动会场布置、茶点等需要的花费。

（二）基于个体的健康干预计划

基于个体的健康干预计划，指的是由社区医生、家庭医生或者是健康管理机构为每一个服务对象量身打造的计划，其特点是针对性非常强，要尽可能符合每一个体的特点和要求。随着社区卫生服务逐步深入，签约家庭医生正在一些地区推行。此外，很多健康管理机构还引入会员制，为高端客户提供更有特色和针对性的服务，以满足人们日益增加的健康管理需求。由此可见，在健康管理发展中，为个体设计健康干预计划，也必然是社区医务人员和健康管理专业人员必须具有的技能之一。基于个体的健康干预计划通常包括：

1. 个体健康评估　个体健康评估的过程，是全面收集个体健康相关信息，综合评估其健康干预需求的过程，需要收集的个体信息包括以下几类：

（1）个体的社会人口学特征

1）个人情况：姓名、性别、年龄、文化程度、民族、婚姻状况、职业、收入、医疗费用支付方式等。

2）家庭情况：如家庭人口数，家庭成员与本人关系，是否一同居住，家庭居住条件、家庭经济条件等。

（2）个人疾病史与家族史

1）本人病史：如是否患有高血压、糖尿病、高血脂、哮喘、恶性肿瘤、结核病、肝炎等；是否有过敏史、变应原是什么；是否有精神疾病史；是否有遗传疾病；是否有伤残，伤残情况；目前用药情况等。

2）家族史：如家庭成员，特别是亲属是否患有高血压、糖尿病、精神疾病、遗传疾病、恶性肿瘤、结核病、肝炎等。

（3）行为生活方式

1）吸烟情况：是否吸烟、开始吸烟年龄、吸烟量等。

2）饮酒情况：饮酒频次、饮酒种类、饮酒量等。

3）饮食情况：饮食是否油腻、是否偏咸、每天是否饮用奶或奶制品、是否能做到荤素搭配、每日饮水量等。

4）运动情况：运动锻炼频次、每次运动锻炼时间、运动方式等。

5）职业暴露情况：是否存在有毒、有害物质职业暴露？有毒有害物质种类、从业年限、工作环境职业防护情况，本人使用防护设施情况等。

（4）心理情况：通过询问和心理量表测量，确定其人格、心理特征，是否存在抑郁、焦虑等心理问题。

（5）体检结果：身高、体重、腰围、臀围、BMI、腰臀比；心率、血压、血脂、血糖；尿便常规、心肺功能、肝肾功能等。

通过上述测量，可以获得个体较为完整的健康相关信息，这些信息将用于判别个体的健康状况、现存健康风险，为进一步制定健康干预目标和干预活动奠定基础。当前我国实行的基本公共卫生服务均等化，建立健康档案是基本公共卫生服务项目之一。上述健康相关信息可以从健康档案中获得，也可以通过专门的询问和检查获得，从而建立起个体的健康信息档案。

例如，某男士，42岁，汉族，已婚，大学文化，某企业高管，月收入1万元。妻子为某银行职员，女儿大学在读，家庭经济条件较好，居住环境好，有健身中心。本人既往健康，无遗传病、慢性病、传染病史，对青霉素过敏。其母亲在年轻时患过结核病，已治愈，父亲患有糖尿病。参加医疗保险。该男性不吸烟，极少饮酒，偏爱肉食，吃蔬菜少，但每天吃水果，每天早餐饮用一袋牛奶，吃一个鸡蛋和一片面包；在家吃饭时经常承担最后"打扫战场"的任务；此外由于职业关系，参加应酬较多；每日饮水量约为1400ml。每周运动量较少，每2～3周游一次泳，平时开车上班。其工作在写字楼，办公条件好，经常需要出差。该男士事业成功，得到同事的一致认可，人际关系好，心理成熟稳定。体检结果显示：身高178cm，体重86kg，心率69次/分，血压130/85mmHg，总胆固醇8.30mmol/L、甘油三酯4.12mmol/L，空腹血糖5.2mmol/L，血尿便常规正常、心肺功能正常，B超显示有轻度脂肪肝。本人已经意识到了血脂高的问题，愿意改变现状。

将上述资料信息分析整理，可以确定个体健康问题是什么，存在哪些潜在的健康风险，需要改变的行为是什么等。

对于上述男士，当前的主要健康问题为超重（BMI＝27.14）、高血脂和脂肪

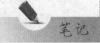

肝,主要原因包括偏好肉食、有时过量饮食,缺乏运动。由于有糖尿病家族史,未来的健康风险主要为缺血性心血管病和糖尿病。

2. 确定健康干预目标　根据上述健康评估结果,可以确定个体的健康干预目标,包括:

(1)在1年内使体重减轻到80kg以下,BMI减少到25以下;两年达到76kg以下。

(2)通过1年的努力,使血脂有所下降,两年使血脂指标达到正常范围。

(3)通过两年消除脂肪肝。

(4)形成均衡膳食、控制摄入量、保持运动的良好行为习惯。

3. 健康干预指导　为了实现上述健康干预目标,显然需要从合理膳食、增加运动入手。然而,不能简单地告诉服务对象要合理膳食、增加运动,而是要根据服务对象特点,对服务对象的饮食、运动行为提出明确、具体、具有可操作性的指导。

(1)合理膳食

1)通过对服务对象一周的膳食调查,计算出该服务对象每日的热量摄入情况。

2)确定服务对象理想的每日摄入热量。

3)依据理想热能摄入量确定每日膳食组合,给出组合的实例,数量。在指导个体掌握合理膳食技能时,可以用食物模型,帮助服务对象以实物的形态明确自己每日可以摄入的各类食物分别是多少,蛋白类食物之间如何替换、谷物类食物之间如何替换等,增加服务对象对合理膳食的感性认识,并掌握如何做到合理膳食。

4)教给服务对象在外就餐应酬时如何控制膳食的摄入量,如先食用素菜,后食用肉菜,控制肉类、油炸食品的摄入以及控制食物总量等。

5)指导服务对象树立健康信念,不能为了图省事而把多余的饭菜"打扫掉",充分认识到"打扫"多余饭菜的危害。

6)为服务对象提供膳食记录表,要求对方至少坚持两周膳食记录。

(2)增加运动

1)增加日常工作中锻炼的机会,如尽量选择步行上楼而不是下楼,以减少对膝关节的损伤;午餐后不要直接回办公室开始工作,而是建议在公司楼下步行15分钟。

2)早晨到公司后(为了避免早高峰堵车,经常早到办公室),在办公楼下快步行走30分钟,让身体微微出汗。

3)在居住小区健身中心办家庭健身卡,周末尽可能与家人一起安排游泳、打羽毛球等自己喜好的运动,每次不少于1小时。

4)晚上睡觉前躺在床上,双脚并拢,做缓慢抬起,直至与躯干成90°角,再缓慢放下。10次为一组,每天做2～3组。

5)为服务对象提供运动记录表,要求对方至少坚持两周运动记录。

4. 随访与评估　健康行为研究发现,人们行为生活方式的改变是一个不断

笔记

认识 - 决策的过程,而且在改变早期需要更多的信息、技术以及心理支持,一旦行为形成并且逐步转化为一种生活方式、习惯,则行为更有可能保持下去。为此,在行为干预开始后,定期的跟踪、随访,及时发现服务对象行为改变中的偏差、遇到的困难,要及时纠正偏差,帮助服务对象克服困难,调整干预活动。

一般而言,在早期随访应该更加频密,如每1～2周进行一次随访,如果随访发现服务对象能够较好地按照行为指导去做,并且产生了预期的效果,则可以减少随访密度,以后可以延至每个月随访一次,持续3个月左右,后每2～3个月随访一次。当然,在进行行为干预期间,还需要给服务对象留下指导医生的联系方式,如email地址、电话等,便于服务对象有问题时随时向指导医生求助。

针对上述案例,需要进行的随访与评估包括:

(1)干预开始的第一、第二周,主动与服务对象联系,查看膳食、运动记录,称体重,评估服务对象膳食、运动改善情况,以及相应的体重变化,记录测体重时间、体重值,并计算BMI;然后根据评估结果给予服务对象进一步的建议,必要时对膳食、运动干预措施进行适当调整。

(2)接下来每2周随访一次,连续3次,同时测量体重。这时,服务对象已经进入了干预的第2个月,行为习惯初步形成,要给予服务对象心理、情感的肯定与支持,还要发动服务对象的家庭成员对其行为改变给予支持和鼓励。另一方面,要关注其生活、工作是否有变动,干预策略和活动是否需要进一步调整。

(3)在以后的干预过程中,可以每个月随访一次,询问合理膳食和运动的执行情况,是否遇到阻碍,帮助服务对象克服。通过测量体重,计算BMI,让服务对象看到自身体重的变化,这也是激励服务对象坚持健康行为生活方式的有效手段。

(4)一年后将体检结果与最初的结果进行比较,确定BMI、血脂、脂肪肝的变化情况,看是否达到预期目标。

随访的方式可以根据医务人员自己和服务对象的情况自行约定,最为理想的方法是约服务对象到健康管理机构或社区卫生服务机构,便于健康管理专业人员、社区医务人员利用本机构的设施、条件,对服务对象进行指导、相关指标测量,当然也可以由医务人员入户进行随访。但是如果服务对象工作忙,可以通过邮件、电话等方式进行随访。

第五节　健康教育与健康管理的实施与评价

健康教育和健康管理项目的实施与评价基本相同,都是将科学的计划付之于行动的过程(以下我们就以健康管理为重点进行论述)。如果没有高质量的各项健康干预活动,就无法实现健康管理或教育的目标,那么再好的计划也只是一纸空文,不能产生社会效果和经济效益。因此,在健康管理的实施阶段,特别强调组织与落实的过程,强调每一项工作的质量,具体来说,就是在组织、人员、条件齐备的基础上,严格按照各项活动的时间进度和质量完成各项活动。

健康管理的评价与健康教育的评价相似,是一个系统地收集、分析、评价资料的过程,从而确定健康管理策略、项目的价值,帮助决策。对于开展健康管理项目的人员而言,评价包括两部分,一是对健康管理活动和措施执行进度与质量的全面评估,二是对健康管理计划的效果和价值进行评价。如何开展健康管理过程与效果评价,需要在健康管理计划制订阶段就予以确定,从这个意义上讲,评价贯穿于整个健康管理项目过程的始终。通过评价,可以总结经验和教训,不断改进、完善健康管理的理论和实践。

一、健康管理计划的实施

健康管理计划的实施是将科学的计划落实为具体操作的过程,是健康管理项目耗费时间最长、动用经费和人力最多的环节,是一个多部门合作,协调行动的复杂过程,也是确保健康管理项目实现其目标的关键。尽管每一个具体健康管理项目其项目目标、目标人群与场所、干预内容与方法可能存在差异,但在实施程序以及在实施过程主要注意的问题非常相似,有共同的特点与规律。通常,我们在健康管理项目的实施阶段,要完成五方面的工作:落实工作时间表、建立实施的组织机构、培训相关工作人员、配置必要的设备和物件,进行项目活动的质量控制。

(一)制定实施的工作时间表

制定项目实施的具体工作时间表的意义在于使各项活动在项目周期内得到合理安排,并且使项目人员能够遵循时间表协调一致地开展活动,从而保障项目的时间进度,为项目的顺利实施与完成奠定基础。

在项目实施时间表中,通常要明确开列以下内容。

1. 活动内容 即每一项项目活动的具体内容,明确工作范围,如"召开协调会","培训项目实施人员","举办健康讲座"等。

2. 活动指标 在工作指标中主要体现项目活动应该达到的要求和标准,如"培训项目实施人员"的要求包括培训对象有哪些人,培训者是谁,培训多长时间,培训哪些内容等。明确上述工作指标的主要目的是确保项目工作内容落到实处,并便于检查考核。

3. 活动时间 指项目活动在什么时间进行,可以是具体的时间点,也可以是一个时间段。如"举办讲座"为每个月最后一个周五,而"培训项目实施人员"可以确定为某年某月。

4. 负责人员 指项目活动由哪个部门或具体的哪个人负责,以及活动中的工作人员包括哪些。如"召开协调会"的负责人为项目办公室主任,"培训项目实施人员"的负责人为培训部负责人。

5. 活动资源 明确开展上述活动需要的经费、设施设备,确保活动如期顺利实施。如"召开协调会"需要预先确定会议室、多媒体投影仪等设施设备;"培训项目实施人员"需要确定培训场所、教材等。

(二)组织机构建设

人群健康管理项目取得成功的影响因素是多方面的,要想有效动员目标人群参与,把各项干预活动落到实处,需要组织保障以及政策环境的支持,也可能

笔记

需要多部门合作。因此,建立健康管理实施的组织网络是必不可少的环节。

1. 领导机构 健康管理的领导机构通常建立在人群所在工作场所或社区,其全面对项目工作进行管理和协调,可以以工作场所、社区已有的负责人群与健康相关的科室、机构进行整合,在原有行政管理机构(如卫生局)的基础上单独成立或兼任。例如,在国家基本公共卫生服务项目中开展健康管理服务,是在政府卫生部门的统一领导下进行,那么健康管理的领导机构则为卫生行政部门。领导机构的职能是审核实施计划和预算,对项目给予政策支持,协调有关部门和机构协同工作,研究解决项目实施过程中的问题和困难。

2. 执行机构 健康管理项目的执行机构指具体负责实施和运行各项项目活动的机构,一般情况下由具体的业务机构担任(如健康管理机构、社区卫生服务机构、疾病预防控制中心、健康教育机构、妇幼保健机构等),对于在企事业单位、学校等场所开展的健康管理项目,在场所内也需要有相应的执行机构(科室,如医务室、工会等)。执行机构的专业人员需要具备开展项目工作和活动必备的专业技能,大多在实施项目前和实施过程需要对有关人员进行专业技术技能培训,达到项目的要求。执行机构人员的数量则需要依据项目工作量来确定,其职责是按照项目计划实施每一项工作任务和活动。

3. 组织间协调 健康管理项目在一些情况下,还需要与社区其他组织机构、企事业单位内不同科室协调,以确保项目各项活动的落实。如企业的各个科室要组织员工参加健康管理项目设计的活动。因此,要明确领导机构或执行机构负有组织间协调的职能,动员多部门参与,并协调有关部门在项目中发挥积极作用。

4. 政策支持 政策与环境支持是改变人们行为生活方式的有效方法,也是健康管理项目取得成效的必要保障。通过项目领导机构和协调机制,可以有效促成社区、企事业单位、学校等开展健康管理项目的场所利用已有的健康相关政策,或制定有益于项目实施以及目标人群健康的政策,并通过政策动员资源投入,营造有益于项目实施的环境,也是项目组织机构的任务之一。

(三)实施人员培训

对健康管理项目实施人员进行培训,从狭义而言可以为项目的成功建立并维持一支有能力、高效率的工作队伍;从广义而言,也可以加强健康管理人员的能力建设,全面提升健康管理工作的质量。

在健康管理项目实施阶段,首先是健康管理、社区卫生人员自身能力的建设,其次是对开展健康管理项目的社区、企事业单位、学校的相关人员的培训。在开展培训前,首先要确定人员必备的知识与能力,如负责人员需要全面了解项目,而具体实施人员更强调开展相关活动的知识和技能。为此,需要制订全面的技能发展培训计划,有组织、有步骤地对相关人员进行培训。培训的内容通常包括以下几方面。

1. 项目背景与目标 帮助项目工作人员对项目的意义、目的有比较全面的了解与理解,这样才能充分发挥项目管理人员和实施人员在实施计划过程中的能动性,使项目活动更好地为实现项目目标服务。

笔记

2. 专业知识与技能　不同的健康管理项目需要的专业理论和知识不尽相同，如慢性病管理项目侧重于高血压、糖尿病等常见慢性病预防与控制知识、技能，而在学校开展的传染病预防健康管理项目，则需要实施项目人员掌握必要的传染病知识、特别是学校防控传染病的政策与技能。通过培训，可以使项目实施人员对各种健康问题本身的知识和预防技能有全面掌握。此外，在健康管理项目实施中，也需要项目实施人员不断更新理念，能掌握人际沟通方法和技巧，如参与式培训技术、同伴教育方法、人际沟通技巧、传播材料使用技巧等，也有助于项目的有效实施。

3. 项目管理知识与技能　使项目工作人员，特别是项目管理人员了解项目管理的意义与基本理念，明确本职工作中进行项目管理的职责与任务，能够在项目实施阶段做好每一个环节的项目管理工作，如做好活动记录、项目资料的管理等，而不是单纯地完成项目活动，为实现全面的项目管理提供信息和技术保障。

健康管理项目人员培训的对象，通常是具有一定实践经验的成人，培训目的与内容非常明确，不是专业知识和能力的系统教育。因此，要充分发挥培训对象已经具备一定经验的特点，使之在原有基础上学习，分享中进步。常用培训方法包括以下几种。

（1）头脑风暴法：使学员在没有预先准备的情况下即刻回答问题，促使学员快速思考，积极应对，有助于集中学员的注意力，促使学员开动脑筋。

（2）角色扮演法：事先设计情景，请学员扮演其中的角色，在表演结束后引发讨论。该方法能充分调动学员的积极性，形式活泼生动，能给学员留下深刻印象，可用于增强学员的沟通技巧和决策技巧，也有助于转变学员的态度和观念。

（3）小组讨论法：组织学员分小组就特定的问题展开讨论，各抒己见，分享经验，其作用与角色扮演基本一致。

（4）案例分析法：将现实中的项目故事编写成典型案例，从案例中分析该项目科学、合理的部分，成功的经验，剖析不足与失败的教训，帮助学员增加决策能力，案例也可以成为学员在今后工作的范例。

（四）设施设备与健康传播材料

在健康管理项目实施阶段，为了确保项目工作与活动的顺利进行，相关设施设备是必要的条件。这些设施设备通常分为以下几类。

1. 运用于目标人群的设施设备　这类设施设备因项目不同而可能存在比较大的差异，如社区高血压预防控制项目可能需要血压计、盐勺、体重计、计步器、健身设施等，而学校健康管理项目中可能需要眼睛模型、牙齿模型、身高体重计等。

2. 运用于人员培训的设备与设施　笔记本电脑、多媒体投影仪、黑板、幻灯机、激光笔等。

3. 日常办公用品　电话机、传真机、照相机、录音机（笔）、摄像机、复印机、电脑、打印机、文具纸张等。

4. 交通工具　各类车辆。

笔记

5. 健康传播材料　在健康管理项目中,健康传播材料也是常用到的开展干预活动最基本的用品。材料的类型较多,包括音像材料(录像带、录音带、光盘等)、印刷材料(招贴画、折页、传单、小册子等),以及承载健康教育相关信息的日常用品(如水杯、扑克、围裙、纸巾笔记本、日历等)。开发制作或选择使用已有的健康传播材料时,要对目标人群的文化程度、生活习惯、对材料的喜好以及媒介的可及性和项目可用于生产或购买材料的资源有所了解,然后基于目标人群的特点去开发或选择材料,避免盲目性,从而提高材料的使用率,确保干预成效。

(五)实施的质量控制

质量控制的目的是确保项目各项活动的质量都达到要求,符合质量标准。在各个健康管理项目中,不同的干预活动有不同的质量要求和标准,即使是同样的活动,可能因为种种原因而有不同的要求和标准。因此,在做项目计划时,就需要明确各项干预活动的数量、质量指标。例如,在社区举办健康大课堂的质量标准可以是:参加对象为某居民区的高血压患者 30 人,参与率达到 90% 以上,参与者对大课堂的满意程度要达 85% 以上。只有制定出这样的质量标准,才便于进行质量检测和控制。

1. 质量监测内容　健康管理项目活动质量监测通常包含以下几方面内容:进度监测、内容监测、活动数量与覆盖范围监测、费用监测以及目标人群监测。

(1)进度监测:主要关注项目活动进度是否与项目计划一致,是否在特定的时期完成了特定的工作或活动。如果项目活动有所延误,延误了多久、延误的原因是什么、如何进行弥补等。

(2)内容监测:内容监测关注的是项目活动内容是否属于项目计划,有无额外添加或更改的活动,添加或更改的理由是什么。从原则上讲,项目计划一经确定,活动内容随即也得到了认定,各项目执行机构和个人应遵照执行。但在现实中可能发现实际情况与预期要求不完全一致,需要根据实际情况对项目工作和活动内容进行必要调整。

(3)数量与范围监测:工作、活动数量与范围是项目工作质量监测的重点内容,也是项目工作质量的基础。如在"实施人员培训"中,需要监测培训人员的数量是否达到计划要求的数量,培训覆盖范围是否与计划一致。

(4)费用监测:项目经费是经过了严格预算和审核的,因此,每一项工作或活动都有其特定的预算,只有每一项活动严格执行预算,才能确保整个项目的经费得到合理使用,既杜绝浪费,又能确保活动质量。

(5)目标人群监测:随时了解目标人群参与项目的情况、对项目的满意程度及建议,目标人群认知、行为的变化,可以帮助更好地对项目活动作出更加符合目标人群需要的调整,有益于项目成功和扩大影响。

2. 质量控制的方法

(1)记录与报告方法:实施记录可以反映实施过程、实施内容、实施方法、实施的现场情况,这对于项目负责人掌握实施的过程和控制实施质量及最后的总结都有着重要意义。定期或不定期的报告制度有利于领导小组和实施负责人了解实施情况,监控实施质量。

笔记

（2）现场考察和参与方法：为了监测实施过程和控制实施质量，主管人员或监督小组人员可以对实施活动进行现场考察，或者亲自参与实施活动，在考察和参与中了解实施工作情况，发现问题、解决问题。通过考察和参与所掌握第一手资料，是指导实施工作的可靠依据。实施负责人应该尽量多到实施现场，多参与实施活动。

（3）审计方法：审计方法主要用于财务方面的监测。审计的目的是监测经费的管理和使用情况，审计的结果可以用来指导经费的管理和分配，调整预算，保证经费的使用质量。亦可以用来向资助人报告经费的使用情况，在经费不足时争取补充经费。

（4）调查方法：通过调查来获取资料，监测实施过程和控制实施质量也是一种常用的方法。

二、健康管理评价概述

不同学者从不同学科领域或角度来理解评价，并给出许多有关评价的概念，但都公认评价是客观实际与预期目标进行的比较。健康管理评价是一个系统收集、分析、表达资料的过程，旨在确定健康管理项目的价值，帮助健康教育中的决策。

泛义而言，评价具有以下几方面特性。

（1）评价是管理的重要组成部分，贯穿于项目的始终。评价不仅关注项目的产出、成效，是否实现目标，达到预期效果，还关注项目计划的科学性、可行性和适宜性，以及项目实施的进度和质量，即在项目设计、实施和效果评价的全过程中都存在评价。

（2）评价的基本原理是比较。评价是一个不断进行比较的过程，包括人群的认知、技能、行为及健康现状与理想状态的比较，干预活动的实施情况与计划方案的比较，项目客观结果与预期目标的比较等。通过比较才能找出差异，进而分析原因，修正计划、完善执行，使项目取得更好效果。

（3）确定价值标准是评价的前提。在比较的过程中，必须确定评价的标准，即拿客观现状与什么进行比较。通常而言，运用比较的标准既可以是公认的所谓"金标准"，如血压正常值、BMI 标准等，也可以是项目投资者或管理者确定的"标准"，还可以将项目活动计划或预期目标作为标准，用于与实际情况进行比较。

（4）测量是评价的重要手段，准确的信息是评价成功的保障。所谓测量，就是按一定的规则确定目标人群相关指标水平的过程，在健康管理中经常需要对健康相关行为现状、健康指标等进行测量。设计科学合理的测量方法、选择或开发适宜的测量工具、对于测量者进行培训、在测量过程中遵守规范的操作程序，是最终得到准确测量信息的保障。测量方法可分为定量测量和定性测量。其中，定量测量包括问卷调查、生理生化指标测量等，也可以通过收集已有的资料、数据，通过对二手资料的分析得到测量结果；定性测量，多用于对政策、环境、社会文化等影响健康、影响行为因素的测量，可采用小组讨论、个别访谈、观察等方法进行定性测量。

笔记

健康管理评价可以依据目的不同,分为形成评价、过程评价和效果评价3种类型。

（一）形成评价（formative evaluation）

形成评价是一个为形成和发展健康管理项目计划而进行的评价,其目的在于为制订计划提供全面、完整的信息,如目标人群健康风险、健康管理需求、政策、环境、资源等,同时也是为了评估健康管理项目计划的科学性、合理性、可操作性,从而确保项目最后可能取得成功。例如在计划实施开始之前,请专家及相关人员对计划的科学性、可行性进行评估,使其具有最大的成功机会。

1. 了解目标人群健康管理需求　如卫生保健知识水平、态度、健康相关行为、健康状况、健康风险等。

2. 了解开展健康管理项目的资源　企业、社区的环境、有利因素与障碍、开展健康管理活动的条件和资源等。

在形成评价中,可采用多种技术为上述问题提供答案,以进行相应内容的评估。方法有文献、档案及资料的回顾、专家咨询、专题小组讨论、目标人群调查、现场观察、试点研究等。形成评价的指标一般包括计划的科学性、政策的支持性、技术上的适宜性、目标人群对策略和活动的接受程度等。

（二）过程评价（process evaluation）

过程评价起始于健康管理项目实施开始之时,贯穿于项目实施的全过程。过程评价的目的是通过对项目进度、质量等进行监测与控制,确保项目目标成功实现。完善的过程评价资料可以为解释项目的产出提供丰富信息。

过程评价内容包括以下两个层面。

1. 针对项目干预活动进行的监测　包括:①哪些个体参与了健康管理项目?②在项目中运用了哪些干预策略和活动?③这些活动是否按计划进行?计划是否做过调整?为什么调整?是如何调整的?④目标人群对干预活动的反应如何?是否满意并接受这些活动?你是用什么方法了解目标人群的反应的?⑤目标人群对各项干预活动的参与情况如何?⑥项目资源的消耗情况是否与预计相一致?不一致的原因是什么?⑦对上述各方面的改进建议。

2. 针对组织过程进行的监测　包括:①项目涉及了哪些组织（科室）?②各组织（科室）间是如何沟通的?他们参与项目的程度和决策力量如何?③是否需要对参与的组织（科室）进行调整,该如何调整?④是否建立了完整的信息反馈机制?项目执行档案、资料的完整性、准确性如何?

过程评价方法可以分为查阅档案资料、目标人群调查和现场观察3类。例如,项目活动进度、目标人群参与情况、费用使用情况可以通过查阅资料获得;目标人群参与情况、满意度等可以通过目标人群定性、定量调查获得;此外,干预活动执行情况、目标人群参与情况、满意度等还可以通过现场观察来了解。

（三）效果评价（effect evaluation）

（详见本节三、健康管理的效果评价）

综上所述,评价贯穿于整个健康管理项目的始终。健康管理评价的目的和意义包括:①评价是健康管理项目取得成功的必要保障。通过形成评价确定适宜的干预内容和方法,可以确保健康管理项目计划的先进性与合理性;通过过程评价,可以保证计划实施的质量和进度。②评价可以科学地说明健康管理项目的价值。通过效果评价,能够科学地说明健康管理项目对健康行为、健康风险及健康状况的影响,确定健康管理计划是否达到预期目标,其可持续性如何,明确项目的贡献与价值。③项目进程中是否存在混杂因素,混杂因素的影响程度如何。④向公众和投资者说明项目结果,扩大项目影响,改善公共关系,以取得目标人群、社区、投资者的更广泛支持与合作。⑤评价可以丰富健康管理人员的经验,总结健康教育项目的成功经验与不足,提高其健康管理理论与实践水平。

三、健康管理的效果评价

如前所述,健康管理的效果评价指的是健康管理项目实施后,通过有效的数据,对项目产生的成效进行判断,从而科学地说明健康管理项目是否达到预期目标,其可持续性如何,明确项目的贡献与价值的过程。

(一)健康管理效果评价内容与指标

健康管理的最终目的是改善人群健康状况、提高生活质量,其主要策略是通过提供健康管理服务,促使人们采纳预防保健行为以降低疾病发生风险,促使已经患病的人们遵从医嘱、规范用药、及时复诊,以控制疾病的发展和并发症的发生。基于此,健康管理效果评价可以分为行为影响因素评价、行为生活方式评价、健康风险评价、健康状况评价、生活质量评价,以及社会经济评价。

1. 行为影响因素评价 健康行为研究表明,人的健康行为生活方式的形成和发展会受到个体因素和环境因素双重影响,人体因素主要包括人们的卫生保健知识、健康价值观、对健康相关行为的态度,对疾病易感性和严重性的信念,采纳促进健康行为的动机、行为意向,以及实现健康行为生活方式所必需的技能,这是个体、群体采纳健康行为生活方式的基础,决定人们是否了解健康行为、是否有意愿采纳健康行为、是否有能力采纳健康行为。环境因素指的是促进或阻碍人们的健康行为形成和保持的因素,如物质资源、运动条件、他人影响等,会影响到人们的健康行为意愿是否能够转变为现实。对于每一个人而言,要实现健康的行为生活方式,既要有个人的意愿、动机,也需要外在的支持。例如要采纳均衡营养、合理膳食,不仅需要人们了解营养知识,还需要人们具备搭配、烹饪食物的技术,而市场供应低钠盐以及丰富的食物品种,则可以促进人们采纳健康饮食习惯的形成;同时,如果单位食堂、餐馆能够提供低油、低盐饮食,也是对人们健康饮食意愿的极大支持。另一方面,人们采纳合理膳食的行为是否会得到与其关系密切的人的支持也是重要影响因素,如果同伴、家人给予理解和支持,则有助于人们行为的形成和巩固。

常见的从个体角度评价影响行为因素的指标有:

(1)健康知识知晓率 = 知晓(正确回答)健康知识题目数 / 健康知识题目总数 × 100%

(2)健康行为技能水平:可以根据个体操作技能的表现进行评判。

(3)健康素养水平:健康素养指人们获取、理解、实践健康信息和服务,并利

笔记

用这些信息和服务作出正确的判断和决定,促进自身健康的能力,包括与健康相关的阅读、计算、交流、获得信息、对获取的健康信息加以分析判断,以及将健康知识运用到日常事件和生活中的能力。在国外已经形成了较为稳定的健康素养测量工具,我国的测评工具正在研制开发过程中。运用专门测量工具,可以测量个体的健康素养水平。

常见的从人群角度评价影响行为因素的指标包括:卫生知识均分、卫生知识合格率、卫生知识知晓率(正确率)、信念持有率,以及环境、服务、条件、公众舆论等方面的改变(如安全饮用水普及率)等。其中

(1)卫生知识均分 $= \dfrac{\text{受调查者知识得分之和}}{\text{被调查者总人数}}$

(2)卫生知识合格率 $= \dfrac{\text{卫生知识达到合格标准人数}}{\text{被调查者总人数}} \times 100\%$

(3)卫生知识知晓率(正确率) $= \dfrac{\text{知晓(正确回答)某卫生知识的人数}}{\text{被调查者总人数}} \times 100\%$

(4)信念持有率 $= \dfrac{\text{持有某种信念的人数}}{\text{被调查者总人数}} \times 100\%$

(5)社区行动与影响:如社区参与程度、社区能力发展程度、社会规范和公众舆论。

(6)健康政策:政策条文、法律法规等的出台,财政资源配置等。

(7)环境条件:如卫生服务提供情况、卫生设施、自然环境条件等。

政策、环境、服务、条件方面的改变,大多数难以用定量指标来反映,通常表现为定性指标,其中部分指标可以用定量指标,如安全饮用水普及率。

$$\text{安全饮用水普及率} = \dfrac{\text{某地使用安全饮用水户数}}{\text{当地总户数}} \times 100\%$$

2. 行为生活方式评价 行为生活方式是影响健康的重要因素之一,也是健康管理重点的干预内容,如增加运动、控制饮食、戒烟限酒,从而减少发生心脑血管疾病、糖尿病的风险。可见,改善人们的行为生活方式是健康管理的任务,因而也是健康管理效果评价的指标。在健康管理效果评价中进行行为生活方式评价的目的在于观察项目实施前后目标人群、个体的健康相关行为发生了什么样的改变,各种变化在人群中的分布如何,如烟草使用、食物选择、运动锻炼等。

由于个体行为改变只是一个人自身的变化,无法用率、比例表示,通常对于个体某一特定行为生活方式进行评价,只用是否存在某行为表示,如是否吸烟、是否能达到每天6000步的身体活动等。此外,当测量一组行为时,可以采用的指标为健康行为生活方式总评分。

健康行为生活方式总评分:是一种综合评估行为生活方式改变的指标。首先根据每一种健康行为生活方式对某健康问题的重要性对行为生活方式赋权重,即该行为是某健康问题的重要因素,则权重较高,若不是重要因素,则权重可以低一些。赋权重的过程可以通过特尔斐法进行。然后对于测量的每一个行为进行评分,并进行加和,最终得到行为生活方式总评分。

笔记

常用的群体行为指标包括：

（1）某行为流行率 $= \dfrac{\text{有特定行为的人数}}{\text{被调查者总人数}} \times 100\%$

（2）某行为改变率 $= \dfrac{\text{在一定时期内改变某特定行为的人数}}{\text{观察期开始有该行为的人数}} \times 100\%$

（3）健康行为生活方式合格率：首先确定健康行为生活方式的合格水平，如健康行为生活方式总评分达到满分的 60% 为合格，当然也可以根据实际情况确定达到合格的标准，如达到满分的 70%、75%、80% 等，然后统计合格率。

健康行为生活方式合格率 = 达到健康行为生活方式合格水平的人数 / 测量总人数 × 100%

3. 健康风险评价　参看本书第六章。

4. 健康状况评价　健康状况的改善是健康管理的本质，但是对于不同的健康问题，通过健康管理能达到的健康目标并不一致。如在学校实施健康管理项目，通过改变饮食、运动等行为降低超重、肥胖的发生，可能在数个月就可以观察到健康结局，可以观察到儿童超重、肥胖等健康问题的改善，但无法看到由于超重、肥胖减少导致的心脑血管病患病的变化。但是在中老年群体开展的健康管理项目，一方面可以看到超重、肥胖比例的变化，另一方面也能看到血压、血脂、血糖控制情况的变化，如果项目坚持的时间足够长，还可以看到心脑血管病患病情况的变化。所以不同群体、个体的健康干预重点不同，针对的健康问题也有差异，评价指标也不尽相同。建议尽可能找到相对敏感的健康指标进行测量。

常见的个体健康指标为反映躯体个器官、系统健康状况的指标，包括：

（1）体重、腰围、BMI（体重指数）。

（2）血压、血糖、血脂、血红蛋白等。

（3）心电图、B超、X线片等。

常见的反映群体健康状况的指标包括：

（1）超重（肥胖）率 = 测量人群中超重（肥胖）人数 / 测量总人数 × 100%

（2）高血压患病率 = 测量人群中患高血压人数 / 测量总人数 × 100%

（3）贫血患病率 = 测量人群中患贫血人数 / 测量总人数 × 100%

（4）两周患病率 = 测量人群中近两周患病人数 / 测量总人数 × 100%

（5）婴儿死亡率、5岁以下儿童死亡率、孕产妇死亡率

5. 生活质量评价　尽管健康管理的目的是改善健康状况，但对于个人、家庭、企事业单位和社会而言，健康不是终极目标，而是资源。健康是个人发展、实现自我价值的基础，是家庭幸福的保障，是企事业单位创造产值、服务社会的资源，是社会进步与发展的力量。因此，无论健康管理效果中的生活质量评价还是社会经济评价，都是对健康管理项目导致的社会、经济影响的评价。

目前大多数测量生活质量的工具，都是运用相关量表基于个体水平的测量，可以获得每一被测个体的生活质量现状。包括：

（1）生活质量指数。

（2）美国社会健康协会指数。

笔记

（3）日常活动量表评分。

（4）生活满意度指数。

群体生活质量指标大多由个体指标派生而来，包括

（1）生活质量平均指数：生活质量指数的算术平均数。

（2）日常活动评分均分。

（3）生活满意度平均指数。

（4）日常活动评分合格率：达到日常活动评分合格水平的比例。

6. 社会经济评价 社会经济评价观察的是健康管理项目实施后对于目标个体、群体社会参与度、经济花费等方面的改变的评价。

常见的个体评价指标为：

（1）月（年）度病假天数。

（2）年住院日。

（3）年门诊花费。

（4）年住院花费。

常见的群体社会经济评价指标包括：

（1）月（年）度患病总人数、总天数。

（2）年住院总人数、总天数。

（3）年医疗保健支出、年健康保险支出。

（二）健康管理效果评价方法

1. 影响评价结果可靠性的因素 评价健康管理项目的效果，是希望能科学、准确地说明健康管理项目本身导致的影响目标个体、人群影响行为的因素、行为生活方式因素、健康状况、生活质量以及社会经济的改变，但是由于项目实施有一定的时间周期，在项目周期内可能存在混杂因素加剧或削弱上述变化，如突发公共卫生事件、重大自然灾害等大环境变化，国家、地方健康相关政策的变化等。另一方面，健康管理项目的目标人群、项目实施者的能力和表现也会在一定程度上左右项目的产出。只有真正认识这些混杂因素，才能采取适宜措施有效避免混杂因素对评价结果的干扰。常见的混杂因素包括以下几种。

（1）时间因素：又称为历史因素，指在健康管理项目执行或评价期间发生的重大的、可能对目标人群健康相关行为及其影响因素产生影响的因素，如与健康相关的公共政策的出台、重大生活条件的改变、自然灾害等。历史因素不属于干预活动，但却可以对目标人群的行为、健康状况等产生积极或消极影响，以致加强或减弱健康教育/健康促进项目本身的效果。此外，随着社会的发展，经济、文化等因素的变化，人群的行为、健康状况也会发生相应的改变。因此，当健康管理项目周期长时，这些历史事件也会作为时间因素影响到对项目真实效果的确认。

（2）测试或观察因素：指的是由于测试（或观察）不准确而出现的对效果的误判。测量与观察的真实性、准确性取决于测试（观察）者、测量工具、测量对象（目标人群）三个方面。如测量者或评价者的言谈、态度、行为等使目标人群受到暗示，则目标人群可能按照测量者的希望进行表现，这时就无法得到目标人群的

笔记

真实情况。此外,随着项目的进展,测量者及其他项目工作人员能越来越熟练地开展项目活动,运用测量工具和技术,从而出现测量偏倚,表现为即使是用同样的工具测量同样的内容,早期的测试结果不同于后期的测试结果。对于目标人群而言,当他们得知自己正在被研究或观察时可能表现出与平时不同的状况,也可能影响对项目效果的客观反映。

(3)回归因素:指由于偶然因素,个别被测试对象的某特征水平过高或过低,在以后又回复到实际水平的现象。回归因素的影响不像其他因素一样比较容易识别,可采用重复测量的方法来减少回归因素对项目效果的影响。

(4)选择因素:指的是在对目标人群进行测量的过程中,由于人为选择而不是通过随机方法,致使选择出来接受测量的样本不能很好地代表目标人群总体。或者设立的对照组的主要特征指标与干预组的特征不一致,而无法有效发挥对照组的作用。

(5)失访:指在健康教育项目实施或评价过程中,目标人群由于各种原因不能被干预或评价。当目标人群失访比例高(超过10%)或是非随机失访,即只是其中有某种特征的人失访时,会影响评价结果。为此应努力减少失访,并对应答者和失访者的主要特征进行比较,以鉴别是否为非随机失访,从而估计失访是否会引起偏倚及偏倚程度。

为了科学地评价健康管理项目的效果,在健康管理项目计划制订阶段,就必须对如何进行效果评价进行规划,包括确定效果评价方案、确定评价指标、分析可能存在的混杂因素并制定消除或控制混杂因素的对策、测量中的伦理学考虑与做法等。

2. 常见的健康教育效果评价方案 为了便于对各种方案的理解与记忆,常采用以下符合表示各方案中的因子。

R(random):随机化,指采取随机抽样的方法确定干预组和(或)对照组。

E(experiment):指接受健康教育/健康促进干预的人群,称为干预组或实验组。

C(control):指在健康教育/健康促进项目中不对其进行干预,用做参照的人群,称为对照组。

O(observation):指观察、调查、测量等收集资料的过程。

X:代表健康管理项目的干预措施。

(1)不设对照组的干预前后测试(before-after test):这是评价方案中最简单的一种,其基本思想是实施健康教育干预前,对目标个体、人群的有关指标(认知、技能、行为、健康状况、生活质量、社会经济等)进行测量,然后实施健康管理干预,之后再次对目标个体、人群的有关指标进行测量,比较项目实施前和实施后有关指标的情况,从而确定健康管理项目的效果,通常以EOXO来表示。例如在大学生的健康管理项目中,可以在新学期开始的时候,对新生的吸烟行为、运动、膳食及其影响因素、体能等进行调查,然后开始为期一学年的健康管理综合干预,在干预周期结束时,再次对这些学生的吸烟行为、运动、膳食及影响因素、体能等进行调查,然后比较干预前后新生吸烟率、吸烟量、戒烟率、烟草危害

笔记

知识水平、运动频次、运动量、膳食状况、体能状况等指标,确定综合健康干预对新生健康相关行为及健康状况产生了何种影响,这种影响是否达到预期的目标。

该评价方案的优点在于方案设计与实际操作相对简单,能节省人力、物力资源,也是现实中健康管理项目最常用的效果评价方案。然而,由于项目实施后目标人群的表现可能除了受到干预的影响外,还同时受到时间因素、目标人群成熟程度的影响,而不设对照组的自身前后测试无法控制这些因素的影响,影响到了对效果的准确认定。因此,这一方案比较适用于周期比较短或资源有限的健康管理教育项目效果的评价。此外,当健康管理项目更加注重目标个体、群体健康相关行为生活方式、健康状况、社会经济是否发生预期改变,而不是十分注重这种改变是否完全源于项目自身,则不设对照组的干预前后测试是评价的最佳方案。

(2)非等同比较组设计(nonequivalent control group design):非等同比较组设计属于类实验设计(quasi-experimental design),其设计思想是设立与接受干预的目标人群(干预组)相匹配的对照组,在健康教育干预实施前,对干预组和对照组人群的有关指标进行测量,然后仅对干预组(即目标人群)实施健康干预活动,对照组则不进行干预;干预周期结束后再次对干预组和对照组人群的相关指标进行测量,通过对干预组、对照组在项目实施前后变化的比较,评价健康教育项目的效应和结局。通常以 EOXO

COO 表示

同样以大学生健康管理项目为例,非等同比较组设计的做法是为开展大学生综合健康干预前,为该大学选择一个各方面条件相当(如男女生比例基本一致、学生家庭经济状况相当、学校性质相同、学校所处社会环境相近等)的另一所高校作为对照学校,首先对两所大学的新生都进行吸烟行为、运动、膳食及其影响因素、体能等的调查,然后在实施健康管理项目的学校开始为期一学年的健康综合干预,而对照学校不开展任何干预活动。在干预周期结束时,再次对两校新生的各个指标进行调查,然后比较干预前后两校新生吸烟率、吸烟量、戒烟率、烟草危害知识水平、运动频次、运动量、膳食状况、体能状况等指标。通过干预组和对照组的比较,可以从干预学校学生有关指标的变化中,扣除对照学校学生有关指标变化的量,得到的结果就是消除了历史因素等混杂因素影响后的学生变化,即可以将这些变化认定为健康管理项目的结果,从而使健康管理项目效果评价结果更加科学和准确。

该评价方案的优势在于通过干预组与对照组的比较,可以有效地消除一些混杂因素,如时间因素、测量与观察因素、回归因素等对项目效果和结局的影响,从而更科学、准确地确定健康管理项目对人群卫生保健知识、行为、健康状况、生活质量、社会经济的作用。在非等同比较组设计中,对照组的选择会在很大程度上影响方案的精确性。选择各主要特征十分接近干预组的人群作为对照组,可以保证两组的可比性,也能有效避免选择因素对项目效果的准确评估。此外,要保持对照组与干预组的观察时间一致,即在对干预组进行基线观察及进行干预效果观察时,对照组也同时进行观察,并应用与观察干预组完全相同的方法和内容观察对照组。一般情况下,在健康管理研究中,为了科学地说明健康干预策略和活动的有效性,说明健康管理项目效果,建议采用非等同比较组的评价设计方案,在基层的日常工作中则可以采用前述不设对照组的前后测试方案。

3. 实验研究 本评价方案的特点是将研究对象随机分为干预组和对照组,充分地保证了干预组与对照组之间的齐同性,故可以有效控制选择偏倚,同时又克服了历史因素、测量与观察因素及回归因素的影响。实验研究用 REOXO

$$RCO\ O \qquad 表示$$

例如,在某社区开展的高血压患者健康管理项目中,可以将前来体检或就诊的高血压患者编号,从中筛选出没有严重并发症,愿意参加健康管理项目的患者。然后将全部患者随机分成两个组,随机确定其中的一组为干预组,另一组为对照组。对于干预组的患者,在常规的用药与行为指导外,增加富有特色的健康干预活动,而对照组患者仍维持常规的用药和行为指导。在干预周期结束后,分别对两组高血压患者进行有关知识、行为、血压水平、高血压并发症、医疗费用、生活质量等的测量,并比较干预组和对照组的变化,从而评价健康管理项目的效果。

在这个评价方案中,由于干预组和对照组是随机确定的,最大限度地保障了这两个组的可比性,与非等同比较组设计方案相比,避免了人为确定对照组造成的两个组不一致的情况。从理论上讲,实验研究设计是最为理想的评价方案,但在实际的健康管理项目中操作难度大,特别是在社区、学校、工作场所这类场所中,主要是随机化不易实现,但仍有一些评价研究可以根据具体情况选择此方案。

此外,在组织实施健康管理效果评价中,还应该注重:

(1)调查对象对目标人群的代表性,采取规范的抽样方法获得调查对象,避免和控制选择因素的影响。

(2)对参与调查、测量的工作人员进行技能培训,确保调查与测量的质量,这也是效果评价获得科学、有效结果的基础。

(3)在调查中遵守伦理原则,做到知情同意,保护目标人群隐私。此外,在选用有对照组的评价方案时,要考虑干预活动本身对目标人群是有益的,但在项目中可能仅惠及干预组而没有惠及对照组,可以通过在评价后再对对照组提供干预的方式,照顾到对照组的利益。

(4)在调查与测量实施中,考虑目标人群的生活节奏与习惯,提高应答率和参与率,控制和减少失访,提高项目效率。

本 章 小 结

健康管理是通过非临床的手段,即生活方式的干预和管理而改善、促进健康状况的过程,而非临床手段的主要内容是健康教育,因此,健康教育是健康管理的基本方法。健康教育相比健康管理在理论上和方法上更为成熟,所以,应该充分地把行为改变理论、健康传播模式、健康干预计划设计及评

笔记

价等健康教育的理论和方法运用到健康管理的实践中去。但是由于健康管理以商业运营为主，服务的主要对象是个体，而且是长期连续服务，与健康教育领域常见的公益性活动或短期的健康教育项目有所区别，所以在实施教育中要量体裁衣，注意个性化原则，避免空泛的说教和缺乏实际操作性的干预；同时，在教育、改变服务对象的健康信念时，要努力探索教育对象的核心价值观，通过有效的影响核心价值观的教育来改变教育对象的健康理念和行为，达到最大的健康教育、健康管理效果。

（王培玉）

关键术语

感知健康行为的障碍　perceived barriers of action

提示因素　cues to action　　　　　自我效能　self-efficacy

形成评价　formative evaluation　　过程评价　process evaluation

效果评价　effect evaluation

不设对照组的干预前后测试　before-after test

非等同比较组设计　nonequivalent control group design

类实验设计　quasi-experimental design

练习题

简答题

1. 健康教育与健康管理有哪些相似之处？有哪些不同之处？

2. 促进健康的行为和危害健康的行为各有哪些特点？

3. 行为改变理论可以给予健康管理工作者什么启示？

4. 如何运用行为相关改变理论指导制订健康干预计划？

5. 人际传播和大众传播在健康管理实践中各有什么用途？

6. 针对农村育龄妇女开展母乳喂养的健康传播活动，应该从哪些方面入手，提供传播效果？

7. 简述制订健康干预计划的要点。

8. 简述健康教育/健康管理评价的目的。

9. 简单论述影响评价结果的意思及解决办法。

笔记

第八章

生活方式的健康管理

学习目标

通过本章的学习，你应该能够：

掌握 营养学基础知识；平衡膳食的要点；身体活动的分类和强度、成瘾行为及特征。

熟悉 营养素推荐摄入量；营养干预方法；保健食品的分类和功能；身体活动的健康效益以及有益健康的身体活动推荐量。

了解 食品安全与食物中毒；控烟策略；酗酒的危害；网络成瘾行为的干预等。

章前案例

我国居民的传统膳食以植物性食物为主，谷类、薯类和蔬菜的摄入量较高，肉类的摄入量较低，豆制品总量不高且随地区而不同，奶类消费在大多地区不多。此种膳食的特点是：①高碳水化合物：我国南方居民多以大米为主食，北方以小麦粉为主，谷类食物的供能比例占70%以上。②高膳食纤维：谷类食物和蔬菜中所含的膳食纤维丰富，因此膳食纤维的摄入量也很高。这是我国传统膳食最具备的优势之一。③低动物脂肪：我国居民传统膳食中的动物性食物摄入量较少，动物脂肪的供能比例一般在10%以下。

我国居民膳食结构的现状与问题：虽然城乡居民的膳食仍然以植物性食物为主，动物性食品为辅。但随着社会经济发展，我国居民膳食结构向"富裕型"膳食结构转变。近年来，我国居民膳食质量明显提高，城乡居民能量及蛋白质摄入得到基本满足，肉、禽、蛋等动物性食物消费量明显增加，优质蛋白比例上升。农村居民膳食结构趋向合理，优质蛋白质占蛋白质总量的比例和脂肪供能比均有增加，碳水化合物供能比下降。同时我国居民膳食结构还存在很多不合理之处，居民营养与健康问题仍需予以高度关注。城市居民膳食结构中，畜肉类及油脂消费过多，谷类食物消费偏低。奶类、豆类制品摄入过低，铁、钙、维生素A、维生素D等微量营养素缺乏，仍是我国城乡居民普遍存在的问题。

第一节　营养与膳食

膳食与营养是人类在整个生命进程中提高和保持健康状况的重要因素。为了获得维持健康所需要的各种营养素，膳食搭配是否合理，营养是否平衡非常关

笔记

键。膳食平衡是合理营养的基础，是通向健康的捷径。随着我国社会经济的发展和人民生活水平的提高，人们对营养与健康日渐重视，讲究科学饮食、合理营养、促进健康已成为社会的基本需求。

一、营养学基础

营养学基础主要研究人体所需营养素的生理功能、消化、吸收、代谢和食物来源，以及缺乏和过剩对人体健康的影响，确定营养素的需要量和推荐摄入量以及营养素之间的相互作用与平衡关系，如何搭配平衡膳食，达到合理营养的目的。

（一）营养素分类

1. 营养素　营养素（nutrient）是维持机体生存、生长发育、体力活动和健康，以食物形式摄入的一些人体需要的物质。人体所需的营养素包括：碳水化合物（carbohydrate）、脂类（lipids）、蛋白质（protein）、矿物质（mineral）、维生素（vitamin）、水（water）和膳食纤维（dietary fiber）。

2. 宏量营养素　碳水化合物、脂类和蛋白质因为人体需要量多，在膳食中所占的比重大，故称为"宏量营养素"（macronutrients）。又称产能营养素（calorigenic nutrients）。

3. 微量营养素　维生素和矿物质因需要量相对较少，在膳食中所占比重也较小，故称为微量营养素（micronutrients）。维生素分为水溶性维生素（water-soluble vitamins，包括维生素 C 和 B 族维生素）和脂溶性维生素（lipid-soluble vitamins，包括维生素 A、D、E、K）；矿物质中有 7 种（钙、镁、钾、钠、磷、氯、硫）在人体内含量较多，叫做常量元素（macroelements）；还有 8 种矿物质（铁、碘、锌、硒、铜、钼、铬、钴）在人体内含量较少，称为微量元素（microelements）。

4. 植物化学物　近 20 多年来，现代营养学对多吃富含蔬菜和水果的膳食有益于健康的认识逐渐加深。研究表明，植物性食物中除了某些营养素外，还有一些生物活性成分，具有保护人体、预防心脑血管疾病和癌症等慢性非传染性疾病的作用，这些生物活性成分统称为植物化学物（phytochemical）。按照植物化学物的结构或功能特点等分类，主要包括：类胡萝卜素、植物甾醇、多酚、蛋白酶抑制剂、植物雌激素、硫化物、单萜类、植酸等。

（二）蛋白质

蛋白质（protein）被称为生命的物质基础，是化学结构复杂的一类有机化合物。生命的产生、存在和消亡都与蛋白质有关。人体内的蛋白质终身处于不断水解和合成的动态平衡之中，从而达到组织蛋白质更新和修复的目的。

1. 蛋白质的功能

（1）构成身体组织：构成人体组织、器官是蛋白质最重要的生理功能。身体的生长发育就是蛋白质的不断积累过程，对生长发育期的儿童尤为重要。人体内各种组织细胞中的蛋白质始终在不断更新。只有摄入足够的蛋白质才能维持组织的更新。身体受伤后也需要蛋白质作为修复材料。

（2）调节生理功能：蛋白质在体内构成多种具有重要生理活性物质的成分，

笔记

参与调节生理功能,保证人体生命活动能够有条不紊地进行。

（3）供给能量:蛋白质在体内被蛋白酶分解成氨基酸,然后被氧化分解,同时释放能量,是人体的能量来源之一。每克蛋白质在体内被氧化后可供给人体16.7kJ（4kcal）能量。但蛋白质的这种功能可以由碳水化合物、脂肪所代替。供给能量是蛋白质的次要功能。

2. 蛋白质的组成　蛋白质是一大类有机物质,无论是动物还是植物组织中提取出的蛋白质,经过元素分析,其组成为大致为碳、氢、氧、氮及硫元素;有些蛋白质还含有磷、铁、碘、锰及锌等元素。蛋白质是人体内氮元素的唯一来源。

氨基酸（amino acid）是组成蛋白质的基本单位。组成人体蛋白质的氨基酸有20多种,但绝大多数的蛋白质只由20种氨基酸组成。在营养学上根据人体对氨基酸的必需性分为必需氨基酸（essential amino acid）、非必需氨基酸（nonessential amino acid）和条件必需氨基酸（semi-essential amino acid）。

必需氨基酸指不能在人体内合成或合成速度不够快,必须由食物供给的氨基酸。成人的必需氨基酸有8种:异亮氨酸、亮氨酸、赖氨酸、蛋氨酸、苯丙氨酸、苏氨酸、色氨酸和缬氨酸;还有组氨酸是婴幼儿的必需氨基酸。

非必需氨基酸并非人体不需要,只因可在人体内合成,食物中暂时缺乏也无妨。半胱氨酸和酪氨酸在体内可分别由蛋氨酸和苯丙氨酸转变而成,如果膳食中能直接提供这两种氨基酸,则人体对蛋氨酸和苯丙氨酸的需要量可分别减少。所以半胱氨酸和酪氨酸称为条件必需氨基酸或半必需氨基酸。

3. 蛋白质的食物来源　蛋白质的食物来源可分为植物性蛋白质和动物性蛋白质两大类。营养学上根据食物蛋白质所含氨基酸的种类和数量将食物蛋白质分3类。

（1）完全蛋白质:又称为优质蛋白质。它们所含的必需氨基酸种类齐全,数量充足,比例适当。这一类蛋白质不仅可以维持人体健康,还可以促进生长发育。奶、蛋、鱼、肉中的蛋白质都属于完全蛋白质。

（2）半完全蛋白质:这类蛋白质所含氨基酸虽然种类齐全,但其中某些氨基酸的数量不能满足人体的需要。如小麦中的蛋白质含赖氨酸很少。食物中所含与人体所需相比有差距的某一种或某几种氨基酸叫做限制氨基酸。谷类蛋白质中赖氨酸含量较少,所以谷类的限制氨基酸是赖氨酸。

（3）不完全蛋白质:这类蛋白质不能提供人体所需的全部必需氨基酸,单纯靠它们既不能促进生长发育,也不能维持生命。例如,肉皮中的胶原蛋白是不完全蛋白质。

知识拓展

两种或两种以上食物的蛋白质混合食用,其中所含有的必需氨基酸可取长补短,相互补充,达到较好的比例,从而提高蛋白质的利用率,称为蛋白质互补作用。如谷类中赖氨酸含量较低,但大豆中赖氨酸较高。

为充分发挥食物蛋白质的互补作用,在调配膳食时,应遵循3个原则:

笔记

（1）食物的生物属性应不同，如动物性食物和植物性食物混合搭配比单纯几种植物性食物混合搭配要好。

（2）膳食搭配的种类愈多愈好。

（3）不同食物食用时间愈近愈好，同时食用最好。

为改善膳食蛋白质质量，在膳食中应保证有一定数量的优质蛋白质。一般要求动物性蛋白质和大豆蛋白质应占膳食蛋白质总量的30%～50%。

4. 蛋白质的需要量　成人按每天0.8～1.0g/kg的标准摄入蛋白质，即可维持身体的正常功能。若按提供的能量计算，蛋白质摄入量应占总能量摄入量的10%～15%。《中国居民膳食营养素参考摄入量》（2013版）指出：成年人蛋白质每日推荐摄入量（RNI）为：男性65g/d，女性为55g/d。

（三）脂类

脂类（lipids）是脂肪（fats）和类脂（lipoids）的总称，是一大类具有重要生物学作用的化合物。

1. 脂肪的组成　脂肪约占脂类的95%。脂肪由一分子甘油和三分子脂肪酸组成，故称三酰甘油或甘油三酯（triglycerides）。脂肪大部分分布在皮下、腹部的大网膜、肠系膜以及肾周围等脂肪组织中，常以大块脂肪组织形式存在。人体内脂肪含量受膳食营养状况和体力活动等因素的影响，而有较大的变动。如果多吃碳水化合物和脂肪，体内脂肪含量增加，减肥或饥饿时体内脂肪会下降。

脂肪酸（fatty acid，FA）是构成甘油三酯的基本单位。常见的分类如下。

（1）按脂肪酸碳链长度分类

长链脂肪酸（long-chain fatty acid，LCFA），含14～24个碳原子。

中链脂肪酸（medium-chain fatty acid，MCFA），含8～12个碳原子。

短链脂肪酸（short-chain fatty acid，SCFA），含2～6个碳原子。

（2）按脂肪酸饱和程度分类

饱和脂肪酸（saturated fatty acid，SFA），其碳链中不含双键。

单不饱和脂肪酸（monounsaturated fatty acid，MUFA），其碳链中只含1个不饱和双键。

多不饱和脂肪酸（polyunsaturated fatty acid，PUFA），其碳链中含2个或多个双键。

（3）按不饱和脂肪酸所含第一个双键的位置分类

可分为ω-3，ω-6，ω-9（又称为n-3，n-6，n-9）等系列脂肪酸。不饱和脂肪酸的第一个不饱和双键所在碳原子的序号是3，则为ω-3（或n-3）系脂肪酸，依此类推。

（4）按脂肪酸空间结构分类

顺式脂肪酸（*cis*-fatty acid），其联结到双键两端碳原子上的两个氢原子在碳链的同侧。

反式脂肪酸（*trans*-fatty acid），其联结到双键两端碳原子上的两个氢原子在

笔记

碳链的不同侧。

由于担心动物油脂中的饱和脂肪酸会增加心脑血管疾病的发生,植物油又有高温不稳定及无法长时间储存等问题,科学技术利用氢化的过程,将不饱和脂肪酸的不饱和双键与氢结合变成饱和键,随着饱和程度的增加,植物油可由液态变为固态,这一过程称为氢化(hydrogenation),即往植物油中加氢可将顺式不饱和脂肪酸转变成室温下更稳定的固态反式脂肪酸。与动物油相比,氢化植物油价格更低廉。食品制造商通常利用这个原理生产人造黄油,食品中使用氢化植物油可增加产品货架期并稳定食品的风味。在氢化植物油发明前,食品加工中用来使口感松软的"起酥油"是猪油,后来被氢化植物油取代。与天然动物油脂中的饱和脂肪酸一样,长期大量食用反式脂肪酸可升高人体的低密度脂蛋白胆固醇(low density lipoprotein cholesterol,LDL-C),降低高密度脂蛋白胆固醇(high-density lipoprotein cholesterol,HDL-C)水平,从而增加罹患冠心病的风险。

食物包装上的标签,若列出成分中有"代可可脂"、"植物黄油(人造黄油、麦淇淋)"、"氢化植物油"、"部分氢化植物油"、"氢化脂肪"、"精炼植物油"、"氢化菜油"、"氢化棕榈油"、"固体菜油"、"酥油"、"人造酥油"、"雪白奶油"或"起酥油"等,即说明含有反式脂肪。

含不饱和脂肪酸的食物被反刍动物(如牛、羊等)消化时,脂肪酸在动物瘤胃中被细菌部分氢化。牛奶、乳制品、牛肉和羊肉的脂肪中都能发现反式脂肪酸,占2%~9%。鸡和猪也通过饲料吸收反式脂肪酸,反式脂肪酸因此进入猪肉和家禽产品中。动物性食物中天然含有的反式脂肪酸对人体基本无害。

我国2011年10月12日颁布的食品安全国家标准《预包装食品营养标签通则》(2013年1月1日实施)中明确规定:食品中若含有反式脂肪酸,必须在食品营养标签中明确标示。并指出每天摄入反式脂肪酸不应超过2.2g,应少于每日总能量的1%。过多摄入反式脂肪酸可使血液胆固醇增高,从而增加心血管疾病发生的风险。

2. 类脂的组成　类脂(lipoids)主要有磷脂、糖脂、固醇类等。

(1)磷脂(phospholipid):是构成细胞膜的物质并与机体的脂肪运输有关。卵磷脂主要来源于蛋黄,存在于人体血浆中。神经鞘磷脂存于神经鞘中。

(2)糖脂(glycolipid):包括脑苷脂类和神经苷脂,是构成细胞膜所必需的成分。

(3)固醇类(sterols):常见的有动物组织中的胆固醇和植物组织中的谷甾醇。

类脂在体内的含量较恒定,即使在肥胖患者含量也不增多;反之,在饥饿状态也不减少,故有"固定脂"或"不动脂"之称。

3. 脂肪的功能

(1)供给能量:每克脂肪在体内被氧化后可供给人体37.7kJ(9kcal)能量。

(2)促进脂溶性维生素(维生素A、D、E、K)吸收。

(3)维持体温和保护脏器。

(4)增加饱腹感:脂肪在胃内停留时间较长,使人不容易感到饥饿。

笔记

（5）提高和改善膳食的感官性状：使一日三餐增味添香。

4. 胆固醇 胆固醇（cholesterol）是所有体细胞的构成成分，并大量存在于神经组织中；还是体内很多生理活性物质和激素的前体物，如胆汁中的胆酸、皮肤中的 7- 脱氢胆固醇（在紫外线的作用下可转变成维生素 D_3）、性激素、黄体酮、前列腺素、肾上腺皮质激素等。胆固醇是机体不可缺少的营养物质，不能因为担心血脂增高而拒绝进食含胆固醇的食物。

5. 必需脂肪酸 必需脂肪酸（essential fatty acid，EFA）指人体不能自行合成，必须由膳食供给的脂肪酸。必需脂肪酸只有亚油酸（ω-6 脂肪酸）和 α- 亚麻酸（ω-3 脂肪酸）两种。亚油酸在人体内可以作为其他 ω-6 系列脂肪酸的前体，并在体内转变生成 γ- 亚麻酸、花生四烯酸等 ω-6 系列的长链多不饱和脂肪酸。α- 亚麻酸可作为 ω-3 系脂肪酸的前体，在体内可转变生成二十碳五烯酸（EPA）、二十二碳六烯酸（DHA）等 ω-3 系列的长链脂肪酸。

6. 脂肪的食物来源 脂肪的食物来源主要是植物油、各类干果和种子及动物性食物。必需脂肪酸的最好食物来源是植物油类。胆固醇只存于动物性食物中，畜肉中胆固醇含量大致相近，肥肉比瘦肉高，内脏比肥肉高，脑组织含量最高，鱼类的胆固醇和瘦肉相近。

胆固醇可直接被吸收，如果食物中的胆固醇和其他脂类呈结合状态，则先被水解成游离的胆固醇再被吸收。胆固醇除来自食物外，还可由人体组织自行合成。肝脏合成胆固醇的能力很强，同时还有使胆固醇转化为胆汁酸的特殊作用，人体每天可合成胆固醇 1～1.2g。

7. 不同人群的脂肪摄入量 中国营养学会参考各国不同人群的脂肪推荐摄入量，结合我国膳食结构的实际情况，提出了成人脂肪的适宜摄入量（adequate intakes，AI），见表 8-1。

表 8-1 中国成人膳食脂肪适宜摄入量（AI）
（脂肪能量占总能量的百分比，%）

	脂肪	SFA	MUFA	PUFA	ω-6：ω-3
成人	20～30	<10	10	10	（4～6）：1

注：SFA 指饱和脂肪酸，MUFA 指单不饱和脂肪酸，PUFA 指多不饱和脂肪酸

（四）碳水化合物

碳水化合物是一大类有机化合物，主要由主食提供，又称为糖类。

1. 碳水化合物的分类 根据世界粮农组织 / 世界卫生组织（FAO/WHO）的报告，碳水化合物根据其聚合度可分为糖、寡糖和多糖 3 类，见表 8-2。

2. 碳水化合物的功能

（1）储存和提供能量：每克碳水化合物在体内氧化可以产生 16.7kJ（4kcal）的能量。维持人体健康所需要的能量中，50%～65% 应由碳水化合物提供。碳水化合物在体内释放能量较快，供能也快，是神经系统和心肌的主要能源，也是肌肉活动时的主要燃料，对维持神经系统和心脏的正常供能，增强耐力，提高工作效率都有重要意义。

笔记

表8-2　碳水化合物分类

分类（聚合的糖分子数）	亚组	组成
糖（1～2个单糖）	单糖	葡萄糖，半乳糖，果糖
	双糖	蔗糖，乳糖，麦芽糖，海藻糖
	糖醇	山梨醇，甘露糖醇
寡糖（3～9个单糖）	异麦芽低聚寡糖	麦芽糊精
	其他寡糖	棉子糖，水苏糖，低聚果糖
多糖（≥10个单糖）	淀粉	直链淀粉，支链淀粉，变性淀粉
	非淀粉多糖	纤维素，半纤维素，果胶，亲水胶质物

注：引自 FAO/WHO，1998

（2）构成组织及重要生命物质：人体的每个细胞都有碳水化合物，此外糖结合物还广泛存在于各组织中。

（3）节约蛋白质作用：摄入足够量的碳水化合物能预防体内或膳食中的蛋白质消耗，不需要动用蛋白质来供能。碳水化合物供应充足，体内有足够的腺苷三磷酸（ATP）产生，有利于蛋白质分解后氨基酸的主动转运。

（4）抗生酮和解毒作用：当膳食中碳水化合物供应不足时，体内脂肪或食物脂肪被动员并加速分解为脂肪酸来供应能量。在这一代谢过程中，由于脂肪酸不能被彻底氧化，将在体内产生过多的酮体（ketone body），酮体不能及时被氧化而在体内蓄积，导致产生酮体血症和酮体尿症。膳食中如果有充足的碳水化合物，可以防止上述现象的发生。

碳水化合物经糖醛酸途径代谢生成的葡萄糖醛酸（glucuronic acid），是体内一种重要的解毒剂，在肝脏中能与许多有害物质如细菌毒素、乙醇、有害元素砷等结合，以消除或减轻这些物质的毒性或生物活性，从而起到解毒作用。

（5）增强肠道功能：碳水化合物中的非淀粉多糖类，如纤维素、果胶、抗性淀粉、功能性低聚糖等，不能在小肠内消化吸收，直接到达大肠，刺激肠道蠕动，增加结肠的发酵，增强肠道的排泄功能。

1）益生菌（probiotics）：指对人体健康有益的活性微生物。最常见的益生菌包括乳酸菌、双歧杆菌、嗜酸乳杆菌、酵母菌等。益生菌可由发酵制成的食品（如酸奶）或膳食补充剂中获取。

2）益生元（prebiotics）：是指一些不容易被消化的食物成分（主要是碳水化合物），通过选择性刺激肠道中益生菌的生长而对人体产生有益的影响，从而改善人体健康的物质。益生元主要包括各种功能性低聚糖，代表性成分有低聚果糖、低聚木糖、菊粉、非淀粉多糖、抗性淀粉等。

3. 碳水化合物的食物来源　人体摄入的碳水化合物应包括复合碳水化合物淀粉、不消化的抗性淀粉、非淀粉多糖和低聚糖等碳水化合物；尽量限制纯能量食物如糖（包括单糖、双糖和糖醇）的摄入量，以保障人体能量和营养素的需要，并可改善胃肠道环境和预防龋齿。膳食中淀粉的主要来源是粮谷类和薯类食物。单糖和双糖的主要来源是蔗糖、糖果、甜食、糕点、甜味水果、含糖饮料和蜂蜜等。

笔记

4. 不同人群的碳水化合物摄入量 人体对碳水化合物的需要量,常以占总供能量的百分比来表示。中国营养学会给出膳食总碳水化合物的参考摄入量(可接受范围 AMDR)为:占总能量的 50%～65%。

知识拓展

食物血糖生成指数(glycemic index,GI),简称生糖指数,指餐后不同食物血糖耐量曲线在基线内面积与标准糖(葡萄糖)耐量面积之比。计算公式为 GI＝某食物在食后 2 小时血糖曲线下面积/相等含量葡萄糖食后 2 小时血糖曲线下面积,以百分比表示。此概念于 1981 年由 David J.Jenkins 和他的同事在多伦多大学研究最适合糖尿病患者食物时提出。当血糖生成指数在 55 以下时,为低 GI 食物;在 55～75 时,为中等 GI 食物;在 75 以上时,为高 GI 食物。高 GI 食物进入胃肠后消化快、吸收率高,葡萄糖释放快,进入血液后峰值高;低 GI 食物在胃肠中停留时间长,吸收率低,葡萄糖释放缓慢,进入血液后的峰值低、下降速度慢。利用食物血糖生成指数可合理安排膳食,对于调节和控制人体血糖有好处。

(五)维生素

维生素是维持身体健康所必需的一类有机化合物,在体内既不是构成身体组织的原料,也不是能量的来源,但在物质代谢中起重要作用。维生素不能在体内合成或合成量不足,所以虽然需要量很少(每日仅以毫克或微克计算),但必须经常由食物供给。

1. 维生素的分类和功能 维生素的种类很多,化学结构差异极大,通常按溶解性质将其分为脂溶性和水溶性两大类。

(1)脂溶性维生素:主要有维生素 A、维生素 D、维生素 E、维生素 K。

(2)水溶性维生素:主要有 B 族维生素和维生素 C。B 族中主要有维生素 B_1(硫胺素),维生素 B_2(核黄素),烟酸(尼克酸或维生素 PP),维生素 B_6,泛酸,生物素,叶酸,胆碱、维生素 B_{12}。

2. 维生素的食物来源 见表 8-3。

表8-3 维生素的主要食物来源

维生素名称	食物来源
维生素 A	最好的食物来源是各种动物的肝脏、鱼肝油、全脂奶、蛋黄等。植物性食物含 β- 胡萝卜素,最好的来源为深色蔬菜,如菠菜、胡萝卜、韭菜、雪里蕻等,柑橘类以及杏、柿子等橘黄色水果。
维生素 D	天然食物来源的维生素 D 不多,脂肪含量高的海鱼、动物肝脏、蛋黄、奶油和干酪等中相对较多。鱼肝油中的天然浓缩维生素 D 含量很高。
维生素 E	维生素 E 只能在植物中合成。绿色植物中的维生素 E 含量高于黄色植物,如麦胚、葵花籽及其油、玉米和大豆都富含维生素 E。蛋类、鸡鸭的肫、绿叶蔬菜中有一定含量;动物性食品、水果及其他蔬菜含量很少。

笔记

续表

维生素名称	食物来源
维生素K	绿色蔬菜含量丰富,动物肝脏、鱼类也较高,而水果和谷物含量较少,肉类和乳制品含量中等。蒜苗、韭菜、芹菜叶、菠菜、辣椒、芥菜、莴苣叶、西蓝花等绿色蔬菜中含量较高。
维生素C	主要来源于新鲜蔬菜与水果。辣椒、茼蒿、苦瓜、白菜、豆角、菠菜、土豆、韭菜等蔬菜中含量丰富;酸枣、红枣、草莓、柑橘、柠檬等水果中含量最多;在动物的内脏中也含有少量的维生素C。
维生素B_1	广泛存在于天然食物中,含量随食物种类而异,受收获、贮存、烹调、加工等条件影响。最为丰富的来源是葵花子仁、花生、大豆、瘦猪肉;其次为小麦粉、小米、玉米、大米等谷类食物;鱼类、蔬菜和水果中含量较少。建议食用碾磨度不太精细的谷物,可防止维生素B_1缺乏。
维生素B_2	广泛存在于天然食物中。以动物内脏如肝、肾、心等含量最高;其次是蛋类、奶类;大豆和各种绿叶蔬菜也含有一定数量,其他植物性食物含量较低。
维生素B_6	广泛存在于动植物食物中,其中豆类、畜肉及肝脏、鱼类等食物中含量较丰富,其次为蛋类、水果和蔬菜,乳类、油脂等食物中含量较低。
维生素B_{12}	主要食物来源为肉类、动物内脏、鱼、禽、贝壳类及蛋类,乳及乳制品中含量较少。植物性食物基本不含维生素B_{12}。
烟酸	植物性食物中主要含烟酸;动物性食物中以烟酰胺为主。烟酸和烟酰胺在肝、肾、瘦畜肉、鱼以及坚果类中含量丰富;乳、蛋中的含量虽然不高,但色氨酸较多,可转化为烟酸。谷类中的烟酸80%~90%存在于种皮中,故加工程度影响较大。
叶酸	富含叶酸的食物为动物肝、肾、鸡蛋、豆类、酵母、绿叶蔬菜、水果及坚果类。

3. 维生素的推荐摄入量　见表8-4,根据《中国居民膳食营养素参考摄入量》(2013版)。

（六）矿物质

人体内的元素除碳、氢、氧、氮以有机物的形式存在外,其余的统称为矿物质。矿物质分为常量元素和微量元素,共有20多种。

1. 常量元素（macroelements）　有些矿物质体内含量较多（>0.01%体重）,每日膳食需要量都在100mg以上者,称为常量元素,有钙、镁、钾、钠、磷、氯和硫7种。

2. 微量元素（microelements 或 trace element）　是指体内含量小于体重的0.01%,每人每日膳食需要量为微克至毫克级的矿物质。人体必需的微量元素包括铁（Fe）、铜（Cu）、锌（Zn）、硒（Se）、铬（Cr）、碘（I）、钴（Co）、钼（Mo）共8种;锰、硅、镍、硼、钒属于可能必需微量元素;氟、铅、镉、汞、砷、铝、锡和锂为具有潜在毒性,且低剂量可能具有功能作用的微量元素。

3. 矿物质的每日膳食推荐量　见表8-5,根据《中国居民膳食营养素参考摄入量》(2013版)。

（七）膳食纤维

膳食纤维（dietary fiber）可分为可溶性膳食纤维与非可溶性膳食纤维。前者包括部分半纤维素、果胶和树胶等,后者包括纤维素、木质素等。膳食纤维有很

表8-4 脂溶性和水溶性维生素的每日膳食推荐量

年龄 （岁）	维生素 A RNI μgRE 男　女	维生素 D RNI μg	维生素 E AI mg α-TE*	维生素 B₁ RNI mg 男　女	维生素 B₂ RNI mg 男　女	维生素 B₆ RNI mg	维生素 B₁₂ RNI μg	维生素 C RNI mg
0～	300（AI）	10（AI）	3	0.1（AI）	0.4（AI）	0.2（AI）	0.3（AI）	40（AI）
0.5～	350（AI）	10（AI）	4	0.3（AI）	0.5（AI）	0.4（AI）	0.6（AI）	40（AI）
1～	310	10	6	0.6	0.6	0.6	1.0	40
4～	360	10	7	0.8	0.7	0.7	1.2	50
7～	500	10	9	1.0	1.0	1.0	1.6	65
11～	670　630	10	13	1.3　1.1	1.3　1.1	1.3	2.1	90
14～	820　630	10	14	1.6　1.3	1.5　1.2	1.4	2.4	100
18～	800　700	10	14	1.4　1.2	1.4　1.2	1.4	2.4	100
50～	800　700	10	14	1.4　1.2	1.4　1.2	1.6	2.4	100
65～	800　700	15	14	1.4　1.2	1.4　1.2	1.6	2.4	100
80～	800　700	15	14	1.4　1.2	1.4　1.2	1.6	2.4	100
孕妇（早）	700	10	14	1.2	1.2	2.2	2.9	100
孕妇（中）	770	10	14	1.4	1.4	2.2	2.9	115
孕妇（晚）	770	10	14	1.5	1.5	2.2	2.9	115
乳母	1300	10	17	1.5	1.5	1.7	3.2	150

注：*α-TE 为 α-生育酚当量，RNI 为推荐摄入量，AI 为适宜摄入量

表8-5 常量和微量元素的每日膳食推荐量

年龄 （岁）	钙 Ca AI mg	钾 K AI mg	镁 Mg AI mg	铁 Fe AI mg 男　女	碘 I RNI μg	锌 Zn RNI mg 男　女	硒 Se RNI μg
0～	200（AI）	350	20（AI）	0.3（AI）	85（AI）	2.0（AI）	15（AI）
0.5～	250（AI）	350	65（AI）	10	115（AI）	3.5	20（AI）
1～	600	900	140	9	90	4.0	25
4～	800	1200	160	10	90	5.5	30
7～	1000	1500	220	13	90	7.0	40
11～	1200	1900	300	15　18	110	10.0　9.0	55
14	1000	2200	320	16　18	120	11.5　8.5	60
18～	800	2000	330	12　20	120	12.5　7.5	60
50～	1000	2000	330	12	120	12.5　7.5	60
65～	1000	2000	320	12	120	12.5　7.5	60
80～	1000	2000	310	12	120	12.5　7.5	60
孕妇（早）	800	2500	370	12	230	9.5	65
孕妇（中）	1000	2000	370	16	230	9.5	65
孕妇（晚）	1000	2000	370	21	230	9.5	65
乳母	1000	2400	370	16	240	12.0	78

注：RNI 为推荐摄入量，AI 为适宜摄入量

笔记

强的吸水能力或与水结合的能力。可使肠道中粪便的体积增大,加快其转运速度,减少其中有害物质接触肠壁的时间。膳食纤维具有结合胆酸和胆固醇的作用。

1. 膳食纤维的功能

(1)有利于食物的消化过程:增加食物在口腔咀嚼的时间,可促进肠道消化酶分泌,同时加速肠道内容物的排泄,有利于食物的消化吸收。

(2)降低血清胆固醇,预防冠心病:可结合胆酸,故有降血脂作用,以可溶性纤维果胶、树胶、豆胶的降脂作用较明显,不溶性膳食纤维无此种作用。

(3)预防胆石形成:大部分胆石是由于胆汁内胆固醇过度饱和所致,膳食纤维可降低胆汁和胆固醇的浓度,使胆固醇饱和度降低,而减少胆石症的发生。

(4)促进结肠功能,预防结肠癌。

(5)防止能量过剩和肥胖。

(6)维持血糖正常平衡,防治糖尿病。

2. 参考摄入量 我国成年人膳食纤维的适宜摄入量(AI)为 25g/d。过多摄入对机体无益,还可影响微量营养素的吸收利用,因为膳食纤维可与钙、铁、锌等结合,从而影响这些元素的吸收利用。

3. 膳食纤维的食物来源 主要来源是植物性食物,如谷粒(小麦、大米、燕麦、小黑麦、小米和高粱等)、豆类、蔬菜、水果和坚果等。整谷粒含有大量的膳食纤维,包括抗性淀粉和不可消化性低聚糖,同时还富含营养成分和一些植物化学物质(如多酚化合物、植物雌激素和植物甾醇等)。麸皮和米糠中含有大量纤维素、半纤维素和木质素;柑橘、苹果、香蕉、柠檬等水果和白菜、甜菜、苜蓿、豌豆、蚕豆等蔬菜含有较多的果胶。除了天然食物所含自然状态的膳食纤维外,近年有多种粉末状、单晶体等形式从天然食物中提取的膳食纤维产品。

(八)水

水(water)是维持生命的重要物质基础。断水比断食的威胁更为严重,人若断食但饮水时可生存数周;如若断水,则只能生存数日,一般断水 5~10 天即可危及生命。

成年男子体内水约为体重的 60%,女子为 50%~55%;总体水还随机体脂肪含量的增多而减少,因为脂肪组织含水量较少,仅 10%~30%,而肌肉组织含水量较多,可达 75%~80%。女性体内脂肪较多,故水含量不如男性高。

1. 水的生理功能

(1)水是构成细胞和体液的重要组成成分:血液中含水量占 80% 以上,水广泛分布在组织细胞内外,构成人体的内环境。

(2)水参与人体内新陈代谢。

(3)水可调节人体体温:在 37℃体温的条件下,蒸发 1g 水可带走 2.4kJ 的能量。在高温下,体热可随水分经皮肤蒸发散热,以维持人体体温的恒定。

(4)保护器官:在人体的关节、胸腔、腹腔和胃肠道等部位都存在一定量的水分,对器官、关节、肌肉、组织能起到缓冲、润滑、保护的作用。

2. 水摄入不足对人体的影响 水摄入不足或水丢失过多,可引起体内失水,称作脱水。

笔记

（1）高渗性脱水：特点是以水的丢失为主，电解质丢失相对较少。当失水量占体重的 2%～4% 时，为轻度脱水，表现为口渴、尿少、尿比重增高及工作效率降低等。失水量占体重的 4%～8% 时，为中度脱水，除上述症状外，还可见皮肤干燥、口舌干裂、声音嘶哑及全身软弱等表现。如果失水量超过体重的 8%，即为重度脱水，可见皮肤黏膜干燥、高热、烦躁、精神恍惚等。脱水若达 10% 以上，则可危及生命。

（2）低渗性脱水：以电解质丢失为主，水的丢失较少。脱水特点是循环血量下降，血浆蛋白质浓度增高，细胞外液低渗，可引起脑细胞水肿，肌肉细胞内水过多并导致肌肉痉挛。早期多尿，晚期尿少甚至闭尿，尿比重降低，尿中钠离子（Na^+）和氯离子（Cl^-）降低或缺乏。

（3）等渗性脱水：临床上较为常见的一类脱水，水和电解质按比例丢失，体液渗透压不变。特点是细胞外液减少，细胞内液一般不减少，血浆钠离子（Na^+）浓度正常，兼有上述两型脱水的特点，有口渴和尿少表现。

3. 不同人群的水摄入量　水的需要量主要受体内代谢情况、年龄、体力活动、环境温度、膳食等因素的影响，故水的需要量变化很大。

正常人每日水的来源和排出处于动态平衡，每日维持在 2500ml 左右（表 8-6）。体内水的来源包括饮水、食物中的水和身体内生水三大部分。通常每人每日需饮水约 1200ml，食物中含水约 1000ml，内生水约 300ml。内生水主要来源于蛋白质、脂肪和碳水化合物代谢时产生的水。

表 8-6　正常成人每日水的出入平衡量

来源	摄入量（ml）	排出形式	排出量（ml）
饮水或饮料	1200	肾脏（尿）	1500
食物	1000	皮肤（蒸发）	500
内生水	300	肺（呼气）	350
		大肠（粪便）	150
合计	2500	合计	2500

体内水的排出以经肾脏为主，约占 60%，其次是经肺、皮肤和粪便。一般成人每日尿量为 500～4000ml，若低于 300～500ml，可引起代谢产生的废物在体内堆积，影响细胞的功能。皮肤以出汗的形式排出体内的水，出汗量与运动量、劳动强度、环境温度和湿度等因素有关，特殊情况下，每日出汗量可达 10L 以上。经肺和粪便排出水的比例相对较小，但在特殊情况下，如高温、高原环境以及胃肠道炎症引起的呕吐、腹泻时，可造成大量失水。

《中国居民膳食营养素参考摄入量》（2013 版）指出：我国成年人膳食水的适宜摄入量（AI）为：男性 1.7L/d，女性 1.5L/d。

二、合理营养与平衡膳食

（一）人群的营养需要

1. 合理营养　合理营养（rational nutrition）是指人体每天从食物中摄入的能

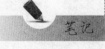

量和各种营养素的量及其相互之间的比例能满足在不同生理阶段、不同劳动环境及不同劳动强度下的需要。

2. 营养失衡　营养失去平衡将导致营养不良(malnutrition)，营养不良是指由于一种或一种以上营养素缺乏或过剩所造成的机体健康异常或疾病状态。营养不良包括营养缺乏(nutrition deficiency)和营养过剩(nutritionexcess)。

各种营养素的缺乏都可产生相应的缺乏病。目前世界上仍在流行的营养缺乏病包括：蛋白质-能量营养不良、缺铁性贫血、缺碘性疾病、维生素 A 缺乏症等；此外还有钙和维生素 D 缺乏导致的佝偻病，维生素 B_1 缺乏导致的脚气病，维生素 C 缺乏导致的维生素 C 缺乏症(坏血病)等。

3. 膳食营养素参考摄入量　膳食营养素参考摄入量(dietary reference intakes, DRIs)是一组每日平均膳食营养素摄入量的参考值，各国公认的 DRIs 包括以下 4 个营养水平指标。

(1) 平均需要量(estimated average requirement, EAR)：根据个体需要量的研究资料制订，是根据某些指标判断可以满足某一特定性别、年龄及生理状况群体中 50% 个体需要量的摄入水平。这一摄入水平不能满足群体中另外 50% 个体对该营养素的需要。EAR 是制订 RNI 的基础。

(2) 推荐摄入量(recommended nutrient intakes, RNI)：是指可以满足某一特定性别、年龄及生理状况群体中绝大多数个体(97%~98%)需要量的摄入水平。长期摄入 RNI 水平，可以满足机体对该营养素的需要，维持组织中有适当的营养素储存和保持健康。与 EAR 相比，RNI 在评价个体营养素摄入量方面的用处有限，当某个体的营养素摄入量低于 RNI 时，并不一定表明该个体未达到适宜营养状态。

(3) 适宜摄入量(adequate intakes, AI)：是基于对健康人群所进行的观察或实验研究而得出的具有预防某种慢性病功能的摄入水平。它的数值一般大于 EAR，也可能大于 RNI。在缺乏肯定的资料作为 EAR 和 RNI 的基础时，AI 可作为营养素供给量目标。

(4) 可耐受最高摄入量(tolerable upper intakes, UL)：系指在生命某一阶段和性别人群，几乎对所有个体健康都无任何副作用和危险的每日最高营养素摄入量。它的制订是基于最大无作用剂量，再加上安全系数(人体试验结果则无需安全系数)，目的是为了限制膳食和来自强化食物及膳食补充剂的某一营养素的总摄入量，以防止该营养素引起的不良作用。

4. 2014 年出版的《中国居民膳食营养素参考摄入量》(2013 版)新增三项指标：

(1) 宏量营养素可接受范围(Acceptable Macronutrient Distribution Ranges, AMDR)

AMDR 指脂肪、蛋白质和碳水化合物理想的摄入范围，该范围可以提供人体对这些必需营养素的需要，并且有利于降低慢性病的发生危险，常用占能量摄入量的百分比表示。AMDR 的显著特点是具有上限和下限，如果一个个体的摄入量高于或低于推荐的范围，可能引起罹患慢性病的风险增加，或导致必需营养素

笔记

缺乏的可能性增加。

（2）预防非传染性慢性病的建议摄入量（Proposed Intakes for Preventing Non-communicable Chronic Diseases，PI-NCD，简称建议摄入量，PI）

膳食营养素摄入量过高或过低导致的慢性病一般涉及肥胖、糖尿病、高血压、血脂异常、脑卒中、心肌梗塞以及某些癌症。PI-NCD 是以非传染性慢性病（NCD）的一级预防为目标，提出的必需营养素的每日摄入量。当 NCD 易感人群某些营养素的摄入量接近或达到 PI 时，可以降低他们发生 NCD 的风险。

（3）特定建议值（Specific proposed Levels，SPL）

近几十年的研究证明营养素以外的某些膳食成分，其中多数属于植物化学物，具有改善人体生理功能、预防慢性疾病的生物学作用。某些疾病易感人群膳食中这些成分的摄入量达到或接近这个 SPL 时，有利于维护人体健康。

5. 平衡膳食（balanced diet） 是指提供给人体的营养素种类齐全，数量充足，比例搭配合理，能保证机体各种生命活动需要的膳食。能使人体的营养需要与膳食供给之间保持平衡状态，能量及各种营养素满足人体生长发育、生理及体力活动的需要，且各种营养素之间保持适宜比例。

要做到平衡膳食，要求从膳食合理搭配做起，也就是要吃多样化食物。没有一种天然食物能满足人体所需的全部营养素，因此，膳食必须由多种食物组成。同时，要保证三大宏量营养素的合理比例，即碳水化合物提供的能量占总能量的 55%～65%，蛋白质提供的能量占 10%～15%，脂肪提供的能量占 20%～25%。还必须做到蛋白质和脂肪食物来源组成合理以及各种营养素摄入量均达到供给量标准。

中国营养学会制定的《中国居民膳食指南》（2007 年版）为帮助人们如何选择与搭配食物，采用平衡膳食，以达到合理营养，促进健康目的提供了很好的指导意见。

食物可分为五大类。

第一类为谷类及薯类，谷类包括米、面、杂粮，薯类包括马铃薯、甘薯、木薯等，主要提供碳水化合物、蛋白质、膳食纤维及 B 族维生素。

第二类为动物性食物，包括肉、禽、鱼、奶、蛋等，主要提供蛋白质、脂肪、矿物质、维生素 A、B 族维生素和维生素 D。

第三类为豆类和坚果，包括大豆、其他干豆类及花生、核桃、杏仁等坚果类，主要提供蛋白质、脂肪、膳食纤维、矿物质、B 族维生素和维生素 E。

第四类为蔬菜、水果和菌藻类，主要提供膳食纤维、矿物质、维生素 C、胡萝卜素、维生素 K 及有益健康的植物化学物质。

第五类为纯能量食物，包括动植物油、淀粉、食用糖和酒类，主要提供能量。动植物油还可提供维生素 E 和必需脂肪酸。

人体必需的营养素有 40 多种，而各种营养素的需要量又各不相同（多的每天需要数百克，少的每日仅是几微克），并且每种天然食物中营养成分的种类和数量也各不相同，所以必须由多种食物合理搭配才能组成平衡膳食，即从食物中获取营养成分的种类和数量应能满足人体的需要而又不过量，使蛋白质、脂肪和

笔记

碳水化合物提供的能量比例适宜。《中国居民平衡膳食宝塔》就是将五大类食物合理搭配,构成符合我国居民营养需要的平衡膳食模式。

6. 膳食指南和平衡膳食宝塔　膳食指南(dietary guidelines)是根据营养学原则,结合国情制定的,是教育居民采用平衡膳食,以摄取合理营养、促进健康的指导性意见。世界上许多国家均根据自己的国情制定膳食指南,其基本要点是提供食物多样化和平衡膳食,避免摄入过多能量、脂肪和盐等,引导居民进行合理的食物消费。

《中国居民膳食指南》(2007 年版)是根据营养学原理,紧密结合我国居民膳食消费和营养状况的实际情况制定的,是指导广大居民实践平衡膳食,获得合理营养的科学文件。其目的是帮助我国居民合理选择食物,并进行适量的身体活动,以改善人们的营养和健康状况,减少或预防慢性疾病的发生,提高国民的健康素质。《中国居民膳食指南》(2007 年版)由一般人群膳食指南、特定人群膳食指南和平衡膳食宝塔三部分组成。一般人群膳食指南共有 10 条,适合于 6 岁以上的正常人群。特定人群包括孕妇、哺乳期妇女、婴幼儿、学龄前儿童、儿童青少年和老年人群。其中 6 岁以上各特定人群的膳食指南是在一般人群膳食指南10 条的基础上进行增补形成的。

《中国居民膳食指南》(2007 年版)一般人群膳食指南内容如下:

(1)食物多样,谷类为主,粗细搭配。

(2)多吃蔬菜水果和薯类。

(3)每天吃奶类、大豆或其制品。

(4)常吃适量的鱼、禽、蛋和瘦肉。

(5)减少烹调油用量,吃清淡少盐膳食。

(6)食不过量,天天运动,保持健康体重。

(7)三餐分配要合理,零食要适当。

(8)每天足量饮水,合理选择饮料。

(9)如饮酒应限量。

(10)吃新鲜卫生的食物。

为了帮助人们在日常生活中实践《中国居民膳食指南》(2007 年版)的一般人群膳食指南的主要内容,同时制定了《中国居民平衡膳食宝塔》(图 8-1),对合理调配平衡膳食进行具体指导,直观地告诉居民每日应摄入的食物种类、合理数量及适宜的身体活动量,以便为居民合理调配膳食提供可操作性的指导。

膳食宝塔共分 5 层,包含每天应摄入的主要食物种类。膳食宝塔利用各层位置和面积的不同,反映了各类食物在膳食中的地位和应占的比重。

谷类食物位居底层,每人每天应摄入 250～400g;

蔬菜和水果居第二层,每天应分别摄入 300～500g 和 200～400g;

鱼、禽、肉、蛋等动物性食物位于第三层,每天应摄入 125～225g(鱼虾类50～100g,畜、禽肉 50～75g,蛋类 25～50g);

奶类和豆类食物合居第四层,每天应吃相当于鲜奶 300g 的奶类及奶制品和相当于干豆 30～50g 的大豆及制品;

笔记

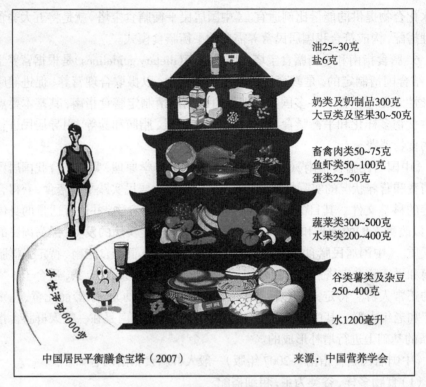

油25~30克
盐6克

奶类及奶制品300克
大豆类及坚果30~50克

畜禽肉类50~75克
鱼虾类50~100克
蛋类25~50克

蔬菜类300~500克
水果类200~400克

谷类薯类及杂豆
250~400克

水1200毫升

中国居民平衡膳食宝塔（2007）　　　　　来源：中国营养学会

图8-1　中国居民平衡膳食宝塔

第五层塔顶是烹调油和食盐,每天烹调油不超过25g或30g,食盐不超过6g。由于我国居民现在平均糖摄入量不多,对健康的影响不大,故膳食宝塔没有建议食糖的摄入量,但多吃糖有增加龋齿的危险,儿童、青少年不应吃太多的糖和含糖高的食品及饮料。

2007年版的膳食宝塔增加了水和身体活动的形象,强调足量饮水和增加身体活动的重要性。在温和气候条件下生活的轻体力活动成年人每日至少饮水1200ml(约6杯);在高温或强体力劳动条件下应适当增加。饮水不足或过多都会对人体健康带来危害。饮水应少量多次,要主动,不应感到口渴时再喝水。目前我国大多数成年人身体活动不足或缺乏体育锻炼,应改变久坐少动的不良生活方式,养成天天运动的习惯,坚持每天多做一些消耗体力的活动。建议成年人每天进行累计相当于步行6000步以上的身体活动,如果身体条件允许,最好进行30分钟中等强度的运动。

要做到平衡膳食,必须根据营养学原则合理选择和搭配各种食物。合理营养是健康的物质基础,而平衡膳食是合理营养的根本途径。根据《中国居民膳食指南》(2007年版)的条目并参照膳食宝塔的内容来安排日常饮食和身体活动,是通往健康的光明之路。

三、食品安全与食物中毒

食品安全(food safety)是指食物在规定的使用方式和用量的条件下长期食用,对食用者不产生不良反应的实际担保。食品安全涉及食品卫生(food hygiene)、食品质量（food quality）、食品营养（food nutrition）等相关方面的内容以及食品（食物）种植、养殖、加工、包装、贮藏、运输、销售、消费等环节。这里的不良反应包括由于偶然摄入所导致的急性毒性和长期少量摄入所导致的慢性毒性，如致癌和致畸作用等。

1. 食源性疾病　食用不安全食品后，使食品中的各种致病因子通过摄食方式进入人体内引起具有感染或中毒性质的一类疾病，则称为食源性疾病（foodborne disease）。

食源性疾病的发生发展有3个基本特征。

（1）在食源性疾病暴发流行过程中，食物本身并不致病，只是起了携带和传播病原物质的媒介作用。

（2）导致人体罹患食源性疾病的病原物质是食物中所含有的各种致病因子。

（3）人体摄入食物中含有的致病因子可以引起以急性中毒或急性感染两种病理变化为主要发病特点的各类临床综合征。

食源性疾病既包括急性中毒和慢性中毒，也包括食源性肠道传染病（如伤寒）和寄生虫病。食源性疾病按致病因子分为细菌性食源性疾病；食源性病毒感染；食源性寄生虫感染；食源性化学性中毒；食源性真菌毒素中毒；动物性毒素中毒；植物性毒素中毒。按发病机制分类分为食源性感染和食源性中毒。我们通常讲的食物中毒属食源性疾病的范畴，是食源性疾病中最为常见的疾病。

2. 食物中毒　食物中毒（food poisoning）是一类最重要的食源性疾病，指摄入含有生物性或化学性有毒有害物质的食品或把有毒有害物质当作食品摄入后所出现的非传染性急性、亚急性疾病。食物中毒不包括因暴饮暴食引起的急性胃肠炎、食源性肠道传染病（如伤寒）和寄生虫病（如旋毛虫病）；也不包括因一次大量或长期少量多次摄入某些有毒、有害物质而引起的以慢性毒害为主要特征（如致癌、致畸、致突变）的疾病。

（1）食物中毒的特点：食物中毒发生的病因各不相同，但发病具有以下共同特点：①季节性：食物中毒的季节性与食物中毒的种类有关，细菌性食物中毒多发生在夏季，化学性食物中毒全年均可发生；②暴发性：发病潜伏期短，来势急剧，短时间内可能有多人发病，发病曲线呈突然上升趋势；③相似性：患者有食用同一食物史，临床表现基本相似，以恶心、呕吐、腹痛、腹泻为主要症状；④非传染性：流行波及范围与污染食物供应范围相一致，停止污染食物供应后，流行即告中止，人与人之间无直接传染。

（2）食物中毒的分类：食物中毒通常是由于食用了被致病菌或毒素污染的食品，被有毒化学品污染的食品，或食品本身含有有毒成分。一般按病原分为以下几类。

1）细菌性食物中毒：食用被致病菌或毒素污染的食品引起的食物中毒，是食物中毒中的常见类型。其特点是发病率通常较高，但病死率较低；发病有明显的季节性，5～10月最多；引起细菌性食物中毒的主要食品为肉及肉制品，禽、鱼、乳、蛋也占一定比例。根据我国食源性疾病监测网的资料，细菌性食物中毒发病数依次为沙门菌属、变形杆菌、葡萄球菌肠毒素、副溶血弧菌、其他细菌或

笔记

细菌毒素。

2）真菌及其毒素食物中毒：食用被真菌及其毒素污染的食物引起的食物中毒。一般烹调加热方法不能破坏食品中的真菌毒素，发病率较高，病死率也较高，发病有明显的季节性和地区性，如霉变甘蔗中毒常见于初春的北方，赤霉病麦中毒常发生于5～7月，且多见于长江中下游地区。

3）动物性食物中毒：食用动物性有毒食品引起的食物中毒，发病率及病死率均较高。引起动物性食物中毒的食品主要有两种：一是将天然含有毒成分的动物当作食物，如河豚鱼中毒；二是在一定条件下产生大量有毒成分的动物性食品。

4）有毒植物中毒：食用植物性有毒食品引起的食物中毒，如毒蕈、四季豆、木薯等引起的食物中毒。发病特点因导致中毒的食物而异，最常见的为毒蕈中毒，春秋暖湿季节及丘陵地区多见，病死率较高。

5）化学性食物中毒：食用化学性有毒食物引起的食物中毒，如有机磷农药、鼠药、某些金属或类金属化合物、亚硝酸盐等引起的食物中毒。发病无明显的季节性和地区性，病死率较高。

（3）食物中毒的预防：食物放置时间过长会引起变质，可能产生对人体有毒有害的物质。另外，食物中还可能含有或混入各种有害因素，如致病微生物、寄生虫和有毒化学物等。吃新鲜卫生的食物是防止食源性疾病、实现食品安全的根本措施。

正确采购食物是保证食物新鲜卫生的第一关。一般来说，正规的商场和超市、有名的食品企业比较注重产品的质量，也更多地接受政府和消费者的监督，在食品卫生方面具有较大的安全性。购买预包装食品还应当留心查看包装标识，特别应关注生产日期、保质期和生产单位。

食物合理储藏可以保持新鲜，避免受到污染。高温加热能杀灭食物中大部分微生物，延长保存时间；冷藏温度常为4～8℃，一般不能杀灭微生物，只适于短期贮藏；而冻藏温度低达 −12～−23℃，可抑制微生物生长，保持食物新鲜，适于长期贮藏。

烹调加工过程是保证食物卫生安全的一个重要环节。需要注意保持良好的个人卫生以及食物加工环境和用具的洁净，避免食物烹调时的交叉污染。对动物性食物应当注意加热熟透，煎、炸、烧烤等烹调方式如使用不当容易产生有害物质，应尽量少用。食物腌制要注意加足食盐，避免高温环境。

四、保健食品

保健食品（health food，又称功能食品 functional food）是指声称具有特定保健功能或者以补充维生素、矿物质为目的的食品，即适宜于特定人群食用，具有调节机体功能，不以治疗疾病为目的，并且对人体不产生任何急性、亚急性或者慢性危害的食品。

1. 我国保健食品的分类　我国的保健食品主要分为两类。

（1）营养素补充剂（nutrient supplements）：营养素补充剂以补充一种或多种

人体所必需的营养素为目的,内容包括维生素和矿物质,尚未将三大营养素(碳水化合物、蛋白质和脂肪)包括在内。申报这类保健食品不必进行动物实验和人体功能试验。

(2)声称具有特定保健功能的食品:保健食品的功能设置要符合以下原则:①以中国传统养生保健理论和现代医学理论为指导,以满足群众保健需求、增进人体健康为目的;②功能定位应为调节机体功能,降低疾病发生的风险因素,针对特定人群,不以治疗疾病为目的;③功能声称应被科学界所公认,具有科学性、适用性、针对性,功能名称应科学、准确、易懂;④功能评价方法和判断标准应科学、公认、可行;⑤功能调整和管理应根据科学发展、社会需求和监管实际,按照相关程序,实施动态管理。

2. 保健食品功能设置 2003 年国家对《保健食品检验与评价技术规范》进行修改后,确定评价保健食品功能的项目共有 27 项。包括:增强免疫力功能、辅助降血脂功能、辅助降血糖功能、抗氧化功能、辅助改善记忆功能、缓解视疲劳功能、促进排铅功能、清咽功能、辅助降血压功能、改善睡眠功能、促进泌乳功能、缓解体力疲劳、提高缺氧耐受力功能、对辐射危害有辅助保护功能、减肥功能、改善生长发育功能、增加骨密度功能、改善营养性贫血、对化学肝损伤有辅助保护功能、祛痤疮功能、祛黄褐斑功能、改善皮肤水分功能、改善皮肤油分功能、调节肠道菌群功能、促进消化功能、通便功能和对胃黏膜损伤有辅助保护功能。

3. 保健食品功能范围的调整 原国家食品药品监督管理局保健食品化妆品监管司于 2011 年 8 月 1 日发布《保健食品功能范围调整方案(征求意见稿)》,主张修改保健食品现有功能:现有 27 项功能拟取消 5 项(改善生长发育、对辐射危害有辅助保护、改善皮肤水分、改善皮肤油分和辅助降血压),涉及胃肠道功能的 4 项合并为 1 项(将通便、调节肠道菌群、促进消化、对胃黏膜损伤有辅助保护合并为有助于改善胃肠功能);涉及改善面部皮肤代谢功能的 2 项合并为 1 项(将祛痤疮、祛黄褐斑合并为有助于促进面部皮肤健康),最后确定为 18 项功能。

4. 我国对保健食品实行注册审评制度 保健食品注册,是指国家食品药品监督管理总局(CFDA)根据申请人的申请,依照法定程序、条件和要求,对申请注册的保健食品的安全性、有效性、质量可控性以及标签说明书内容等进行系统评价和审查,并决定是否准予其注册的审批过程;包括对产品注册申请、变更申请和技术转让产品注册申请的审批。

CFDA 主管全国保健食品注册管理工作,负责对保健食品的审批。省、自治区、直辖市(食品)药品监督管理部门受国家食品药品监督管理总局委托,负责对国产保健食品注册申请资料的受理和形式审查,对申请注册的保健食品试验和样品试制的现场进行核查,组织对样品进行检验。

CFDA 确定的检验机构负责申请注册的保健食品的安全性毒理学试验、功能学试验[包括动物实验和(或)人体试验]、功效成分或标志性成分检测、卫生学试验、稳定性试验等;承担样品检验和复核检验等具体工作。凡声称具有保健功能的食品必须经 CFDA 审查确认。CFDA 对审查合格的保健食品发给《保健食

笔记

品批准证书》,获得《保健食品批准证书》的食品准许
使用规定的保健食品标志,标志图案见图8-2。

保健食品必须符合下列要求:

(1)经必要的动物和(或)人群功能试验,证明其
具有明确、稳定的保健作用。

(2)各种原料及其产品必须符合食品卫生要求,
对人体不产生任何急性、亚急性或慢性危害。

图8-2 保健食品标志图案

(3)配方的组成及用量必须具有科学依据,具有明确的功效成分。如在现有
技术条件下不能明确功能成分,应确定与保健功能有关的主要原料名称。

(4)标签、说明书及广告不得宣传疗效作用。

五、营养干预

营养干预(nutrition intervention)是对人们营养上存在的问题进行相应改进
的对策,是改善人们营养状况的重要措施。大量的动物实验与人群营养干预研
究表明,营养干预能有效降低营养不良、肥胖、维生素缺乏的发病率,同时防止
糖尿病、高血压、高血脂等慢性病的发生,降低癌症的发病率。营养干预是防治
营养相关慢性病有效并且经济的重要方法。

(一)明确主要的营养问题

进行营养干预前,先要调查拟干预区域内存在的营养问题,并对现有的营养
问题或疾病进行原因分析研究,明确主要的营养问题。

首先收集待干预地区内与之相关的人口、土地与水资源、地理状况与气候变
化、食物生产与供给、医疗服务设施与水平、家庭收入、社会福利与保障、教育状
况、环境与卫生状况、社会经济状况等资料,并对该地区进行营养与社会调查,
确定有营养问题的人群、地区及产生原因,扩展内容包括疾病患病率,年龄、性
别、职业分布与特点,直接与间接原因,影响因素等。

其次确立项目目标,应有衡量的标准,这些标准应该灵敏、易判定、可操作
性强、有效,能衡量项目活动结果。

最后建立项目计划,应针对主要问题制订出项目与活动目标,选择干预地
区、项目合作伙伴与干预人群,选择干预方法与途径,建立干预策略与活动,制
订计划活动安排与经费预算,列出所需资源与设备,以使工作有条不紊地实施,
到达项目目标。

(二)采取干预措施

目前,我国经济社会快速发展,科学技术不断进步,许多疾病已经被有效控
制,甚至被消灭,但同时,一些与营养密切相关的慢性病已成为严重威胁居民健
康的主要因素。一方面,营养过剩现象广泛存在,高血压、高血脂、肥胖、糖尿病
等患者人数众多,高盐、高油、高糖等不健康饮食行为随处可见,另一方面,营养
缺乏现象在很多贫困地区仍然存在,使得很多脆弱群体如儿童、老人、孕妇等人
群的健康得不到有效的保障。

我国贫困地区人群的维生素 A、维生素 D 缺乏以及妇女缺铁性贫血问题广

笔记

泛存在。鉴于世界公认的 3 种微量营养素缺乏防控方法，即膳食多样化、营养补充剂、食物强化，前两种方法的实施推行存在一定难度和局限性，目前的干预工作重点是食物强化。食物强化是全球公认的经济、有效、易行的营养改善方法。我国已经开展的食物强化项目包括碘盐、铁强化酱油、强化面粉、维生素 A 强化油、婴幼儿营养包、营养强化大米等。

1. 食盐加碘　我国是世界上碘缺乏病（iodine deficiency disorder，IDD）流行最为严重的国家之一，20 世纪 90 年代，全国约有 7.2 亿人生活在缺碘地区。国际上公认的防治碘缺乏病的主导措施是食盐加碘。我国从 1995 年开始实施全民食盐加碘（universal salt iodization，USI）防治碘缺乏策略以来，不断对实施情况进行监测，同时根据监测结果对加碘食盐浓度进行适时调整，力争将人群尿碘控制在国际组织推荐的适宜水平，尽量避免不合理补碘。2000 年评估显示，我国在总体水平上消除了碘缺乏病。1995—2005 年先后进行了 5 次大规模全国碘缺乏病检测结果显示，我国实施 USI 后，在消除 IDD 方面取得了显著成果，8～10 岁儿童地方性甲状腺肿患病率由 1995 年的 20.4% 降至 2005 年的 5%；智商总体较补碘前提高了近 12%。

2. 农村义务教育学生营养改善计划　为切实改善农村义务教育阶段学生的营养和健康水平，2011 年 11 月 23 日，国务院下发了《国务院办公厅关于实施农村义务教育学生营养改善计划的意见》（国办发 54 号），为中西部 22 个省 699 个县农村义务教育阶段学生提供营养膳食补助，标准为每人每天 3 元，按照在校时间每年 200 天计，中央政府每年投入 160 亿元。2012 年，除国家试点地区外，5 个东部省份和 10 个中西部省份也已经开展省级试点。目前，国家试点和省级试点已经惠及 3000 万贫困农村学生。

2011～2013 年，中央财政在农村义务教育薄弱学校改造计划中专门安排了 300 亿元用于农村学校食堂建设，对改善中西部地区农村学校改善就餐条件进行补助，进一步为改善农村学生营养提供了坚实的基础设施保障。

3. 贫困地区婴幼儿改善项目　中国食物与营养监测结果显示，2010 年我国农村 6 个月以下婴儿贫血率为 20.8%；6～12 月龄婴儿的贫血率为 28.2%，仍处于高发水平。贫血是我国婴幼儿面临的主要营养问题之一。

由于我国农村地区辅食添加状况存在辅食成人化、以儿童嗜好性食品当作辅食、食物多样性不足、微量营养素营养密度低等问题，致使普遍存在矿物质和微量元素摄入不足，如铁、钙、锌、维生素 A、维生素 D 以及 B 族维生素。

21 世纪初，我国开展辅食营养包的研究及其应用，2008 年，制定并颁布国家标准 GB/T22570—2008《辅食营养补充品通用标准》。2008—2012 年，原卫生部批准在汶川地震灾区免费应用辅食营养包。结果显示，食用营养包的婴幼儿贫血显著下降，总体贫血率由基线的 52.8% 下降至 24.8%，下降比率达 53%。此后，营养包在甘肃舟曲泥石流灾害、玉树地震等灾区的婴幼儿营养干预方面发挥积极作用。

2012 年，原卫生部和全国妇联联合开展"贫困地区儿童营养改善试点项目"，由国家财政投入 1 亿元人民币，为 8 个集中连片困难地区共 10 省 100 个县的

笔记

6～24 月龄婴幼儿免费发放营养包,项目采用的营养包中添加优质蛋白质和维生素 A、维生素 D、维生素 B$_1$、维生素 B$_2$、维生素 B$_{12}$、叶酸、铁、锌、钙 9 种微量营养素。项目目标为改善贫困地区婴幼儿营养和健康状况,提高儿童家长科学喂养知识普及程度。2012—2013 年,已覆盖贫困地区 27.4 万名婴幼儿。2013 年,该项目扩大至 14 个集中连片特殊困难地区共 21 省 300 个县,国家项目经费追加至 3 亿元,继续实施贫困地区儿童营养改善项目。到 2014 年,已经覆盖贫困地区的 82 万名婴幼儿。

4. 孕妇叶酸补充　从 2009 年开始,原卫生部决定实施增补叶酸预防神经管缺陷项目,利用中央财政专项补助经费,对全国准备怀孕的农村妇女免费增补叶酸预防神经管缺陷。该项目覆盖全国 31 个省(区、市)所有准备怀孕的农村妇女(包括流动人口),在孕前 3 个月到孕早期 3 个月服用叶酸预防神经管缺陷等。

5. 铁强化酱油　铁缺乏(iron deficiency, ID)和缺铁性贫血(iron-deficiency anemia, IDA)是我国重要的公共卫生问题之一。多次全国营养与健康调查均表明中国 IDA 平均患病率为 20% 左右,一些贫困地区育龄妇女和儿童贫血患病率甚至高达 50% 以上。缺铁性贫血严重影响儿童身体和智力发育,降低成年人劳动生产能力,降低人群免疫力,导致人群健康水平低下,显著降低人群的社会综合竞争能力。

1997 年,中国疾病预防控制中心营养与食品安全所通过专家研讨和行业调研,确定以酱油为铁强化食物载体,以吸收率高、不影响食物感官和不刺激胃肠的乙二胺四乙酸铁钠(NaFeEDTA)为铁营养强化剂。并采用铁稳定性同位素标记方法进行了吸收利用率研究,结果表明 NaFeEDTA 强化酱油中铁的吸收率(10.51%)显著高于 FeSO$_4$(4.73%)。2002 年,原卫生部批准将 NaFeEDTA 列入 GB2760—1996《食品添加剂使用卫生标准》(2002 年增补品种),可以在酱油中添加。同年,铁强化酱油正式进入市场销售。

铁强化酱油的推广应用是中国第一个按照市场机制运行的国家营养改善项目,作为公共卫生产品的铁强化酱油已成为酱油家族中的一个品种,在全国市场持续销售。铁强化酱油在试点地区目标人群中取得了显著的贫血改善效果,贫血率在原有基础上下降 30% 以上。不同地区铁强化酱油成本分析结果显示,铁强化酱油成本效益比为 1:6～1:14,其良好的社会效益及对社会生产力的长期贡献受到关注,从而也突显了我国进行营养改善的重要性。

第二节　身体活动

身体活动(physical activity, PA)指由于骨骼肌收缩产生的机体能量消耗增加的活动。进行身体活动时,人体的反应包括心跳、呼吸加快,循环血量增加,代谢和产热加速等。这些是身体活动产生健康效益的生理基础。

现有的证据显示:

(1)平常缺乏身体活动的人,如果能够经常(如每周 3 次以上)参加中等强度的身体活动,其健康状况和生活质量都可以得到改善。

（2）强度较小的身体活动也有促进健康的作用，但产生的效益相对有限。

（3）适度增加身体活动量（时间、频度、强度）可以获得更大的健康效益。

（4）不同的身体活动形式、时间、强度、频度和总量，促进健康的作用不同。

通过促进身体活动并结合控制其他危险因素（如吸烟、酗酒、饮食无节等），能有效地降低个体和人群慢性病的发生、发展和病死率。WHO 在 2004 年发布了《饮食、身体活动与健康全球战略》，呼吁所有成员国将促进身体活动作为重要的国家公共卫生干预政策。2010 年又发布了《关于有益健康的身体活动全球建议》。美国在 2008 年颁布了《美国身体活动指南（2008）》；日本也于 2006 年发布了《运动指南（2006）》，用于指导公众通过身体活动促进健康。

一些国家现行的临床医生工作指南中，已将身体活动指导作为治疗 2 型糖尿病、代谢综合征和肥胖症的必要措施；同时身体活动也作为抑郁症、骨关节系统疾病、肿瘤等治疗或康复的重要手段。

2009 年，我国国务院颁布了《全民健身条例》，以促进全民健身活动的开展，保障公民在全民健身活动中的合法权益，提高公民身体素质。2011 年，我国原卫生部疾病预防控制中心颁发了《中国成人身体活动指南》（试行），其内容主要包括身体活动基本知识、推荐活动量、个体干预、公共政策及老年人和常见慢性病患者的身体活动指导等。

一、身体活动的分类

（一）按日常活动分类

根据身体活动的特点和内容，可分为职业性身体活动、交通往来身体活动、家务性身体活动和运动锻炼身体活动 4 类。运动锻炼身体活动属于休闲活动的一种形式，应大力提倡通过运动锻炼弥补人们身体活动量的不足。

（二）按能量代谢分类

人体通过营养物质的摄入和能量消耗来维持能量代谢的平衡。能量消耗主要包括基础代谢、身体活动和食物生热效应三方面，其中身体活动是能量代谢途径中可变性最大的部分，也是影响能量代谢平衡状态的关键。

身体活动的本质是肌肉收缩做功。肌肉收缩的直接能量来源是腺苷三磷酸（ATP）。ATP 的供应途径主要分为无氧和有氧两种过程。在某些运动或运动的某些阶段，由于氧代谢形成的 ATP 不能满足肌肉剧烈运动时的能量代谢需求，就要利用磷酸肌酸（CP）的无氧分解和糖的无氧酵解生成乳酸、释放能量，再合成 ATP，以供应能量代谢的需求。这就是无氧代谢过程。

身体活动也可分为有氧代谢运动和无氧代谢运动，简称有氧运动和无氧运动。

1. 有氧运动　也叫耐力运动，指躯干、四肢等大肌肉群参与为主的、有节律、时间较长、能够维持在一个稳定状态的身体活动（如长跑、步行、骑车、游泳等）。它以有氧代谢为主要供能途径，有助于增进心肺功能、降低血压和血糖、增加胰岛素敏感性、改善血脂和内分泌系统的调节功能，提高骨密度、减少体内脂肪蓄积、控制不健康的体重增加。如以 4km/h 的中等速度步行、12km/h 的速度骑自行车等，均属于有氧运动。

笔记

2. 无氧运动　指以无氧代谢为主要供能途径的身体活动，一般为肌肉的强力收缩活动，因此不能维持一个稳定的状态。运动中用力肌群的能量主要靠无氧酵解供应。无氧运动也可发生在有氧运动末期，是抗阻力肌肉力量训练的主要形式。无氧运动同样有促进心血管健康和改善血糖调节能力等方面的作用，特别是对骨骼、关节和肌肉的强壮作用更大，不仅可以保持或增加瘦体重，延缓身体运动功能丧失，还有助于预防老年人的骨折和跌倒及其造成的伤害，也有助于多种慢性疾病的预防控制。

（三）其他分类

根据生理功能和运动方式，身体活动还可以有以下类别。

1. 关节柔韧性活动　指通过躯体或四肢的伸展、屈曲和旋转活动，锻炼关节的柔韧性和灵活性。由于对循环、呼吸和肌肉的负荷小，能量消耗低，故有助于预防跌倒和外伤，提高老年人的生活质量。

2. 抗阻力活动　指肌肉对抗阻力的重复运动，具有保持或增强肌肉力量、体积和耐力的作用（如举哑铃、水瓶、沙袋、弹力等健身器械、俯卧撑、引体向上等），有助于保持和促进代谢，改善血糖调节能力，对骨骼系统形成的机械刺激也有益于骨健康，可以延缓老年人肌肉萎缩引起的力量降低，预防跌倒、提高独立生活能力。

3. 身体平衡和协调性练习　指改善人体平衡和协调性的组合活动（如体操、拳操、舞蹈等），可以改善人体运动能力，预防跌倒和外伤，提高生活质量。

二、身体活动强度

身体活动强度（activity intensity）指单位时间内身体活动的能耗水平或对人体生理刺激的程度。

（一）绝对强度

又称物理强度，指身体活动的绝对物理负荷量，而不考虑个人生理的承受能力。如有氧运动时，绝对强度表现为单位时间能量消耗量（如每千克体重每分钟耗氧量）。

代谢当量（metabolism equivalent，METs，Met）指相对于安静休息时身体活动的能量代谢水平。

1Met 相当于每分钟每千克体重消耗 3.5ml 氧，或每千克体重每分钟消耗 1.05kcal（44kJ）能量的活动强度。代谢当量是目前国际上反映身体活动绝对强度的常用单位。一般以≥6Met 为高强度；3～5.9Met 为中等强度；1.1～2.9Met 为低强度。

（二）相对强度

属于生理强度的范畴，更多考虑个体生理条件对某种身体活动的反应和耐受能力。如有氧运动时，生理强度常表达为个人最大耗氧量或最大心率的百分比。在一定条件下，身体活动的能耗水平与个体耗氧量或心率水平呈正相关。

成年人安静时的正常心率有显著的个体差异。健康成人的正常心率为60～100 次 / 分。通常情况个体的最大心率可以用公式进行简单估计：最大心率 = 220 -

年龄。一般认为当心率达到最大心率的 60%～75% 时，身体活动水平则达到了中等强度。

相对强度也可表达为自我感知运动强度（ratings of perceived exertion，RPE）。它以个体主观用力和疲劳感的程度来判断身体活动的强度。可通过 0～10 级 RPE 量表测量。0 级：休息状态，1～2 级：感觉弱或很弱，3～4 级：感觉温和，5～6 级：中等，7～8 级：疲惫感，9～10 级：非常疲惫。其中 5～6 级表示达到了自我感知或主观用力的中等强度活动水平。

（三）运动强度与健康效益

中等强度身体活动（3～5.9Met），如 4～7km/h 的快走和小于 7km/h 的慢跑，是目前研究证据最多、最充分的有效强度，可以降低心血管病、糖尿病、结肠癌和乳腺癌等慢性病的风险和病死率。近年来一些研究显示：无论时间长短，强度大于或等于 7Met 的活动具有更强的促进健康和预防疾病作用；强度小于 3Met 的活动对心血管病等慢性病的预防作用证据不足，但是可以增加能量消耗，有助于体重控制。

目前推荐中等强度作为有益健康的身体活动水平。但对于有条件的个体，仍应鼓励其从事较大强度的体育锻炼。在考虑个体活动强度时，以相对强度（如心率）为尺度，结合个人的运动反应和自我感知掌握，这不仅有利于预防运动意外伤害的发生，更有助于提高干预的依从性；同样由于个人条件不同，均应遵从循序渐进的原则。运动强度分级，如表8-7所示。

表 8-7　运动强度分级

运动强度	相当于最大心率百分数（%）	自我感知运动强度（RPE）	代谢当量（MET）	相当于最大耗氧量（VO$_{2max}$，%）
低强度	40～60	较轻	<3	<40
中强度	61～70	稍累	3～6	40～60
高强度	71～85	累	7～9	61～75
极高强度	>85	很累	10～11	>75

三、身体活动时间

身体活动时间（duration）指一次活动所持续的时间，通常以分钟表示。目前推荐的中等强度活动以 10 分钟分段累计，有条件者增加活动时间。30 分钟中等强度活动促进健康的作用，在心血管病、糖尿病和癌症等研究中得到了有力的支持证据，但这一活动强度并不是最高限量。延长活动时间可获得更大的健康效益，且运动伤害的风险比增加身体活动强度更低。为了控制不健康的体重增加，需要增大强度来消耗能量，而减肥后的体重维持，则需要每天达到更长时间的中等强度身体活动。

四、身体活动频度

身体活动频度（frequency）指一段时间内进行身体活动的次数，一般以"周"

为单位。身体活动的保健功能有赖于长期坚持。经常参加中等强度身体活动者比不经常参加者,心血管病、糖尿病、肿瘤的患病率和病死率均明显低。同时在重复活动过程中产生的适应性可降低发生意外伤害的风险。

建议成人每天进行中等强度的有氧耐力活动;如从事跑步等大强度锻炼,则可降低频度(如每周至少 3 次)。也可结合每天的锻炼时间而定,如每周 5 天、每天 30 分钟,1 周内累计达 150 分钟即可。

五、身体活动总量与健康效益

每周 150 分钟中等强度或 75 分钟高强度,即每周 8～10Met•h 的身体活动总量可以增进心肺功能、降低血压和血糖、增加胰岛素敏感性、改善血脂、调节内分泌系统、提高骨密度、保持或增加瘦体重、减少体内脂肪蓄积、控制不健康的体重增加等。这些作用的长期结果可以使冠心病、脑卒中、2 型糖尿病、乳腺癌和结肠癌的发病风险降低 20%～30%;也有助于延长寿命,预防高血压、骨质疏松症、肥胖症和抑郁症,增加骨密度,改善骨关节功能、缓解疼痛;对缓解健康人焦虑和抑郁症状、延缓老年人认知功能的下降也有一定帮助。身体活动量增加到每周 300 分钟中等强度或 150 分钟高强度(总量 16～20Met•h),可以获得更多的健康效益。对于高危个体的保护(如老年人),在强调坚持适中强度的同时,应鼓励其完成推荐的身体活动总量。

根据目前的科学证据,有益健康的身体活动总量为中等强度活动至少每周 5 天或高强度活动至少每周 3 天。日常生活中的身体活动包括家务劳动能降低疾病风险的有力证据还不多,但可以增加能量消耗,不仅有助于体重控制,对老年人改善健康和生活质量也有作用。交通出行有关的身体活动,如步行或骑自行车,通常可达到中等强度,具有健康效益。业余休闲时间的运动锻炼不仅具有健康效益,还可增加身体活动的乐趣。大量研究证实这类活动具有促进身心健康和预防慢性疾病的效应。

六、有益健康的身体活动推荐量

合理选择有益健康的身体活动量,应遵循以下四项原则:①动则有益;②贵在坚持;③多动更好;④适度量力。

1. 每日进行 6～10 千步当量身体活动 达到千步当量时间短,意味着活动强度高。反之,则活动强度低。完成相当于 1 千步当量的中等强度活动所需时间,如表 8-8 所示。

推荐健康成人每日身体活动量总量应达到 6～10 千步当量,其中至少应有 4～6 千步当量中等强度有氧运动。各种身体活动的能量消耗都可用千步当量数结合体重和活动时间来计算。1 千步当量身体活动约消耗 22kJ/kg(0.525kcal/kg)。

2. 经常进行中等强度的有氧运动 按照物理强度计算,推荐身体活动量达到每周 8～10 代谢当量小时(Met•h),8Met•h 相当于以 6～7km/h 速度慢跑 75 分钟,10Met•h 相当于以 5～6km/h 的速度快走 150 分钟。进行中等强度活动时,启动身体反应包括心跳、呼吸加快,循环血量增加,代谢加速,产热增加等需要 5～

表8-8　完成相当于1千步当量的中等强度活动所需时间

活动项目		强度（Met）	千步当量时间（分）	强度分类
步行	4km/h，水平硬表面；下楼；下山	3.0	10	中
	4.8km/h，水平硬表面	3.3	9	中
	5.6km/h，水平硬表面；中慢速上楼	4.0	8	中
	6.4km/h；0.5～7kg负重上楼	5.0	6	中
	5.6km/h，上山；7.5～11kg负重上楼	6.0	5	高
自行车	<12km/h	3.0	10	中
	12～16km/h	4.0	8	中
	16～19km/h	6.0	5	高
家居	整理床铺，搬桌椅	3.0	10	中
	清扫地毯	3.3	9	中
	拖地板，吸尘	3.5	8	中
	和孩子游戏，中度用力（走/跑）	4.0	7	中
文娱体育	舞厅跳舞（如华乐兹、狐步、慢速舞蹈），排球练习	3.0	10	中
	早操，工间操，家庭锻炼，轻或中等强度	3.5	9	中
	乒乓球练习，踩水（中等用力），太极拳	4.0	8	中
	爬绳，羽毛球练习，高尔夫球，小步慢跑，舞厅快舞（如迪斯科、民间舞）	4.5	7	中
	网球练习	5.0	6	中
	一般健身房运动、集体舞（骑兵舞，邀请舞），起蹲	5.5	5	中
	走跑结合（慢跑成分少于10分），篮球练习	6.0	5	高
	慢跑，足球练习，轮滑旱冰	7.0	4	高
	跑（8km/h），跳绳（慢），游戏，滑冰	8.0	4	高
	跑（9.6km/h），跳绳（中速）	10.0	3	高

注：

（1）千步当量：相当于以4km/h的速度步行10分钟（约1千步）的活动量。

（2）千步当量时间：某种活动完成1千步活动量所需要的时间。

（3）各种活动的千步当量时间和能量消耗的换算参照 Ainsworth BE, Haskell WL, Whitt MC, et al. Compendium of physical activities: an update of activity codes and MET intensities. Med Sci Sports Exerc, 2000, 32(9 suppl): S498-546. 中的数据整理。

（4）活动强度以Met表示，其数值代表活动时能量消耗相当于安静时能量消耗的倍数

10分钟。因此，每次活动至少应达到10分钟，才能更有效地产生健康效益。若用千步当量（以4km/h速度步行10分钟）作为参照单位，则 8～10Met•h 相当于24～30千步当量。每个人可以根据表8-8所列，选择其他形式的中等强度活动。

选择适合个人体质的运动时间和强度。中等强度的有氧运动，以每天进行、坚持不懈为佳。如个人或环境条件有限，可以有间断，但不应超过2天，每周达到5～7天。如进行高强度锻炼，频度可以更低些，建议每周至少3天。建议每次活动时间应达到10分钟以上，每天活动的总时间可以累计。

3. 积极参加各种体育和娱乐活动　休闲体育运动和文化娱乐活动可以在锻

炼身体过程中融入更多娱乐和文化的内容,把有氧耐力和肌肉力量锻炼的运动量累加后,计入每周的活动量目标。

4. 维持和提高肌肉关节功能 肌肉和关节功能直接影响心血管和代谢系统的健康,随年龄的增长而减退,即用进废退。活动可分为两类,一类为针对基本运动功能的练习,如抗阻力活动,关节柔韧性活动等;另一类为结合日常生活所设计的功能练习,如上下台阶、步行、前后踱步、拎抬重物、伸够高物、蹲起、坐起、弯腰、转体、踮脚伸颈望远等。一套体操或舞蹈练习,在一定程度上也可以理解为功能性训练。

身体活动中肌肉对抗的阻力大小不同,可重复的收缩次数不同,负荷强度也不同。健康成人的适宜阻力负荷应能重复 8~20 次,可根据个人体质情况选择。同一组肌肉高负荷的抗阻力活动不宜连续进行 2 天。建议每周 2~3 次,隔日进行。抗阻力活动也可按千步当量计算,20 分钟中低负荷的阻力活动相当于 1~3 千步当量。

5. 日常生活"少静多动" 建议在日常生活和工作中应尽可能培养"少静多动"的生活习惯,保持较多的身体活动,如:步行、骑车、上下楼和其他消耗体力的活动以保持健康体重。不强调一定要达到中等强度,也不要求每次至少持续10 分钟。所有活动的千步当量数可以累加计算总的活动量。

6. 每日身体活动量的安排 每天 6~10 千步当量是针对全人群的推荐活动量,不是每人必须达到的标准目标值。由于个人健康、体质、能力等条件不同,可从较低的活动量水平开始,维持在一个适合个体的活动量水平。更大的活动量可获得更多的健康效益。在"贵在坚持,适度量力"的前提下"动则有益,多动更好"。

每日 6~10 千步当量的活动量不意味每日身体活动量和内容要硬性达到,而是可以 1 周为周期,合理安排各种身体活动,也可根据个人体质条件,将一周的活动量设在 30~60 千步当量,其中至少应包含 24~30 千步当量的中等强度有氧运动。即当活动量目标低时,应以有氧运动的内容为主,而目标水平更高,才有可能从事更多样的活动。

七、个体的身体活动指导

一般健康人每天都应达到推荐的 6 千步当量活动量,不能达到者应逐步增加活动量以达到这一目标。条件允许者应以 10 千步当量为目标,以获得更多的健康效益。对个人身体活动的指导,主要有 5 方面:①评估个人健康状况。②评估个人身体活动能力和体质。③制订个人身体活动目标和计划。④制定身体活动安全措施。⑤运动反应评估和调整身体活动计划。

1. 身体活动前的准备

(1)健康状况和运动能力的评估:通过收集病史、症状、体征等信息进行筛查,对个体健康状况和运动能力作出基本判断。必要时进行有关的医学检查。结合个人日常生活工作中现有活动内容和活动量对个人体质作出基本判断,然后根据个人体质与现有运动技能,选择活动内容及安排活动量。

笔记

（2）制订活动计划

1）基本信息：收集个人身体活动史、体质状况、兴趣和爱好、运动禁忌、运动环境等信息。

2）身体活动量目标：根据个人情况设定阶段目标，实施过程中依据个人的活动反应适时调整。

3）活动形式：以有氧耐力运动为主，结合抗阻力、关节柔韧性和日常生活中的身体活动。

4）活动强度和时间：有氧耐力运动应达到相对强度中等或以上。通常以1周为单位进行累计。强度大的活动，累计时间可短，频度可低；强度小的活动，累计时间应长，频度要更高。

5）活动进度：以日常身体活动水平为基础，循序渐进地增加活动量、强度、时间和频度。

6）意外情况和不适的预防及处理：如出现不适症状，应视具体情况，制定预防和采取应急处理的措施，并相应调整活动安排。

2. 身体活动中的反应　测量和分析身体活动中心血管、呼吸、神经、肌肉、骨骼、关节系统和代谢过程等的变化，了解机体对其所承受体力负荷的耐受、适应程度，并据此判断产生的健康效益和存在伤害风险的可能性。有效促进健康的活动量，需要达到每天3～4千步当量的中等强度以上，如快走、上楼、擦地等，每次活动应达到1千步当量。只有适合个人体质的速度或强度的活动，健身锻炼才更有效，也更安全。

一般健康人可以根据活动中的心率来感觉和控制强度，但对于老年人和体质较差者，则应结合自己的体质和感觉来确定强度。对于曾发生过心血管急性事件的高危个体，如增加运动量时，需要了解和观察运动反应情况，一旦出现不适症状，要及时调整。可通过运动后即刻计数脉搏10秒，再乘以6估测。中等强度的运动心率一般应达到150－年龄（次/分），除体质较好者外，运动心率一般不宜超过170－年龄（次/分）。

3. 身体活动后的恢复　体力负荷使人体产生疲劳，停止活动后疲劳逐渐缓解。机体经历从疲劳到恢复的过程后，会对一定体力负荷逐渐适应，体现在对这一过程的缩短和有更强的耐受疲劳能力。通过疲劳和恢复中各种生理、生化指标的变化，可及时对个体身体活动反应作出判断，并相应调整活动量目标以及活动形式、强度、时间、频度和总量等。合理的身体活动计划应循序渐进地增加活动量、使机体能逐渐适应，运动后疲劳能够及时恢复。

随着活动计划的实施，个体的活动能力逐渐提高，机体对运动的耐受力逐渐增强，也可能会改变机体发生伤害的风险，同时健康和疾病状况也会得到改善。因此，应定期对健康状况和运动能力进行再评估，并及时调整活动计划。

4. 身体活动伤害的预防　身体活动伤害，指活动中和活动后发生的疾病，如外伤和急性心血管事件。运动本身可以是造成身体活动伤害的一个诱发因素，但也可以是直接致病因素。运动锻炼的风险与效益并存。确定个体活动量应权衡利弊，要采取措施取得最大利益，这些措施包括制订合理的身体活动计划、活动过程中采取安全措施、定期进行健康评估等。合理的运动计划不仅不会引起心血管意外，还可以改善动脉功能，降低发生心肌缺血的风险。

平常很少活动的人、中老年人、患者和有潜在疾患的个体，在开始锻炼和增加活动量之前进行必要的健康筛查和运动能力评估，将有助于降低发生运动伤害的风险。保证运动安全的基本原则包括锻炼中注意量力而行、循序渐进、有必要的保护措施，也包括学习安全注意事项、自我监测运动中的不适症状，以及发生意外时的应急处置技能等。

第三节　主要不健康生活方式干预

一、成瘾行为

1. 成瘾行为的概念　瘾（addiction）是指对人体各种生理需要以外的超乎寻常的嗜好。成瘾（habituation）指养成该嗜好的过程。吸烟和酗酒是典型的成瘾行为（addictionbehaviors，亦称依赖性行为）。导致人上瘾的物质称致瘾原，能使易成瘾者产生强烈的欣快感和满足感。其中，毒品引起的欣快感强烈持久、极易产生依赖性，称强致瘾原；香烟和酒带来的欣快感相对较弱，持续时间短暂，称弱致瘾原。致瘾原越强，促其行为转变的过程越艰难。

2. 成瘾行为的特征　成瘾行为指成瘾后表现出的一系列心理和行为表现。它有两个重要的行为特征：第一，已成为成瘾者生命活动中的必需部分，可以观察到强烈的心理、生理和社会性依赖。第二，一旦终止成瘾物质的使用，将立即引起戒断症状；一旦恢复成瘾行为，戒断症状将会消失，同时产生欣快感。

（1）生理性依赖：成瘾行为已在体内形成包括循环、呼吸、代谢、内分泌系统的生理基础，以适应烟、酒、毒品等本来是额外的需要。

（2）心理性依赖：成瘾行为已完全整合到心理活动中，成为完成智力、思维、想象等心理过程的关键因素。

（3）社会性依赖：一进入某种社会环境或某种状态，就出现该行为。例如吸烟成瘾者假如不先吸烟就无法完成开会、人际交往、做报告等社会活动。

（4）戒断症状：一旦中止成瘾物质的使用，会出现空虚、无聊、无助、不安等心理异常，同时会出现嗜睡、流涎、恶心等躯体异常症状，是一组心理和生理的综合改变。烟、酒在成瘾后各有特异戒断症状。

3. 成瘾行为的形成过程

（1）诱导阶段：人与致瘾原偶尔接触，初步尝到"甜头"。如喝酒后的"飘飘欲仙感"；手拿烟卷自我陶醉的"成就"感等。这些欣快感对成瘾者有强大吸引力，但终止后还不会有明显戒断症状。

（2）形成阶段：在内、外环境的共同作用下，尚未成瘾的行为不断重复，直到产生依赖。初期成瘾者常有羞耻感、畏惧感和自责心理，易于及时矫治。一旦依赖建立，矫治难度将增加。不过多数成瘾者仍有强烈戒断的愿望，只是难以忍受戒断症状。而戒断症状带来的痛苦会对成瘾行为起正向的反馈作用，使行为程度加剧。此时若及时矫治,容易戒断。但当依赖已经建立,矫治难度将增加。不成功的戒断次数愈多,成瘾行为恢复后的超级欣快感愈明显。

(3)巩固阶段:成瘾行为已巩固,并整合为生命活动的一个部分。成瘾者此阶段对各种促使其戒断的措施有强烈的心理抵抗,瘾发作时可使成瘾者宁可不吃、不喝、不睡,甚至明知后果严重仍要为之。

(4)衰竭阶段:由于成瘾行为使躯体和心理受到严重损害,社会功能也会发生不同程度的缺失。如酒精依赖和酒精中毒者出现酒精性肝硬化症状。

不同的致瘾原和不同类的成瘾行为,经历上述过程的表现各异;同一行为的个体间差异也很大。但通常来说,吸烟者的诱导时间较长,有些人初吸时呛咳不止,并没有明显的欣快感。有研究表明,青少年时代的尝试成瘾行为,留在大脑皮质中的记忆印象将十分深刻,对成年后的成瘾行为发展有较大影响。

4. 成瘾行为的内、外影响因素

(1)人格特征:面对同样的致瘾原,并非所有人都成瘾。人群中有一部分被认为"易成瘾者"。作为导致成瘾行为的内因,他们具有以下人格特征:①被动依赖:从众心理,凡事无主见,行为随大流,对不良事物缺乏批判性。②过度敏感:与人交往的过程中过度紧张、焦虑、疑心;性格内向,有内心矛盾冲突时,既不与人交流,也没有积极的解脱方式,对外界的耐受性差,适应不良。高级意向减退或不稳定,意志薄弱,缺乏对诱惑的抵抗力。③情绪不稳和冲动性:易有冲动行为,争强好胜,易激惹。易在别人挑唆、激将下接受致瘾原。

(2)社会环境因素:不良社会环境,如社会的暴力、杀人、种族歧视、失业、通货膨胀和拜金主义等,引起人们对现实生活的惶惑和厌倦;社会各阶层都有一些人其物质生活虽然丰足,但精神却极度空虚。以上社会环境促使易成瘾者希望借助成瘾行为获得暂时的内心安宁。

(3)社会心理因素:生活节奏的加快、激烈的竞争,生活紧张性刺激增多,使人们应激增加。由此,有人借吸烟来调节情绪,提高工作效率;有人借酗酒来消除烦恼、空虚、胆怯、失败等心理感受。

(4)文化因素:不同的文化现象对于成瘾行为起到了社会润滑作用,如在我国社会生活中,烟和酒作为社会生活中的一种小媒介、润滑剂,常常使得社会人际交往更易成功,在社会价值上取得难以替代的满足感,并具有广泛的社会文化认同。因此受传统习俗影响,敬烟、敬酒作为礼貌待客的方式,甚至是喜庆和礼仪场所的重要活动。许多人明知吸烟、饮酒有害健康,在一定的社交场合仍不得不参与其中。时间一长,自然而然地把此整合到自己社会生活的日常行为模式中。

(5)传播媒介因素:媒体宣传与广告效应在成瘾行为的形成中起到了不可低估的作用。有些媒体追求广告商业利益;影视业借助吸烟、饮酒表现一定的复杂心理活动、人物个性、社会形象、风度和仪表等;各种形式的广告及影视作品中都可见到吸烟者。

(6)团体效应:团体内广泛存在的吸烟、酗酒现象,其致成瘾作用对具有强烈认同感的成员来说,影响比外界更大。许多青少年的吸烟行为,源自同龄小伙

笔记

伴效应。犯罪团伙从事贩毒,往往先须诱使其成员吸毒,以此作为团伙内互相认同的主要标志。

(7)家庭影响:吸烟和酗酒行为都有"家庭聚集现象",即家庭成员在某些健康相关行为上的相似程度显著大于非成员。美国有调查发现,来自父母吸烟家庭的孩子吸烟率比其他家庭高1.5倍;若家中还有年长兄弟姐妹吸烟,该吸烟率还将增加1倍。这一现象的产生并不取决于父母对吸烟的态度,而在于他们的"榜样"行为迎合了青少年强烈的好奇心理,并引发其探究行为。同时,家庭成员享有共同的遗传基因,可以解释为什么存在家庭聚集性。

二、控烟指导

吸烟是常见的对人类健康造成极大危害的成瘾行为。如何转变、控制乃至消除这类行为,是健康管理工作的重大问题。

1. 控烟策略　总策略包括制定公共卫生政策、建立支持环境、加强健康教育及社区行动、发展个人技能及调整卫生服务方向5方面。针对不同地区、不同人群的具体策略可能有所不同与侧重。表8-9是有关专家提出的控烟策略,可供选择优先采取策略时的参考。

表8-9　各类控烟策略

控烟策略	效果	成本	来自烟草公司的阻力
(1)立法:向烟草产品增税和其他经济措施	很好	不高	大
－禁止烟草广告	很好	不高	大
－烟草产品及广告上加上警句	弱	不高	中
－对香烟中有害物质的限量作出规定	弱	不高	小
－保护不吸烟者的权利	中	不高	中
－保护易受影响者	中	不高	小
(2)教育和信息传播:向领导者和重要组织传播信息	中	不高	小
－鼓励医务工作者和知名人士率先控烟	很好	不高	小
－向大众传播吸烟危害知识	中	高	小
－鼓励群众,尤其是儿童拒绝吸烟行为	很好	高	小
－鼓励吸烟者戒烟或减少吸烟量	弱	不高	小
－鼓励危险职业人群及孕妇戒烟	中	中	小
(3)实施全国范围控烟项目:建立全国性控烟项目的计划和协调机构	中	中	小

2. 控烟健康教育的干预措施

(1)做好部门协调:要使政府、人大、政协、教委、宣传、商业等部门都对控烟给予重视和配合,才能使公共场所禁止吸烟法得以出台和实施,世界无烟日和社区控烟等活动有效开展,加强合作,确保控烟活动顺利进行。

(2)控烟立法和执法:首先要使现有的立法得到落实和贯彻,尤其是广告法和公共场所禁止吸烟的法规,加强监督,组织执法队伍认真执行。2015年6月1日

笔记

实施的《北京市控制吸烟条例》，禁止公共场所、工作场所、室内环境及公共交通工具内吸烟，也就如何督导禁烟、制止吸烟行为做出明确规定。该条例的实施标志着近年来中国控烟履约工作取得成效，控烟立法工作不断取得新突破，公共场所禁止吸烟逐步成为新的社会行为规范。

（3）通过大众传媒开展控烟健康教育

1）制定基本信息

对于一般人群的教育内容：为了你和他人的健康，请不要在公共场所吸烟；吸烟与健康任你选择；吸烟与气管炎、肺癌、冠心病有关；烟草像鸦片，切勿尝苦果。

对于青少年的教育内容：吸烟是坏习惯，会给你造成不良形象；吸烟影响美容；拒绝敬烟方法。

对于妇女的教育内容：吸烟影响儿童和胎儿健康；不受吸烟的毒害是妇女和儿童的权利；妇女应劝丈夫不吸烟。

对于吸烟者的教育内容：只要有决心，不怕烟瘾深，放下手中烟，健康在眼前；我已戒烟了，请你来监督。

2）传播材料制作：制作各种广告式视听材料、宣传画、标志、传单、录像带、板报、专栏、典型事例。在正式制作前，应在目标人群中进行预试验，然后进行修改，以提高质量，减少盲目性，讲求传播效果。

3）利用多种传播渠道，如电视、报纸、电台、专栏等，要利用不同途径宣传相同的基本信息，传播科学、易懂、吸引人的材料，多采用广告式宣传，进行动态报道。

（4）骨干培训班：包括卫生和非卫生人员，尤其强调领导带头不吸烟。

（5）充分利用世界无烟日、烟草或健康大会等时机，大力开展控烟活动。主要内容有：①卫生部门和政府、社区、学校等联合行动，在全市进行大规模宣传，围绕控烟主题进行；②建议在商场暂停售烟；③开展群众性控烟活动，如青少年抵制吸烟签名，不吸烟文艺表演，开展戒烟比赛；④对活动进行记录和评价。

（6）开展社区控烟活动：①社区建立控烟组织，开展不吸烟活动，执行控烟制度，在公共场所禁止吸烟。利用传媒，面对面教育等方式开展社区控烟宣传。②开展无烟居委会，无烟一条街活动。在办公室不吸烟，来客不敬烟，不设烟具。对在办公室或无烟一条街吸烟者进行教育或给予一定处罚。③无烟家庭活动：家中无人吸烟、来客不敬烟、家中不设烟具。④举办戒烟学习班，进行戒烟方法指导。

3. 戒烟技巧　帮助吸烟者戒烟的策略具有十分积极的作用。戒烟者不仅能减少患心血管疾病、肺部疾病和各种癌症的危险，避免早死，延长寿命；对其家庭成员，特别是妇女和儿童减少被动吸烟的危险，也带来很大益处。戒烟还有很明显的经济效益。关于戒烟的策略在发达国家已经研究得比较多，不少国家已经组织各方面专家，针对这类人群制定了比较好的戒烟指南，这类指南中一般都提出了十分详细、可操作性很强的实用策略。例如在美国健康及人类服务部和疾病预防控制中心开发的戒烟指南中，关于戒烟的一般策略中包括以下内容：如何正确使用尼古丁替代物；如何设计动员吸烟者尽快采取戒烟行动的方案；如何预防戒烟者的复吸；如何帮助戒烟者克服戒烟过程中体重增加的问题等。当

笔记

务之急还是通过各种途径展开全民健康教育及宣传动员活动,让吸烟者和他们的亲友、同事等社会关系充分认识烟草的危害,劝告吸烟者尽早加入戒烟的行列。当然对那些已经打算或已经开始戒烟的人们,也应当由戒烟专家,社区初级保健医生和健康教育工作者等给予他们足够的关心和正确指导,帮助他们戒烟成功,防止复吸发生。

烟民对戒烟的态度分为不愿戒烟、对于戒烟犹豫不决、决定戒烟和巩固 4 个阶段。提高戒烟技巧主要是针对决定戒烟和犹豫不决者。对不愿戒烟者暂不给予提供这方面的技能。戒烟阶段包括:

(1)作出决定:要决心戒烟,首先要了解吸烟危害。应了解烟雾中有多种有害成分,吸收能引起心血管病、肺癌、肺气肿、皮肤和牙齿的损害;被动吸烟对妇女、儿童健康的危害;吸烟不文明等。包括有些医务人员在内,有些人认为吸烟的害处并不那么严重,或者认为吸烟引起的疾病并不一定会发生在自己身上。有些年轻人则认为吸烟潇洒,是成熟的表现,因此卫生人员应对不同对象教育,克服戒烟的障碍,帮助他们作出戒烟的决定。

(2)准备戒烟:帮助吸烟者分析为什么吸烟? 在什么时间、什么场合要吸烟? 和什么人在一起会吸烟? 了解戒烟可能有哪些不适,如头晕、出汗、颤抖、咳嗽、睡眠不好等;在准备阶段如何克服烟瘾和不适,消除紧张心理,克服他人的诱惑? 在准备阶段如还在吸烟的话,改变吸烟时间的场合;设计一些克服烟瘾的方法,或适当准备些戒烟糖、尼古丁膏药、电子烟等。

(3)戒烟:选择戒烟日期的方式:可从某纪念日、假日起突然停止吸烟,也可逐渐减少吸烟支数,推迟每天吸烟时间,在不太长的时间内达到完全不吸。克服尼古丁成瘾的不适:戒烟过程中,如因尼古丁成瘾带来不适,可用深呼吸、多喝水、运动或其他不便于吸烟的活动。如难以耐受,可贴尼古丁膏药,用尼古丁口香糖,吸电子烟等。预防烟具和烟友的诱惑:戒烟日前应将已有的烟和烟具全部扔掉,否则它会诱惑你再吸,还要学会拒绝朋友的敬烟,一旦戒烟就应当把自己看做一名不吸烟者。

(4)巩固:克服烟瘾可用深呼吸,饮水,吃零食,做其他事情等方式;放松自己可采取听音乐、散步、跳舞、体育活动、手里拿其他东西等方式。

三、饮酒应限量不酗酒

在节假日、喜庆和交际的场合,人们饮酒是一种习俗。高度酒含能量高,白酒基本上是纯能量食物,不含其他营养素。无节制的饮酒会使食欲下降,食物摄入量减少,以致发生多种营养素缺乏、急慢性酒精中毒、酒精性脂肪肝,严重时还会导致酒精性肝硬化。过量饮酒还会增加患高血压、脑卒中等疾病的危险;并可导致事故及暴力的增加,对个人健康和社会安定都是有害的,应该严禁酗酒。另外,饮酒还会增加患某些癌症的危险。若饮酒尽可能饮用低度酒,并控制在适当的限量以下,建议成年男性一天饮用酒的酒精量不超过 25g,成年女性一天饮用酒的酒精量不超过 15g。孕妇和儿童青少年应忌酒。

1. 哪些人不应饮酒　适量饮酒与健康的关系受诸多个体因素的影响,如年龄、性别、遗传、酒精敏感性、生活方式和代谢状况等。妇女在怀孕期间，即使是对正常成人适量的饮酒也可能会对胎儿发育带来不良后果，酗酒更会导致胎儿畸形及智力迟钝。实验研究表明，酒精会影响胎儿大脑各阶段的发育，如在胚胎形成初期孕妇大量饮酒可引起胎儿严重变化，在怀孕后期大量饮酒可造成胎儿大脑特定区域出现功能性缺陷。儿童正处于生长发育阶段，各脏器功能还不很完善，此时饮酒对机体的损害甚为严重。儿童即使饮少量的酒，其注意力、记忆力也会有所下降，思维速度将变得迟缓。特别是儿童对酒精的解毒能力低，饮酒过量轻则会头痛，重则会造成昏迷甚至死亡。在特定的场合，有些人即使饮用适量酒也会造成不良的后果，例如准备驾车、操纵机器或从事其他需要注意力集中、技巧或者协调能力的人。有的人对酒精过敏，微量饮酒就会出现头晕、恶心、出冷汗等明显不良症状。因此，儿童少年、准备怀孕的妇女、孕妇和哺乳期妇女，正在服用可能会与酒精产生作用的药物的人，患有某些疾病（如高甘油三酯血症、胰腺炎、肝脏疾病等）及对酒精敏感者都不应饮酒。血尿酸过高的人不宜大量饮用啤酒，以减少痛风症发作的危险。

2. 不同酒的酒精含量　人们按酒精含量，习惯将酒分为高度酒（国外又称烈性酒）、中度酒和低度酒3类。

（1）高度酒：是指40度以上的酒，如高度白酒、白兰地和伏特加。

（2）中度酒：是指20~40度的酒，如38度的白酒和马提尼等。

（3）低度酒：是指酒精含量在20度以下的酒，如啤酒、黄酒、葡萄酒、日本清酒等。各种低度酒间的酒度相差很大。

一般的啤酒其酒精含量为3.5%~5%，通常把含酒精2.5%~3.5%的称为淡啤酒，1%~2.5%含量的称为低醇啤酒，1%以下的酒精含量则称为无醇啤酒。

知识拓展

酒精饮料的能量

酒精饮料共同的特点是含有乙醇（酒精）。乙醇可以提供较多的能量，每克乙醇在体内代谢产生约7kcal（29kJ）的能量。

100ml（2两）50度白酒可产生350kcal（1465kJ）的能量；

100ml啤酒可产生38kcal（159kJ）的能量；

100ml葡萄酒可产生67kcal（282kJ）的能量；

100ml黄酒可产生66kcal（266kJ）的能量。

---

3. 过量饮酒的危害　大量饮酒尤其是长期大量饮酒的人机体营养状况低下。一方面大量饮酒使碳水化合物、蛋白质及脂肪的摄入量减少，维生素和矿物质的摄入量也不能满足要求；另一方面大量饮酒可造成肠黏膜的损伤及对肝脏功能损害，从而影响几乎所有营养物质的消化、吸收和转运；加之急性酒精中毒可能引起胰腺炎，造成胰腺分泌不足，进而影响蛋白质、脂肪和脂溶性维生素的吸收和利用；严重时还可导致酒精性营养不良。酒精对肝脏有直接的毒性作用，

吸收入血的乙醇在肝内代谢，造成其氧化还原状态的变化，从而干扰脂类、糖类和蛋白质等营养物质的正常代谢，同时也影响肝脏的正常解毒功能。

一次性大量饮酒后，几天内仍可观察到肝内脂肪增加及代谢紊乱。乙醛是乙醇在肝脏中代谢过程中的中间产物，是一种非常强的反应性化合物，是酒精所致肝病的主要因素之一。长期过量饮酒与脂肪肝、肝静脉周围纤维化、酒精性肝炎及肝硬化之间密切相关。在每日饮酒的酒精量大于 50g 的人群中，10～15 年后发生肝硬化的人数每年约为 2%。肝硬化死亡中有 40% 是由酒精中毒引起。过量饮酒还会增加患高血压、脑卒中等疾病的危险；并可导致事故及暴力的增加，对个人健康和社会安定都是有害的，应该严禁酗酒。

饮酒还会增加患乳腺癌和消化道癌症的危险。酒精对骨骼的影响也取决于饮酒量和期限，长期过量饮酒使矿物质代谢发生显著变化，例如血清钙和磷酸盐水平降低及镁缺乏，这些都可导致骨骼量异常，容易增加骨质疏松症的发生和导致骨折。过量饮酒还可改变人的判断能力。长期过量饮酒还可导致酒精依赖症、成瘾以及其他严重的健康问题。

四、网络成瘾

由过度和不正当使用互联网所导致的社会、心理功能损害现象称为"网络成瘾"，又称网络成瘾综合征（Internet addiction disorder, IAD），临床上是指由于患者对互联网过度依赖而导致的一种心理异常症状以及伴随的一种生理性不适。网络成瘾被视为行为成瘾的一种，其发病尚无明确的生物学基础，但与物质成瘾具有类似的表现和特点。

1. 网络成瘾的表现和特点

（1）显性：网络成瘾者的思维、情感和行为几乎都局限在网络上，上网成为生活中占主导地位的活动，在无法上网时会体验到对使用网络强烈的渴求。

（2）情绪改变：上网成为成瘾者应付环境和追求某种主观体验的一种策略，通过网络活动可以产生激惹、兴奋和紧张等情绪体验，也可以获得一些安宁，逃避甚至是麻木的效果。

（3）耐受性：成瘾者必须逐渐增加上网时间和投入程度，才能获得以前曾有的满足感，就像吸毒者必须逐次增加毒品摄入量一样。

（4）戒断反应：在意外或被迫不能上网的情况下，成瘾者会产生烦躁不安等情绪体验，网络成瘾者的戒断反应主要体现在情绪反应上，物质成瘾者会存在严重的生理的戒断反应。

（5）冲突：网络成瘾行为会导致成瘾者与周围环境的冲突，比如家庭关系，朋友关系和工作关系的冲突和恶化；与学习、工作、社会活动等其他活动和爱好相比，成瘾者内心对自己的成瘾行为存在强烈的矛盾心态：意识到过度上网的危害又不愿舍弃上网带来的各种精神满足。

（6）反复：虽经过一段时间的控制和戒除，但成瘾行为仍容易反复发作，再次发作时会表现出更为强烈的倾向。

笔记

2. 网络成瘾分类和诊断标准　按照《网络成瘾诊断标准》，网络成瘾分为网络游戏成瘾、网络色情成瘾、网络关系成瘾、网络信息成瘾、网络交易成瘾5类。

网络成瘾的诊断标准如下。

（1）对网络的使用有强烈的渴求或冲动感。

（2）减少或停止上网时会出现周身不适、烦躁、易激惹、注意力不集中、睡眠障碍等戒断反应；上述戒断反应可通过使用其他类似的电子媒介如电视、掌上游戏机等来缓解。

（3）下述5条至少符合1条：①为达到满足感而不断增加使用网络的时间和投入的程度；②使用网络的开始、结束及持续时间难以控制，经多次努力后均未成功；③固执使用网络而不顾及其危害性后果，即使知道网络成瘾的危害仍难以停止；④因使用网络而减少或放弃了其他的兴趣、娱乐或社交活动；⑤将使用网络作为一种逃避问题或缓解不良情绪的途径。

（4）网络成瘾的病程标准为平均每日连续上网达到或超过6小时，且符合症状标准已达到或超过3个月。

3. 网络成瘾干预

（1）心理干预（psychological intervention）：心理干预仍然是青少年网络成瘾的主要干预方式，主要包括：认知治疗、行为治疗、认知行为治疗、团体心理治疗和家庭治疗等。

1）认知治疗（cognitive therapy，CT）：大量研究提示网络成瘾者具有一定的"负性认知模式"，它们更多地将网络作为摆脱现实痛苦、逃避压力的方式，通过在网络上的虚拟成功来缓解自己在社会生活中的不悦感。网络成瘾者存在针对世界和自身的负面信念，这是进行认知治疗的基础。认知治疗结构性强，易于被治疗师掌握和操作，治疗师与需求者的信任关系有助于青少年识别对网络功能歪曲的认知，从而改变其功能失调性行为及情绪反应。国内多项以学校为基础的干预也采用了认知治疗，收到了积极的效果。

2）行为治疗（behavior therapy，BT）：网络成瘾就其本身而言是不适当的行为，网络成瘾者有突出的去社会抑制行为。应当改变网络成瘾者的行为模式、消退网络成瘾行为而强化积极的行为。将行为强化法、行为契约法、行为消退法、自我管理法和厌恶刺激法等应用于治疗中，使网络成瘾者的成瘾耐受性、戒断反应、人际与健康、时间管理较矫治前有显著变化。多数以行为治疗为干预方法的研究均配合以认知治疗，这可能与行为治疗需要良好的医患关系及认知改变等作为先决条件有关。

3）认知行为治疗（cognitive behavior therapy，CBT）：认知行为治疗有反向实践、外力阻止、制定目标、戒断、提醒卡、个人目录、支持小组、家庭治疗等具体操作方法。该治疗既强调认知在心理行为中的作用，又结合行为治疗的技术，被治疗者将主动、平等地与治疗师合作解决问题。

4）团体心理治疗（group psychotherapy）：团体治疗可以为有着沉迷网络相近问题的青少年创造一个无压力的交流平台，使他们在团体中得到感情支持，治疗形式本身可提升团体成员的社交能力，改善了网络成瘾青少年的社交处境；可以有效结合各种治疗方式，节省人力，是一种操作性相对较强的方法。

笔记

5）家庭治疗（family therapy）：网络成瘾者在家庭成员之间的沟通、家庭角色、成员相互之间的情感反应和情感支持以及对行为控制等方面均存在缺陷，成瘾者的总体家庭功能较差。父母婚姻状况、家庭经济状况、抚养人、管教方式对青少年网络成瘾的发生均有作用。家庭和睦、管教方式民主理性的青少年中网络成瘾发生率较低；非父母抚养、家庭经济状况过好或过差都增加网络成瘾的发生率。青少年网络成瘾往往源于家庭内部有无法解决的问题，

家庭治疗以整个家庭为治疗对象，强调家庭成员之间关系的改变引起成员个体行为的改变。家庭治疗能够在发现家庭问题关系、改善家庭功能的同时，解决家庭成员的网络成瘾问题。家庭治疗在青少年网络成瘾干预中的方法主要包括对父母沟通技能的训练；帮助孩子发展社交技能；培养健康的家庭沟通技巧；减少不适应性家庭功能；对于网络成瘾家庭进行有效的家庭监督和纪律建立。家庭治疗的有效性已经得到了认可。但由于它牵涉到治疗中的人员众多、时间长，因此可操作性差。

（2）药物干预（medication）：网络成瘾与抑郁及焦虑情绪之间存在密切关系。网络成瘾者的抑郁情绪与自杀观念发生率较高。有研究者采用抗抑郁药和心境稳定剂治疗网络成瘾少年，药物治疗的目的在于减轻网络成瘾伴发的情绪问题。对于自控能力差、存在严重抵触情绪、拒绝治疗的青少年网络成瘾者，可以先应用药物稳定情绪，之后采取心理治疗。从长期预后看，应该配合使用其他心理治疗以达到预防复发的效果。

（3）综合干预（comprehensive intervention）：网络成瘾现象十分复杂。单一的干预模式已不能有效地控制网络成瘾行为，需要整合多种干预方法进行综合治疗。采用封闭式住院治疗模式，以心理治疗为主，药物治疗为辅的综合治疗方法，或是结合了认知治疗、行为治疗、药物治疗等方法，以药物治疗控制伴有抑郁或焦虑情绪的网络成瘾青少年的抑郁、焦虑症状，同时进行相应的心理干预，是目前被证实有效的干预模式。

本 章 小 结

重点介绍了营养与膳食基础知识，包括营养素的分类、蛋白质、脂肪、碳水化合物、维生素和矿物质的分类、功能和来源；以及水和膳食纤维的功能。

阐述了合理营养和平衡膳食的重要性，以及食品安全和食物中毒。

简介了保健食品的分类和功能设置；营养干预的重要性以及我国采用的主要干预措施。

重点介绍了身体活动的分类，身体活动的强度、频度、活动时间等内容，并推荐有益健康的身体活动量，以及如何对个体进行身体活动指导。

介绍了主要不健康生活方式的干预，包括成瘾行为的形成过程和影响因素、控烟策略、酗酒的危害以及网络成瘾的干预措施。

笔记

（何　丽）

关键术语

营养素　nutrient　　　　　　　宏量营养素　macronutrients
微量营养素　micronutrients　　　植物化学物　phytochemical
膳食营养素参考摄入量　dietary reference intakes，DRIs
平衡膳食　balanced diet　　　　合理营养　rational nutrition
膳食指南　dietary guidelines　　营养干预　nutrition intervention
保健食品　health food/functional food　食源性疾病　foodborne disease
食物中毒　food poisoning　　　　身体活动　physical activity，PA
代谢当量　metabolism equivalent，METs，Met
活动强度　activity intensity　　成瘾行为　addictionbehaviors
网络成瘾　Internet addiction disorder，IAD

练习题

一、简答题

1. 人体所需要的营养素包括哪些？
2. 简述脂肪酸的 4 种分类方法。
3. 简述碳水化合物的功能。
4. 简述我国采用的营养干预方法和意义。

二、讨论题

1. 张某，男性，45 岁，已吸烟 27 年，每日吸烟 1～2 包，因其父亲最近患肺癌去世，现痛下决心戒烟。请为他具体制订戒烟策略。

2. 一般健康人每天都应达到 6 千步当量活动量，条件允许者应以 10 千步当量为目标，以获得更多的健康效益。请问如何对个人进行身体活动指导？

笔记

第九章

心理健康管理

学习目标

通过本章的学习,你应该能够:

掌握 心理健康的概念、心理健康的标准、心理健康管理。

熟悉 心理健康问题及其表现、心理调节、心身疾病、心理问题的影响因素。

了解 心理健康评价依据;心理咨询。

章前案例

社会支持和癌症患者存活时间

对 86 名已经扩散的乳腺癌患者给予常规的医学治疗,将其中的 50 人作为实验组,在一年时间里,每周小组还需参加一次支持治疗,也就是小组成员共聚一处讨论他们患癌症后遇到的各种问题以及应对经验,同时表达自己的恐惧和其他强烈情绪。

在近 10 年的随访中,虽然只有 3 名被试者存活,但给予心理治疗的小组和仅接受药物治疗的小组在存活时间上还是存在显著差异。那些参加小组支持治疗的被试者平均存活时间为 36.6 个月,而对照组只有 18.9 个月。该实验说明,心理治疗可以影响疾病进程,延长生命。

(案例来源:[美]理查德·格里格《心理学与生活》)

第一节 心理健康概述

一、心理健康的定义和特征

(一)心理健康是人的健康不可分割的重要组成部分

人类对健康概念的认识是经历了几千年的历史而逐渐发展起来。伴随着医学模式转变,从生物医学模式到生物 - 心理 - 社会医学模式,人们认识到健康与否或疾病是否发生还与社会、行为和心理等因素有关。1947 年,世界卫生组织(WHO)在成立宪章中指出"健康乃是一种生理、心理和社会适应都完满的状态,而不只是没有疾病和虚弱的状态。"把人的健康从生物学的意义扩展到了精神和社会关系诸多方面的健康状态。1990 年,WHO 对健康作了新的定义,即"健康不仅是没有疾病,而且包括躯体健康、心理健康、社会适应良好和道德健康"。

总之,心理健康是人的健康不可分割的重要组成部分。其中身体健康是心

笔记

理健康的基础和载体,心理健康是身体健康的条件和保证。社会适应性归根结底取决于生理和心理的素质状况。一个健康的人既要有健康的身体,又要有健康的心理,良好的社会适应和道德,它们共同构成健康必不可少的基本条件。

（二）心理健康的概念

第三届国际心理卫生大会在 1946 年将心理健康(mental health)定义为:"所谓心理健康,是指在身体、智能以及情感上与他人的心理健康不相矛盾的范围内,将个人心境发展成最佳状态。"

WHO 于 2004 年在日内瓦发布的《促进心理健康:概念、证据和实践》研究报告中,把心理健康定义为由社会经济和环境因素所决定,包括实现自身潜能、能应对日常生活压力、能有成就的工作、对所属社区有贡献等状态。

知识拓展

不同时期相关组织对心理健康的界定

全美儿童健康及保护会议在 1929 年提出:"心理健康是指个人在其适应过程中,能发挥最高的职能而获得的满足、感觉愉快的心理状态,同时在其社会中,能谨慎其行为,并有敢于面对现实的压力。"

《简明不列颠百科全书》(1985—1991)对心理健康作出这样的界定:心理健康指个体心理在本身及条件许可范围内所能达到的最佳功能状态,不是十全十美的状态。

（三）心理健康的特点

1. 相对性　人的心理健康具有相对性,与人们所处的环境、时代、年龄、文化背景等有关。

2. 动态性　心理健康状态不是固定不变的。心理健康水平会随着个体的成长、环境的改变、经验的积累及自我的变化而发展变化。

3. 连续性　心理健康与不健康之间并没有一条明确的界限,而是呈一种连续甚至交叉的状态。从健康的心理再到严重的心理疾病,是一个两头小、中间大的渐进的连续体。

4. 可逆性　心理健康具有可逆性,一个人出现了心理困扰、心理矛盾,如果能及时调整情绪、改变认知、纠正不良行为,则很快会解除烦恼,恢复心理平衡。反之,如果不注意心理健康,则心理健康水平就会下降,甚至产生心理疾病。

二、心理健康的标准

（一）心理健康的评估标准

许又新提出心理健康可以用 3 类标准(或 3 个维度)去衡量,即体验标准、操作标准、发展标准。他同时指出,不能孤立地只考虑某一类标准,而要把 3 类标准联系起来,综合地加以考察和衡量。

1. 体验标准　也称主观标准,是指以个人的主观体验和内心世界的状况作

笔记

为衡量心理健康的标准。其中包括两部分：良好的心境；恰当的自我评价。

2. 操作标准　指通过观察、实验和测验等方法考察心理活动的过程和效应，其核心是效率。主要包括个人心理活动的效率和个人的社会效率或社会功能。如：工作及学习效率高低、人际关系和谐与否等。

3. 发展标准　发展标准是在时间轴对人的心理状态作纵向的回顾或展望。既要了解一个人经历了怎样的发展历程，又要估计其未来发展的可能性和趋势。

体验标准和操作标准着眼于横向评价人的心理状态，发展标准着眼于纵向考察与分析人的心理状态，体验标准是内在标准，操作标准是外在体验标准，衡量心理是否健康时要把3种标准联系起来考量。

（二）心理健康的评价原则

1. 心理与环境的统一性　人的心理是在社会生活环境与实践活动中逐渐形成和发展起来的，是对客观现实能动的反映。任何正常的心理活动与心理现象都来源于客观的社会生活环境。因此，任何正常的心理活动或行为在形式和内容上必须与客观环境保持一致性。

2. 内在心理活动的协调性　人类的精神活动分为认知、情感和意志等部分，各种心理过程之间具有协调一致的关系，从而保证人在反映客观世界过程中的高度准确和有效。一个人的认知、情感和意志行为构成人的心理活动过程的完整统一体。

3. 人格的相对稳定性原则　人格是在先天遗传素质的基础上，在后天社会现实生活中逐渐形成的独特的个性心理特征。日常生活中的个体在各种信息和周围客观事物的刺激作用下，不断充实、完善和丰富了自身内心世界。在其影响作用下逐渐形成了具有相对稳定的个性心理特征，并在一切活动中显示出其自身的特点。

知识链接

心理正常与异常的评定依据

心理正常与异常没有一个固定不变的、到处适用的绝对标准，其界限随时代的变迁与社会文化的差异而变动。因此，正常和异常的界限不能绝对确定，而两者之间通过综合以下6种依据，对心理正常与否进行相对评定。

1. 以统计学上的常态分配为依据　这种依据以正态分布理论为基础，根据个人的心理行为是否偏离某一人群的平均值来区分心理正常与否，居中的大多数人属于心理正常，而远离中间的两端被视为异常。其优点是可使心理健康状态客观、具体、可量化，便于比较和分类，易于操作；缺点是并不是所有的心理健康现象都是正态分布，不是所有对平均值的偏离都意味着心理异常。

2. 以社会规范为依据　以每个社会都有某些被大多数人所接受的行为依据为前提，行为符合公认的社会行为规范为心理正常，否则为心理异常。其局限性在于社会上缺少一种人们普遍认同的标准，即社会规范本身内容上

笔记

的真理局限性,社会规范本身也随着时间和文化领域的改变而改变,即社会规范地域性和文化方面的局限,社会规范本身的历史局限性。

3. 以医学上的症状存在与否为依据　从医学角度来看,以医学上的症状或生理功能改变存在与否为依据。该观点认为,我们可以通过身体检查找到导致心理异常的原因。其局限在于无医学病因与症状者并不能都被认为心理异常。在很多情况下,异常的心态可能以潜在的方式隐藏着,要在某种诱因下才能发作和表现。同时也没有确切的证据证明生物因素一定会导致异常行为。

4. 以生活适应状况为依据　能适应社会,有效发挥个人作用,生活和工作适应者为正常;无法有效发挥个人作用,不能适应社会,生活和工作适应困难者则为异常。

5. 以个人主观经验为依据　即当事人按照自己的主观感受来判断自己的健康,强调的是个人行为的心理后果,如果个体行为导致其痛苦、忧虑或有罪恶感,或者对他人造成伤害,就是异常。

6. 以心理成熟与发展水平为依据　个体身心两方面成熟和发展相当者为正常,心理发展水平较同龄人明显低者为异常。

(三)心理健康标准

1. 根据第三届国际心理卫生大会上心理健康的定义,将心理健康的标准归纳为:①身体、智力、情绪十分调和;②适应环境,人际关系中彼此礼让;③有幸福感;④在工作和职业中能充分发挥自己的能力,过着有效率的生活。

2. 1951年美国心理学家马斯洛和米特尔曼提出的心理健康10条标准被认为是评定"最经典的标准"(表9-1)。

表9-1　评定心理健康的标准

序号	标准内容
1	充分的安全感
2	充分了解自己,并对自己的能力作适当的估价
3	生活的目标切合实际
4	与现实的环境保持接触
5	能保持人格的完整与和谐
6	具有从经验中学习的能力
7	能保持良好的人际关系
8	适度的情绪表达与控制
9	在不违背社会规范的条件下,对个人的基本需要作恰当的满足
10	在不违背社会规范的条件下,能有限地个性发挥

3. 综合国内外学者关于心理健康的标准,其包括以下5个特征。

(1)智力正常:是人们生活、学习、工作、劳动最基本的心理条件。

笔记

（2）情绪稳定与愉快：是心理健康的重要标志。表明一个人的中枢神经系统处于相对的平衡状态，意味着机体功能的协调。一个心理健康的人，行为协调统一，其行为受意识的支配，思想与行为是统一协调的，并有自我控制能力。

（3）良好的人际关系：人的交往活动能反映人的心理健康状态，人与人之间正常的、友好的交往不仅是维持心理健康的必备条件，也是获得心理健康的重要方法。

（4）良好的适应能力：人生活在纷繁复杂、变化多端的大千世界里，一生中会遇到多种环境及变化，因此一个人应当具有良好的适应能力。无论现实环境有什么变化，都将能够适应。

（5）健全的人格：心理健康的最终目标是培养健全的人格。包括人格的各个结构要素不存在明显缺陷与偏差；具有清醒的自我意识，不产生自我同一性混乱；以积极进取的人生观作为人格的核心，有相对完整的心理特征等。

知识链接

人的健康新标准

WHO 提出了人的健康新标准，包括肌体和精神（心理、精神和社会适应三方面均处于完美状态）的健康状况。肌体的健康可用"五快"来衡量；精神的健康可用"三良"来衡量（图 9-1）。

快眠：较快入睡，睡眠质量好，精神饱满

快语：说话流利，头脑清醒，思维敏捷

快食：吃饭不挑食、不偏食，津津有味

快便：快速通畅地排泄，感觉轻松自如

快行：行动自如协调，迈步轻松有力，动作流畅

良好的个性：性格温和、适应环境，为人处世好；

良好的处世能力：能应付复杂环境，观察问题客观，有知足感；

良好的人际关系：与人相处自然融洽，朋友多；

肌体健康"五快"　　　　　　　　　　心理健康"三良"

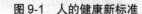

图 9-1　人的健康新标准

笔记

（四）正确理解和运用心理健康标准

了解与掌握心理健康的标准，对于增强与维护人们的健康有很大的意义。心理健康的标准是一种理想尺度，它不仅为我们提供了衡量是否健康的标准，而且为我们指明了提高心理健康的发展方向。掌握了健康标准，并以此为依据对照自己，进行心理健康的自我诊断。发现自己的心理状况某一或某几方面与心理健康标准的距离，并进行针对性的加强心理锻炼，以期达到心理健康水平；发现自己的心理状态严重地偏离心理健康标准，可以促进自己及时求医，以便早期诊断和早期治疗。正确理解和运用心理健康标准，对每一个人在自己现有的基础上作不同程度的努力，都可以追求心理发展的更高层次，不断发挥自身的潜能。

三、心理健康的心理学观点

（一）人的心理的本质

1. 心理是大脑的功能　心理是大脑的功能，大脑是心理活动的器官，心理现象是大脑活动的结果，没有大脑的心理是不存在的。人的大脑是由大量神经细胞借助突触而形成的一个巨大的网络系统。每个神经细胞可能和6万～30万个神经细胞发生联系。正常发育的大脑为心理的发展提供了物质基础。从动物进化上看，随着神经系统特别是大脑的进化，动物的心理由无到有、由简单到复杂在逐渐发生着变化。人的大脑是最复杂的物质，是神经系统发展的最高产物。只有到了人类才有了思维，才能认识到事物的本质和事物之间的内在联系，所以，人的心理是心理发展的最高阶段，我们把人的心理称作思维、意识、精神，所以，从心理现象的产生和发展的过程说明了心理是大脑活动的结果。

现代个体研究也发现，心理的发生发展是以大脑的发育为基础的。现代生理解剖学和临床医学证明，人脑由于外伤或疾病受到损伤，相应的心理活动也会发生改变，例如大脑右半球病变时就会引起视空间、注意和情绪障碍。这都证明了心理是大脑的功能。

2. 心理是客观现实的反映　大脑是心理活动的器官，是产生心理活动的生理基础，心理是客观现实在人的头脑中产生的映象。客观外界事物作用于人的感觉器官，通过大脑的活动将客观外界事物变成映象，从而产生人的心理。所以，客观现实是心理现象的源泉，心理现象是客观现实在大脑中的反映。

客观现实十分丰富复杂，有自然现象和社会生活。在狼群中长大的狼孩，脱离了人类社会，不具备人的心理，只具备狼的本性，正是证明了一个人脱离了人类社会，即使有人的大脑，也不能自发地产生人的心理。由此可见，心理现象固然是大脑的产物，却又受到社会的制约，是自然和社会相结合的产物，只有从自然和社会两方面进行研究，才能揭示心理的实质和规律。

3. 心理是以活动的形式存在的　心理是在人的大脑中产生的客观事物的映象，这种映象本身从外部是看不见也摸不着的。但是，心理支配人的行为活动，又通过行为活动表现出来，因此，可以通过观察和分析人的行为活动客观地研究人的心理。

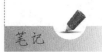

笔记

（二）心理过程

1. 心理过程的定义　心理过程（mental process）是指心理活动发生、发展的过程，也就是人脑对现实的反映过程。它具有时间上的延续性，即在客观事物的作用下，在一定时间内，大脑反映客观现实的过程。

2. 心理过程的内容　人的心理是复杂的，心理过程主要包括认知过程、情感过程、意志过程，即常说的知、情、意。

（1）认知过程（知）：是指人认识外界事物的过程，或者说是对作用于人的感觉器官的外界事物进行信息加工的过程。它包括感觉、知觉、记忆、思维、注意等心理现象。

以知觉为例：我们看到一个物体，先要用眼睛来接受来自物体的光刺激，然后经过神经系统的加工，把光刺激转化为神经冲动，从而察觉到物体；接着要将看到的物体从它的环境或背景中区分开来，最后要确认这个物体，并叫出它的名称。

（2）情绪情感（情）：情绪和情感是以人的需要为中介的一种心理活动，是人对客观外界事物的态度体验，是一种内心体验。情绪指的是情感反应的过程，也就是大脑的活动过程，情感要通过情绪来表现，如满意、愉快、气愤、悲伤等。

根据情绪的强度，将其分为3类，由弱到强依次是：心境、激情和应激。心境是一种微弱的、平静而持久的、影响人的整个精神活动的情绪状态，具有扩散和蔓延性；激情是一种强烈、短暂而且迅速暴发的情绪状态，如愤怒、狂喜、绝望等；应激，这里是指在出乎意料的紧急情况下引起的急速而高度紧张的情绪状态。如果人长期处于激情状态，或者接二连三处于应激状态，对健康十分不利。

（3）意志过程（意）：意志是有意识地确立目的，调节和支配行动，并通过克服困难和挫折，实现预定目的的心理过程。受意志支配的行动叫意志行动（行）。

知、情、意并不是孤立的，而是互相关联的统一整体。认知是产生情、意的基础；行是在认知的基础上和情的推动下产生的。逛服装店时，看到好看的衣服属于"感知觉"过程，思考是否适合自己是"思维"过程，喜欢它则产生了"情绪"反应，花钱买下它属于"意志行为"过程。

（三）个性（人格）

个性，又称人格，主要包含两方面的内容，即个性倾向性与个性特征。

1. 个性倾向性　包括需要、动机、兴趣、理想、信念、世界观。

不同的个体对客观世界的事物、事件都各有自己的倾向，有不同的需要、兴趣、理想、信念和世界观，有不同的动机。社会越发展、越发达，物质与精神财富数量就越大，人类选择的余地就越大。选择的结果就是个性倾向需要的差异。

需要不同，兴趣也就有了区别。有人喜欢金钱、地位，有人追求理想、信念。就形成了不同的人们对社会和世界不同的看法和观念，也就解释了不同的人们为什么具有不同的世界观。

2. 个性特征　包括能力、气质、性格。

（1）能力：人在生理、心理发育成熟后，就有了从事生产劳动的本事，这就是能力。能力包括智力、才能、技艺。

笔记

（2）气质：气质指脾气、秉性或性情。气质是内在的个性本性，如稳定或不稳定；反应的速度：是灵敏还是迟钝，是兴奋型还是抑制型；气质类型影响对环境的适应和健康。

（3）性格：是个性的外显表现，是显露的气质的外形，是在社会实践中对外界现实的基本态度和习惯的行为方式。例如：性格温和或热情，对人忠诚、嫉恶如仇、礼让关怀；行动举止优雅大方、神态温和端庄、谈吐幽默等。

人的个性反映了一个人总的心理面貌，是相对稳定、具有独特倾向性的心理特征的总和，是在遗传、环境、教育等先后天环境交互作用下形成的，是在长期的社会生活实践中形成、发展起来的。

四、心理健康管理

（一）心理健康管理的概念

心理健康管理（mental health management）就是将健康管理学的理念运用于心理健康领域。针对个体的心理健康管理的定义为：运用健康管理学的理念，使个体能够达到和保持心理活动处于相对较高水平，达到身体、心理和社会适应完好状态的一系列活动。针对群体的心理健康管理定义为：运用健康管理学的理念，由心理健康政策的制定及实施管理者（政府及相关部门）会同心理健康技术实施者（如医生、心理咨询师、基层保健人员、社区工作者等）对全民的心理状态进行管理，以期达到全民身心健康、社会和谐稳定的一系列过程。针对群体的心理健康管理完全符合一般管理学的4个基本要素（表9-2）。

表9-2　心理健康管理的基本要素

管理基本要素	
管理主体（由谁管）	政府及有关部门
管理客体（管谁）	全民
管理目的（为何而管）	心理健康
管理手段（如何管）	运用健康管理的理念与心理学已有的研究成果和手段

（二）心理健康管理的维度

心理健康管理需要具体的操作与落实，从相关学术与技术角度，可以对心理健康作出3个维度界定。

1. 心理特质健康　心理特质是指个体稳定的心理行为特征，可以通过人格、气质等心理测量工具与方法进行评估，从而掌握个体的基本心理特点。心理特质是在先天与后天双方面因素的综合作用下逐渐形成的，是评价个体心理健康的基础维度，也是进行心理健康管理的重要基础。

2. 心理状态健康　心理状态是个体的心理行为特点，包括情绪、应激反应模式、躯体化指征、身心交互症状、人际关系、社会功能等。心理状态相关测评可以根据需要进行规律化操作，同时了解个体心理状态的波动规律也是非常重要的。掌握心理状态是进行心理健康管理的常规工作。

3. 心理过程健康　心理过程是个体心理功能执行的内部机制，是在个体内

笔记

部进行的信息加工过程,包括知、情、意三个水平,知觉、注意、记忆、学习、决策等诸多环节。心理过程的健康水平是评价个体心理健康及心理疾患的重要参考指标,是进行心理健康管理的主要依据。

(三)心理健康管理的方式

心理健康教育与心理健康促进都可以看成是心理健康管理的重要一部分,其最终的核心目的都是通过心理健康理论预防心理疾病,促进心理健康。

1. 心理健康教育　心理健康教育(mental health education)是根据人们心理活动的规律,采取各种教育方法与措施,调动受教育者的一切内外积极因素,维护其心理健康,培养其良好的心理素质,以促进其整体素质提高的教育活动。

心理健康教育是心理健康管理的重要实施手段。心理健康教育的目的是消除或减轻影响心理健康的危险因素,预防心理疾病,促进心理健康和提高生活质量。其基本过程是在对特定个体、群体心理健康相关问题分析的基础上,确定有针对性的心理健康教育内容和方法,从而有计划、有步骤地实施干预活动,最后评估干预活动效果的一系列活动过程。

2. 心理健康促进　心理健康促进(mental health promotion)是把心理健康教育和有关组织、政治和经济干预结合起来,促使个体心理行为和环境的改变,从而改善和保护人们身心健康的一种综合策略。

心理健康促进是心理健康管理的重要组成部分。心理健康促进的主要活动领域包括:建立促进心理健康的公共政策;创造支持的环境;强化社区行动;发展个人技能;调整卫生服务方向。基于心理健康促进的概念和活动领域,可以将心理健康促进的基本策略分为倡导、赋权、协调和社会动员。

第二节　心　身　疾　病

一、心身疾病的概述

(一)心身疾病的定义

心身疾病(psychosomatic diseases)又称心理生理疾患(psychophysiological diseases),有时也称心身障碍(psychosomatic disorders)或心理生理障碍(psychophysiological disorders)。心身疾病和心身障碍在目前文献中有时被混合使用。

心身疾病有狭义和广义之分。

狭义的心身疾病是指心理社会因素在其疾病发生、发展、治疗、预防过程中起重要作用的躯体器质性疾病。例如冠心病、溃疡病。

狭义的心身障碍则是指心理社会因素起重要作用的一类躯体生理功能紊乱,但未见明显组织损害,例如神经性呕吐、偏头痛。

广义的心身疾病指心理社会因素在疾病发生、发展过程中起重要作用的躯体器质性疾病和功能性障碍,其范围更广(图9-2)。本章也基本上

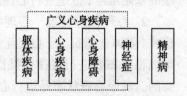

图9-2　心身疾病定位示意图

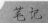
笔记

采用这种广义的概念。

（二）心身疾病的特点

心身疾病一般具有以下几个特点：

1. 以躯体症状为主，有明确的病理生理过程。

2. 某种个性特征是疾病发生的易患素质。

3. 疾病的发生和发展与心理社会应激（如生活事件等）和情绪反应有关。

4. 生物或躯体因素是某些心身疾病的发病基础，心理社会因素往往起"扳机"作用。

5. 心身疾病通常发生在自主神经支配的系统或器官。

6. 心身综合治疗比单用生物学治疗效果好。

（三）心身疾病的范围

现在医学认为：心理社会因素在各种疾病发生中均产生作用，根据姚树桥、杨彦春主编的《医学心理学》的归纳，将心身疾病按器官系统总结如表9-3所示。

表9-3　心身疾病范围

分类	各类主要疾病名称
心血管系统	冠状动脉粥样硬化性心脏病、阵发性心动过速、心律不齐、原发性高血压、原发性低血压、雷诺病（Raynaud disease）等
呼吸系统	支气管哮喘、过度换气综合征、神经性咳嗽等
消化系统	胃溃疡、十二指肠溃疡、神经性厌食、神经性呕吐、溃疡性结肠炎、肠道易激综合征等
皮肤系统	神经性皮炎、瘙痒症、斑秃、银屑病、多汗症、慢性荨麻疹、湿疹等
肌肉骨骼系统	类风湿关节炎、腰背疼、肌肉疼痛、痉挛性斜颈、书写痉挛等
泌尿系统	夜尿症、神经性尿频等
内分泌系统	甲状腺功能亢进、糖尿病、低血糖、艾迪生病（Addison disease）等
神经系统	血管神经性头痛、肌紧张性头痛、睡眠障碍等
生殖系统	勃起功能障碍、早泄、性欲减退、痛经、月经紊乱、经前期紧张症、功能失常性子宫出血、功能性不孕症等
外科	器官移植后综合征、整形术后综合征等
儿科	遗尿症、夜惊、口吃等
眼科	原发性青光眼、眼睑痉挛、弱视等
耳鼻咽喉科	梅尼埃病、咽部异物感等
口腔科	特发性舌痛症、口腔溃疡、颞下颌关节紊乱综合征等
肿瘤科	肿瘤、癌症

（四）生理 - 心理相互影响

人是由大脑统一指挥，心理功能和生理功能相互影响、相互制约，构成了人体完整的生命活动，机体正是通过心理和生理的统一活动，与自然界和社会环境不断进行物质、能量和信息交换，以适应环境条件的变化，保持人体的健康，心理社会因素在各种疾病发生中均产生作用。不健康的心理会使身体内环境失

笔记

衡,从而导致躯体疾病的发生。同样,生理功能的异常状态或躯体疾病也可以成为心理压力源而导致心理行为反应。

二、生物或躯体因素是心身疾病的发病基础和发展要素

躯体疾病是重要的心理致病因素,可以通过患者的心理变化、情绪反应产生明显的病态心理反应,诱发心身疾病。

躯体疾病与心理问题的关系大致有 4 种:①心理问题导致的躯体疾病,即心身疾病;②躯体疾病作为负性生活事件导致心理障碍;③躯体疾病产生器质性和症状性精神障碍;④躯体疾病与心理疾病在患者身上同时出现。

(一)生物或躯体因素是某些心身疾病的发病基础

生理始基是心身疾病的发病基础,不良的外界心理刺激,尤其是引起人们产生损失感和不安全感的心理刺激最易导致机体的生理反应。例如在一些重大灾难(地震、洪水、战祸、灾荒等波及大量人口的刺激)过后,仅少数人患心身疾病,而且所患疾病并不相同,其原因除了个体的人格特征和行为方式,主要取决于患者原有生理特点的差异。如在溃疡发病过程中,胃蛋白酶的增高起重要作用,由于它消化了胃黏膜而造成溃疡。患者在患病前,其蛋白酶的前体——胃蛋白酶原有水平就已经比普通人高,具有这一特征的多数人并不发病,但由于外界心理刺激对其起着"扳机"作用,才使得溃疡病的产生。

(二)躯体因素是导致心身疾病的发展要素

任何躯体器质或功能障碍都会对个体心理带来限制,我们以"投石入水"比喻,石头入水是外界的心理刺激,溅起的水花是机体障碍后的功能丧失,水面的层层涟漪则是随之产生的系列心理问题;疾病可以使患者的自我感觉和整个精神状态也发生变化。

1. 对客观世界和自身价值的态度发生改变　疾病可以使患者改变他们对周围事物的感受和态度,也可以改变患者对自身存在价值的态度。这种主观态度的改变,可以使患者把自己置于人际关系中的特殊位置上(好像已经或将要被人群抛弃)。

2. 把注意力从外界转移到自身的体验和感觉上　患者一旦知道自己有病以后,注意力会变得狭窄。他们会立刻把注意力由外部世界转向自己的体验和感觉。这时,他们往往只关心自己身体的功能状态。由于注意力的转移和兴趣的缩小,患者心理的各方面会相应地发生一时性的改变。

3. 时间感觉发生变化　当一个人感到生命受到威胁时,其对时间的感觉也会发生变化。不是感到时间过得很快,就是感到过得很慢,他们会陷入一连串的往事回忆之中。疾病所引起的各种心态都会成为回忆的诱发因素,这些回忆有时很强烈,它可以抑制对未来的信心。

4. 精神偏离日常状态　由于疾病明显地破坏了正常生活节律,使人的日常劳动、休息和睡眠节奏受到很大的影响。生活节律的破坏成为一种极为强烈的信号,冲击着患者的内心世界。再加上对疾病症状的体验,患者的兴趣、爱好、思维方式都可以发生某些改变。

笔记

（三）躯体疾病引发的心理问题

每个人在患病后，由于疾病、对疾病的认识、个人的心理特征和所处的社会生活环境等不同而产生不同的心理反应。

1. 抑郁　抑郁是一种现实丧失或预期丧失引起的消极心情。患病时因为失去健康、器官组织或社会功能的丧失而产生抑郁情绪。

2. 焦虑　患病后，由于对疾病的担心，对病因、转归、预后不明确，可导致与疾病有关的焦虑。

3. 孤独感　患病后离开熟悉环境，在医院陌生环境中接触陌生的人，本身就会产生孤独感。

4. 被动依赖　由于抑郁、焦虑以及孤独感，患者容易产生一种被动依赖的心理状态以获得家庭、社会、亲朋好友的关心和支持。

5. 否认　有的患者不愿承认自己患病的事实。尤其是对肿瘤等预后不良的疾病，否认心理更为常见，这往往会贻误病情。

三、心理因素是引发心身疾病的关键要素

从心身疾病的角度来说，心理因素在疾病的发生和发展过程中起着重要的作用。如某种人格特征、不良的情绪、压力、心理冲突等时，其发病生理因素就容易在心理因素诱发下，导致机体的生理功能持续紊乱、组织损害和结构改变的器质性躯体疾病。

（一）人格特征引发的躯体问题

人格（personality），亦称个性，反映了一个人总的心理面貌，是相对稳定、具有独特倾向性的心理特征的总和，是在长期社会生活实践中形成和发展起来的。

人格特征对于人体疾病尤其是心身疾病的发生、发展和病程的转归具有明显影响。同样的心理社会因素作用于不同人格特征的人，可导致不同的生理生化改变，引起不同类型的心身疾病（表9-4），目前关于人格与疾病的发病相关问题已引起了人们的广泛重视。

表9-4　A、B、C型人格的特征及易患疾病

人格类型	人格特征	易患疾病
A型人格	富有竞争性，具进取心、自信心、有成就感，时间紧迫感，易固执己见，有旺盛的精力和过度的敌意，不断驱动自己要在最短的时间里干最多的事，并对阻碍自己努力的其他人或其他事进行攻击，自大、垄断，永远感到时间不够用	具有这种人格的人，血胆固醇、甘油三酯较高；平时精神紧张度就很高，稍遇刺激，就会心跳加快、呼吸加快、血压升高，长期如此，易患动脉硬化、高血压、冠心病。具有A型性格的人，常使自己身上的其他痼疾加剧和恶化，从而较之同类疾病患者较早死亡
B型人格	不争强好胜，温和平静，从容大度，随遇而安，做事不慌不忙，亦未因时间不够用而感到厌烦，不对别人产生敌意	具有这种人格的人不易患病，而且即使患病，恢复得也比较好。研究表明，长寿人群中，B型性格者占绝大多数

笔记

续表

人格类型	人格特征	易患疾病
C型人格	害怕竞争，内向、逆来顺受、忍气吞声、任人摆布，过分压抑自己的负性情绪，尤其是经常竭力压制原本应该发泄的愤怒情绪，易出现无助、无望的心理状态，往往表现出过分的克制、谨小慎微、没有信心等	具有这种人格的人易患癌，从总体上对人类的寿命产生负面影响。对于C型性格易患癌的现象，神经免疫学的回答是：抑郁心理状态打破了体内环境的平衡，干扰免疫监控系统的功能，不能及时清除异常突变细胞，这类细胞极易引发癌症

综上所述，患者的人格特征与疾病有着密切的联系，它既可作为许多疾病的发病基础，又可改变疾病的过程。因此，患者对待某种疾病的态度及其与人格有关的反应方式，可影响疾病的转归。

知识链接

A型性格易患的疾病

20世纪50年代，美国医学家弗里德曼（Friedman M）和罗森曼（Rosenman R.H）发现在冠心病患者中有一种特征性的行为模式，他们称之为"A型行为类型"。具有这种特征的人有下列表现：为取得成就而努力奋斗，富有竞争性，很易引起不耐烦，有时间紧迫感，固执己见，有旺盛的精力和过度的敌意。

弗里德曼等认为，A型性格不是冠心病的结果，而是起因。自从提出A型性格对冠心病的致病作用后，直到20世纪80年代，已完成了许多临床观察、流行病学调查及实验室的研究。西方协作组研究计划自1960年起对3000多名中年健康男性雇员进行近十年的追踪观察，对象分别是属于A型和B型性格者。结果发现在整个观察期间冠心病总发生率，以及各种临床症状包括心肌梗死、心绞痛等的出现率，A型性格均2倍于B型性格。故有人将A型性格称为"冠心病性格"。

世界心肺和血液研究协会于1978年对A型行为与冠心病关系问题进行评价，认为A型行为对冠心病发生的作用超过年龄、血压、血脂和吸烟等危险因素。目前已确认A型行为属于一种独立的冠心病危险因素。

（二）情绪对生理的影响

心理状况对人体的健康，疾病的发生、发展和防治具有重大影响。通常认为，心理因素是通过情绪活动影响身体内脏器官功能的，不同的情绪会产生不同的结果。情绪（emotion），是人对客观事物所持态度在内心产生的体验，是人脑对客观外界事物与肢体需要之间的关系的反映，包含体验、生理和表情的整合性心理过程。肯定、积极的情绪，如愉悦、满足、欢喜等，可以提高体力和脑力劳动的效率，使人保持健康，治疗疾病。而在强烈的或持续的消极情绪状态下，首先影响的是神经系统的功能。当持续的消极情绪作用后，则常常会使人的神经系统功能严重失调,从而导致各种心身疾病,例如愤怒、焦虑、惊恐等消极情绪的持续作用会造成心血管功能紊乱,出现心律不齐、高血压、冠心病和脑出血等。又如长期处在严重的忧愁、悲伤和痛苦等情绪状态下,胃肠功能会受到严重的影响,从而导致胃、十二指肠溃疡和癌症的发生。

(三)压力对生理的影响

压力(stress)是指个体对某种意外的环境刺激所作出的适应性反应,是个体觉察到环境的威胁或挑战而产生的适应或应对反应。

个体遭遇过度的心理压力,由于强度太大或持续时间太久,健康状态会被严重破坏,从而产生某些疾病,压力还可加重一个人已有的疾病或造成复发。例如,一位冠心病患者在观看紧张的足球比赛后,有可能发生急性心肌梗死。

知识链接

压力的种类

1. 叠加性压力 叠加性压力是极为严重和难以应对的压力,它给人造成的危害很大。

(1)同时性叠加压力:在同一时间里,有若干构成压力的事件发生,这时,主体所体验到的压力称为同时性叠加压力,俗称"四面楚歌"。

(2)继时性叠加压力:两个以上能构成压力的事件相继发生,后继的压力恰恰发生在前一个压力适应过程的搏斗阶段或衰竭阶段,这时,主体体验到的压力称为继时性叠加压力。

2. 破坏性压力 破坏性压力又称极端压力,其中包括战争、地震、空难、遭受攻击、被绑架、被强暴等。

过强的心理压力常有较强烈的心理和生理反应,可以引起急性焦虑反应、血管迷走反应和过度换气综合征,甚至可导致免疫功能损害。

(1)急性焦虑反应:表现为焦虑、烦躁不安、抑郁、过敏、心悸、出汗、恶心、呼吸急促、腹部不适、血压升高、瞳孔扩大等。

(2)血管迷走反应:多见于突发性事件(如事故、伤害)、剧烈疼痛和严重的情绪紊乱之后,表现为头晕头痛、精神错乱、出冷汗、面色苍白、心动过缓、血压下降、腹痛、紧张。

(3)过度换气综合征引起的眩晕和昏厥:是由于情绪激动,二氧化碳呼出太多所致,甚至会产生手足抽搐的症状和体征。

(4)免疫功能损害:如疱疹、白血病、过敏性疾病等。研究显示,学生在学习压力很大的情况下,免疫球蛋白的分泌减少,上呼吸道感染的机会增多。还有研究显示,男性丧偶后,T淋巴细胞降低,使其很容易生病。老年丧妻者,甚至在丧妻后不久也会去世的现象并不少见。

(四)心身疾病的预防

心身疾病的发生是心理社会因素和生物因素综合作用的结果,因而心身疾

笔记

病的预防也应同时兼顾这两方面。但一般来说，在心身疾病的预防工作中，心理因素和心理学方法起更重要的作用。

心理社会因素会引起心身疾病。大量的事实证明，只有考虑到患者的精神状态与疾病之间的复杂关系，才能完整地了解疾病的实质，故心身疾病预防也应从早期着眼。对那些具有明显心理素质问题的人，例如有易怒、抑郁、孤僻及多疑倾向者，应及早通过心理指导加强其人格的调整；对于那些有明显行为问题者，如吸烟、酗酒、多食、缺少运动及 A 型行为等，应利用心理学技术指导其进行矫正；对于那些工作和生活环境里存在明显应激原的人，应及时帮助其进行适当的调整，以减少不必要的心理刺激；对于那些出现情绪危机的正常人，应及时帮助加以疏导。在紧张多变的社会环境中，对心身疾病的预防从个人角度来说应遵循以下原则：①培养健全的人格；②锻炼应对能力，调节情绪；③建立良好的人际关系，储备社会支持力量。

第三节　常见心理问题与对策

心理问题（psychological problem）作为一个全球性的问题，已随着生活压力的增加日益凸显。在人类逐步迈进现代社会的今天，一些人失去了心理的平衡和宁静。如情绪消沉、心情不好、焦虑、恐惧等消极的与不良的心理，都是心理问题。

心理问题不同于生理疾病，它是由人内在精神因素准确地说是大脑中枢神经控制系统所引发的一系列问题，它会影响人的性格与情绪，改变人的世界观等。

一、常见心理问题

（一）焦虑与焦虑症

焦虑与焦虑症不是一个概念，焦虑（anxiety）是一种源于内心的紧张、压力感，焦虑是人们在日常生活中一种普遍的情绪反应倾向，当人们面对紧张状态时，都会产生焦虑。焦虑对人的工作、学习及机体的生理功能等各方面产生影响，轻度或适度的焦虑，使大脑和整个机体处于适当的觉醒水平或兴奋状态，思维敏捷，判断准确，迅速作出决定，使机体保持充沛的体力；德国精神病学家 Gebsattel（1938，转引自 Jaspers 1963）曾说：没有焦虑的生活和没有恐惧的生活一样，并不是我们真正需要的。

病理性焦虑是指没有明确的致焦虑因素，或者是刺激和反应不对称，反应严重或持续的焦虑反应，也称之为焦虑症（anxiety neurosis）。它是一种以焦虑、紧张、恐惧情绪为主，伴有自主神经系统症状和运动不安等为特征的神经症。我国调查显示：焦虑症在一般居民中的发病率为 2%，女性多于男性，在文化程度低、收入低或家庭气氛不和睦者中更多见。

（二）强迫与强迫症

强迫是个体处于特定的思维和行为模式中，个人有努力抑制这些思维，但往往会引起更多的痛苦。强迫症（obsessive-compulsive disorder）是有意识的自我强

笔记

迫和自我反强迫同时存在,两者尖锐冲突使个体焦虑和痛苦。社会个体中,多伴有轻度强迫症这一心理问题。强迫症的表现既可单独出现,也可数种同时存在。强迫症作为一种常见的心理问题,具体的表现类型如下。

1. 强迫观念　强迫观念是指尽管个人要努力抑制这些观念,但思维、意向或冲动反复出现或持续作用。大多数个体都曾或多或少地患有轻微的强迫观念,比如,有时会冒出一些小的担心"我是不是真的锁了门?"或者"我是不是关了水电?"。而这些强迫性思想,可能干扰他们的社交和工作能力。

2. 强迫动作　强迫动作是指重复的、目的性的动作,根据特定的原则或仪式化方式对于某种强迫观念进行反应。常表现为多余、不合理的动作,典型的强迫动作包括不可抵抗地检查灯或电器是否关好、清洁行为、点数财产或物体。轻度强迫症个体知道自己的这些行为是毫无意义的,但当焦虑来临时,这种强迫动作就成为释放紧张、意识化的某种力量。

（三）恐惧与恐怖症

1. 恐惧（fear）　是一种对于客观确认的外部危险的理性反应,这种情绪能促使逃跑或发起以自我防御为目的的攻击。

2. 恐怖症（phobias）　作为一种常见心理问题,轻度的恐怖症是个体持续地和非理性地害怕某些特定的对象或情境,并伴有回避行为。比如,害怕动物、广场、闭室、登高或社交活动等。具体的表现类型如下。

（1）社交恐怖症（social phobia）:社交恐怖症是对需要与人交往的处境感到恐惧而力求避免,如与人交谈等。社交恐怖常常涉及一种自我预言的效应,有这类倾向的个体,往往很担心被发现正在做丢脸的事、害怕别人的审视和拒绝以至于造成过度的焦虑,影响自己的表现。

（2）特殊恐怖症（specific phobia）:特殊恐怖症是指对特定的物体或情境产生恐惧,如恐高、怕乘电梯、怕小动物等。这种恐惧反应是由于特定物体或情境出现或对其出现的预期引起的。

（四）创伤后应激障碍（posttraumatic stress disorder, PTSD）

创伤后应激障碍又称延迟性心因性反应,指患者在遭受强烈的或灾难性精神创伤事件后,延迟出现、长期持续的精神障碍。其特征是通过痛苦的回忆、梦境、幻觉,或闪回持续地重新体验到创伤事件。比如,生命受到威胁或严重伤害、遭遇强奸、严重的自然灾害时都会发生创伤后应激障碍。

创伤后应激障碍现已成为常见心理问题,可能会扰乱个体的生活,严重时则应寻求专家的帮助。

（五）抑郁与抑郁症

抑郁（depression）也称情感低落,表现为心情异常低落,心境抑郁,自我感觉不良,兴趣减退,由于抑郁发作频繁,且几乎人人都在一生的某些时间中或多或少地体验着,因此,也被形容为"心理病例中的普通感冒"。

抑郁症（depressive disorder）属于心境障碍,又称抑郁障碍或抑郁发作（depressive episode）,是以情绪低落为主要特征的一类心理疾病,其症状比抑郁稍严重些。抑郁症作为一种常见心理问题,具体的表现类型如下。

1. **核心症状** 情绪低落、兴趣缺失、精力减退，常自罪自责，甚至自伤和自杀。每个人过去或某个时候或许经历过丧失亲人、朋友的悲哀，或者经历过没有达到想要达到的目标的沮丧。这些悲哀的情绪都是轻度抑郁症核心症状的体现。

2. **心理症状群** 常表现为轻度或持续性地焦虑、认知偏差而导致自罪自责、注意力和记忆力下降等症状。由于一些个人的期望和要求不能满足，或承认真实的或符号化的损失使一些敌意情绪重新活跃起来，从指向他人转而指向自身，这些都会造成抑郁的特性表现，从而使其往往低估正反馈而高估负反馈，出现抑郁的症状。

3. **躯体症状群** 常表现为晨重暮轻。头晕脑涨、周身不适、肢体沉重、心慌气短、不易入睡、早醒；有时也会出现食欲紊乱和胃肠功能紊乱等躯体症状。

（六）失眠问题

睡眠具有恢复精力、体力的功能，可以帮助个体完成清醒时尚未结束的心理活动。失眠症（insomnia）通常是在人们不满意他们睡眠的质或量时，患有的一种主观体验。往往表现为：入睡困难；不能熟睡；早醒、醒后无法再入睡；睡过之后精力没有恢复；易被惊醒，较敏感；还会引起疲劳感、不安、无精打采、反应迟缓、注意力不集中等。

失眠是由多种心理学的、环境的和生物学因素导致的复杂的障碍。失眠作为一种常见心身问题，引起其存在的具体原因有：①精神因素，如焦虑症、恐惧症、抑郁障碍等；②生理因素，如通宵上网、倒班、时差等；③心理社会因素，如对失眠的恐惧心理、重大事件的创伤心理等；升学就业、家庭婚姻、子女教育等问题；④外界刺激因素，如药物、食物（茶、咖啡、酒等）以及环境变化的不适应。

（七）婚恋问题

恋爱与婚姻是个体重要的社会支持系统，恋爱、婚姻幸福有利于个体保持心理健康。婚姻是各当事人（包括夫妻双方，也包括各自家庭背景成员）的各自子系统组成的更大的系统。婚恋也常常出现问题，则一定是多因素的平衡系统出现失衡，即"不适应"。婚恋问题作为社会普遍现象，常见的心理问题类型如下。

1. **早恋** 指未成年男女或者心理未成熟的男女过早建立恋爱关系的行为。恋爱何时为早？不应单纯从生理年龄上看，而要从心理发育成熟的程度来判断。如果青春期的青少年对爱情的真正含义有深刻理解并具有爱的能力，又能处理爱情和学业之间的关系，并决心把爱情之树栽培到收获的季节，承诺并有能力兑现爱情带来的义务和责任，那么此时的爱就不算早。反之，则可视为早恋。

2. **过早性行为** 青少年发生性关系后，首先是很难摆脱沉重的心理负担，当事人难以摆脱内心的恐惧、焦虑和负罪感，会感到来自外界和内心的很大压力；其次是对身体的伤害等。

3. **婚姻问题** 良好的婚姻除了需要双方在情感上的"爱"之外（其实"爱"也存在差异），更需要双方在生活背景、认知特点、应对方式、社会支持、行为反应方式、习惯、观念等多因素差异上取得"适应"。这里的"适应"，概括起来就是"接纳差异，快乐互动"。若处理不好"爱"与"适应"的关系，那么婚姻问题就会对夫妻双方心理造成一定的伤害。

二、心理问题的影响因素

心理问题是一个极其复杂的动态系统问题，因而影响心理健康的因素也是复杂多样的，是社会因素、家庭因素等多种因素互相作用于个体的结果。

（一）社会因素

1. 社会环境　随着社会的发展，健康观念深入人心，人们普遍意识到健康的心理对个人发展乃至社会发展的重要作用。若战乱或国家政治不稳定，社会环境必然会影响到过敏的身心发展甚至生命安全，令人们的安全感大受冲击，紧张、恐惧、压抑、痛苦是这种环境下生活的社会公众常见的情绪反应。

社会大环境，比如，社会的政策、法律法规、经济状况直接影响着社会人群的生活和一个人的生活质量（如就业、社会保障、收入分配、教育、医疗、住房等）。公平正义、民主法治的社会环境同样也是社会公众心理健康和健康社会心态的必要土壤。

2. 社区环境　社区（community）是指有一定数量，具有共同意愿、相同习俗和规范的社会群体结合而成的生活共同体，有着相对独立的社会管理系统和服务设施。社区是个体心理问题发生、发展的初级环境，也是心理健康维护与心理疾患防治的基本单位。

社区环境中尤以社区心理健康教育为重点，因为社区心理健康教育是以社区为单位，对社区内的居民提供以保障和促进人群心理健康为主要内容的心理健康教育，借以提高个体的整体素质（包括心理素质和社会适应能力），以减少心理和行为问题的发生。

3. 大众传媒环境　大众传媒对社会公众的心理影响非常巨大。电视、报纸、杂志、网络新闻与广播电台等新闻媒体，已是现在人们获取资讯、了解社会动态最主要的信息来源。媒体的报道方式，常常牵动着社会大众的情绪，报道人的观点也常常左右着民意的走向。

（二）家庭因素

家庭（family）是一个人最基本的生存环境。家庭的基本含义是男女通过婚姻结合而组织成的家庭，是人类最基本的一种社会组织，美国社会学家伯吉斯（Burgess）和洛克（Locke）在《家庭》一书中提出："家庭是被婚姻、血缘或收养的纽带联合起来的人的群体，各人以其作为父母、夫妻或兄弟姐妹的社会身份相互作用和交往，创造一个共同的文化。"

人从出生到成熟直至死亡，整个生命的过程无不受到家庭的影响。大量的理论和实践经验告诉我们：家庭关系、家庭氛围、家庭生活方式、父母的教养态度等，都在潜移默化中促进或制约着人的成长和发展。因此，家庭对个体的心理健康具有重要意义。家庭对心理健康的影响有以下几方面。

1. 家庭结构　家庭结构的完整性对于个体心理健康程度高低具有直接关系，完整幸福的家庭对人的心理健康有很好的维护作用，而家庭不完整，往往是造成家庭成员心理不健康的重要因素。

2. 教育方式　家庭是人生的第一所学校，父母是个体的第一任教师。不良

笔记

的家庭教育方式,如专制、暴力、粗暴、溺爱迁就、冷漠、不关心等,影响家庭成员的心理健康发展,进而影响着个人心理健康素质。

3. 家长素质　包括身体素质、思想品德素质和文化素质3方面。这一因素直接影响着以上的各个因素。

三、常见心理问题的对策

心理健康是我们追求的目标,拥有健康的身心,我们才能最大化地发挥自己的潜能。消极情绪和压力的增加,是产生心理问题的重要原因。要达到保持心身健康的目的,可以通过情绪调节手段,更重要的是保持个人的内心平衡,改变认知,建立新的思维模式。

(一)情绪调节

1. 情绪调节的含义　情绪,既是一种心理过程,也是一种心理状态;肯定的、积极的情绪如愉悦、满足、欢喜等可以提高体力和脑力劳动的效率,使人保持健康,治疗疾病。而强度过大或持续过久的消极情绪可导致心身疾病的发生。

情绪调节(emotion regulation),是个体管理和改变自己或他人情绪的过程,它是对情绪内在过程和外部行为所采取的监控、调节,以适应外界情境和人际关系需要的动力过程。需要通过以下4方面认识情绪调节。

(1)情绪调节是情绪本身的调节,是各种情绪自身被调节的过程。

(2)情绪调节可以是内在的加工过程,即个体调节自己的情绪;同时也可以是外在加工过程,即个体调节他人的情绪。

(3)情绪调节既包括内部过程,又包括外部过程。内部调节来源于个体内部的调节过程。外部调节主要指来源于个体以外广泛情境因素的影响和改变情绪的过程。这些情境因素包括人际关系的、社会的、文化的和自然的。

(4)情绪调节可以减弱、维持或增强情绪的强度,也可以改变情绪反应各成分之间的聚合程度。

2. 情绪调节的维度及策略　情绪调节的维度包含5方面,即生理调节、情绪体验调节、行为调节、认知调节和人际调节。

(1)生理调节:情绪生理调节以一定的生理过程为基础,调节过程与相应的生理反应模式有关。对情绪生理成分的调节是系统的,生理调节将改变或降低处于高呼唤水平的生理反应。例如焦虑情绪引起的生理反应如肌肉紧张等,而放松训练可减轻肌肉紧张。此时可采取控制和修正的策略,对于积极的情绪应维持,使之更利于心身的健康;对于消极情绪则需要改变,在情境中逐渐增加积极因素,摆脱不良情绪。

(2)情绪体验调节:情绪体验调节是情绪调节的重要方面,其核心是当情绪体验不协调时,个体通过有意识地调节情绪体验来调节情绪反应,以达到情绪的平衡。每个人的情绪都是会有波动的,应该主动摆脱不良情绪。当个人处在悲伤、忧郁等不良情绪时,可通过倾诉、宣泄等策略来缓解不良情绪;或者进行放松训练,亲近大自然,通过空气、阳光、森林、泥土、温泉浴等,调控压力的心身反应,接受更宽阔的生存观念。

笔记

（3）行为调节：行为调节是个体通过控制和改变自己的表情和行为来实现的。在日常生活中，我们可采用体育锻炼的策略来调整情绪。因为体育活动除了可使注意力集中到活动本身，缓解心中压抑的情绪外，还可以加速血液循环，加深肺部呼吸，使紧张情绪得到缓释，有效地进行积极的生理调节。

（4）认知调节：是指个人对各类问题的认识，即人们在面临各种问题时对问题的选择和认识。当你在生活中遇到各种困难的时候，应采用认知改变策略，做好认知的调适，转变自己对待事情时作出的不良选择，改变自己看问题的角度，提高积极的情绪，使事情向有利的方向发展。

（5）人际调节：人际调节属于社会调节或外部环境的调节。在人际调节中，个体的动机状态、自然环境等因素都起作用。因此，在进行人际调节时，应采用人际关系调整策略。可以对环境进行客观的分析，作出正确的评估；善于调整自己的目标，使之与周围的环境保持协调一致；建立良好的人际关系，获得朋友、同事等的支持。

3. 情绪调节的对象　情绪调节的对象包括积极情绪，也包括消极情绪。

（1）积极情绪：是与某种需要的满足有关，与接近行为相伴随产生的情绪。如：喜悦、感激、宁静、兴趣、希望、自豪、逗趣、激励、敬佩和爱。

（2）消极情绪：是因为某种需要没有得到满足，与回避行为相伴随产生的情绪。它是生活事件对人的心理所造成的负面影响，如悲伤、愤怒、恐惧、痛苦等。

4. 情绪调节方法

（1）对积极情绪的调节：主要是增加生活中出现的积极情绪。包括：①通过感受提高积极情绪；②通过认知提高积极情绪；③通过行为提高积极情绪；④通过人际关系提高积极情绪。

（2）对消极情绪的调节：主要是降低消极情绪。需要注意的是，对消极情绪的调节是降低而不是消除，并且降低的是不适当的消极情绪，而不是所有的消极情绪。因此，面对消极情绪，应承认它的存在，并用适宜的方式将它引向正确的方向。包括：①反驳消极认知；②转移注意力；③宣泄；④改变情境因素；⑤发现意义；⑥改变应对方式，如接受心理教育、心理指导、心理治疗，必要时在心理医生的指导下服用适度的药物辅助治疗等。

知识链接

情志治疗

七情，是指人的喜、怒、忧、思、悲、恐、惊七种情志变化，七情是伴随着人的需要而产生的对客观事物的情感体现，适度的情绪反应为人之常性，属生理范畴；七情过度，即刺激的强度和时间超过机体生理调节范围，则成为病因，可使人发病，故称七情内伤。

《黄帝内经》把喜、怒、思、悲、恐分属于五脏。怒伤肝，是指过度恚怒，引起肝气上逆，肝阳上亢或肝火上炎，耗伤肝的阴血，可出现头痛头胀，或血随气逆，呕血昏厥等症。喜伤心，是指过喜使心气涣散，神不守舍，可出现精

笔记

神不集中,甚则失神狂乱的症状。思伤脾,是指思虑过度,脾失健运,气机郁结,可出现纳呆脘胀,腹满便溏等症状。悲伤肺,是指过度忧伤悲哀,可耗伤肺气,可见气短乏力,精神委靡等症。恐伤肾,是指恐惧过度,耗伤肾的精气,肾气不固,气泄于下,而有大小便失禁,甚至昏厥、遗精等。

情志治疗,即根据七情内伤首先影响气机和易致郁证的特点,治疗情志伤之始,应以调气为先,理气开郁并结合思想开导为主,才能收到事半功倍的效果。

中医治疗可从五行生克制化角度出发,恐胜喜,喜胜忧,忧胜怒,怒胜思,思胜恐。以范进喜极而疯为例:喜由心生,"范进由于喜出望外而疯,恐胜喜,也就是肾水克心火。只有令他畏惧的人才能达到令他产生恐惧的效果,实现恐胜喜"的效果。因此,应掌握情志治疗的理论体系,有效调节自己的情感压力。

(二)调整自我

1. 正确自我认知　人们往往不能客观地认识自己,常给自己设定不恰当的期望目标,这种高期望值和低成功率在实际工作中便屡遭挫折,使其逐渐对自我失去信心,造成认知偏差。所以,能够正确地认识自我、辨证地看待自身的优缺点并形成客观的评价,对于个体来说既能维护自身的心理健康,也能预防心理问题的产生。

(1)悦纳自己,培养自信心:悦纳自我可以让你获得真实,也可以让你增强自信心,增强抗挫折的能力。人是优点和缺点的集合体。只有正确看到自身优点,才能成为一个充满自信的人。而自信心会给我们到来动力,消除我们对问题解决过程中可能出现的困难的恐惧,带领我们不断探索新的未知领域。所以我们要时刻悦纳自己,拿出自信,带着积极的态度去面对工作、生活,事情也就变得简单了。

(2)建立合理的自我期望,提高抗压能力:心理问题的易感人群往往具有高期望值,有"完美主义"倾向。人们应该认识到生活的局限性和特殊性,遇到挫折,要勇于认清自己的能力,控制压力源,不要把原本不属于自己的责任都强加于自身;建立合理的期望和有效的压力管理:确立符合自己实际的抱负水平;把挫折当机会;建立良好的人际关系,培养健康乐观的向上情绪,做好职业生涯规划,平衡工作与生活的关系等,客观、全面地了解、实现自我。

2. 提高自我

(1)要培养健全的性格、健康的心理和体魄:性格是人在现实环境中,对外界事物稳定的态度和习惯化了的行为方式。健全性格的养成除了受遗传因素影响之外,家庭和学校教育、工作单位和社会文化背景对性格的塑造也很重要,而个体有目的的陶冶,后天的学习、培养和完善更是与良好性格的形成密切相关。人们应有意识地注意培养健全性格:①尽可能地增加受教育的机会;②提高自身知识水平的深度和广度;③提高认知能力、判断能力和洞察力;④增强处理各种信息的能力；⑤养成良好的个人生活习惯；⑥注意加强身体的锻炼，多参加体育活动。

（2）有目的地丰富个人生活经历：调整好学习、工作和生活的节奏，培养一定的兴趣或爱好，加强个人修养，学会缓解心理压力的技巧，例如：自我解脱和自我安慰等。提高个人对他人及社会的容忍力、适应能力和应对能力，建立和协调好友善的人际关系，储备社会支持力量，有助于增加社会支持效果以及疏通负性情绪外泄的渠道。

（3）保持良好的情绪：有目的地培养个人良好的情绪防御机制，提高个体抵御挫折的能力，在强应激作用条件下，学会采用合理化、升华、抵消、回避、否认和幽默等排泄不良情绪的手段，消除内心所产生的紧张、不安和痛苦，从而恢复心理上的平衡。

（4）个人主观意识的自我调节：是指通过对个体主观意识的自我调节以改善情绪状态、心理状态、生理状态和行为，达到防病和治病的目的。个体主观意识的自我调节包括一系列方法，例如：呼吸静思法、想象放松法、自我反省法、自我激励法等。

（三）正确心理治疗

1. 改变不良信念　对于心理问题者，改变信念、态度和习惯的思维模式是对患者产生改变的关键。许多心理问题是由于人们在考虑自己与他人的关系或他们所面对的事件时运用不良思维方式所导致的。

2. 合理宣泄情感　通过倾诉、移情等正当途径，将焦虑、愤怒、悲伤等消极情绪发泄出去。其形式有多种：倾诉；哭泣；剧烈运动；转移注意力；"合理化"；写作等。

3. 认知行为矫正，建立新的思维模式　告诉自己你是什么样的人，你就会成为那样的人；你自己相信自己应该做什么，你就会那样去做，这就是认知行为矫正法最基本的假设。这一治疗模式结合了人的思维和态度对人的动机影响的观点，以及人的行为反应会由于偶然的强化而改变的观点，认为人的一些无法接受的行为模式，可以通过将人的消极自我陈述改变为更有建设性的陈述而得以改变，这就是认知重建法。

同时，认知行为矫正法是建筑于有效的预期之上的。建构这些预期可以提高人的行为的有效性。通过设立可以达到的目标，通过发展现实的策略而坚持向这些目标努力，通过正确地评价现实的反馈信息，个体就可以发展出对自己有把握的感觉和自我效能感。

第四节　人际沟通与心理咨询

一、人际沟通概述

（一）沟通与人际沟通

沟通是信息的交换，其目的是传递和接收信息。沟通双方互为信息的发出者和接收者，交替作用构成一个循环往复的过程。

笔记

1. 人际沟通（interpersonal communication） 是建立在人际关系的基础上，传递个体与个体之间的信息以及情感、需要、态度等心理因素的传递与交流的过程，是一种直接的沟通形式。通过各种方式的交流，在心理和行为上发生相互影响。它使人们之间形成心理联系，达到相互了解与熟悉的目的。

2. 人际沟通的内容

（1）人际沟通是对信息的传递：沟通传递的信息包括语言（如口头语言、书面语言）信息和非语言（肢体语言）信息。沟通是有关信息的传递，如果信息未能传递到既定对象，则没有实现沟通可言。

（2）人际沟通的关键是沟通双方准确理解信息的意义：信息是无形的，在沟通过程中，沟通者之间传递的只是一些符号，不是信息本身。再加上沟通双方存在价值观、背景等因素的差异，信息的传递并不能保证双方对信息有共同准确的理解，因而必须使接收者感知到的信息与发送者发出的信息完全一致，以达到进行有效沟通的目的。

（3）人际沟通是一种双向的、互动的信息传递和反馈的过程：沟通的目的不是沟通本身，而在于结果。沟通要产生预期的结果，需要沟通双方积极参与，共同努力。信息接收者对发出的信息不作出适时的反馈，则无沟通可言。

（二）人际沟通的基本结构

人际沟通包括信息源（发出者）、信息、渠道、信息接收者、背景、障碍和反馈七大要素，是实现沟通的必需条件。

1. 信息源（发出者） 信息源是具有信息并试图沟通和掌握沟通主动权的人，没有信息源，沟通就无法进行。他明确沟通的信息，筛选沟通的对象，确立沟通的目的，始发沟通过程，并将它们转化为信息接收者可以接受的形式。

2. 信息 信息是发出者想要传递沟通的具体内容，包括思想、观点、事实、态度、情感等。没有沟通的内容，沟通的必要性就不存在了。个体的感受要为他人接受，就必须将他们转化为各种不同的可以为他人察觉的信号。包括声音信号和形象信号（文字）。

3. 渠道 信息渠道是沟通过程中的信息载体，即信息通过何种方式、用什么工具从信息源传递给接收者。没有信息渠道，信息就无法进行传递。沟通渠道包括对话、动作、表情、广播、电视、电影、报纸、电话、信件、微信、微博等。

4. 信息接收者 信息接收者是信息的接收对象，如果没有接收者，沟通的目的就无法达成。能否有效地接收信息受很多因素的影响，比如接收者是否有阅读障碍，是否愿意接收，是否专注于接收等。

由于信息源和信息接收者是两个不同经验的主体，所以信息源发出的信息内容与"转译"和理解后的信息内容是有差异的。这种差异的大小决定沟通的质量。

5. 背景 背景是指沟通发生时的情境，包括心理背景、物理背景、社会背景和文化背景。它影响沟通的每一个要素以及整个沟通过程。

6. 障碍 障碍是沟通中阻止理解和准确解释信息的因素。比如信息源的信息不充分或不明确，信息没有正确转化为沟通信号，载体或沟通方式不正确。沟通环境的恶劣，接收者的误解以及信息自身的增强和衰减。

7. 反馈　在沟通中,双方都不断地把信息回送给对方,这种信息回送的过程叫反馈。反馈是信息源和接收者相互间的反应,是沟通成为一个连续的相互的过程。及时的反馈可以减少沟通中的误会,让沟通双方了解思想和情感是否按他们各自的方式分享。反馈的信息包括思想、观点、意见、事实、态度、情感等。

(三)人际沟通的常见类型

1. 根据信息传递载体的不同,分为语言沟通与非语言沟通。

(1)语言沟通:指借助于语言文字来传递信息的人际沟通,又可细分为口语沟通(如面对面交谈、电话沟通等)和书面沟通(如电子邮件、正式公文等)形式。

(2)非语言沟通:指借助于语言以外的媒介来传递信息的人际沟通,这些媒介包括面部表情、肢体语言、语调、人际距离、衣着打扮、环境信息等。

2. 根据团体成员之间信息传递途径的不同,分为正式沟通和非正式沟通。

(1)正式沟通:是指在组织中按照规章条例明文规定的原则进行的沟通。例如学校的公告、规章制度等。

(2)非正式沟通:是指正式沟通渠道以外的信息交流和传递,它不受组织监督,自由选择沟通渠道。例如组织成员私下交流看法、好朋友周末聚会、传播谣言和小道消息等都属于非正式沟通。

3. 根据信息是否获得反馈,分为单向沟通和双向沟通。

(1)单向沟通:指信息发出者将信息传递给信息接收者,但没有得到反馈,不知道信息接收者是否了解信息的内容。如电视、报纸、杂志等媒介向大众发布信息。

(2)双向沟通:指信息发出者将信息传递给接收者,接收者将信息接收后的反馈信息再传递给信息发出者,原来的发出者此时就变成了信息接收者,形成了沟通双方的互动,双向沟通的双方不仅由于有双方的互动而使沟通的信息更为准确,而且由于接收者提供了反馈,有利于双方交流情感、相互理解。

4. 根据是否清楚对方的身份和角色,分为现实沟通和虚拟沟通。

(1)现实沟通:指沟通双方对对方的身份和角色都有比较清楚把握的沟通,面对面的沟通是最普遍的现实沟通形式。有时候,双方利用电话等媒体进行沟通,但好像对方站在面前一样,这也属于现实沟通。

(2)虚拟沟通:指沟通双方不清楚对方的身份和角色,沟通的进程主要受主观感受和想象所引导的沟通。是随着互联网的普及而发展起来的一种沟通形式。沟通的双方在网络上可以匿名,每个人都可以扮演各种角色,和自己想象的个体沟通。

5. 根据信息流动方向不同,可分为上行沟通,下行沟通和平行沟通。

上行沟通是下情上报;下行沟通是上情下达;平行关系是组织同级间(非上下级)的信息交流。

二、人际沟通在心理健康管理中的作用

(一)有效的人际沟通对心理健康的作用

1. 有助于形成正确的自我意识　"认识自我"是个体进行自我调节的一种有

笔记

效途径。通过他人的反馈，有助于我们更好地认识自己，形成客观的自我评价。同时，正确的自我意识，有利于我们找到自己的社会位置、扮演好自己的社会角色。

2. 有助于发展健全的人格　根据埃里克森（Erickson）的人格发展理论，人格发展经历了8个连续的发展阶段。在成年早期之前就占了6个阶段，每个阶段都有相应的发展任务，而个体每个阶段的完成效果取决于与其父母、教师、同伴的有效沟通。

3. 有助于建立良好的人际关系　良好的人际关系是心理健康的标准之一，任何性质、类型的人际关系的形成，都是人与人之间相互沟通的结果。

4. 有助于促进心理健康　积极有效的人际沟通有助于情绪向愉快转变，当个体面临压力、情绪低落时，向朋友倾诉有利于降低压力，改善情绪，促进人的心理健康。

（二）人际沟通不足对心理健康的损害作用

人际沟通不足体现在以下3方面：①沟通认识不足；②沟通能力不足；③沟通环境的缺乏。其对心理健康的损害作用如下。

1. 对人的语言能力及认知能力都有损害　缺乏沟通机会的孤儿不仅智力、语言发展水平明显低于同龄的正常儿童，而且社交能力更差。

2. 导致智力下降　心理学家经研究发现，老年人退休后衰退加快的关键在于退休后失去了在职场的沟通环境，社会生活的范围和内容都变得狭窄、单调、贫乏，使人的机体得不到足够的社会刺激，久而久之就会令人感到孤独和空虚，最后导致智力下降。

3. 影响整个人的身心健康　医学研究成果揭示，缺乏配偶之间的沟通和由此形成的情感依恋，孤独、焦虑、抑郁等消极情绪常得不到及时的宣泄，对整个身心健康都有着极大的损害作用。

三、心理咨询概述

（一）心理咨询的概念

心理咨询（psychological counseling）：咨询者运用心理学的理论和技术，通过专业的咨访关系，协助合适的来访者依靠自己探索来解决其各种心理问题以增进身心健康、提高个体适应能力、促进个人的成长与发展以及潜能得以发挥的过程。

心理咨询的内涵包括：心理健康咨询、教育辅导、职业指导和婚姻家庭咨询等诸多方面。心理咨询按照不同的标准又可以划分为不同的形式。

1. 根据咨询的性质，可分为发展心理咨询和健康心理咨询。

2. 根据咨询的途径，可分为门诊心理咨询、电话心理咨询、网络心理咨询、信件心理咨询、专栏心理咨询和现场心理咨询。

3. 根据咨询的规模，可分为个体心理咨询和团体心理咨询等。

4. 根据咨询的时程，可分为短程心理咨询、中程心理咨询和长期心理咨询。

（二）心理咨询的特点

1. 双向性　咨询人员与咨询对象（或来访者）是心理咨询过程的两方面，缺少其中任何一方面,都不能构成心理咨询过程。

2. 多样性　人类的心理结构或心理过程是由认知、情绪、意志和行为4方面组成。人的知、情、意、行是统一的有机体。每个人的生活经历不同,其遗传素质、受教育程度、社会环境等多因素的影响,使心理结构中的4方面因素所占比例、内容不同,所起的作用也不相同。所以,在心理咨询中要根据其薄弱点不同进行调整,表现不同,方法不同。

3. 社会性　心理咨询工作也是在社会环境下进行的。心理是客观事物在人脑中的反映,所以,咨询者对来访者的帮助必须取得家庭、学校、社区、社会的协同帮助,才能弄清其心理问题的真实原因。取得多方面的帮助,充分体现心理咨询工作的社会性特点。

4. 渐进性　人的心理形成与发展是渐进的,同样地,人的不良心理品质的克服与消除也是渐进的。心理咨询过程的渐进性,要求咨询人员有细心和耐心的品质,对咨询对象的帮助要循序渐进,逐步提高。

5. 反复性　人的心理品质的形成和发展与其他一切事物一样,都是曲折、螺旋式上升发展的。不良心理品质的克服与消除也是如此。对此,心理咨询人员要有充分的认识,对咨询对象要回访,以巩固心理咨询效果。

(三)心理咨询的对象

1. 精神正常,但遇到自己难以独自解决的与心理有关的现实问题的人。

2. 精神正常,但心理健康水平较低,产生心理障碍导致无法正常工作、学习、生活的人。

(四)心理咨询的步骤

1. 建立心理咨询关系

2. 对心理问题进行分析评估

3. 决定采取何种心理咨询方法

4. 制订心理咨询目标和计划

5. 实施心理咨询计划

6. 咨询结束时对心理咨询结果进行评估

四、心理咨询在心理健康管理中的作用

1. 促使行为变化　心理咨询的根本目的是促使来访者行为的变化,通过这个变化使来访者形成建设性的行为方式,获得生活的满足感。

2. 改善人际关系　人际交往是人的社会属性的基本需要。在交往方面容易出现各种问题,咨询者就需要帮助来访者学习适当的社会交往技能,改善人际交往的质量,从而提高他们的生活质量。

3. 认识内部冲突　心理咨询可以帮助来访者认识到大部分心理困扰是源于自己尚未解决的内部冲突,而不是源于外界,外部环境不过是一个冲突的导火索,而内心冲突才是真正扰乱心理健康的主要因素。

4. 纠正错误观念,深化来访者的自我认识　来访者通常以种种非理性观念明确自己的想法,这是一种自我欺骗。心理咨询促进他们对自己的错误观念进

行认真思考,代之以更准确的理性观念。并引导来访者进行自我探索,真正认识自己,认识到自己的需要、价值观、态度、动机、长处和短处,从而规划自己的人生。

5. 发展来访者潜能　心理咨询的最终目标是发展来访者的个人潜能,促进来访者人格发展。心理咨询是从心理上为来访者提供帮助的职业,提供给来访者有关职业、学业、疾病康复、心理卫生、婚姻家庭、价值观的选择、事业的发展,以及其他一些有关问题的咨询服务。

五、主要心理咨询技术

心理咨询技术主要包括共情、倾听、提问、表达等。

(一) 共情

咨询师对来访者内心世界的理解及体验就是共情也叫同理心、同感、共感等。共情既是一种态度,也是一种能力。作为态度,它表现为对他人的关心、接受、理解、珍惜和尊重;作为一种能力,它表现为能充分理解别人,并把这种理解以关心、温暖、得体、尊重的方式表达出来。

正确理解、使用共情,应掌握以下要点。

第一,通过来访者的言行,深入对方内心去体验他的情感和思维,让来访者感受到自己被理解和接纳。

第二,借助于知识和经验,把握来访者的体验与其经历和人格之间的联系,更深刻理解来访者的心理和具体问题的实质,从而对来访者情感程度的把握较为全面和准确。

第三,运用咨询技巧,观察来访者的言语和行为表现,并把自己的共情传达给对方,表达对来访者内心世界的体验和所面临问题的理解,影响对方并取得反馈,从而准确地了解他对此事的情感体验。

(二) 倾听

倾听是在接纳基础上,认真、专注地听,并在倾听时适度参与。

1. 传达心理咨询师对来访者的积极关注　真正了解来访者所讲述的事实,其中包含的情感和持有的认知观念。

2. 倾听的内容　包括来访者的经历、情绪、观念和行为。

3. 倾听的形式

(1) 分析式倾听:用心去倾听来访者的表述,既要听懂来访者通过言语、表情、动作所表达出来的东西,还要听出来访者在交谈中所省略的和没有表达出来的内容和含义。

(2) 反应性倾听:在倾听的同时积极反馈,采用鼓励的语言和动作对来访者的述说作出反应。

(三) 提问

1. 开放性提问　是咨询师提出的问题没有预设的答案,来访者也不能简单地用一两个字或一两句话来回答,从而尽可能多地收集来访者的相关资料信息。通常以"什么""怎么样""为什么"等形式提问。

2. 封闭性提问　所提出的问题带有预设答案,不需要展开回答,通常以"是不是""有没有"等提问,回答也是"是""否"这样简单的答案。

（四）表达

表达是指咨询师和求助者互相将自己的情感、情绪、信息、建议、忠告等进行沟通,以达到咨询的目的。

1. 表达的内容

（1）情感表达技术:将自己的情感、情绪以及对方的情感、情绪等告知对方,以影响对方。

（2）内容表达技术:指互相传递信息、提出建议、提供忠告,以保证、进行解释和反馈,达到咨询目的。

2. 表达的形式　主要分为以下几点。

（1）鼓励:就是咨询师对来访者进行鼓励,促进来访者的表达和探索。例如语言鼓励:"好""接着说""还有呢""我能理解";或者使用肢体动作:点头、微笑、身体前倾等,向来访者表示你的关注、支持、接纳的态度。

（2）释义:咨询师将来访者讲述的主要内容、思想加以综合、整理,再反馈给来访者。它的作用包括:①反馈咨询师是否准确理解来访者所表述的内容;②给来访者传递一个信息,咨询师很专注,从而提高来访者的信心;③帮助来访者有机会再次审查其心理困扰,并重新组织语言。

（3）澄清:就是要求来访者对陈述中模糊或不明确的地方作进一步说明、解释或补充。常用的语句:"你能不能具体谈谈……""能不能再详细说说……"。

（4）解释:指运用心理学理论来描述来访者的思想、情感和行为的原因,实质等,或对某些抽象复杂的心理现象、过程等进行解释。掌握解释技术的理论和经验应注意以下几点:其一,应深入了解情况,准确把握。其二,明确自己想解释的内容是什么。其三,把握对待不同的来访者,在什么时间运用什么理论怎么样解释最好。

（5）自我暴露:又叫做"自我开放"或"自我揭示"。自我暴露有两种形式,一种是指咨询师提出自己的情感、思想、经验,以及与自己有关的经历、体验等与来访者共同分享,另一种是开放对来访者的态度、评价等。通过心理医生的自我揭示,常常能有效地引发来访者相同水平的自我揭示。

六、常用心理测量量表

心理测量（psychometrics）是指依据一定的心理学理论,使用一定的操作程序,给人的能力、人格及心理健康等心理特性和行为确定出一种数量化的价值。广义的心理测量不仅包括以心理测验为工具的测量,也包括用观察法、访谈法、问卷法、实验法、心理物理法等方法进行的测量。

心理测量是关于人的个体心理差异的测量或诊断。人们在能力、学识、技能、兴趣、态度及人格特征等方面各不相同,构成了人与人之间的个别差异。心理特征总会在行为上有所反映。心理测量是通过人的行为表现对他的某种心理特征作出数量化的解释。

笔记

据调查,世界上有上千种心理测试量表,并且没有统一的分类。目前我国用于心理测量的量表也达到上百种,但是临床上和心理咨询工作中常用的只有几十种,下面介绍几种评估心理健康常用的测试量表。

（一）人格测试量表

1. 明尼苏达多项人格测验(MMPI)　由美国明尼苏达大学的心理学家哈撒韦 Hathaway 和精神科医生麦金利 Mckinley 于 1940 年编制而成。可用于测试正常人的人格类型,也可以用于区分正常人和精神疾病患者,适用于 16 岁以上城市和农村人口,共 566 题,包含 10 个临床量表和 4 个效度量表。

2. 卡氏 16 种人格因素问卷(16PF)　16 种人格因素问卷是美国伊利诺伊州立大学人格及能力测验研究所卡特尔教授编制的用于人格检测的一种问卷。适用于 16 岁以上的青年和成人,现有 5 种版本:A、B 本为全版本,各有 187 个项目;C、D 本为缩减本,各有 106 个项目;E 本适用于文化水平较低的被试,有 128 个项目。

3. 艾森克人格问卷(EPQ)　艾森克人格问卷是由英国心理学家 H.J. 艾森克于 1940 年编制的一种自陈量表。分为成人问卷和儿童问卷两种格式。包括 4 个分量表:内外倾向量表(E),情绪性量表(N),心理变态量表(P,又称精神质)和效度量表(L)。

（二）情绪与症状评定量表

1. 90 项症状清单(SCL-90)　90 项症状清单是美国心理学家德若伽提斯(L.R.Derogatis)于 1975 年编制的,又名症状自评量表。该量表共有 90 个项目,包含较广泛的精神病症状学内容,从感觉、情感、思维、意识、行为直至生活习惯、人际关系、饮食睡眠等,均有涉及,并采用 10 个因子分别反映 10 方面的心理症状情况。

2. 抑郁自评量表(SDS)　抑郁自评量表是由美国 Duke 大学华裔教授 W.K.Zung 于 1965 年编制的。该表含有 20 个项目,每个项目按症状出现的频度分为 4 级评分。适用于具有抑郁症状的成年人,包括门诊及住院患者,主要用于疗效评估,不能用于诊断。

3. 焦虑自评量表(SAS)　焦虑自评量表是由美国 Duke 大学华裔教授 W.K.Zung 于 1971 年编制的。该表含有 20 个项目,每个项目按症状出现的频度分为 4 级评分。适用于具有抑郁症状的成年人,包括门诊及住院患者,主要用于疗效评估,不能用于诊断。

本 章 小 结

心理健康管理是将健康管理学的理念运用于心理健康领域。心理健康是指在身体、智能以及情感上与他人的心理健康不相矛盾的范围内,将个人心境发展成最佳状态。

本章首先介绍了心理健康的概念,心理健康的标准与评价原则。说明了人的心理本质,心理过程与个性心理。介绍了心理健康管理的概念及维度,

笔记

即心理特质健康、心理状态健康、心理过程健康，与心理健康管理的方式，包括心理健康教育和心理健康促进。

其次阐述了心身疾病，包括心身疾病的概念、特点、范围。明确生物或躯体因素是心身疾病的发病基础和发展要素，介绍了躯体疾病引发的心理问题，心理因素是引发心身疾病的关键要素，包括人格特征、情绪及压力对生理的影响。因此，在心身疾病的预防工作中，心理因素和心理学方法起更重要的作用。

再次论述了常见的心理问题与对策。常见心理问题中主要介绍了焦虑症、强迫症、恐怖症、创伤后应激障碍、抑郁症、失眠问题、婚恋问题等心理障碍。影响心理健康的因素复杂多样，是社会因素、家庭因素等多种因素互相作用于个体的结果。对此，可以通过情绪调节、调整自我、正确心理治疗预防心理问题的发生。

最后阐明了人际沟通与心理咨询在有效进行心理健康管理中是十分重要的。人际沟通是一种双向的互动的信息传递和反馈的过程，关键是沟通双方准确理解信息的意义，对信息进行传递。身体语言的运用、沟通情境的同一性、适当的自我暴露等，是增进人际沟通的重要技巧。积极的人际沟通对心理健康的促进作用；消极的人际沟通对心理健康的损害作用。此外，本章还诠释了心理咨询的概念、特点、对象、步骤，与主要心理咨询技术，包括共情、倾听、提问、表达。心理咨询能够促使行为变化，改善人际关系，认识内部冲突，深化来访者的自我认识，发展来访者潜能。心理测量是关于人的个体心理差异的测量或诊断。心理测量量表常常在临床上和心理咨询工作中应用。

（刘兰茹）

关键术语

心理健康　mental health　　心理过程　mental process
心理健康管理　mental health management
心理健康教育　mental health education
心理健康促进　mental health promotion
心身疾病　psychosomatic diseases　人格　personality
情绪　emotion　　压力　stress
心理问题　psychological problem
情绪调节　emotion regulation
人际沟通　interpersonal communication
心理咨询　psychological counseling
心理测量　psychometrics

练习题

一、填空题

1. 心理过程主要包括_____、_____、_____。

2. 人际沟通的基本要素包括____、____、____、____、____、____、____。

3. 人际沟通的常见类型，根据信息传递载体的不同，分为_____与_____；根据团体成员之间信息传递途径的不同，分为_____与_____；根据信息源是否接收到接收者反馈，分为_____与_____；根据是否清楚对方的身份和角色，分为____与____；根据信息流动方向不同，可分为____、____与____。

二、单项选择题

1. 以下不属于个性特征系统的是

    A. 能力   B. 兴趣   C. 气质   D. 性格

2. 健康包括身体和心理两方面。心理健康就是指

    A. 没有心理疾病

    B. 有正常的智力水平

    C. 知、情、意、行、人格完整协调，能适应社会

    D. 乐于交往，有良好的人际关系

三、简答题

1. 简述心身疾病的特点。

2. 如何认识情绪调节？

四、讨论题

1. 联系自身实际，谈谈如何通过自我调节形成健康的休闲方式？

2. 结合我国的实际情况，谈谈如何提高婚姻的质量？

重点人群与疾病的健康管理

通过本章的学习, 你应该能够:

掌握 高血压、2 型糖尿病健康管理的基本内容。

熟悉 0~6 岁儿童、孕产妇和老年人健康管理基本内容; 冠心病、脑卒中、肥胖症健康管理基本内容; 恶性肿瘤筛查的基本原则和方法; 高血压、2 型糖尿病、冠心病、脑卒中的危险因素及其发病风险常用的评估方法。

了解 青少年健康管理、血脂异常及高尿酸血症管理的基本内容。

章前案例 1

王××, 男, 8 个月。因经常夜间哭闹、出汗多, 由父母带到某社区卫生服务中心咨询。其母亲因担心影响工作等原因, 自出生起即未给孩子喂养母乳。检查: 体重 7.2kg; 身高 68cm; 不能坐稳; 血红蛋白 98g/L。接诊健康管理师就非母乳喂养婴儿的喂养方法及注意事项、婴儿的身体活动、疫苗接种等进行了具体的解释, 并介绍到某儿童医院进行检查, 以排除佝偻病和缺铁性贫血。

章前案例 2

李××, 女, 51 岁, 公务员。近 2 年多来月经不规则, 经量多, 容易发脾气, 近 1 年多来有明显的潮热和多汗。近 3 年未行宫颈癌筛查, 从未进行过乳腺癌筛查。从事办公室工作, 除一些家务外, 基本无体育活动。健康管理师向她介绍了围绝经期综合征的基本知识, 激素替代治疗的利弊, 推荐了相关科普读物, 推荐到妇产科专科就诊, 和专科医生讨论是否要进行激素替代治疗, 并建议她近期内做 1 次宫颈癌筛查及乳腺 X 线钼靶摄影检查, 由自驾车上班改为骑自行车上下班, 每天上下午的工作间歇期做 15 分钟左右体操。

章前案例 3

赵××, 男, 76 岁, 退休干部。丧偶 5 年, 子女在外地工作, 因此平时主要在家独居。健康管理师在和他进行电话沟通并征得同意后, 对他进行了家访, 为他进行了体格检查, 包括测量血压和空腹血糖。向他介绍了老年人跌

笔记

倒预防的重要性和基本措施，建议他请家装公司在卫生间和床旁安装扶手，将瓷砖地板改为防滑木地板或铺地毯，每年到社区卫生服务中心接种1次流感疫苗，每年到医院进行1次口腔、视力和听力检查。

章前案例4

孙××，男，54岁，某企业高管，身高176cm，体重88kg，5年前诊断为"高血压"，2年前诊断为"2型糖尿病"。孙先生每年2/3时间在国内外出差，晚餐基本都是在饭局酒桌应酬。虽然在一个高级健身俱乐部办了张年卡，但每个月平均健身不到2次，出差期间经常忘记服用降压药和降糖药，近1年未检查糖化血红蛋白水平。健康管理师和他进行了30分钟的面谈讨论，提出了以下建议：①每次参加饭局时坦诚说明自己所患疾病，每次喝红酒控制在3两以下，不喝白酒；②平时上班由驾车改为快速步行（约需半小时）；③控制总食量，定期测量体重，半年内使体重减轻3～5kg；④在旅行箱中装入至少可供半个月服用的降压药和降糖药；⑤由护士到他办公室为他抽血，检查糖化血红蛋白，必要时向专科医师咨询是否需要调整降糖药；⑥每1～2个月和健康管理师见面1次，了解血压、血糖和体重控制情况，并讨论其他健康问题。孙××每年向签约的健康管理机构支付1万元健康管理服务费用。

第一节　重点人群健康管理

"健康管理"是一个其含义在各界尚未形成共识的术语。我国原卫生部于2011年发布的《国家基本公共卫生服务规范》中，包括城乡居民健康档案管理服务、健康教育服务规范、预防接种服务规范、0～6岁儿童健康管理服务规范、孕产妇健康管理服务规范、老年人健康管理服务规范等内容。该文件中的"健康管理"，主要内容则包括：健康状况的评估；疾病的预防、筛查和早期诊断；健康生活方式，如合理的营养、身体活动及心理卫生的指导和推广。本节就0～6岁儿童、学龄期儿童及青少年、妇女和老年人的健康管理，分别予以简要讨论。

一、0～6岁儿童健康管理

按我国惯用的小儿年龄分期，将出生到1周岁之前称为婴儿期，其中自胎儿娩出脐带结扎至28天为新生儿期；自1岁至满3岁之前为幼儿期；自3岁至6～7岁入小学前为学龄前期。

（一）新生儿健康管理

新生儿（neonate）出生后，即应记录其出生时评分、体温、呼吸、心率、体重与身长。生后第24小时内应注射重组乙肝病毒疫苗5μg。若母亲为乙肝病毒携带者或乙肝患者，婴儿出生后应立即肌注高价乙肝免疫球蛋白（HBIg）0.5ml，同时换部位注射重组乙肝病毒疫苗10μg。生后3天应接种卡介苗，可采用皮上划痕

笔记

和皮内注射两种方法。新生儿出院回家前,应根据要求进行先天性遗传代谢病,如先天性甲状腺功能低下和苯丙酮尿症筛查和听力筛查。

新生儿出院后 1 周内,应进行家庭访视,了解出生时情况、预防接种情况。在开展新生儿疾病筛查的地区,应了解新生儿疾病筛查情况。访视时应观察家居环境,重点询问和观察喂养、睡眠、大小便、黄疸、脐部情况、口腔发育等,测量体温、记录出生时体重、身长,进行体格检查,填写《新生儿家庭访视记录表》(表 10-1),同时建立《0~6 岁儿童保健手册》。新生儿居室的温度与湿度应随气

表 10-1 新生儿家庭访视记录表

姓名:编号□□□ - □□□□□

性别	0 未知的性别 1 男 2 女 9 未说明的性别	□	出生日期	□□□□□□□□	
身份证号			家庭住址		
父亲	姓名	职业	联系电话	出生日期	
母亲	姓名	职业	联系电话	出生日期	
出生孕周	母亲妊娠期患病情况 1 妊娠期糖尿病 2 妊娠期高血压 3 其他				□
助产机构名称	出生情况 1 顺产 2 胎头吸引 3 产钳 4 剖宫 5 双多胎 6 臀位 7 其他				□/□
新生儿窒息 1 无 2 有 (Apgar 评分:1 分钟 5 分钟不详)		□	是否有畸形 1 无 2 有		□
新生儿听力筛查 1 通过 2 未通过 3 未筛查 4 不详					□
新生儿疾病筛查 1 甲低 2 苯丙酮尿症 3 其他遗传代谢病					□
新生儿出生体重(kg)		目前体重(kg)		出生身长 (cm)	
喂养方式 1 纯母乳 2 混合 3 人工	□	*吃奶量 毫升 / 次		*吃奶次数 次 / 日	
*呕吐 1 无 2 有	□	*大便 1 糊状 2 稀	□	*大便次数 次 / 日	
体温 ℃		脉率 次 / 分钟		呼吸频率 次 / 分钟	
面色 1 红润 2 黄染 3 其他			黄疸部位 1 面部 2 躯干 3 四肢 4 手足		□
前囟 cm× cm 1 正常 2 膨隆 3 凹陷 4 其他					□
眼外观 1 未见异常 2 异常		□	四肢活动度 1 未见异常 2 异常		□
耳外观 1 未见异常 2 异常		□	颈部包块 1 无 2 有		□
鼻 1 未见异常 2 异常		□	皮肤 1 未见异常 2 湿疹 3 糜烂 4 其他		□
口腔 1 未见异常 2 异常		□	肛门 1 未见异常 2 异常		□
心肺听诊 1 未见异常 2 异常		□	外生殖器 1 未见异常 2 异常		□
腹部触诊 1 未见异常 2 异常		□	脊柱 1 未见异常 2 异常		□
脐带 1 未脱 2 脱落 3 脐部有渗出 4 其他					
转诊建议 1 无 2 有 原因: 机构及科室:					□
指导 1 喂养指导 2 发育指导 3 防病指导 4 预防伤害指导 5 口腔保健指导					□/□/□/□/□
本次访视日期 年 月 日			下次随访地点		
下次随访日期 年 月 日			随访医生签名		

317

候变化调节。有条件的家庭在冬季应使室内温度保持在 20~22℃，湿度以 55% 为宜；无条件时可用热水袋保暖，避免体温不升；夏季应避免室内温度过高。访视中应对家长进行母乳喂养、护理和常见疾病的预防指导。如果发现新生儿未接种卡介苗和第 1 剂乙肝疫苗，提醒家长尽快补种。如果发现新生儿未接受新生儿疾病筛查，告知家长到具备筛查条件的医疗保健机构补查。对于低出生体重、早产、双多胎或有出生缺陷的新生儿，应根据实际情况增加访视次数。

（二）婴幼儿健康管理

婴儿期的体格生长迅速，对各种营养素需求量大，但其消化功能尚未成熟，易发生消化紊乱和营养不良。因此，应提倡纯母乳喂养至 4~6 个月；部分母乳喂养或人工喂养婴儿则应选择配方奶粉。自 4 个月应开始逐渐引入其他食物，为断离母乳做准备。应适当带婴儿到户外活动，进行空气浴、日光浴和被动体操，以促进其体格生长。婴儿期是感知发育的重要阶段，带有声、光、色的玩具可促进其感知发育。

幼儿期儿童对周围环境产生好奇、乐于模仿，是社会心理发育最为迅速的时期。该时期应重视与幼儿的语言交流，通过游戏、讲故事、唱歌等促进幼儿语言发育与大运动能力的发展。同时，应培养幼儿的独立生活能力，安排规律生活，养成良好的生活习惯，如睡眠、进食、排便、沐浴、游戏、户外活动等。由于该时期的儿童已经具备一定的活动能力，且凡事都喜欢探个究竟，故还应注意异物吸入、烫伤、跌伤等损伤的预防。

1. 婴幼儿（infant）应按计划免疫程序完成基础免疫　按照我国卫生计生委的规定，婴儿必须在 1 岁内完成卡介苗，脊髓灰质炎三价混合疫苗，百日咳、白喉、破伤风类毒素混合制剂和麻疹减毒疫苗等 4 种疫苗的接种，近年来乙肝病毒疫苗也已在全国推广接种（表 10-2）。根据流行地区和季节或根据家长自己的意愿，有时也进行乙型脑炎疫苗、流行性脑脊髓膜炎疫苗、风疹疫苗、流感疫苗、腮腺炎疫苗、甲型肝炎病毒疫苗等的接种。

表 10-2　我国卫生计生委规定的儿童计划免疫程序

年龄	接种疫苗
出生	卡介苗、乙肝疫苗
1 个月	乙肝疫苗
2 个月	脊髓灰质炎三价混合疫苗
3 个月	脊髓灰质炎三价混合疫苗、百白破混合制剂
4 个月	脊髓灰质炎三价混合疫苗、百白破混合制剂
5 个月	百白破混合制剂
6 个月	乙肝疫苗
8 个月	麻疹疫苗
1.5~2 岁	百白破混合制剂复种
4 岁	脊髓灰质炎三价混合疫苗复种
7 岁	麻疹疫苗复种、百白破混合制剂复种
12 岁	乙肝疫苗复种

笔记

2. 婴幼儿应定期进行体格检查　目前建议分别在 3、6、8、12、18、24、30、36 月龄时，共 8 次进行随访，便于早期发现缺铁性贫血、佝偻病、营养不良、发育异常等疾病，并予以及时干预和治疗。

3. 婴幼儿营养　为满足生长发育的需要，应首先保证能量供给，其次是蛋白质。母乳是 6 月龄之内婴儿最理想的天然食品，非常适合于身体快速生长发育、生理功能尚未完全发育成熟的婴儿。纯母乳喂养能满足 6 月龄以内婴儿所需要的全部液体、能量和营养素。初乳对婴儿十分珍贵，对婴儿防御感染及初级免疫系统的建立十分重要。尽早开奶可减轻婴儿生理性黄疸、生理性体重下降和低血糖的发生。产后 30 分钟即可喂奶。4～6 月龄婴儿在乳量充足的情况下，不必增加其他蛋白质的摄入。宏量营养素应供给平衡，比例适当，否则发生代谢紊乱。如儿童能量摄入不足，机体会动用自身的能量储备甚至消耗组织以满足生命活动能量的需要。相反，如能量摄入过剩，则能量在体内的储备增加，造成异常的脂肪堆积。

婴儿期随着生长发育的逐渐成熟，需要有由出生时的纯乳类向成人固体食物转换的过渡时期。过渡期食物是除母乳或配方奶（兽乳）外，为过渡到成人固体食物所添加的富含能量和各种营养素的泥状食物（半固体食物）（表 10-3）。

表 10-3　婴儿期过渡期食物的引入

月龄	食物性状	种类	餐数		进食技能
			主餐	辅餐	
4～6 个月	泥状食物	菜泥、水果泥、含铁配方米粉、配方奶	6 次奶（断夜间奶）	逐渐加至 1 次	用勺喂
7～9 个月	沫状食物	软饭（面）、肉末、菜末、蛋、鱼泥、豆腐、配方米粉、水果	4 次奶	1 餐饭 1 次水果	学用杯
10～12 个月	碎食物	软饭（面）、碎肉、碎菜、蛋、鱼肉、豆制品、水果	2 餐饭	2～3 次奶 1 次水果	抓食 断奶瓶 自用勺

幼儿期膳食中各种营养素和能量的摄入，需满足该年龄阶段儿童的生理需要，蛋白质每日 40g 左右，其中优质蛋白（动物性蛋白质和豆类蛋白质）应占总蛋白的 1/3～1/2。蛋白质、脂肪和碳水化物产能之比为 10%～15%：25%～30%：50%～60%。但膳食安排需合理，四餐（奶类 2，主食 2）二点为宜。频繁进食、夜间进食、过多饮水均会影响小儿的食欲。

4. 婴幼儿身体活动　户外活动可增加儿童对冷空气的适应能力，提高机体免疫力；接受日光直接照射还能预防佝偻病。婴儿出生后应尽早户外活动，到人少、空气新鲜的地方，开始户外活动时间由每日 1～2 次，每次 10～15 分钟，逐渐延长到 1～2 小时；冬季户外活动时仅暴露面、手部，注意身体保暖。年长儿除恶劣气候外，鼓励多在户外玩耍。

（1）婴儿被动操：被动操是指由成人给婴儿做四肢伸屈运动。一般认为，被动操可促进婴儿大运动的发育、改善全身血液循环，适用于 2～6 月龄婴儿，每日

笔记

1～2次为宜。

（2）婴儿主动操：6～12月龄的婴儿大运动开始发育，可训练婴儿爬、坐、仰卧起身、扶站、扶走、双手取物等动作。

（3）幼儿体操：12～18月龄幼儿学走路尚不稳时，在成人的扶持下，帮助婴儿进行有节奏的活动。18月龄～3岁幼儿可配合音乐，做模仿操。

（三）4～6岁儿童健康管理

4～6岁儿童，应每年提供一次健康管理服务。散居儿童的健康管理服务应在乡镇卫生院、社区卫生服务中心进行，集体儿童可在托幼机构进行。服务内容包括询问上次随访到本次随访之间的膳食、患病等情况，进行体格检查，生长发育和心理行为发育评估，血常规检测和视力筛查，进行合理膳食、心理行为发育、意外伤害预防、口腔保健、中医保健、常见疾病防治等健康指导。在每次进行预防接种前均要检查有无禁忌证，若无，体检结束后接受疫苗接种。应鼓励开展儿童体操，如广播体操、健美操，以增进动作协调性，有益于肌肉骨骼的发育。游戏、田径与球类：年长儿可利用器械进行锻炼，如木马、滑梯，还可进行各种田径、球类、舞蹈、跳绳等活动。

二、学龄期儿童及青少年健康管理

自入小学始（6～7岁）至青春期前为学龄期。此期儿童的体格生长速度相对缓慢，除生殖系统外，各系统器官外形均已接近成人，智能发育更加成熟。青春期年龄一般为10～20岁，女性青春期开始年龄和结束年龄都比男性早2年左右。青春期的进入和结束年龄存在较大个体差异，可相差2～4岁。此期儿童的体格生长发育再次加速，出现第二次高峰，同时生殖系统的发育也加速并渐趋成熟。

学龄期儿童及青少年时期（adolescent）是身心健康和各项身体素质发展的关键时期。其健康管理应严格按照我国政府颁布实施的《国家学生体质健康标准》，执行《学校卫生工作条例》，积极开展疾病预防、科学营养、卫生安全、禁毒控烟等青少年健康教育，并保证必要的健康教育时间，促进其避免吸烟、饮酒等不良健康行为。每年进行一次健康检查，重点预防视力低下、沙眼、肠道蠕虫感染、营养不良、肥胖和缺铁性贫血等疾病。

（一）学龄期儿童及青少年营养膳食

我国儿童青少年中，一日三餐不规律、不吃早餐的现象较为突出，影响到他们的营养摄入和健康。应鼓励其三餐定时定量，保证吃好营养充足的早餐，以利于其生长发育。儿童青少年由于生长迅速，铁需要量增加，女孩加之月经来潮后的生理性铁丢失，更易发生贫血。即使轻度的缺铁性贫血，也会对儿童青少年的生长发育和健康产生不良影响。为了预防贫血的发生，儿童青少年应注意经常吃含铁丰富的食物和新鲜的蔬菜水果等。

（二）学龄期儿童及青少年身体活动

世界卫生组织建议，对5～17岁年龄组的儿童和青少年，为增进心肺、肌肉和骨骼健康，减少慢性非传染性疾病风险，应鼓励和倡导积极进行身体活动。

1. 5～17岁儿童青少年应每天累计至少60分钟中等到高强度身体活动。

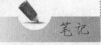

2. 大于 60 分钟的身体活动可以提供更多的健康效益。

3. 大多数日常身体活动应该是有氧活动。同时，每周至少应进行 3 次高强度身体活动，包括强壮肌肉和骨骼的活动等。

如有可能，残疾儿童和青少年也应完成建议的身体活动量。但他们应与卫生保健服务人员合作，根据身体条件，了解适合他们的身体活动形式和活动量。

对缺乏身体活动的儿童和青少年，建议采取渐进的方式增加身体活动量，最终达到上述推荐量。适宜的方法是，从较小的活动量开始，然后随着时间的推移，逐渐增加持续时间、频度和强度。值得一提的是，对于那些目前还没有进行身体活动的儿童，即使其进行的身体活动尚未达到推荐量，也会给身体带来健康效益，比根本不活动强。

参加身体活动可有助于培养青少年的社交能力。积极开展身体活动的青少年更容易接受其他健康的行为（例如避免使用烟草、酒类和毒品），而且在学校的学习成绩更好。

（三）学龄期儿童及青少年心理健康

参加本书第九章"心理健康管理"，此处从略。

三、妇女健康管理

医学自其产生之始，即已注意到妇女在生理病理上的特殊性。《黄帝内经》中论述，妇女由于经、孕、产、乳数伤于血，因而其生理特点是"有余于气，不足于血"。我国宋代已专设产科。然而，既往医学对妇女的关注，一直限于与妊娠及产育相关的方面。《医宗金鉴》所言："男女两科同一治，所异调经崩带癥"，即反映了这种医学观。20 世纪 60 年代初，西方兴起第二次女权浪潮，催生了妇女健康运动，认为女性在医疗保健方面受到歧视，呼吁政府和专业人员关注女性中除妇产科疾病以外的其他医学问题，推动了科学界对性别间生物学差异研究的深入发展。2001 年，基于大量的研究资料，美国医学研究院（Institute of Medicine）发表专题报告，强调性别对人类生物学和疾病过程有着广泛影响，由此标志着妇女健康学（Women's Health）作为一门学科已趋于成熟。大量研究显示，男女两性间在基因，包括性染色体和常染色体上的基因表达上均存在差异，在中枢神经系统功能、药物代谢以及多种疾病，如老年性痴呆、糖尿病、自身免疫性疾病、骨质疏松、心理疾病等的发病学、临床表现和对治疗的反应等方面亦存在着基于生物学因素的差异。

妇女健康管理，从女性的生理学特点来说，其核心是生殖健康管理，以孕产妇健康管理为重点，并对青春期、围婚期、哺乳期、围绝经期及老年女性开展有针对性的保健服务。应定期进行妇女常见病、多发病的普查普治，降低妇科病患病率，减少某些遗传病的发生，控制性传播疾病的传播，从而提高妇女健康水平。本节主要对孕产妇及围绝经期妇女健康管理进行简要介绍。

（一）孕产妇（pregnant women）健康管理

孕妇各系统因胎儿生长发育出现一系列相适应的变化，若孕妇因患病等不能适应妊娠的变化，则孕妇和胎儿均可出现病理情况，成为高危妊娠。因此应对

笔记

孕妇及胎儿进行孕期监护,包括对孕妇的定期产前检查和对胎儿监护,以及胎盘及胎儿成熟度的监测,以及早发现并治疗并发症,及时纠正异常胎位和发现胎儿发育异常等,并可结合孕妇及胎儿的具体情况,确定分娩方式。

我国原卫生部颁布的《国家基本公共卫生服务规范(2011 年版)》,制订了孕产妇健康管理服务流程(图 10-1),其主要服务内容包括以下几方面。

1. 孕早期健康管理　孕 12 周前为孕妇建立《孕产妇保健手册》,并进行第 1 次产前随访:①孕 12 周前由孕妇居住地的乡镇卫生院、社区卫生服务中心建立《孕产妇保健手册》;②孕妇健康状况评估:询问既往史、家族史、个人史等,观察体态、精神等,并进行一般体检、妇科检查和血常规、尿常规、血型、肝功能、肾功能、乙型肝炎检查,有条件的地区建议进行血糖、阴道分泌物、梅毒血清学试验、HIV 抗体检测等实验室检查;③开展孕早期个人卫生、心理和营养保健指导,特别要强调避免致畸因素和疾病对胚胎的不良影响,同时进行产前筛查和产前诊断的宣传告知;④根据检查结果填写第 1 次产前随访服务记录表,对具有妊娠危险因素和可能有妊娠禁忌证或严重并发症的孕妇,及时转诊到上级医疗卫生机构,并在 2 周内随访转诊结果。

2. 孕中期健康管理　孕 16～20 周、21～24 周各进行 1 次随访,对孕妇的健康状况和胎儿的生长发育情况进行评估和指导:①孕妇健康状况评估:通过询问、观察、一般体格检查、产科检查、实验室检查,对孕妇健康和胎儿的生长发育状况进行评估,识别需要做产前诊断和需要转诊的高危重点孕妇。②对未发现异常的孕妇,除了进行孕期的个人卫生、心理、运动和营养指导外,还应进行预防出生缺陷的产前筛查和产前诊断的宣传告知。③对发现有异常的孕妇,要及时转至上级医疗卫生机构。出现危急征象的孕妇,要立即转上级医疗卫生机构。

3. 孕晚期健康管理　孕晚期健康管理,其内容主要包括:①督促孕产妇在孕 28～36 周、37～40 周去有助产资质的医疗卫生机构各进行 1 次随访。②开展孕产妇自我监护方法、促进自然分娩、母乳喂养以及孕期并发症、合并症防治指导。③对随访中发现的高危孕妇,应根据就诊医疗卫生机构的建议督促其酌情增加随访次数。随访中若发现有意外情况,建议其及时转诊。

4. 产后访视　乡镇卫生院、村卫生室和社区卫生服务中心(站)在收到分娩医院转来的产妇分娩信息后,应于 3～7 天内到产妇家中进行产后访视,进行产褥期健康管理,加强母乳喂养和新生儿护理指导,同时进行新生儿访视。①通过观察、询问和检查,了解产妇一般情况、乳房、子宫、恶露、会阴或腹部伤口恢复等情况;②对产妇进行产褥期保健指导,对母乳喂养困难、产后便秘、痔疮、会阴或腹部伤口等问题进行处理;③发现有产褥感染、产后出血、子宫复旧不佳、妊娠合并症未恢复者以及产后抑郁等问题的产妇,应及时转至上级医疗卫生机构进一步检查、诊断和治疗;④通过观察、询问和检查了解新生儿的基本情况。

5. 产后 42 天健康检查　①乡镇卫生院、社区卫生服务中心为正常产妇做产后健康检查,异常产妇到原分娩医疗卫生机构检查;②通过询问、观察、一般体检和妇科检查,必要时进行辅助检查,对产妇恢复情况进行评估;③对产妇应进行性保健、避孕、预防生殖道感染、纯母乳喂养 6 个月、婴幼营养等方面的指导。

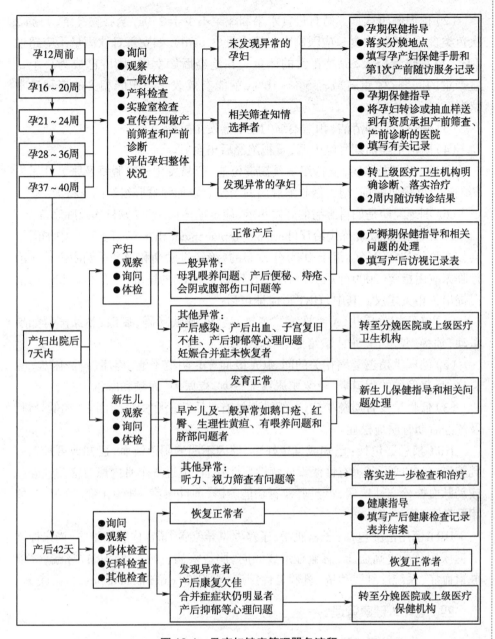

图 10-1　孕产妇健康管理服务流程

（二）围绝经期妇女健康管理

围绝经期（perimenopausal period）是指妇女绝经前后的一段时期，通常指从临床上或血中激素水平开始出现绝经趋势的迹象（即卵巢功能开始衰退的征兆），一直持续到绝经后 1 年左右的时期。此期间可出现一系列生理和病理变化，对围绝经期的一些症状或疾病需加强保健。

1. 围绝经期一般健康管理

（1）重视身体活动，加强锻炼。锻炼应每周至少 3 次，每次至少 30 分钟，强度达中等。另外，每周增加 2 次额外的抗阻力练习，益处更大。

（2）提倡健康饮食。每日进食水果和蔬菜不少于250g，全谷物纤维，每周2次鱼类食品，低脂饮食。应限制食盐摄入量（<6g/d），妇女每日饮酒量不应超过20g。控制热量摄入，保持正常的体重。在绝经后妇女中，肥胖已成为一个日益严重的问题；体重若减轻5%～10%，就能有效改善与肥胖相关的多种异常状况。

（3）保持外阴部清洁，预防萎缩的生殖器发生感染。

（4）防治绝经前期月经失调，重视绝经后出血。

（5）由于年老体弱，支持组织及韧带松弛，容易发生子宫脱垂及张力性尿失禁。进行肛提肌锻炼（用力做收缩肛门的动作），以加强盆底组织的支持力。

（6）围绝经期是妇科肿瘤的好发年龄，应定期体检，接受妇科病及肿瘤普查。

2. 围绝经期激素替代治疗（hormone replacement therapy，HRT） 中华医学会妇产科学分会绝经学组于2009年发布的《绝经过渡期和绝经后期激素补充治疗临床应用指南（2009年版）》，对围绝经期妇女HRT的适应证、禁忌证和慎用情况提出了相关建议。其中，HRT适应证包括：

（1）绝经相关症状（A级推荐）：潮热、盗汗、睡眠障碍、疲倦、情绪障碍如易激动、烦躁、焦虑、紧张或情绪低落等。

（2）泌尿生殖道萎缩相关的问题（A级推荐）：阴道干涩、疼痛、排尿困难、性交痛、反复发作的阴道炎、反复泌尿系统感染、夜尿多、尿频和尿急。

（3）低骨量及骨质疏松症（A级推荐）：有骨质疏松症的危险因素（如低骨量）及绝经后期骨质疏松症。

HRT禁忌证包括：已知或可疑妊娠、原因不明的阴道流血、已知或可疑患有乳腺癌、已知或可疑患有性激素依赖性恶性肿瘤、最近6个月内患有活动性静脉或动脉血栓栓塞性疾病、严重肝及肾功能障碍、血卟啉症、耳硬化症、脑膜瘤（禁用孕激素）等。

HRT慎用情况包括：子宫肌瘤、子宫内膜异位症、子宫内膜增生史、尚未控制的糖尿病及严重高血压、有血栓形成倾向、胆囊疾病、癫痫、偏头痛、哮喘、高催乳素血症、系统性红斑狼疮、乳腺良性疾病、乳腺癌（carcinoma of breast）家族史。

四、老年人健康管理

（一）老年人疾病预防和筛查

心脑血管疾病、恶性肿瘤和呼吸系统疾病，是我国60岁以上老年人的主要死亡原因；跌倒是老年人，特别是高龄老年人的重要死亡原因。这些疾病的预防，读者尚可参见本书的相关章节。

1. 老年人心脑血管疾病的一级预防 现有的研究表明，高血压、血脂异常、吸烟、糖尿病等是老年人发生心脑血管病事件主要的可改变性危险因素。高血压是我国人群心脑血管病第一位危险因素。大量研究表明，老年人群积极控制血压可显著降低心脑血管病事件的发生。例如，新近HYVET研究显示，即使对于高龄（年龄≥80岁）老年高血压患者，采用吲达帕胺或联合培哚普利为主的降压治疗，仍可显著降低心脑血管病事件及全因死亡的发生。2002年第4次全国高血压抽样调查显示，我国老年男性和女性高血压的患病率分别为48%和50%，而高血压人群总的血压控制率仅为6.1%。因此，积极探索切实可行的方法和途径，提高高血压的知晓率、治疗率和控制率，同时尽可能减少降压治疗的副作用，是老年人健康管理的重要内容。

与高血压的情况有所不同，早期曾有研究显示，对老年人，高胆固醇血症与冠心病的关系不明确，但其后更多的研究表明，在排除混杂因素后，高胆固醇血症仍可能是老年人发生冠心病的重要危险因素。更重要的是，近年多项研究表明，对已有高胆固醇血症的老年患者，采用他汀类药物治疗，可降低冠心病事件的发生，并有可能降低缺血性脑血管病事件的发生。例如，在危险老年人普伐他汀前瞻研究（prospective study of pravastatin in the elderly at risk, PROSPER）研究中，5804例（男性2804例，女性3000例）年龄70～82岁有血管病史或心血管病危险因素的老年患者，随机给予普伐他汀40mg/d或安慰剂，平均随访3.2年。结果显示与安慰剂比较，普伐他汀组低密度脂蛋白胆固醇降低34%，复合临床终点事件降低15%，非致命性心肌梗死和冠心病的病死率降低19%，卒中或全因死亡无差异。该研究表明，对心血管病高危的老年患者也应进行降脂治疗。

但对普通社区老年人群，是否应常规筛查血脂异常，即使在西方工业化国家亦存在争议。美国临床预防服务工作组（the U.S. Preventive Service Task Force）目前仍建议在中老年人中常规筛查血脂，并未明确提出年龄上限，但认为65岁以上的老年人不太可能再出现血脂升高，因而反复检测血脂意义不大。但对未检测过血脂的老年人则建议常规检查。由于我国人群胆固醇水平较西方人群为低，而且与西方国家不同，我国人群中脑血管发病率远高于冠心病，常规血脂筛查及降脂治疗在我国人群，特别是老年人群的价值，有待进一步评价。

小剂量阿司匹林在心血管高危人群，特别是男性人群中的一级预防曾被广泛使用，成为现代医学中化学预防的代表。但最近的临床研究对阿司匹林在心血管病一级预防中的作用、效益-风险提出了质疑。《欧洲心血管病临床预防指南2012》不建议阿司匹林用于心血管病一级预防，但目前多数国家指南仍推荐在"高危"患者中可以使用阿司匹林。我国专家共识也推荐中、高危患者（如冠心病10年危险≥10%）长期应用阿司匹林预防严重血管事件。然而，虽然老年人患缺血性心脑血管病的风险增加，但阿司匹林在老年人中引起出血性并发症，包括出血性脑卒中的风险也有可能增加，因此，阿司匹林用于老年人心血管病的一级预防，其利弊尚不明确。尤其在我国，出血性脑卒中发病率较高，阿司匹林的使用尤应慎重。

2. 老年人主要恶性肿瘤的筛查　恶性肿瘤的人群筛查是癌症二级预防的重要措施。肺癌、肝癌、胃癌、食管癌、结直肠癌、乳腺癌、宫颈癌（cervical cancer）及鼻咽癌为我国癌症防治重点。其中，肺癌、胃癌、食管癌、结直肠癌发病率均随年龄增长而上升。

子宫颈癌的筛查及早诊早治在世界范围内得到认同，因有多种方案适应不同水平卫生资源的需求，WHO推荐各国均可开展，我国亦将其作为重点。但65岁以后患子宫颈癌的危险性极低，因此一般不主张对65岁以上的妇女进行常规

笔记

的子宫颈癌筛查。乳腺癌的筛查及早诊早治在发达国家已有定论，WHO 推荐在卫生资源充足的地区施行。我国乳腺癌的流行特点与西方国家有所不同，绝经期后其发病率逐渐下降，而不像西方国家妇女随年龄增长而上升。因此，我国有专家推荐妇女乳腺癌的筛查年龄以 35～70 岁为宜。乳腺癌筛查的主要方法是乳腺 X 线检查，35 岁以下的年轻女性和致密型乳腺者，也可考虑首选乳腺超声检查作为筛查方法。结直肠癌的筛查及早诊早治在一些发达国家也得到积极施行。近年来，我国结直肠癌发病率的上升趋势显著，危害日益严重，而通过筛查可有效降低其病死率，因此应作为重点筛查的肿瘤，且不设年龄上限。但选择何种结直肠癌筛查方法，如大便隐血、乙状结肠镜或直肠镜，更符合成本 - 效益，还有待研究。食管癌、肝癌及鼻咽癌尚无国际公认的筛查及早诊早治方案，我国的肿瘤防治工作者在这方面做了大量的工作，可考虑在相应的高发地区的特定人群中筛查，但老年人是否可从筛查中获益，尚无相关的研究证据。

自 20 世纪 90 年代以来，有多项研究显示，对肺癌高风险人群（一般纳入的对象为年龄 55 岁以上，吸烟指数 30 以上），低剂量螺旋 CT 筛查，有可能降低肺癌病死率。考虑肺癌主要发生在老年吸烟人群，有长期吸烟史的老年人将是肺癌筛查的重点人群。

另外一个值得讨论的问题是前列腺癌的筛查。在一些西方国家如美国，前列腺癌发病率很高，在男性中的病死率仅次于肺癌，但对是否进行前列腺癌筛查亦存在争议。我国属于前列腺癌低发地区，其发病率估计仅为美国的 1/10 左右，可以推测在我国以目前的方法，如前列腺特异性抗原行前列腺癌筛查，其阳性预测值及获益应显著低于美国。因此，作者认为，在进行充分的成本 - 效益研究以前，不宜在我国老年人，特别是 75 岁以上老年人中盲目推广前列腺癌筛查。

3. 老年人跌倒的筛查和预防　20 世纪 50 年代，Doller、Sheldon 和 Fine 等发表了针对老年人跌倒的专项研究后，跌倒逐渐成为老年医学关注的一个重要问题。跌倒是我国 65 岁以上老年人中伤害死亡的首要原因。2006 年全国疾病监测系统死因监测数据显示，我国 65 岁以上老年人跌倒死亡率男性为 49.56/10 万，女性为 52.80/10 万。

多数情况下，老年人跌倒的发生并不是一种意外，而是多种危险因素共同作用的结果。一般将老年人跌倒的危险因素分为：内在危险因素，包括生理、病理、心理及药物因素等；外在危险因素，即环境和社会因素等。

老年人跌倒的预防是一项系统工程，包括个人、家庭和社区三个层面。限于篇幅，本节主要对老年人跌倒的筛查及针对个体的预防措施予以介绍。

（1）老年人跌倒的筛查：在老年人中进行跌倒的危险因素筛查，其目标主要有二：其一，识别容易发生跌倒的高危个体；其二，识别可干预的危险因素并予以干预，从而降低老年人跌倒的风险。筛查工具主要有两类，一类是基于病史和健康危险因素的评估表，另一类是基于对老年人运动和平衡能力观察的评估表。我国原卫生部于 2011 年发布的《老年人跌倒干预技术指南》，推荐的筛查表见表 10-4，即属于前者。

表10-4　老年人跌倒风险评估表

运动	权重	得分	睡眠状况	权重	得分
步态异常/假肢	3		易醒	1	
行走需要辅助设施	3		失眠	1	
行走需要旁人帮助	3		夜游症	1	
跌倒史			用药史		
有跌倒史	2		新药	1	
因跌倒住院	3		心血管药物	1	
精神不稳定状态			降压药	1	
谵妄	3		镇静、催眠药	1	
痴呆	3		戒断治疗	1	
兴奋/行为异常	2		糖尿病用药	1	
意识恍惚	3		抗癫痫药	1	
自控能力			麻醉药	1	
大便/小便失禁	1		其他	1	
频率增加	1		相关病史		
保留导尿	1		神经科疾病	1	
感觉障碍			骨质疏松症	1	
视觉受损	1		骨折史	1	
听觉受损	1		低血压	1	
感觉性失语	1		药物/酒精戒断	1	
其他情况	1		缺氧症	1	
			年龄80岁及以上	3	

根据最终得分,将筛查对象分为:低危,1~2分;中危,3~9分;高危,10分及以上。对筛查评分为"高危"的老年人,应针对其主要风险因素,予以重点干预。

(2)老年人跌倒的个人干预措施:针对老年人跌倒的个体预防措施主要包括以下几项:①增强防跌倒意识,加强防跌倒知识和技能学习。②坚持参加规律的体育锻炼,以增强肌肉力量、柔韧性、协调性、平衡能力、步态稳定性和灵活性,从而减少跌倒的发生。适合老年人的运动包括太极拳、散步等。其中,太极拳是我国优秀的传统健身运动。研究发现,太极拳可将老年人跌倒的概率减少50%,它除对人的呼吸系统、神经系统、心血管系统、骨骼系统等有良好作用外,还是老年人保持平衡能力最有效的锻炼方式之一。③合理用药:老年人应尽可能避免同时服用多种药物,并且尽可能减少用药剂量,了解药物的副作用且注意用药后的反应,用药后动作宜缓慢,以预防跌倒的发生。④选择适当的辅助工具,使用合适长度、顶部面积较大的拐杖。将拐杖、助行器及经常使用的物件等放在触手可及的位置。⑤熟悉生活环境:道路、厕所、路灯以及紧急时哪里可以获得帮助等。⑥衣服要舒适,尽量穿合身宽松的衣服。鞋子要合适,鞋对于保持老年人躯体的稳定性有十分重要的作用。老年人应该尽量避免穿高跟鞋、拖鞋、鞋底过于柔软以及穿着时易于滑倒的鞋。⑦调整生活方式:避免走过陡的楼梯或台阶,上下楼梯、如厕时尽可能使用扶手,转身、转头时动作一定要慢;走路保持步态平稳,尽量慢走,避免携带沉重物品;避免去人多及湿滑的地方;使用交通工具时,应等车辆停稳后再上下;放慢起身、下床的速度,避免睡前饮水过多以致夜间多次起床;晚上床旁尽量放置小便器;避免在他人看不到的地方独自活动。⑧有视、听及其他感知障碍的老年人应佩戴视力补偿设施、助听器及其他补偿设施。⑨防治骨质疏松:老年人尤其是骨质疏松患者,跌倒所致损伤中危害最大的是髋部骨折。因此,老年人要加强膳食营养,保持均衡的饮食,必要时适当补充维生素 D 和钙剂。欧美国家多推荐 65 岁以上的老年女性,应每年进行骨密度筛查。⑩将经常使用的东西放在不需要梯凳就能够很容易伸手拿到的位置。尽量不要在家里登高取物;如果必须使用梯凳,可以使用有扶手的专门梯凳,不可将椅子作为梯凳使用。

4. 老年人流感疫苗和其他疫苗接种 流行性感冒及肺炎是老年人重要的死亡原因。美国的统计显示,在 65～74 岁,75～84 岁及 75 岁以上老年人中,流感以及肺炎分别排在死亡原因的第 6、第 5 和第 4 位,65 岁以上的老年人流感死亡率比健康老年人高出 20 倍。我国 65 岁以上老年人中,流感和肺炎为第 4 位死亡原因。自 20 世纪 80 年代起,国外大量研究显示,对老年人而言,每年接种流感疫苗是目前最为有效的预防措施之一,可显著降低老年人肺炎发病率、全因死亡率及住院率。美国一项针对社区居住老年人的随机对照研究中,每年接种流感疫苗者,与接种安慰剂者相比,其流感发生率下降 58%。国外许多重要的医学组织均强烈推荐 65 岁以上老年人应每年接种流感疫苗。我国亦有研究显示,流感疫苗接种可减少老年人群慢性病的急性发作及就诊,并有良好的效益 - 成本比。

遗憾的是,我国老年人中流感疫苗接种的普及率尚很低,亟待引起老年医学工作者、社区医疗人员及健康管理人员的广泛关注。

我国批准上市的流感疫苗均为灭活疫苗,包括裂解疫苗和亚单位疫苗。国外有公司生产流感减毒活疫苗,可供滴鼻接种。接种流感疫苗的最佳时机是在每年的流感季节开始前。在我国,特别是北方地区,冬、春季是每年的流感流行季节,因此,9、10 月份是最佳接种时机。人体对流感病毒的免疫力会随时间衰减,接种灭活流感疫苗 6～12 个月后抗体水平显著降低,因此,流感疫苗应每年接种一次。

很多西方国家对老年人推荐的疫苗接种尚包括肺炎球菌疫苗及破伤风疫苗。国内上市的有 7 价肺炎球菌结合疫苗和 23 价肺炎球菌多糖疫苗。7 价肺炎球菌结合疫苗用于 3 月龄～2 岁婴幼儿、未接种过本疫苗的 2～5 岁儿童。23 价肺炎球菌多糖疫苗用于 ≥2 周岁儿童及包括老年人在内的成人。但这些疫苗在我国老年人中的应用效果、推广的可行性等都有待进一步研究评价。

（二）老年人营养特点与合理膳食

人体老化是个体遗传因素和环境因素相互作用的结果。而影响老化过程的环境因素中,个体的膳食营养可能是最重要的因素之一。近 50 多年来,大量动物研究显示,限制膳食热量的摄入,可延缓衰老过程;另一方面,不合理膳食是许多老年人罹患常见慢性疾病的主要危险因素之一。

笔记

肥胖、营养不良及液体摄入不当是老年人存在的主要营养问题。肥胖是糖尿病、心血管病及某些恶性肿瘤的重要危险因素。2002年我国居民营养与健康状况调查显示,我国60岁及以上男、女性老年人超重率分别为23.5%和25.2%,肥胖率则分别为6.6%和11.2%,但城市人群上述数值分别为38.1%与36.2%及12.7%与19.1%,虽然显著低于西方国家老年人,但近10余年来上升趋势明显。另一方面,上述调查还显示,我国60岁及以上男、女性老年人营养不良率(BMI<18.5)分别为12.5%和12.2%,均显著高于非老年人群。有研究显示,体重不足是我国人群死亡的重要危险因素,其归因危险度为5.2%,在农村人群中更高达6.9%。因此,在近段时期内,对我国老年人的健康管理,营养不良的干预可能是一个较肥胖干预更为重要的问题。

由中国营养学会2011年修订的《中国居民膳食指南》,根据我国人群的饮食习惯及国内外营养学研究结果,提出了合理膳食的10条建议,即:①食物多样,谷类为主,粗细搭配;②多吃蔬菜水果和薯类;③每天吃奶类、大豆或其制品;④常吃适量的鱼、禽、蛋和瘦肉;⑤减少烹调油用量,吃清淡少盐膳食;⑥食不过量,天天运动,保持健康体重;⑦三餐分配要合理,零食要适当;⑧每天足量饮水,合理选择饮料;⑨如饮酒应限量;⑩吃新鲜卫生的食物。此外,该指南针对老年人合理膳食,提出了以下3条主要原则。

1. 食物要粗细搭配、松软、易于消化吸收　老年人消化器官生理功能有不同程度的减退,咀嚼功能和胃肠蠕动减弱,消化液分泌减少,因此老年人选择食物要粗细搭配,食物的烹制宜松软,易于消化吸收。粗粮含丰富的B族维生素、膳食纤维、钾、钙、植物化学物质等。老年人以谷类为主、粗细搭配,每天最好能摄入谷类200~300g,其中粗粮、杂粮50~100g。

2. 合理安排饮食,提高生活质量　家庭和社会应从各方面保证老年人饮食质量、进餐环境和进食情绪,使其得到丰富的食物,保证其需要的各种营养素摄入充足。

3. 重视预防营养不良和贫血　老年人由于生理、心理和社会经济情况的改变,可能因摄取的食物量减少而导致营养不良。另外,随着年龄增长而体力活动减少,并且由于牙齿、口腔问题和情绪不佳,可导致食欲减退,能量摄入降低,必需营养素摄入减少,而造成营养不良。60岁以上老年人低体重、贫血患病率也远高于中年人群。

液体摄入在老年人中是一个容易被忽视但又有特殊重要性的问题。老年人肾功能减退,且常患有多种慢性疾病,水摄入过多可加重心脏负担。但同时,老年人口渴感减退,脱水是一个常见问题。国外有研究显示,脱水是导致住院老年患者意识障碍的最常见原因。一般推荐老年人每日摄水量应维持在约30ml/kg。

矿物质,特别是钙及维生素类摄入不足也是老年人群中常见的营养问题,可参见本书第八章"生活方式的健康管理"。

(三) 老年人身体活动

适当而有规律的运动对促进老年人健康有多方面益处,主要包括减少瘦体重丢失,降低冠心病、高血压、糖尿病发病风险,减少跌倒发生,特别是可减少抑郁及延缓功能性减退。老年阶段,身体各方面功能经历着退行性变化,运动锻炼的最大益处是可以延缓这一过程。近年来很多研究表明,和非老年人比较,老年人参加适当的运动锻炼,在提高生活质量方面的效益甚至更为明显。

老年人的身体活动推荐量与一般成人基本一致。但是由于进入老年阶段后,不同个体衰老的进程快慢不一,患病情况也各不相同,因而运动能力的高低差异更大。因此,对老年人的身体活动指导更需结合个体的条件,强调以相对强度来控制体力负荷。此外,老年人是发生运动伤害的高危人群,更需采取相应的防范和保护措施。

1. 老年人身体活动的目标　老年人身体活动的目标包括:改善心肺和血管功能,提高摄取和利用氧的能力;保持肌肉力量、延缓肌肉量和骨量丢失的速度;减少身体脂肪的蓄积和控制体重增加;降低跌倒发生的风险;调节心理平衡,减慢认知能力的退化,提高生活自理能力和生活质量;防治慢性病。

2. 老年人身体活动的内容

(1)有氧运动:参加步行等传统有氧运动的同时,鼓励老年人参加日常生活中的身体活动,如园艺、旅游、家务劳动、娱乐等。对于高龄及体质差的老年人,不需强调锻炼一定要达到中等强度,应鼓励老年人靠运动的积累作用和长期坚持产生综合的健康效应。

(2)抗阻力活动:健康老年人可通过徒手或采用哑铃、沙袋、弹力橡皮带和拉力器等抗阻力活动增加肌力。对体弱或伴有骨质疏松症以及腹部脂肪堆积者,还可采用弹力橡皮带进行腰背肌、腹肌、臀肌和四肢等肌肉的练习。肌力训练的动作可分组进行,每组的动作不宜过多、阻力不宜过大,中间休息时间长短根据体力情况确定。进行上述运动时,应以大肌肉群运动为主,抗阻力活动过程中用力应适度、避免憋气,以控制血压升高的幅度,预防发生心脑血管意外。一般每周应做两次肌力训练,也可隔天进行。

(3)功能性身体活动:有氧活动、肌力锻炼、关节柔韧性、身体平衡和协调性练习都可作为功能性活动的内容,如广播操、韵律操和专门编排的体操等均含有上肢、下肢、肩、臀、躯干部及关节屈伸练习。各种家务劳动、舞蹈、太极拳等也包含功能性活动的成分。

3. 老年人身体活动量

(1)强度:老年人身体健康状况和运动能力的个体差异较大,计划身体活动强度宜量力而行。对于体质好的老年人,可适当增加运动强度,以获得更多的健康效益。

(2)时间:老年人有更多的时间从事运动锻炼,建议每天进行30～60分钟中等强度的身体活动。如果身体条件允许,可进行更长时间的锻炼。如进行大强度的锻炼,时间可以减半。老年人的身体活动时间也可以10分钟分段累计。

(3)频度:老年人的运动频度与一般人的推荐一致,即鼓励每天都进行一些身体活动,并根据个人身体情况、天气条件和环境等调整活动的内容。

4. 老年人身体活动注意事项

(1)老年人参加运动期间,应定期做医学检查和随访。患有慢性病且病情不稳定的情况下,应与医生一起制订运动处方。

(2)感觉和记忆力下降的老年人,应反复实践掌握动作的要领,老年人宜参加个人熟悉并有兴趣的运动项目。为老年人编排的锻炼程序和体操,应注意动作简单,便于学习和记忆。

(3)老年人应学会识别过度运动的症状。运动中,体位不宜变换太快,以免发生直立性低血压。运动指导者应注意避免老年人在健身运动中的伤害。

(4)对体质较弱和适应能力较差的老年人,应慎重调整运动计划,延长准备和整理活动的时间。

(5)合并有骨质疏松症和下肢骨关节病的老年人,不宜进行高冲击性的活动,如跳绳、跳高和举重等。

(6)老年人在服用某些药物时,应注意药物对运动反应的影响。如美托洛尔和阿替洛尔等会抑制运动中心率的增加。

第二节 重点疾病的健康管理

慢性非传染性疾病,有时也简称为"慢性病"或"慢病",指一类病程漫长、无传染性、不能自愈、目前也几乎不能被治愈的疾病。其主要特点包括:①病因复杂,其发病与不良行为和生活方式密切相关;②潜伏期较长,没有明确的得病时间;③病程长,随着疾病的发展,表现为功能进行性受损或失能;④很难彻底治愈,表现为不可逆性。慢性非传染性疾病主要包括心脑血管疾病、恶性肿瘤、糖尿病、慢性阻塞性肺部疾病、精神心理性疾病等一组疾病。我国"健康管理"的核心内容,是对慢性病相关危险因素的监测、评估和干预。近10余年来,健康管理的理念在我国得到广泛认同,即主要根源于全社会对慢性病防控的需求。

本节将对医学常见慢性病,包括高血压、冠状动脉粥样硬化性心脏病、糖尿病、血脂异常、肥胖症、高尿酸血症与痛风、脑卒中等及疾病的健康管理予以简要介绍,并就恶性肿瘤的预防和筛检进行讨论。

一、高血压健康管理

高血压(hypertension)是一种以动脉血压持续升高为特征的进行性心血管损害性疾病,是全球人类最常见的慢性病,是心脏病冠心病、脑血管病、肾脏病发生和死亡的最主要危险因素。2002年,我国18岁及以上成人的高血压患病率为18.8%,比1991年增加了31%。2002年高血压人群的知晓率、治疗率和控制率分别为30%、25%和6%。经过努力,近几年有所提高,但与发达国家相比仍有差距。我国每年新增高血压患者1000万,估计现有高血压患者2亿人。

高血压的常见并发症是脑卒中、心肌梗死、心力衰竭、慢性肾脏病。我国心脑血管病发生和死亡者一半以上与高血压有关。如果不采取有效防治措施控制高血压,我国心脑血管病发病率和病死率将持续上升。

高血压发病机制尚未明确,现有研究认为与遗传和环境因素有关。大部分高血压发生与环境因素有关,环境因素主要指不良生活方式。高血压的危险因

笔记

素较多，比较明确的是超重／肥胖或腹型肥胖，高盐饮食，长期过量饮酒，长期精神过度紧张。以上为可改变的危险因素，而性别、年龄和家族史是不可改变的危险因素。

2009 年我国推出的国家医改政策已经将高血压患者健康管理纳入国家基本公共卫生服务范畴。2011 年我国原卫生部发布的《国家基本公共卫生服务规范》，为高血压的健康管理制定了基本规范。

（一）高血压流行病学

我国人群高血压发病的主要危险因素如下。

1. 高钠、低钾膳食　高钠、低钾膳食是我国大多数高血压患者发病最主要的危险因素。我国大部分地区，人均每天盐摄入量 12～15g 或以上。在盐与血压的国际协作研究（INTERMAP）中，反映膳食钠／钾量的 24 小时尿钠／钾比值，我国人群在 6 以上，而西方人群仅为 2～3。

2. 体重超重和肥胖　中国成人正常体重指数（BMI：kg/m^2）为 19～24，体重指数≥24 为超重，≥28 为肥胖。其中男性腰围≥90cm、女性腰围≥80cm 者称为腹型肥胖。人群体重指数的差别对血压水平和高血压患病率有显著影响。我国 24 万成人数据汇总分析表明，BMI≥24 者患高血压的危险是体重正常者的 3～4 倍，男性腰围≥85cm、女性≥80cm 者高血压的危险为腰围低于此界限者的 3.5 倍。我国人群血压水平和高血压患病率北方高于南方，与人群体重指数差异相平行。

3. 饮酒　按每周至少饮酒一次为饮酒计算，我国中年男性人群饮酒率 30%～66%，女性为 2%～7%。男性持续饮酒者比不饮酒者 4 年内高血压发生危险增加 40%。每天平均饮酒 >3 个标准杯（1 个标准杯相当于 12g 酒精，约合 360g 啤酒，或 100g 葡萄酒，或 30g 白酒），收缩压与舒张压分别平均升高 3.5mmHg 与 2.1mmHg，且血压上升幅度随着饮酒量增加而增大。

4. 其他危险因素　高血压的其他危险因素还有：遗传、性别、年龄、工作压力过重、心理因素、高脂血症等。如大量的临床资料证明高血压与遗传因素有关。如父母均患高血压，其子女的高血压发生率可达 46%；父母中一人患高血压，子女高血压发生率为 28%；父母血压正常，子女高血压发生率仅为 3%。女性在更年期以前患高血压的比例较男性略低，但更年期后则与男性患病率无明显差别，甚至高于男性。

（二）高血压的诊断

1. 高血压相关概念和诊断标准　临床上高血压诊断标准为：经非同日 3 次测量血压，收缩压≥140mmHg 和（或）舒张压≥90mmHg。

原因不明的高血压称为原发性高血压，大都需要终身治疗。由某些疾病引起的血压增高称为继发性高血压，占高血压的 5%～10%，其中许多可经特异性治疗获得根治，如原发性醛固酮增多症、肾血管性高血压等，通过手术等治疗可痊愈。因此，初诊高血压时，应尽可能排除继发性高血压。白大衣高血压是指患者到医疗机构测量血压高于 140/90mmHg，但动态血压 24 小时平均值 <130/80mmHg 或家庭自测血压值 <135/85mmHg。隐性高血压是指患者到医疗机构测量血压 <140/90mmHg，但动态血压 24 小时平均值高于 130/80mmHg 或家庭自测血压值

高于 135/85mmHg。

2. 血压测量标准方法 血压测量有 3 种方式,即诊室血压、自测血压、动态血压。一般而言,诊室血压水平高于自测血压和动态血压 24 小时平均水平。自测血压水平接近动态血压 24 小时平均水平。

(1)诊室血压测量方法:诊室血压是指患者在医疗单位由医护人员测量的血压。目前,高血压诊断一般以诊室血压为准。目前诊室血压测量主要用水银血压计,其测量方法如下:①选择符合标准的水银柱式血压计或符合国际标准[欧洲高血压学会(ESH)、英国高血压学会(BHS)和美国仪器协会(AAMI)及中国高血压联盟(CHL)认证的电子血压计进行测量]。一般不提倡使用腕式或手指式电子血压计。②袖带的大小适合患者的上臂臂围,至少覆盖上臂臂围的 2/3。③被测量者测量前 1 小时内应避免进行剧烈运动、进食、喝含咖啡的饮料、吸烟、服用影响血压的药物;精神放松、排空膀胱;至少安静休息 5 分钟。④被测量者应坐于有靠背的座椅上,裸露右上臂,上臂及血压计与心脏处同一水平。老年人、糖尿病患者及出现直立性低血压情况者应加测站立位血压。⑤将袖带紧贴缚在被测者上臂,袖带下缘应在肘弯上 2.5cm,用水银柱式血压计时将听诊器胸件置于肘窝肱动脉搏动明显处。⑥在放气过程中仔细听取柯氏音,观察柯氏音第Ⅰ时相(第Ⅰ音)和第Ⅴ时相(消失音)。收缩压读数取柯氏音第Ⅰ音,舒张压读数取柯氏音第Ⅴ音。12 岁以下儿童、妊娠妇女、严重贫血、甲状腺功能亢进、主动脉瓣关闭不全及柯氏音不消失者,以柯氏音第Ⅳ音(变音)作为舒张压读数。⑦确定血压读数:所有读数均应以水银柱凸面的顶端为准;读数应取偶数(0,2,4,6,8)。⑧医疗记录中血压尾数 0,2,4,6,8 的分布应均匀,建议分别占(20±10)% 以内,切不可仅记录十整位数(0 偏好)。电子血压计以显示血压数据为准。⑨应间隔 1～2 分钟重复测量,取 2 次读数平均值记录。如果收缩压或舒张压的 2 次读数相差 5mmHg 以上,应再次测量,以 3 次读数平均值作为测量结果。

(2)自测血压:家庭自我测量血压(自测血压)是指受测者在诊室外的其他环境所测量的血压,一般指家庭自测血压。自测血压可获取日常生活状态下的血压信息,帮助排除白大衣性高血压、检出隐性高血压,对增强患者诊治的主动参与性、改善患者治疗依从性等方面具有优点。现已作为测量血压的方式之一。但对于精神焦虑或根据血压读数常自行改变治疗方案的患者,不建议自测血压。对新诊断的高血压,建议家庭自测血压连续 7 天,每天早晚各 1 次,每次测量 3 遍;去掉第 1 天血压值,仅计算后 6 天血压值,根据后 6 天血压平均值,为治疗决定提供参考。血压稳定后,建议每周固定一天自测血压,于早上起床后 1 小时服降压药前测坐位血压。血压不稳定或未达标者建议增加自测血压的频率。推荐使用符合国际标准的(ESH、BHS 和 AAMI)上臂式全自动或半自动电子血压计。一般而言,自测血压值低于诊室血压值。正常上限参考值为 135/85mmHg。

(3)动态血压:动态血压是指患者配戴动态血压监测仪记录的 24 小时血压。动态血压测量应使用符合国际标准(ESH、BHS 和 AAMI)的监测仪。动态血压的正常值国内参考标准为:24 小时平均值 <130/80mmHg,白昼平均值 <135/85mmHg,

笔记

夜间平均值＜125/75mmHg。正常情况下,夜间血压均值比白昼血压值低10%～15%。动态血压监测在临床上可用于诊断白大衣性高血压。

（三）高血压患者治疗目标

一般高血压患者,应将血压(收缩压/舒张压)降至140/90mmHg以下;65岁及以上的老年人的收缩压应控制在150mmHg以下,如能耐受还可进一步降低;伴有慢性肾脏疾病、糖尿病,或病情稳定的冠心病或脑血管病的高血压患者治疗更宜个体化,一般可以将血压降至130/80mmHg以下。伴有严重肾脏疾病或糖尿病,或处于急性期的冠心病或脑血管病患者,应按照相关指南进行血压管理。舒张压低于60mmHg的冠心病患者,应在密切监测血压的情况下逐渐实现降压达标。

（四）高血压健康管理主要内容

1. 高血压筛查

(1)对辖区内35岁及以上常住居民,每年在其第一次到乡镇卫生院、村卫生室、社区卫生服务中心(站)就诊时,为其测量血压。

(2)对第一次发现收缩压≥140mmHg和(或)舒张压≥90mmHg的居民,在祛除可能引起血压升高的因素后预约其复查,非同日3次血压高于正常,可初步诊断为高血压。如有必要,建议转诊到上级医院确诊,2周内随访转诊结果,对已确诊的原发性高血压患者纳入高血压患者健康管理。对可疑继发性高血压患者,及时转诊。

(3)建议高危人群每半年至少测量1次血压,并接受医务人员的生活方式指导。

2. 高血压随访评估　对原发性高血压患者,每年要提供至少4次面对面的随访。随访内容主要包括:

(1)测量血压并评估是否存在危急情况,如出现收缩压≥180mmHg和(或)舒张压≥110mmHg;意识改变、剧烈头痛或头晕、恶心呕吐、视物模糊、眼痛、心悸、胸闷、喘憋不能平卧及处于妊娠期或哺乳期同时血压高于正常等危急情况之一,或存在不能处理的其他疾病时,须在处理后紧急转诊。对于紧急转诊者,乡镇卫生院、村卫生室、社区卫生服务中心(站)应在2周内主动随访转诊情况;

(2)若不需紧急转诊,询问上次随访到此次随访期间的症状。

(3)测量体重、心率,计算体重指数(BMI)。

(4)询问患者疾病情况和生活方式,包括心脑血管疾病、糖尿病、吸烟、饮酒、运动、摄盐情况等。

(5)了解患者服药情况。

3. 高血压患者分类干预

(1)对血压控制满意(收缩压＜140mmHg且舒张压＜90mmHg)、无药物不良反应、无新发并发症或原有并发症无加重的患者,预约进行下一次随访时间。

(2)对第一次出现血压控制不满意,即收缩压≥140mmHg和(或)舒张压≥90mmHg,或出现药物不良反应的患者,结合其服药依从性,必要时增加现用药物剂量、更换或增加不同类的降压药物,2周内随访。

（3）对连续两次出现血压控制不满意或药物不良反应难以控制以及出现新的并发症或原有并发症加重的患者，建议其转诊到上级医院，2周内主动随访转诊情况。

（4）对所有患者进行有针对性的健康教育，与患者一起制订生活方式改进目标并在下一次随访时评估进展。告诉患者出现哪些异常时应立即就诊。

4. 高血压患者体检和随访　对原发性高血压患者，每年进行1次较全面的健康检查，可与随访相结合。内容包括体温、脉搏、呼吸、血压、身高、体重、腰围、皮肤、浅表淋巴结、心脏、肺部、腹部等常规体格检查，并对口腔、视力、听力和运动功能等进行粗测判断。具体内容参照《城乡居民健康档案管理服务规范》健康体检表。

二、冠状动脉粥样硬化性心脏病健康管理

冠状动脉粥样硬化性心脏病，简称冠心病（coronary heart disease），又称缺血性心脏病，是由于冠状动脉发生严重粥样硬化性狭窄或阻塞，或在此基础上合并痉挛，以及血栓形成，引起冠状动脉供血不足、心肌缺血或梗死的一种心脏病。冠心病是全球性的重大健康问题。2006年世界卫生组织公布的全球前5位疾病负担中，冠心病在男性为第2位，在女性为第3位。

近40余年来，在许多发达国家，由于多种预防策略和预防措施的综合采用，冠心病正在减少，但是在我国及其他许多发展中国家，由于人口老龄化、社会城市化及生活方式的变化，该病的发病率及病死率不断上升。

（一）冠心病流行病学

冠心病是西方国家主要死亡原因。据美国心脏协会报告，2001年美国的冠心病死亡人数达49万人。随着世界人口的老龄化，每年心血管病的死亡人数和发病率仍将持续上升，预计到2020年，全世界每年心血管病将导致2500万人死亡，占总死亡的36.3%，其中冠心病占1110万人，脑卒中占770万人。

据世界卫生组织20世纪80年代的MONICA资料统计，中国、美国和英国的冠心病死亡率每10万人口中分别为48人，201人，279人，显示当时我国冠心病发病率尚远较西方国家为低。但近20年来，我国人口总死亡率下降了20.05%（标化死亡率下降了31.39%），而肿瘤和心脑血管疾病等慢性病的患病率却呈上升趋势。据原卫生部流行病学统计资料表明，1957年城市居民心脑血管病占总死亡率的12.07%，1989年上升到16.16%，到2005年明显上升到39.12%。估算我国冠心病死亡例数为每年110万人。

由于冠心病的流行与社会经济和地理环境有关，因此世界各国冠心病的发病率存在明显差异，甚至同一国家不同地区亦存在差异。根据世界卫生组织MONICA研究报道，世界各国10年平均冠心病事件发生率，男性最高为芬兰（835/万），最低为中国（81/万）；女性最高为英国（265/万），最低为西班牙（35/万）。过去50年中，发达国家冠心病发病率总体上呈下降趋势。

我国人群心血管病模式与西方发达国家有所不同，主要表现为西方发达国家多以冠心病为主，而我国人群以脑卒中为主，脑卒中与冠心病的比例为

笔记

（3～5）：1。我国不同地区 10 组人群 1982—2000 年冠心病事件发生率为平均为 67.1/10 万人年，但存在着明显的地区差别，北方省市普遍高于南方省市，最高和最低地区发病率之比男性为 16.9：1，女性为 18.9：1。1983—2000 年，我国北京城乡冠心病事件发生率为 69.81～83.42/10 万人年，而广州城乡为 22.52～58.43/10 万人年，北京人群高于广州人群。

近 30 年来，我国冠心病发病率呈逐渐上升趋势，1984—1993 年，北京地区急性冠心病事件标化发病率的年平均增长率为 2.3%。北京地区心血管患者群监测（MONICA 研究）发现急性冠心病事件发病率 1984 年为 62/10 万，1997 年为 112/10 万，增长 1.8 倍。广州地区 1992 年急性心肌梗死（acute myocardial infarction）住院病例较 1984 年增加 117.6%，显示大幅度逐年上升。

（二）冠心病危险因素

1. 高血压　高血压是发生冠心病的重要因素，无论是收缩压还是舒张压增高，发生冠心病的危险性都随之增高。血压愈高，动脉粥样硬化程度愈严重，发生冠心病或心肌梗死的可能性也愈高。美国一项研究表明，血压超过 160/90mmHg 者，比血压在该水平以下者的冠心病患病率高 2.3 倍；舒张压超过 12.5kPa（94mmHg）者患冠心病的危险性比正常血压者高 3.6 倍；高血压患病年龄越早，以后患冠心病的危险性越大。美国 Framingham 研究对 5209 例 30～60 岁男性的 16 年随访研究发现，心力衰竭、缺血性脑血管病、冠心病和间歇性跛行 4 种主要心血管疾病的患病率，均随血压升高而增加。我国上海工厂工人的队列研究结果提示，无论男性或女性，高血压病例组各年龄亚组的冠心病患病率均高于对照组。按人年发病率计算，男性高血压患者发生冠心病的相对危险度为 3.87，女性为 4.21。

2. 血脂异常和高胆固醇血症　人群血清总胆固醇水平与冠心病的发病率和病死率呈正比。胆固醇在体内与蛋白质结合成脂蛋白，其中低密度脂蛋白胆固醇（LDL-C）为粥样斑块中胆固醇的主要来源，高密度脂蛋白胆固醇（HDL-C）与冠心病的发生呈负相关。血清胆固醇水平升高的年龄越早，今后发生冠心病的机会也越多。

3. 超重和肥胖　肥胖是冠心病的易患因素。肥胖能使血压和血清胆固醇升高。国外有一项研究显示：体重指数每增加 10%，则血压平均增加 6.5mmHg，血清胆固醇平均增加 18.5mg%。35～44 岁男性体重指数增加 10%，其冠心病危险性增加 38%；体重指数增加 20%，冠心病危险性增加 86%。

4. 糖尿病　糖尿病患者发生心血管疾病的危险性增加 2～4 倍，且病变更严重、更广泛、预后更差、发病年龄更早。冠心病是糖尿病患者最常见的并发症之一，有糖尿病的高血压患者，患冠心病的机会较无糖尿病的高血压患者高 1 倍。

5. 生活方式

（1）吸烟：烟草中含有许多有害物质，可引起冠状动脉痉挛，诱发心绞痛和心肌梗死。一氧化碳造成的缺氧，可损伤动脉内膜，促进动脉粥样硬化的形成。吸烟者冠心病死亡的危险性随着吸烟量的增加而增加，存在剂量 - 反应关系。戒烟者较吸烟者冠心病的死亡率低。戒烟时间越长者，冠心病死亡率也越低。

（2）饮食：冠心病高发地区人们的饮食中往往富于脂肪，尤其是肉和乳制

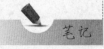

品。植物油和鱼富含不饱和脂肪酸，有降低血脂、甘油三酯和低密度蛋白水平的作用。膳食纤维有降低血脂的作用。我国膳食中碳水化合物的比例相对较高，但近年来，膳食中脂肪比重正在逐步上升，膳食纤维正随着食物加工的精细程度而减少。

（3）体力活动：随着生活方式的现代化，体力活动及体力劳动强度趋向减少及下降，加以生活节奏的加快，在一些脑力和注意力高度集中的人，冠心病的危险度增加。缺乏体力活动的人患冠心病的相似危险度是正常活动量者的 1.5～2.4 倍。且与冠心病的危险性呈等级相关。

6. 多种危险因素的联合作用　冠心病是由多种因素引起的，联合危险因素越多，动脉粥样硬化或发生并发症的可能性越大。曾有研究显示，具有 3 种主要危险因素的个体(血清胆固醇≥6.46mmol/L，舒张压≥90mmHg，有吸烟史)，其冠心病患病率比完全没有这 3 种因素者高 8 倍，比具有两种危险因素者高 4 倍。

7. 其他　冠心病家族史在其发病中具有重要作用，是一独立的危险因素。精神紧张、忧虑、时间紧迫感等与冠心病发病的关系还不明确，但对已患有冠心病的患者，可诱发其急性发作。

（三）冠心病的分型、临床表现和诊断方法

1979 年世界卫生组织将冠心病分为 5 型：①无症状性心肌缺血；②心绞痛；③心肌梗死；④缺血性心肌病；⑤猝死。近 10 余年来，趋于将本病分为急性冠状动脉综合征和慢性冠状动脉病两大类。前者包括：不稳定型心绞痛、非 ST 段抬高型心肌梗死和 ST 段抬高型心肌梗死，也有将冠心病猝死包括在内；后者包括稳定型心绞痛、冠状动脉正常的心绞痛、无症状性心肌缺血和缺血性心力衰竭（缺血性心肌病）。

如出现典型的心绞痛或发生心肌梗死，临床上可基本明确冠心病的诊断。典型心绞痛的特点如下。

1. 诱因　常由于体力活动、情绪激动、饱餐、寒冷或心动过速而诱发。也可发于夜间。

2. 部位及放射部位　典型部位为胸骨体上中段的后方，也可在心前位区，常放射至左肩、内侧臂至小指及无名指，或至颈部、咽部、下颌骨，少数可放射至其他不典型部位或放射部位疼痛更显著。心前区疼痛范围如手掌大小、界限不清。

3. 性质　压迫、紧缩或发闷，有时有窒息和濒死感，疼痛可轻可重，重者伴焦虑、冷汗。一般针刺样或刀扎样疼痛多不是心绞痛。疼痛发作时患者往往不自觉停止原来的活动，直至症状缓解。而不像胆绞痛，肾绞痛和胃肠疼痛，患者多辗转不安。

4. 持续时间及缓解　疼痛出现后，常逐渐加重，1～5 分钟后自行缓解，偶尔可长达 15 分钟，休息或舌下含化硝酸甘油而缓解。

在有临床症状的冠心病患者中，1/3～1/2 以急性心肌梗死为首发表现。急性心肌梗死临床症状差异极大，有 1/3 的患者发病急骤，极为严重，未及医院就已死于院外；另有 1/4～1/3 患者无自觉症状或症状很轻未就诊。其突出的症状

笔记

为胸痛，疼痛较心绞痛更剧烈，呈压榨性或绞窄性，难以忍受，患者有濒死感，烦躁不安；部位及放射部位与心绞痛相同，持续时间持久，多在 30 分钟至几小时或更长，休息和含化硝酸甘油不能缓解，常需使用麻醉性镇痛药。但 15%～40% 的患者多为老年人，可无明显胸痛。其急性心肌梗死的诊断根据典型的临床表现、特征性心电图改变和血清酶学的升高，一般并不困难。

对无急性心肌梗死病史也无典型心绞痛的患者，需要综合冠心病危险因素、年龄、性别、临床病史，其他心脏病的排除等方面综合考虑，但确诊需要有冠状动脉狭窄的病理解剖学依据。目前诊断冠状动脉狭窄的"金标准"仍为冠状动脉造影检查。近年来，多层螺旋 CT（multislice computed tomography, MSCT）冠状动脉成像日益成为冠状动脉检查的一项重要检查手段。临床上，通常在冠状动脉狭窄程度≥50% 的患者进行运动可诱发心肌缺血，故一般将≥50% 的冠状动脉狭窄称为有临床意义的病变。

（四）冠心病健康管理主要内容

1. 冠心病发病风险评估　近 40 余年来，世界各国开发了数以百计的冠心病发病风险评估工具。我国目前主要推荐采用 2003 年由我国研究人员发布的"国人缺血性心血管病发病危险的评估方法和简易评估工具"（图 10-2）。该工具评估的缺血性心血管病，包括缺血性脑卒中和缺血性心脏病事件的总发病风险。其具体方法可参见本书第六章"健康风险评估"相关内容。

2. 冠心病筛查　社区医疗机构对辖区内 40 岁及以上常住居民，每年在其第一次到乡镇卫生院就诊时，应评估其冠心病发病风险，若有可疑心绞痛或严重心律失常，无其他原因可解释并有下列三项中两项者：40 岁以上、高胆固醇血症、休息时或运动后心电图可疑心肌缺血，建议转诊到上级医院确诊，2 周内随访转诊结果，对已确诊的冠心病患者纳入冠心病患者健康管理。

3. 冠心病患者随访　对冠心病患者，乡镇卫生院、村卫生室、社区卫生服务中心（站）每年要提供至少 4 次面对面的随访，内容包括：测量血压并评估是否存在危急症状；测量体重、心率，计算体重指数（BMI）；询问患者症状和生活方式，包括心脑血管疾病、糖尿病、吸烟、饮酒、运动、摄盐情况等；了解患者服药情况和胸痛控制情况等。

4. 冠心病经皮冠状动脉介入治疗后患者管理　随着技术和器械的不断进步，经皮冠状动脉介入治疗（percutaneous coronary intervention, PCI）已成为冠心病治疗的重要手段。有统计显示，2008 年我国 PCI 总人次约 18 万，2011 年已增至 33.3 万例。我国已有数以百万计的患者接受了 PCI 治疗，对这些患者的管理，是冠心病健康管理的重要内容。

PCI 术后患者应接受规范的抗栓治疗。术后阿司匹林 100mg/d 长期维持。接受裸金属支架（BMS）的患者，术后应合用氯吡格雷的双联抗血小板药物治疗至少 1 个月，最好持续应用 12 个月。置入药物涂层支架（DES）的患者应用双联抗血小板治疗至少 12 个月。但对不稳定型心绞痛和心肌梗死患者，无论置入 BMS 或 DES，双联抗血小板药物治疗至少持续应用 12 个月。双联抗血小板药物应用过程中应监测并预防出血。无论其血脂水平如何，除非存在禁忌证，所有患

笔记

第一步：评分

年龄（岁）	得分
35~39	0
40~44	1
45~49	2
50~54	3
55~59	4

收缩压(mmHg)	得分
<120	-2
120~	0
130~	1
140~	2
160~	5
≥180	8

体重指数（kg/m²）	得分
<24	0
24~	1
≥28	2

总胆固醇（mmol/L）	得分
<5.20	0
≥5.20	1

吸烟	得分
否	0
是	2

糖尿病	得分
否	0
是	1

第二步：求和

危险因素	得分
年龄	
收缩压	
体重指数	
总胆固醇	
吸烟	
糖尿病	
总计	

10年ICVD绝对危险参考标准

年龄（岁）	平均危险	最低危险
35~39	1.0	0.3
40~44	1.4	0.4
45~49	1.9	0.5
50~54	2.6	0.7
55~59	3.6	1.0

第三步：绝对危险

总分	10年ICVD危险（%）
≤-1	0.3
0	0.5
1	0.6
2	0.8
3	1.1
4	1.5
5	2.1
6	2.9
7	3.9
8	5.4
9	7.3
10	9.7
11	12.8
12	16.8
13	21.7
14	27.7
15	35.3
16	44.3
≥17	≥52.6

（男）

第一步：评分

年龄（岁）	得分
35~39	0
40~44	1
45~49	2
50~54	3
55~59	4

收缩压(mmHg)	得分
<120	-2
120~	0
130~	1
140~	2
160~	3
≥180	4

体重指数（kg/m²）	得分
<24	0
24~	1
≥28	2

总胆固醇（mmol/L）	得分
<5.20	0
≥5.20	1

吸烟	得分
否	0
是	1

糖尿病	得分
否	0
是	2

第二步：求和

危险因素	得分
年龄	
收缩压	
体重指数	
总胆固醇	
吸烟	
糖尿病	
总计	

10年ICVD绝对危险参考标准

年龄（岁）	平均危险	最低危险
35~39	0.3	0.1
40~44	0.4	0.1
45~49	0.6	0.2
50~54	0.9	0.3
55~59	1.4	0.5

第三步：绝对危险

总分	10年ICVD危险（%）
-2	0.1
-1	0.2
0	0.2
1	0.3
2	0.5
3	0.8
4	1.2
5	1.8
6	2.8
7	4.4
8	6.8
9	10.3
10	15.6
11	23.0
12	32.7
≥13	≥43.1

（女）

图 10-2 缺血性心血管病（ICVD）10 年发病危险度评估表

者均应使用他汀类药物。β 受体阻断药和血管紧张素转换酶抑制剂（ACEI）应作为一线用药。

血供重建术后，应当定期进行全面的临床和预后评估，包括定期进行心电图、实验室检查、运动试验及超声心动图检测。

对高危患者(如近期血供重建,合并心力衰竭的患者等),应制订医学监督计划。应当对患者进行健康教育,嘱其坚持每周5次,至少每天1次30~60分钟适当强度的有氧运动。

饮食和体重的控制标准:鼓励控制体质量(体重指数<24),男性腰围<90cm,女性腰围<80cm。建议每次健康检查都要评估体重指数和(或)腰围。应将降低基线体重标准的10%作为减肥治疗的初始目标。

推荐选择健康食品,改变生活方式、饮食疗法及药物治疗。将LDL-C控制于<2.6mmol/L(100mg/dl)。在极高危人群中,控制LDL-C<2.0mmol/L(80mg/dl)。推荐更多摄入富含不饱和脂肪酸的食物,如含有Omega-3脂肪酸的鱼类等。通过药物治疗和生活方式的改变,使血压控制在<130/80mmHg。推荐在每次随访时向患者强调戒烟和控制吸二手烟的重要性。对糖尿病患者要着重强调:通过改变生活方式和坚持药物治疗达到HbA1c<6.5%~7.0%的标准。严格控制其他危险因素。由专业的内科医生指导糖尿病治疗。

三、糖尿病健康管理

糖尿病(diabetes)是由多种病因引起的代谢紊乱,其特点是慢性高血糖,伴有胰岛素分泌不足和(或)作用障碍,导致碳水化合物、脂肪、蛋白质代谢紊乱,造成多种器官的慢性损伤、功能障碍衰竭。

按照世界卫生组织(WHO)及国际糖尿病联盟(IDF)专家组的建议,糖尿病可分为1型、2型、其他特殊类型及妊娠糖尿病4种。1型糖尿病患病率远低于2型糖尿病,其发病可能与T细胞介导的自身免疫导致胰岛B细胞的选择性破坏,胰岛素分泌减少和绝对缺乏有关。本节主要介绍2型糖尿病,其发病除遗传易感性外,主要与现代生活方式有关。

2009年我国推出的国家医改政策已经将糖尿病患者健康管理纳入国家基本公共卫生服务范畴。2011年我国原卫生部发布的《国家基本公共卫生服务规范》,为糖尿病的健康管理制定了基本规范。

(一)2型糖尿病的流行病学

1. 2型糖尿病患病率 近30年来,我国糖尿病患病率显著增加。1980年全国14省市30万人的流行病学资料显示,全人群糖尿病患病率为0.7%。1994—1995年全国19省市21万人群调查,25~64岁年龄段糖尿病的患病率为2.5%(人口标化率为2.2%),IGT为3.2%(人口标化率为2.1%)。2002年全国营养调查,利用空腹血糖>5.5mmol/L作为筛选指标,高于此水平的人作OGTT试验。在18岁以上的人口中,城市糖尿病的患病率为4.5%,农村为1.8%。城市中年龄在18~44岁,45~59岁和60岁以上者糖尿病患病率分别为2.96%,4.41%和13.13%,而农村相应年龄组为1.95%、0.98%和7.78%。2007—2008年,中华医学会糖尿病学分会组织全国14个省市进行的调查,估计我国20岁以上的成年人糖尿病患病率为9.7%,中国成人糖尿病总数达9240万(表10-5)。

这几次调查的方法和诊断标准不同。在调查方法上,前4次都是通过筛选高危人群后再进行糖耐量试验。2007—2008年完成的全国糖尿病流行病学调查采用自然人群 OGTT 试验来调查糖尿病的患病率。另外 1997 年后糖尿病诊断的空腹血糖切点从≥7.8mmol/L 改为≥7.0mmol/L。因此，如果采用最近的诊断标准，表 10-5 中前 3 次调查结果患病率是被低估的。

表 10-5 我国近 30 年全国性糖尿病流行病学调查汇总

调查年份 （诊断标准）	调查人数	年龄范围 （岁）	DM 患病率 （%）	IGT 患病率 （%）	筛选方法
1980* （兰州标准）	30 万	全人群	0.67	—	尿糖 + 馒头餐 PG 2h 筛选高危人群
1986 （WHO 1985）	10 万	25～64	1.04	0.68	馒头餐 PG 2h 筛选高危人群
1994—1995 （WHO 1985）	21 万	25～64	2.28	2.12	馒头餐 PG 2h 筛选高危人群
2002 （WHO 1999）	10 万	≥18	城市 4.5 农村 1.8	IFG 2.7 1.6	FBG 筛选高危人群
2007—2008 （WHO 1999）	4.6 万	≥20	9.7	15.5#	OGTT 一步法

注：* 诊断标准：空腹血浆血糖≥130mg/dl、或（及）餐后 2h≥200mg/dl 或（及）OGTT 曲线上 3 点超过诊断标准（0′125，30′190，60′180，120′140，180′125；其中 30min 或 60min 为 1 点。血糖测定为邻甲苯胺法，葡萄糖为 100g）；# 糖尿病前期，包括 IFG，IGT，IFG/IGT

2. 2 型糖尿病的危险因素　2 型糖尿病主要是由遗传和环境因素引起外周组织（主要是肌肉和脂肪组织）胰岛素抵抗（insulin resistance，IR）和胰岛素分泌缺陷，导致机体胰岛素相对或绝对不足，使葡萄糖摄取利用减少，从而引发高血糖，导致糖尿病。

（1）遗传因素：2 型糖尿病有很强的家族聚集性，糖尿病亲属中的患病率比非糖尿病亲属高 4～8 倍。另外，许多研究提示，与西方人群相比，中国人对 2 型糖尿病的易感性更高。在相同的肥胖程度，亚裔人糖尿病风险增加。与白种人相比较，在调整性别、年龄和 BMI 后，亚裔糖尿病的风险比为 1.6。在发达国家和地区的华人，其糖尿病患病率和发病率高于白种人。

（2）肥胖和超重：肥胖是 2 型糖尿病最重要的危险因素之一。不同种族的男女，体重指数（BMI）均与发生 2 型糖尿病的危险性呈正相关关系。我国 11 省市的调查发现，糖尿病和 IGT 患病率随着体重的增加而上升，超重者患糖尿病的相对危险（RR）为 2.36，而肥胖者的 RR 达 3.43。

（3）体力活动不足：许多研究发现体力活动不足增加糖尿病发病的危险，活动最少的人与最爱活动的人相比，2 型糖尿病的患病率增加 2～6 倍。有规律的体育锻炼能增加胰岛素的敏感性和改善糖耐量。

（4）膳食因素：高能量饮食是明确肯定的 2 型糖尿病的重要膳食危险因素。目前认为，摄取高脂肪、高蛋白、高碳水化合物和缺乏纤维素的膳食也可能与发生 2 型糖尿病有关。

（5）早期营养：有人提出生命早期营养不良可以导致后来的代谢障碍，增加发生 IGT 和 2 型糖尿病的危险。低体重新生儿较高体重新生儿在成长期更容易发生糖尿病,母亲营养不良或胎盘功能不良可以阻碍胎儿胰腺 B 细胞的发育。

(6)糖耐量损害:IGT 是指患者血糖水平介于正常人和糖尿病之间的一种中间状态。在 IGT 患病率高的人群,糖尿病患病率一般也高。IGT 者在诊断后 5~10 年进行复查时,约有 1/3 发展为糖尿病,1/3 转化为血糖正常,1/3 仍维持 IGT 状态。改善膳食和增加体力活动有利于降低 IGT 向糖尿病的转化率。

(7)胰岛素抵抗(IR):胰岛素抵抗是指机体对一定量胰岛素的生物学反应低于预期正常水平的一种现象,常伴有高胰岛素血症。胰岛素抵抗是 2 型糖尿病高危人群的重要特征之一。在糖耐量正常或减低的人发展为 2 型糖尿病的过程中,循环胰岛素水平起主要作用。空腹胰岛素水平高的人更易发展为 IGT 或 2 型糖尿病。肥胖者发展成 2 型糖尿病前,先有胰岛素抵抗出现。

(8)高血压及其他易患因素:高血压患者发展为糖尿病的危险比正常血压者高。其他如文化程度、社会心理因素、出生及 1 岁时低体重、服药史、心血管疾病史也可能是 2 型糖尿病的易患因素。

(二)2 型糖尿病发病风险评估和筛查

糖尿病筛查有助于早期发现糖尿病。但目前在我国全人群中通过血糖监测筛查糖尿病,其成本-效益尚不清楚。在条件允许时,可针对高危人群进行糖尿病筛查。

成年人(>18 岁)具有下列任何 1 个及以上糖尿病危险因素者,即为高危人群:

1. 年龄≥40 岁。

2. 有糖调节受损(impaired glucose regulation,IGR)史。

3. 超重(BMI≥24)或肥胖(BMI≥28),和(或)中心性肥胖(男性腰围≥90cm,女性腰围≥85cm)。

4. 静坐的生活方式。

5. 一级亲属中有 2 型糖尿病家族史。

6. 有巨大儿(出生体重≥4kg)生产史或妊娠糖尿病病史的妇女。

7. 高血压或正接受降压治疗者。

8. 血脂异常或正接受调脂治疗者。

9. 动脉粥样硬化性心脑血管病患者。

10. 有一过性类固醇糖尿病病史者。

11. 多囊卵巢综合征患者。

12. 长期接受抗精神病药和(或)抗抑郁药物治疗的患者。

《中国糖尿病指南 2013 年版(征求意见稿)》建议可采用"中国糖尿病风险评分表"(表 10-6)评估糖尿病患病风险,总分≥25 分者,应进行 OGTT 检查。

(三)2 型糖尿病的诊断

血糖的正常值和糖代谢异常的诊断切点主要依据血糖值与糖尿病并发症的关系来确定。1999 年世界卫生组织(WHO)提出了基于空腹血糖水平的糖代谢分类标准(表 10-7)。

笔记

表10-6 中国糖尿病风险评分表

评分指标	分值
年龄(岁)	
20~24	0
25~34	4
35~39	8
40~44	11
45~49	12
50~54	13
55~59	15
60~64	16
65~74	18
体重指数(kg/m²)	
<22	0
22~23.9	1
24~29.9	3
≥30	5
腰围(cm)	
男性<75,女性<70	0
男性75~79.9,女性70~74.9	3
男性80~84.9,女性75~79.9	5
男性85~89.9,女性80~84.9	7
男性90~94.9,女性85~89.9	8
男性≥95,女性≥90	10
收缩压(mmHg)	
<100	0
110~119	1
120~129	3
130~139	6
140~149	7
150~159	8
≥160	10
糖尿病家族史(父母、同胞、子女)	
无	0
有	6
性别	
女性	0
男性	2

糖尿病常用的诊断标准和分类有 WHO(1999年)标准和美国糖尿病学会(ADA)2003年标准。我国目前采用 WHO(1999年)糖尿病诊断标准,即血糖升高达到下列 3 条标准中的任意 1 项时,即可诊断患有糖尿病。

笔记

表10-7 糖代谢分类

糖代谢分类	WHO(1999 年)(mmol/L)	
	FBG	2hPBG
正常血糖（NGR）	＜6.1	＜7.8
空腹血糖受损（IFG）	6.1～＜7.0	＜7.8
糖耐量减低（IGT）	＜7.0	≥7.8～＜11.1
糖尿病（DM）	≥7.0	≥11.1

注：IFG 或 IGT 统称为糖调节受损（IGR，即糖尿病前期）

（1）糖尿病症状＋任意时间血浆葡萄糖水平≥11.1mmol/L（200mg/dl）

（2）空腹血浆葡萄糖（FPG）水平≥7.0mmol/L（126mg/dl）

（3）OGTT 试验中，餐后 2 小时血浆葡萄糖水平≥11.1mmol/L（200mg/dl）

糖尿病诊断应尽可能依据静脉血浆血糖，而不是毛细血管血的血糖检测结果。

我国资料显示仅查空腹血糖，糖尿病的漏诊率较高，理想的调查是同时检查空腹及 OGTT 后 2 小时血糖值。但人体的血糖浓度容易波动，且只代表某一个时间"点"上的血糖水平，而且不同的医院检测有时也会出现差别，因此近年来也倾向将糖化血红蛋白（HbA1c）作为筛查糖尿病高危人群和诊断糖尿病的一种方法。HbA1c 结果稳定，不受进食时间及短期生活方式改变的影响；变异性小；检查不受时间限制，患者依从性好。2010 年 ADA 指南已将 HbA1c≥6.5% 作为糖尿病诊断标准之一。但 HbA1c＜6.5% 也不能除外糖尿病，需进一步行糖耐量检查。但在我国 HbA1c 作为糖尿病诊断指标的证据相对不足，且 HbA1c 测定的标准化程度不够，目前仍不推荐用 HbA1c≥6.5% 来诊断糖尿病。

急性感染、创伤或其他应激情况下可出现暂时血糖增高，若没有明确的高血糖病史，就不能以此诊断为糖尿病，须在应激消除后复查。

（四）糖尿病患者管理和治疗目标

2 型糖尿病患者常合并代谢综合征的一个或者多个组分的临床表现，如高血压、血脂异常、肥胖症等。伴随着血糖、血压、血脂等水平的增高及体重的增加，2 型糖尿病并发症的发生风险、发展速度及其危害等将显著增加。因而，对 2 型糖尿病基于循证医学证据的科学、合理的治疗策略应该是综合性的，包括降糖、降压、调脂、抗凝、控制体重和改善生活方式等治疗措施。降糖治疗包括饮食控制、合理运动、血糖监测、糖尿病自我管理教育和应用降糖药物等综合性治疗措施。

2 型糖尿病综合控制目标，应视患者的年龄、合并症、并发症等不同而异（表 10-8）。

（五）糖尿病健康管理服务内容

1. 筛查 对工作中发现的 2 型糖尿病高危人群进行有针对性的健康教育，建议其每年至少测量 1 次空腹血糖，并接受医务人员的健康指导。

2. 随访评估 对确诊的 2 型糖尿病患者，每年提供 4 次免费空腹血糖检测，至少进行 4 次面对面随访。

笔记

表10-8　中国2型糖尿病的控制目标

	目标值
血糖(mmol/L)* 空腹	3.9～7.2(70～130mg/dl)
非空腹	≤10.0(180mg/dl)
HbA1c(%)	<7.0
血压(mmHg)	<130/80
HDL-C(mmol/L)男性	>1.0(40mg/dl)
女性	>1.3(50mg/dl)
TG(mmol/L)	<1.7(150mg/dl)
LDL-C(mmol/L)未合并冠心病	<2.6(100mg/dl)
合并冠心病	<1.8(70mg/dl)
体重指数(BMI,kg/m²)	<24
尿白蛋白/肌酐比值(mg/mmol)　男性	<2.5(22mg/g)
女性	<3.5(31mg/g)
尿白蛋白排泄率	<20μg/min(30mg/d)
主动有氧活动(分钟/周)	≥150

注:* 毛细血管血糖

（1）测量空腹血糖和血压,并评估是否存在危急情况,如出现血糖≥16.7mmol/L或血糖≤3.9mmol/L;收缩压≥180mmHg和(或)舒张压≥110mmHg;有意识或行为改变、呼气有烂苹果样丙酮味、心悸、出汗、食欲减退、恶心、呕吐、多饮、多尿、腹痛、有深大呼吸、皮肤潮红;持续性心动过速(心率超过100次/分);体温超过39℃或有其他的突发异常情况,如视力突然骤降、妊娠期及哺乳期血糖高于正常等危险情况之一,或存在不能处理的其他疾病时,须在处理后紧急转诊。对于紧急转诊者,乡镇卫生院、村卫生室、社区卫生服务中心(站)应在2周内主动随访转诊情况。

（2）若不需紧急转诊,询问上次随访到此次随访期间的症状。

（3）测量体重,计算体重指数(BMI),检查足背动脉搏动。

（4）询问患者疾病情况和生活方式,包括心脑血管疾病、吸烟、饮酒、运动、主食摄入情况等。

（5）了解患者服药情况。

3. 分类干预

（1）对血糖控制满意(空腹血糖值<7.0mmol/L),无药物不良反应、无新发并发症或原有并发症无加重的患者,预约进行下一次随访。

（2）对第一次出现空腹血糖控制不满意(空腹血糖值≥7.0mmol/L)或药物不良反应的患者,结合其服药依从情况进行指导,必要时增加现有药物剂量、更换或增加不同类的降糖药物,2周内随访。

（3）对连续两次出现空腹血糖控制不满意或药物不良反应难以控制以及出现新的并发症或原有并发症加重的患者,建议其转诊到上级医院,2周内主动随访转诊情况。

（4）对所有的患者进行针对性的健康教育，与患者一起制订生活方式改进目标并在下一次随访时评估进展。告诉患者出现哪些异常时应立即就诊。

4. 健康体检　对确诊的 2 型糖尿病患者，每年进行 1 次较全面的健康体检，体检可与随访相结合。内容包括体温、脉搏、呼吸、血压、身高、体重、腰围、皮肤、浅表淋巴结、心脏、肺部、腹部等常规体格检查，并对口腔、视力、听力和运动功能等进行粗测判断。具体内容参照《城乡居民健康档案管理服务规范》健康体检表。

四、血脂异常健康管理

血脂是血浆中的胆固醇、甘油三酯（triglycoride，TG）和类脂如磷脂等的总称。与临床密切相关的血脂主要是胆固醇和 TG，其他还有游离脂肪酸（FFA）和磷脂等。临床上检测血脂的项目较多，血脂的基本检测项目为总胆固醇（TC）、TG、高密度脂蛋白胆固醇（high density lipoprotein-cholesterol，HDL-C）和 LDL-C。其他血脂项目如 apoAⅠ、apoB、Lp（a）等的检测属于研究项目，不在临床基本检测项目之列。

血脂异常通常指血浆中胆固醇和（或）TG 升高，俗称高脂血症。实际上高脂血症也泛指包括低高密度脂蛋白血症在内的各种血脂异常。现有研究结果证实，高胆固醇血症最主要的危害是易引起冠心病及其他动脉粥样硬化性疾病。

（一）血脂异常的临床分型

世界卫生组织（WHO）曾制定了高脂蛋白血症分型，共分为 6 型，如Ⅰ、Ⅱa、Ⅱb、Ⅲ、Ⅳ和Ⅴ型。这种分型方法对指导临床诊断和治疗高脂血症有很大帮助，但也存在不足之处，其最明显的缺点是过于繁杂。从实用角度出发，血脂异常可进行简易的临床分型（表 10-9）。

表 10-9　血脂异常的临床分型

分型	TC	TG	HDL-C	相当于 WHO 表型
高胆固醇血症	增高			Ⅱa
高甘油三酯血症		增高		Ⅳ、Ⅰ
混合型高脂血症	增高	增高		Ⅱb、Ⅲ、Ⅳ、Ⅴ
低高密度脂蛋白血症			降低	

（二）血脂异常的人群筛查和分层标准

1. 血脂异常的人群筛查　血脂异常及心血管病的其他危险因素主要是通过临床日常工作来检出，一般人群的常规健康体检也是血脂异常检出的重要途径。为了及时发现和检出血脂异常，建议 20 岁以上成年人至少每 5 年测量 1 次空腹血脂，包括 TC、LDL-C、HDL-C 和 TG 测定。对于缺血性心血管病及其高危人群，则应每 3～6 个月测定 1 次血脂。对于因缺血性心血管病住院治疗的患者，应在入院时或 24 小时内检测血脂。

血脂检查的重点对象：①已有冠心病、脑血管病或周围动脉粥样硬化病者。②有高血压、糖尿病、肥胖、吸烟者。③有冠心病或动脉粥样硬化病家族史者，

笔记

尤其是直系亲属中有早发冠心病或其他动脉粥样硬化性疾病者。④有皮肤黄色瘤者。⑤有家族性高脂血症者。

建议 40 岁以上男性和绝经期后女性应每年均进行血脂检查。

2. 我国人群的血脂合适水平　见表 10-10。

表 10-10　血脂水平分层标准

分层	TC	LDL-C	HDL-C	TG
合适范围	<5.18mmol/L （200mg/dl）	<3.37mmol/L （130mg/dl）	≥1.04mmol/L （40mg/dl）	<1.70mmol/L （150mg/dl）
边缘升高	5.18～6.21mmol/L （200～239mg/dl）	3.37～4.13mmol/L （130～159mg/dl）		1.70～2.25mmol/L （150～199mg/dl）
升高	≥6.22mmol/L （240mg/dl）	≥4.14mmol/L （160mg/dl）	≥1.55mmol/L （60mg/dl）	≥2.26mmol/L （200mg/dl）
降低			<1.04mmol/L （40mg/dl）	

（三）血脂异常的治疗原则

血脂异常治疗最主要的目的是为了防治冠心病，所以应根据是否已有冠心病或冠心病等危症以及有无心血管危险因素，结合血脂水平进行全面评价，以决定治疗措施及血脂的目标水平。

由于血脂异常与饮食和生活方式有密切关系，所以饮食治疗和改善生活方式是血脂异常治疗的基础措施。无论是否进行药物调脂治疗，都必须坚持控制饮食和改善生活方式。根据血脂异常的类型及治疗需要达到的目的，选择合适的调脂药物。需要定期进行调脂疗效和药物不良反应的监测。

在决定采用药物进行调脂治疗时，需要全面了解患者患冠心病及伴随的危险因素情况。在进行调脂治疗时，应将降低 LDL-C 作为首要目标。临床上在决定开始药物调脂治疗以及拟订达到的目标值时，需要考虑患者是否同时并存其他冠心病的主要危险因素（即除 LDL-C 以外的危险因素）。分析这些冠心病的主要危险因素将有助于判断罹患冠心病的危险程度，由此决定降低 LDL-C 的目标值。不同的危险人群，开始药物治疗的 LDL-C 水平以及需达到的 LDL-C 目标值有很大不同（表 10-11）。主要结合我国人群的循证医学证据制定这些数值。

血清 TG 的理想水平是［1.70mmol/L（150mg/dl），HDL-C≥1.04mmol/L（40mg/dl）］。对于特殊的血脂异常类型，如轻、中度 TG 升高［2.26～5.63mmog/L（200～500mg/dl）］，LDL-C 达标仍为主要目标，非 HDL-C 达标为次要目标，即非 HDL-C=TC−HDL-C，其目标值为 LDL-C 目标值 + 0.78mmol/L（30mg/dl）；而重度高甘油三酯血症［≥5.65mmol/L（500mg/dl）］，为防止急性胰腺炎的发生，首先应积极降低 TG。

2013 年底，美国公布的"降低胆固醇治疗动脉粥样硬化性心血管病风险指南"中，提出因未能找到确凿证据来支持使用特定的 LDL-C 和非 HDL-C"治疗靶目标值"，但明确指出，患有动脉粥样硬化性疾病的人群，可从"高强度"他汀治疗（使 LDL-C 降低至少 50%）或"中强度"他汀治疗（使 LDL-C 降低 30%～49%）获益。我国新版《血脂异常防治指南》正在制定中。

笔记

表10-11 血脂异常患者开始调脂治疗的TC和LDL-C值及其目标值

危险等级	生活方式治疗开始	药物治疗开始	治疗目标值
低危：10年危险性＜5%	TC≥6.22mmol/L（240mg/dl） LDL-C≥4.14mmol/L（160mg/dl）	TC≥6.99mmol/L（270mg/dl） LDL-C≥4.92mmol/L（190mg/dl）	TC＜6.22mmol/L（240mg/dl） LDL-C＜4.14mmol/L（160mg/dl）
中危：10年危险性5%～10%	TC≥5.18mmol/L（200mg/dl） LDL-C≥3.37mmol/L（130mg/dl）	TC≥6.22mmol/L（240mg/dl） LDL-C≥4.14mmol/L（160mg/dl）	TC＜5.18mmol/L（200mg/dl） LDL-C＜3.37mmol/L（130mg/dl）
高危：CHD或CHD等危症，或10年危险性11%～15%	TC≥4.14mmol/L（160mg/dl） LDL-C≥2.59mmol/L（100mg/dl）	TC≥4.14mmol/L（160mg/dl） LDL-C≥2.59mmol/L（100mg/dl）	TC＜4.14mmol/L（160mg/dl） LDL-C＜2.59mmol/L（100mg/dl）
极高危：ACS或缺血性心血管病合并DM	TC≥3.11mmol/L（120mg/dl） LDL-C≥2.07mmol/L（80mg/dl）	TC≥4.14mmol/L（160mg/dl） LDL-C≥2.07mmol/L（80mg/dl）	TC＜3.11mmol/L（120mg/dl） LDL-C＜2.07mmol/L（80mg/dl）

（四）血脂异常的生活方式治疗

1. **基本原则** 生活方式治疗是控制血脂异常的基本和首要措施。近年的临床干预试验表明，恰当的生活方式改变对多数血脂异常者能起到与降脂药相近似的治疗效果，在有效控制血脂的同时可以有效减少心血管事件的发生。生活方式治疗是针对已明确的可改变的危险因素如饮食、缺乏体力活动和肥胖，采取积极的生活方式改善措施，其对象和内容与一般保健不同。

2. **主要内容** 见表10-12。

（1）减少饱和脂肪酸和胆固醇的摄入。

（2）选择能够降低LDL-C的食物（如植物甾醇、可溶性纤维）。

（3）减轻体重。

（4）增加有规律的体力活动。

（5）采取针对其他心血管病危险因素的措施，如戒烟、限盐以降低血压等。

上述1～4项措施均能够起到降低LDL-C的作用。减少饱和脂肪酸和胆固醇的摄入对降低LDL-C作用最直接，效果最明显，也最容易做到。在有条件的人群，选用能够降低LDL-C的膳食成分（如植物甾醇、可溶性纤维）也有明显效果。达到降低LDL-C的效果后，生活方式治疗的目标应逐步转向控制与血脂异常相关的并发临床情况，如代谢综合征和糖尿病等。

应用减轻体重治疗和增加体力活动的措施可以加强降低LDL-C效果，还可以获得降低LDL-C之外进一步降低缺血性心血管病危险的效益。针对其他心血管病危险因素的生活方式治疗（包括戒烟、限盐、降低血压等）虽然不直接影响LDL-C水平，但临床上遇到吸烟患者和合并高血压患者时则必须积极进行，以便进一步控制患者的心血管病综合危险。

笔记

表 10-12 生活方式治疗的基本要素

要素	建议
减少使 LDL-C 增加的营养素	
饱和脂肪酸[*]	<总热量的 7%
膳食胆固醇	<200mg/d
增加能降低 LDL-C 的膳食成分	
植物甾醇	2g/d
可溶性纤维素	10~25g/d
总热量	调节到能够保持理想的体重或能够预防体重增加
体力活动	包括足够的中等强度锻炼，每天至少消耗 200kcal 热量

注：[*] 反式脂肪酸也能够升高 LDL-C，不宜多摄入

3. 健康生活方式的评价　饮食治疗的前 3 个月优先考虑降低 LDL-C。因此，在首诊时医生应通过询问和检查了解患者在以下几方面是否存在问题：①是否进食过多的升高 LDL-C 的食物。②是否肥胖。③是否缺少体力活动。④如肥胖或缺少体力活动，是否有代谢综合征。

为了解和评价患者摄入升高 LDL-C 食物的状况，推荐使用高脂血症患者膳食评价表（表 10-13）。该表虽然不能取代营养师所作的系统性膳食评价，但可以帮助临床医生发现患者所进食能升高 LDL-C 的食物，以便有效指导下一步的干预。

表 10-13 高脂血症患者膳食评价表

项目	评分
1. 您近 1 周吃肉是否 <75g/d：0＝否，1＝是	☐
2. 您吃肉种类：0＝瘦肉，1＝肥瘦肉，2＝肥肉，3＝内脏	☐
3. 您近 1 周吃蛋数量：1＝0~3 个/周，2＝4~7 个/周，3＝7 个以上/周	☐
4. 您近 1 周吃煎炸食品数量（油饼、油条、炸糕等）：0＝未吃，1＝1~4 次/周，2＝5~7 次/周，3＝7 次以上/周	☐
5. 您近 1 周吃奶油糕点的次数：0＝未吃，1＝1~4 次/周，2＝5~7 次/周	☐
评分总和	☐

注：按实际情况在☐里填数"0 或 1"，总分 <3 为合格；总分 3~5 为轻度膳食不良；总分 >6 为严重膳食不良

4. 生活方式治疗实施方案　首诊发现血脂异常时，除了进行上述健康生活方式评价外，应立即开始必要的生活方式治疗。如前所述，首诊开始的生活方式治疗主要是减少摄入饱和脂肪和胆固醇，也鼓励开始轻至中度的体力活动。

在生活方式治疗进行 6~8 周后，应监测患者的血脂水平，如果已达标或有明显改善，应继续进行生活方式治疗。否则，可通过如下手段来强化降脂。首先，对膳食治疗再强化。其次，选用能降低 LDL-C 的植物甾醇（但目前国内尚无上市产品）。也可以通过选择食物来增加膳食纤维的摄入。含膳食纤维高的食物主要包括：全谷类食物、水果、蔬菜等。

生活方式治疗再进行 6~8 周后，应再次监测患者的血脂水平，如已达标，继

续保持强化生活方式治疗。如血脂继续向目标方向改善，仍应继续生活方式治疗，不应启动药物治疗。如检测结果表明不可能仅靠生活方式治疗达标，应考虑加用药物治疗。

经过上述2个生活方式治疗疗程后，如果患者有代谢综合征，应开始针对代谢综合征的生活方式治疗。代谢综合征一线治疗主要是减肥和增加体力活动。

在达到满意疗效后，定期监测患者的依从性。在生活方式治疗的第1年，每4～6个月应随诊1次，以后每6～12个月随诊1次。对于加用药物治疗的患者，更应经常随访。

五、肥胖症健康管理

肥胖症（obesity）是指体内脂肪堆积过多和（或）分布异常，使体重增加（通常标准为超过理想体重的20%或以上）的一种慢性代谢性疾病。

肥胖症是一组异质性疾病，可由多种疾病引起，但单纯性肥胖症，即只有肥胖而无明显可引起肥胖的其他器质性疾病的肥胖症，占95%以上。本处重点介绍单纯性肥胖症的健康管理。

（一）肥胖症的流行病学

肥胖症（BMI≥30）患病率在欧美等国家一般在20%以上。美国第三次全国营养与健康调查（NHANES Ⅲ，1988—1994），估计成人（20～74岁）超重（overweight）和肥胖人数达到9700万。经过年龄调整的资料，BMI 25～29.9的男、女性人群中分别占39.4%、24.7%；BMI≥30者分别占19.8%、24.9%。1999年的调查表明，其超重率为34%，肥胖率为27%。近些年欧美国家多项调查显示，其肥胖症患病率仍呈明显上升趋势。

我国1992年全国营养调查显示，20～60岁成年人BMI≥25者占该人群的14.4%（城市24.6%，农村10.4%）；BMI≥30者占1.5%（城市2.9%，农村1.0%）。2002年进行的"中国居民营养与健康调查"资料则显示，按世界卫生组织推荐的标准，我国18岁以上成年人超重率（25≤BMI<30）为18.9%，肥胖率（BMI>30）为2.9%。《中国居民营养与健康现状（2004）》则报告，我国成人超重率为22.8%，肥胖率7.1%，估计相应的患病人数分别为2.0亿和6000多万。近年多个地区的调查显示，我国成年人、青少年和儿童的肥胖症患病率均呈快速上升趋势。

（二）肥胖症发生的主要因素

超重和肥胖症是能量的摄入超过能量消耗以致体内脂肪过多蓄积的结果。不同个体对能量摄入、食物的生热作用和体重调节反应不同，受遗传特点（如生理、代谢）和生活方式（如社会、行为、文化、膳食、活动量和心理因素）影响。即使存在遗传因素影响，肥胖的发生发展也是环境因素及生活方式等多种因素间相互作用的结果。也就是说，肥胖症是一种多因子引起的复杂疾病，不能简单地用单一因素来解释肥胖的病因。

1. 遗传因素 单纯性肥胖具有遗传倾向，肥胖者的基因可能存在多种变化或缺陷。一些对双胞胎、领养子女家庭和家系的调查发现，肥胖有一定的家族聚集性。双亲均为肥胖者，子女中有70%～80%的人表现为肥胖，双亲之一（特别是母亲)为肥胖者,子女中有 40% 的人较胖。研究表明遗传因素对肥胖形成的作用占 20%~40%。众所周知,遗传变异是非常缓慢的过程,但是在 20 世纪后期,肥胖却已成为全球最受关注的疾病之一,从另一个角度说明肥胖症发生率的快速增长主要不是遗传基因发生显著变化的结果,而主要是生活环境转变所致。

2. 生活方式因素

(1)进食过量:工业发达国家的肥胖症患病率远远高于不发达国家,其原因之一是发达国家人群的能量和脂肪摄入(尤其是饱和脂肪的摄入量)大大高于不发达国家。随着我国经济的发展和食物供应丰富,人们对食物能量的基本需求满足以后,膳食模式发生了很大变化,高蛋白质、高脂肪食物的消费量大增,能量的总摄入往往超过能量消耗。与我国传统的膳食模式相比,很多城市,尤其在大城市的人们摄入富含高能量的动物性脂肪和蛋白质增多,而谷类食物减少,富含膳食纤维和微量营养素的新鲜蔬菜和水果的摄入量也偏低。已有研究证明含脂肪多而其他营养素密度低的膳食,引起肥胖的可能性最大。因此,限制总能量和脂肪摄入量是控制体重的基本措施。

(2)进食行为:也是影响肥胖症发生的重要因素。如不吃早餐常常导致其午餐和晚餐时摄入的食物较多,使一日的食物总量增加。肥胖者进食速度一般较快;而慢慢进食时,传入大脑摄食中枢的信号可使大脑作出相应调节,较早出现饱食感而减少进食。此外,进食行为不良,如经常性的暴饮暴食、夜间加餐、喜欢零食,尤其是感到生活乏味或在看电视时进食过多零食,是许多人发生肥胖的重要原因。

3. 体力活动过少 随着现代交通工具的日渐完善,职业性体力劳动和家务劳动量减轻,人们处于静态生活的时间增加,成为发生肥胖的主要原因之一。

4. 社会因素 全球肥胖症患病率的普遍上升与社会环境因素的改变有关。经济发展和现代化生活方式对进食模式有很大影响。在我国,随着家庭成员减少、经济收入增加和购买力提高,食品生产、加工、运输及贮藏技术的改善,可选择的食物品种更为丰富。随着妇女更广泛地进入各行各业,在家为家人备餐的机会日益减少;加上家庭收入增加,在外就餐和购买现成的加工食品及快餐食品的情况增多,其中不少食品的脂肪含量过多。特别是经常上饭店参加"宴会"和"聚餐"者,常常进食过量。在遇到烦恼、愤怒等不顺心事时,有人往往以进食消愁。此外,经常性地食肉过多(尤其是猪肉含较多脂肪和蛋白质)容易导致消化器官(肠道、肝脏)和肾脏负担过重以及脂肪在体内蓄积。

政策、新闻媒体、文化传统以及科教宣传等,对膳食选择和体力活动都会产生很大影响。如电视广告对儿童饮食模式的影响很大,然而广告中所宣传的食品,许多是高脂肪、高能量和高盐的方便食品和快餐食品。目前有些广告对消费者,尤其是对儿童饮食行为的误导不容忽视。

(三)肥胖症的诊断
肥胖症的诊断主要根据体内脂肪堆积过多和(或)分布异常。

1. 体重指数(BMI) 是较常用的衡量指标。BMI = 体重(kg)/ 身高(m)^2。我国原卫生部 2003 年发布的《中国成人超重和肥胖症预防控制指南》提出的成人

笔记

肥胖和超重的诊断标准为：BMI≥24 为超重，BMI≥28 为肥胖。但需强调说明，肥胖不是单纯的体重增加，而关键是体内脂肪堆积过多。若体重增加是肌肉发达，则不应视为肥胖；反之，有些个体虽然体重在正常范围，但存在皮下或内脏脂肪堆积过多或异常，常合并高胰岛素血症或胰岛素抵抗，有易患 2 型糖尿病的倾向。因此，对肥胖症的诊断除体重指标外，更应考虑身体内脂肪的比例和分布。

2. 体脂的分布特征 可用腰围来衡量。腰围为通过腋中线肋缘与髂前上棘间中点的径线距离。腰围男性≥90cm（女性≥80cm）可视为中心型肥胖。

3. 皮下脂肪堆积程度 可由皮脂厚度来估计，25 岁正常人肩胛皮脂厚度平均为 12.4mm，大于 14mm 为脂肪堆积过多；肱三头肌部位皮脂厚度：25 岁男性平均为 10.4mm，女性平均为 17.5mm。

4. 内脏脂肪 可用 B 超、双能 X 线骨密度仪、CT 扫描或磁共振测定。用 CT 扫描或磁共振测定腹部第 4~5 腰椎间水平面计算内脏脂肪面积时，通常以腹内脂肪面积≥100cm^2 作为判断腹内脂肪增多的标准。

5. 鉴别分类 在确定肥胖后，应鉴别属单纯性肥胖或继发性肥胖。单纯性肥胖的诊断是在排除继发性肥胖后而被诊断的。一般继发性肥胖都有原发性疾病的临床特征，易于排除。

（四）肥胖症的干预和管理

肥胖干预和管理，必须坚持预防为主，从儿童、青少年开始，从预防超重入手，并须终身坚持。积极改变生活方式，包括改变膳食、增加体力活动、矫正引起过度进食或活动不足的行为和习惯。

鼓励摄入的低能量、低脂肪、适量蛋白质和碳水化合物，富含微量元素和维生素的膳食。控制膳食应与增加运动相结合，以克服因单纯减少膳食能量所产生的不利作用。积极运动可防止体重反弹，还可改善心肺功能，产生更多、更全面的健康效益。

预防和控制肥胖的策略应该是做好宣传教育和健康促进，尤其是加强对学生的健康教育。社区综合预防控制措施应包括：鼓励人们改变生活方式，早期发现有肥胖趋势的个体，以及对个别高危个体具体指导。干预措施可分为 3 个层次（图 10-3）。

（1）一般人群的普遍性干预：首先是群体预防，积极做好宣传教育，使人们更加注意膳食平衡，防止能量摄入超过能量消耗。膳食中蛋白质、脂肪和碳水化合物摄入的比例合理，特别要减少脂肪摄入量，增加蔬菜和水果在食物中的比例。在工作和休闲时间，有意识地多进行中、低强度的体力活动。广为传播健康的生活方式，戒烟、限酒和限盐。经常注意自己的体重，预防体重增长过多、过快。要提醒有肥胖倾向的个体（特别是腰围超标者），定期检查与肥胖有关疾病危险的指标，尽早发现高血压、血脂异常、冠心病和糖尿病等隐患，并及时治疗。

（2）高危人群的选择性干预：肥胖的高危因素指存在肥胖家族史、有肥胖相关性疾病、膳食不平衡、体力活动少等。对高危个体和人群的预防控制超重肥胖的目标，是增加该群体的知识和技能，以减少或消除发生并发症的危险因素。

其措施包括：改变高危人群的知识、观念、态度和行为；应让他／她们了解，在大多数情况下，不良环境或生活方式因素对肥胖症的发生可起促进作用并激活这一趋势，而改变膳食、加强体力活动对预防肥胖是有效的。可以通过对学校、社团、工作场所人群的筛查发现高危个体。要强调对高危个体监测体重和对肥胖症患者进行管理的重要性和必要性。

（3）对肥胖症和伴有并发症患者的针对性干预：对已有超重和肥胖并有肥胖相关疾病的高危个体，主要预防其体重进一步增长，最好使其体重有所降低，并对已出现并发症的患者进行疾病管理，如自我监测体重，制定减轻体重目标，以及指导相应的药物治疗方法。通过健康教育提高患者对肥胖可能进一步加重疾病危险性的认识，并努力提高患者的信心。

要使已超重或肥胖者意识到，期望短期恢复到所谓的"理想体重"往往不太现实，但是即使在一年之内比原有体重减少5%～10%也会对健康有极大好处。减肥反复失败会使患者失去信心。可组织胖友座谈会交流减肥或控制体重的经验，举办讲座，讲解肥胖可能带来的危害及预防的方法；争取家属配合，创造减肥氛围；在医疗单位的配合下，监测有关的危险因素；引导重点对象做好膳食、体力活动及体重变化等自我监测记录和减重计划的综合干预方法，并定期随访。

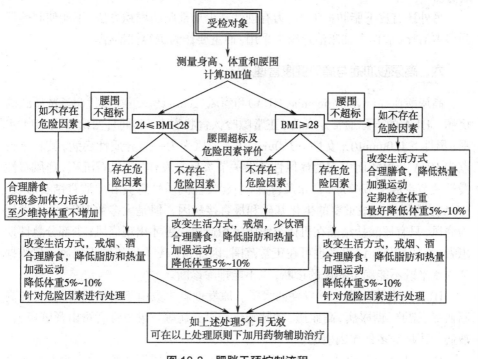

图 10-3　肥胖干预控制流程

（五）肥胖症的药物和手术治疗

选择药物治疗的适应证必须十分慎重，根据患者的个体情况衡量可能得到的益处和潜在的危险（利弊得失），以作出决定。目前获准临床应用的减肥药物只有奥利司他和西布曲明，但仍需长期追踪及临床评估。这些减肥药长期应用有各自的副作用,目前尚无既能长期控制体重又无较大副作用的减肥药。而且停用药物治疗后,患者的体重均渐恢复到治疗前的水平。

1. 药物治疗

(1)奥利司他:为胃肠道脂肪酶抑制剂。使食物中脂肪吸收减少30%,促进能量负平衡从而达到减肥效果。推荐剂量为120mg,每天3次,进餐时服药。不被胃肠道吸收,可见轻度消化系统副作用,如肠胃胀气、大便次数增多和脂肪便等。

(2)西布曲明:是中枢神经作用药物。抑制下丘脑去甲肾上腺素和血清素的再摄取,减少摄食,降低体重。剂量为10～30mg,每天1次,早餐时服药。本药副作用包括食欲降低、便秘、口干、失眠、轻至中度的血压增高和心率增快等,需给予监测,有心血管并发症者慎用或不用。

2. 手术治疗 手术治疗适用于严重的病态肥胖者。一般认为只有BMI超过35的患者才考虑有手术指征。手术有效(指体重降低>20%)率可达95%,死亡率<1%,不少患者可获得长期疗效,术前并发症可不同程度地得到改善或治愈。术式有两种:胃形成术和胃搭桥术。近年来,随着手术经验、器械和管理的改善,外科治疗在重度肥胖治疗中占有越来越重要的地位,其适应证也有扩大的趋势。

另外还有皮下脂肪抽吸术,为有创性减少局部脂肪堆积方法,不能使肥胖得到根本治疗,故作为临床治疗很少采用,而主要作为美容性治疗。

六、高尿酸血症与痛风健康管理

高尿酸血症(hyperuricemia,HUA)和痛风(gout)是一组嘌呤代谢紊乱所致的疾病。HUA的国际通常定义为:正常嘌呤饮食状态下,非同日两次空腹SUA水平:男性>420μmol/L,女性>360μmol/L。痛风则为一组异质性疾病,其临床特点为HUA及由此而引起的痛风性急性关节炎反复发作、痛风石沉积、痛风石性慢性关节炎和关节畸形,常累及肾脏,引起慢性间质性肾炎和尿酸肾结石形成。HUA是痛风发生最重要的生化基础和最直接病因。但是大多数HUA并不发展为痛风,只有尿酸盐结晶在机体组织中沉积造成损害才出现痛风;少部分急性期患者,血尿酸(SUA)水平也可在正常范围,因此,HUA不能等同于痛风。仅依据SUA水平既不能确定痛风的诊断,也不能排除诊断。

HUA可分原发性和继发性两大类。原发性者少数由于酶缺陷引起,常伴高脂血症、肥胖、糖尿病、高血压、动脉硬化和冠心病等。继发性者可由肾脏病、血液病及药物等多种原因引起。

HUA患者根据SUA水平和尿尿酸排泄情况,分为以下3型。①尿酸排泄不良型:尿酸排泄<0.48mg/(kg·h),尿酸清除率(尿尿酸·每分钟尿量/SUA)<6.2ml/min;②尿酸生成过多型:尿酸排泄>0.51mg/(kg·h),尿酸清除率≥6.2ml/min;③混合型:尿酸排泄>0.51mg/(kg·h),尿酸清除率<6.2ml/min。

(一)HUA与痛风的患病率和危险因素

近20多年来,我国HUA呈现逐年升高的趋势,男性高于女性,且有一定的

笔记

地区差异,南方和沿海经济发达地区较同期国内其他地区患病率高,可能与该地区居民摄入过多高嘌呤的海产品、动物内脏、肉类食品以及大量饮用啤酒等因素有关。另外研究资料显示,我国 HUA 的患病人群呈现越来越年轻化的趋势。据统计,20 世纪 80 年代欧美国家 HUA 患病率为 2%～18%。1998 年上海 HUA 患病率为 10.1%;2003 年南京 HUA 患病率为 13.3%;2004 年广州 HUA 患病率高达 21.8%;2009 年山东 HUA 患病率为 16.7%,比同地区 2004 年明显增加,而且随着年龄增长而增高。2010 年江苏农村 HUA 患病率达 12.2%。同期黑龙江、内蒙古 HUA 患病率达 13.7%,其中男性高达 21%。2006 年宁波男、女性 HUA 患病年龄分别为(43.6±12.9)岁和(55.7±12.4)岁,比 1998 年上海调查结果中男、女性患病年龄分别提前 15 岁和 10 岁。

HUA 与痛风的原因和发病机制尚不清楚。其危险因素主要有:

1. 年龄和性别　年龄增长和男性是 HUA 的重要危险因素。

2. 久坐不动的生活方式、肥胖。

3. 饮食因素　高嘌呤食物如肉类、海鲜、动物内脏、浓的肉汤等,饮酒(尤其是啤酒)等均可使 SUA 水平升高。

4. 疾病因素　HUA 多与心血管和代谢性疾病伴发,相互作用,相互影响。因此注意对这些患者进行 SUA 检测,及早发现 HUA。

5. 长期使用可能造成尿酸升高的的药物　如噻嗪类及袢利尿药、烟酸、小剂量阿司匹林等。

(二)HUA 与痛风患者的干预和管理

近年大量研究证据显示,HUA 与代谢综合征、2 型糖尿病、高血压、心血管疾病、慢性肾病、痛风等密切相关,是这些疾病发生发展的独立危险因素。因此,对 HUA 应积极干预。

1. HUA 患者 SUA 的控制目标及干预治疗切点

(1)控制目标:SUA<360μmol/L(对于有痛风发作的患者,SUA<300μmol/L)。

(2)干预治疗切点:SUA>420μmol/L(男性),>360μmol/L(女性)。

(3)鉴于大量研究证实 SUA 水平超过正常范围或者正常高限时,多种伴发症的发生风险增加,对于 HUA 合并心血管危险因素和心血管疾病者,应同时进行生活指导及药物降尿酸治疗,使 SUA 长期控制在<360μmol/L。对于有痛风发作的患者,则需将 SUA 长期控制在 300μmol/L 以下,以防止反复发作。对于无心血管危险因素或无心血管伴发疾病的 HUA 患者,我国发布的"专家共识"建议仍给予相应的干预方案。

2. HUA 生活方式干预　生活方式改变包括:健康饮食、限制烟酒、坚持运动和控制体重等。改变生活方式同时也有利于对 HUA 的伴发症,如 CHD、肥胖、MS、糖尿病、高脂血症及高血压的管理。积极开展患者医学教育,提高患者防病治病的意识,提高治疗依从性。荟萃分析显示饮食治疗可使 SUA 降低 10%～18%(70～90μmol/L)。

(1)饮食:已有痛风、HUA、有代谢性和心血管危险因素及中老年人群,饮食应以低嘌呤食物为主,鼓励多食用低脂或无脂饮食,避免高嘌呤食物,如动物

笔记

肝、肾等,避免高果糖食物和饮料(如汽水和其他含果糖饮料),限制或避免酒精摄入。应限制富含嘌呤的食物,如牛、羊、猪肉及海鲜类的摄入。

(2)多饮水,戒烟限酒:每日饮水量保证尿量每天>1500ml,最好每天>2000ml。同时提倡戒烟,禁啤酒和白酒,红酒应适量。

(3)坚持运动,控制体重:每日中等强度运动30分钟以上。肥胖者应减体重,使体重控制在正常范围。

3. HUA 的药物干预 HUA 和痛风患者,当尿 pH<6.0 时,需碱化尿液。常用药物有碳酸氢钠(每次 1g,每日 3 次)或枸橼酸氢钾钠(每次 10～30ml,每日 3次)。尿 pH 6.2～6.9 有利于尿酸盐结晶溶解和从尿液排出,但尿 pH>7.0 易形成草酸钙及其他类结石。因此碱化尿液过程中要检测尿 pH。

可以根据患者的病情及 HUA 分型,药物的适应证、禁忌证及其注意事项等进行药物的选择和应用。目前临床常见药物包含抑制尿酸合成的药物和增加尿酸排泄的药物,其代表药物分别为别嘌醇和苯溴马隆。

七、脑卒中健康管理

脑卒中是指一组发病急骤的脑血管病,而后者的含义更广,包括中枢神经系统的所有动脉和静脉系统的病变。脑卒中又称急性脑血管病事件,由于其临床表现和古代中医对"中风"的描述有很多类似之处,因而在我国,又常将脑卒中俗称为"脑中风"或"中风"。

我国 1995 年将脑血管病分为 10 类,其中脑卒中包括蛛网膜下腔出血、脑出血和脑梗死。由于脑出血和脑梗死有许多共同的危险因素,在我国也远较蛛网膜下腔出血多见,因此日常所称的脑卒中主要是指此两类疾病,也是本节阐述的主要内容。

从预防医学的角度来看,脑卒中和冠心病的基本病变都在血管系统,又有着共同的危险因素。因此在预防医学中,常将脑卒中和冠心病归入"心脑血管病",或称为"心血管病"。

(一)脑卒中流行病学

我国卫生计生委统计中心发布的人群监测资料显示,无论是城市或农村,脑血管病近年在全死因顺位中都呈现明显前移的趋势。城市居民脑血管病死亡已上升至第一、二位,农村地区在 20 世纪 90 年代初脑血管病死亡列第三位,90 年代后期升至第二位。国内 20 世纪八九十年代进行的 7 城市和 21 省农村神经疾病流行病学调查结果显示,我国城市脑血管病的年发病率、死亡率和时点患病率分别为 219/10 万、116/10 万和 719/10 万;农村地区分别为 185/10 万、142/10 万和394/10 万。据此估算,全国每年新发脑卒中约 200 万人;每年死于脑血管病约150 万人;存活的患者数(包括已痊愈者)600 万～700 万。

1991—2000 年在北京、上海、长沙三个大城市 10 年脑卒中监测显示,脑卒中及其亚型发病率有地域差异。首次脑卒中年龄标化的发病率(每 10 万人/年),北京为 135.0,上海为 76.1,长沙为 150.0。其中,缺血性脑卒中发病率以北京最高,而脑出血发病率以长沙最高。全部脑卒中和出血性脑卒中的发病率普

笔记

遍高于西方国家。在过去 10 年中,脑出血发病率在 3 个城市都呈下降趋势,而缺血性脑卒中在北京和上海呈上升趋势。

中国多中心脑卒中亚型调查(16 031 人,1996—2000 年)结果表明:蛛网膜下腔出血占 1.8%,颅内出血 17.1%～39.4%(平均 27.5%),脑梗死 45.5%～75.9%(平均 62.4%),8.3% 未确定型。另外,国内对 300 例缺血性脑卒中依据急性卒中治疗低分子肝素试验的分型标准进行亚型分析,结果显示心源性脑栓塞占 12.3%,大动脉粥样硬化性卒中 40.0%,小动脉脑卒中 31.3%,其他原因引发的缺血性脑卒中 5.0%,原因不明的缺血性脑卒中占 11.4%。

(二)脑卒中的危险因素

脑卒中的危险因素,除年龄、性别、种族和家族遗传性等不可干预的因素外,尚有许多已明确的可干预性危险因素,如高血压、心脏病、糖尿病、血脂异常、吸烟、饮酒、颈动脉狭窄等。

1. 高血压　高血压是脑出血和脑梗死最重要的危险因素。脑卒中发病率、死亡率的上升与血压升高有着十分密切的关系。这种关系是一种直接的、持续的、并且是独立的。国内有研究显示:在控制了其他危险因素后,收缩压每升高 10mmHg,脑卒中发病的相对危险增加 49%,舒张压每增加 5mmHg,脑卒中发病的相对危险增加 46%。东亚人群(中国、日本等)汇总分析结果,血压升高对脑卒中发病的作用强度约为西方国家人群的 1.5 倍。控制高血压是预防脑卒中最有效的措施。

2. 心脏病　各种类型的心脏病都与脑卒中密切相关。心房纤颤是脑卒中的一个非常重要的危险因素。国外研究显示,非瓣膜病性房颤患者每年发生脑卒中的危险性为 3%～5%,约占血栓栓塞性卒中的 50%。其他类型心脏病包括扩张型心肌病、瓣膜性心脏病(如二尖瓣脱垂、心内膜炎和人工瓣膜)、先天性心脏病(如卵圆孔未闭、房间隔缺损、房间隔动脉瘤)等也对血栓栓塞性卒中增加一定的危险。据总体估计,缺血性卒中约有 20% 是心源性栓塞。有些研究认为,高达 40% 的隐源性卒中与潜在的心脏栓子来源有关。急性心肌梗死后近期内有 0.8% 的人发生脑卒中,6 年内发生卒中者约为 10%。

3. 糖尿病　糖尿病是脑血管病重要的危险因素。我国 1999 年对"首钢" 923 例糖尿病患者 1:1 配对研究分析发现,糖尿病使脑卒中的患病危险增加 2.6 倍,其中缺血性卒中的危险比对照组增加 3.6 倍。脑血管病的病情轻重和预后与糖尿病患者的血糖水平以及病情控制程度有关。

4. 血脂异常　血清总胆固醇(TC)、低密度脂蛋白(LDL)升高,高密度脂蛋白(HDL)降低与缺血性脑血管病有密切关系。近期国内外有不少研究表明,应用他汀类等降脂药物可降低脑卒中的发病率和病死率。有 3 项关于他汀类药物的大规模二级预防研究(北欧的 4S、美国的 CARE 以及澳大利亚的 LIPID 试验)显示,他汀类药物预防治疗可使缺血性卒中发生的危险减少 19%～31%。另一方面,曾有研究表明,血清总胆固醇水平过低(<160mg/dl)时可增加出血性卒中死亡的危险,但近期发表的 1 项大型随机对照试验(HPS)未证实该结果。

5. 吸烟　吸烟是脑卒中的独立危险因素,其危险度随吸烟量增加而增加。

大量前瞻性研究和病例对照研究结果证实,吸烟者发生缺血性卒中的相对危险度为 2.5~5.6。长期被动吸烟也可增加脑卒中的发病危险。

6. 饮酒　人群研究显示,酒精摄入量和出血性卒中有直接的剂量相关性。但饮酒与缺血性卒中的关系目前仍然有争议。国外有研究认为饮酒和缺血性卒中之间呈"J"形曲线关系,即与不饮酒者相比,每天喝酒 2 个"drink"(1 个"drink"相当于 11~14g 酒精含量),每周饮酒 4 天以上时对心脑血管可能有保护作用,而每天饮酒大于 5 个"drink"者发生脑梗死的危险性明显增加。酒精可能通过多种机制导致卒中增加,包括升高血压、导致高凝状态、心律失常、降低脑血流量等。但国内迄今尚无饮酒与脑卒中之间关系的大样本研究报道。

7. 颈动脉狭窄　国外一些研究发现,65 岁及以上人群中有 7%~10% 的男性和 5%~7% 的女性颈动脉狭窄大于 50%。北美症状性颈动脉狭窄内膜切除试验显示,在狭窄程度为 60%~99% 的人群中,卒中年发病率为 3.2%(经 5 年以上观察)。同侧卒中年发病危险在狭窄 60%~74% 的患者中为 3.0%,狭窄程度在 75%~94% 的患者中上升为 3.7%,而狭窄 95%~99% 的患者中则降为 2.9%,颈动脉完全闭塞的患者中仅为 1.9%。我国人群中颈动脉狭窄与脑卒中的关系,尚无可靠的研究资料。

8. 肥胖　肥胖人群易患心脑血管病已有不少研究证据。国内对 10 个人群的前瞻性研究表明,肥胖者缺血性卒中发病的相对危险度为 2.2。近年有几项大型研究显示,男性腹部肥胖比体重指数(BMI)增高或均匀性肥胖与卒中的关系更为密切。而在女性人群,亦有研究显示,随着 BMI 的增加其缺血性卒中的相对危险也随之增加。BMI 在 27~28.9 时相对危险度为 1.75,29~31.9 时为 1.90,到 32 以上时为 2.37。还有一些证据显示 18 岁以后体重增加也会增加缺血性卒中的危险。因此认为,男性腹部肥胖和女性 BMI 增高是卒中的一个独立危险因素。

9. 其他危险因素

(1)高同型半胱氨酸血症:根据美国第三次全国营养调查和 Framingham 病例 - 对照研究的数据分析结果,高同型半胱氨酸血症与脑卒中发病有相关关系。国内有关同型半胱氨酸与脑卒中关系的前瞻性研究或病例对照研究目前可查资料不多,尚需进一步研究。叶酸与维生素 B_6 和维生素 B_{12} 联合应用,可降低血浆半胱氨酸水平,但是否减少卒中发生目前还不清楚。

(2)代谢综合征:"代谢综合征"特征性因素包括腹型肥胖、血脂异常、血压升高、胰岛素抵抗(伴或不伴糖耐量异常)等。胰岛素抵抗是其主要的病理基础,故又被称为胰岛素抵抗综合征。

(3)缺乏体育活动:规律的体育锻炼对减少心脑血管病大有益处。研究证明,适当的体育活动可以改善心脏功能,增加脑血流量,改善微循环。也可通过降低升高的血压、控制血糖水平和降低体重等控制卒中主要危险因素的作用来起到保护性效应。规律的体育活动还可提高血浆 t-PA 活性和 HDL-C 水平,并可使血浆纤维蛋白原和血小板活动度降低。

(4)饮食营养不合理:有研究提示,每天吃较多水果和蔬菜的人卒中相对危险度约为 0.69(95% 可信区间为 0.52~0.92)。每天增加 1 份(或 1 盘)水果和蔬菜可以使卒中的危险性降低6%。

我国居民的饮食习惯与西方人差异较大。近年来由于生活水平的普遍提高,饮食习惯正在发生明显的变化。人们吃动物性食物的比例明显上升,特别是脂肪的摄入量增长较快。脂肪和胆固醇的过多摄入可加速动脉硬化的形成,继而影响心脑血管的正常功能,易导致脑卒中。另外,我国居民特别是北方人食盐的摄入量远高于西方人。食盐量过多可使血压升高并促进动脉硬化形成,中国、日本以及欧洲的一些研究都确认它与脑卒中的发生密切相关。

(5)口服避孕药:关于口服避孕药是否增加卒中的发生率目前并无定论。但35岁以上的吸烟女性同时伴有高血压、糖尿病、偏头痛或以前有血栓病事件者,如果应用口服避孕药可能会增加卒中的危险。故建议在伴有上述脑血管病危险因素的女性中,应尽量避免长期应用口服避孕药。

(6)促凝危险因素:目前认为与脑卒中密切相关的主要促凝危险因素包括血小板聚集率、纤维蛋白原、凝血因子Ⅶ等。调控促凝危险因素对心脑血管疾病的预防具有不可忽视的作用。但促凝危险因素(或称高凝状态)与脑卒中的确切关系仍需进一步研究。

(三)脑卒中的临床表现和诊断

1. 脑梗死　脑梗死也称缺血性脑卒中,指因脑部血液循环障碍,缺血、缺氧,引起局限性脑组织的缺血性坏死或软化,出现相应的神经功能缺损。根据发病机制,通常分为脑血栓形成、脑栓塞和腔隙性脑梗死。

脑梗死的临床特征主要有:①多数在安静时急性起病,活动时起病者以心源性脑梗死多见,部分病例在发病前可有TIA发作。②病情多在几小时或几天内达到高峰,脑栓塞起病尤为急骤,一般数秒至数分钟内达到高峰。部分患者症状可进行性加重或波动。③临床表现决定于梗死灶的大小和部位,主要为局灶性神经功能缺损的症状和体征,如偏瘫、偏身感觉障碍、失语、共济失调等,部分可有头痛、呕吐、昏迷等全脑症状。

头颅CT和标准头颅磁共振(MRI)在发病24小时内常不能显示病灶,但可以排除脑出血,发病24小时后逐渐显示低密度梗死灶。MRI弥散加权成像(DWI)可以早期显示缺血组织的大小、部位。

2. 脑出血　脑出血是指非外伤性脑实质内的出血,其临床特点为:①多在情绪激动或活动时急性起病;②突发出现局灶性神经功能缺损症状,常伴有头痛、呕吐,可伴有血压增高、意识障碍和脑膜刺激征。

头颅CT扫描是诊断脑出血安全有效的方法,可准确、清楚地显示脑出血的部位、出血量等。脑出血CT扫描示血肿灶为高密度影,边界清楚,CT值为75~80Hu;在血肿被吸收后显示为低密度影。脑出血后不同时期血肿的MRI表现各异,对急性期脑出血的诊断CT优于MRI,但MRI检查能更准确地显示血肿演变过程,对某些脑出血患者的病因探讨会有所帮助。

3. 蛛网膜下腔出血　蛛网膜下腔出血是指脑表面血管破裂后,血液流入蛛网膜下腔。颅内动脉瘤和脑血管畸形是其最常见原因。

蛛网膜下腔出血主要症状为突发剧烈头痛,持续不能缓解或进行性加重;多

笔记

伴有恶心、呕吐；可有短暂的意识障碍及烦躁、谵妄等精神症状，少数出现癫痫发作；其突出体征是脑膜刺激征明显。

头颅 CT 是诊断蛛网膜下腔出血的首选方法，若显示蛛网膜下腔内高密度影可以确诊。本病诊断明确后，应尽量行全脑 DSA 检查，以确定缺血原因。

（四）脑卒中的健康管理

1. 脑卒中筛查和发病风险评估　由于脑卒中已成为我国国民第一位致死和致残的原因，1999 年，我国原卫生部发布了《脑卒中筛查与防治指导规范（试行）》，2012 年进行了修订。

（1）筛查对象：脑卒中筛查的人群为既往有脑卒中 / 短暂性脑缺血发作（TIA）病史者或者 40 岁以上脑卒中风险评估≥3 分的高危人群。

脑卒中风险评估包括以下 8 项：①高血压病史（≥140/90mmHg），或正在服用降压药；②房颤和心瓣膜病；③吸烟；④血脂异常或未知；⑤糖尿病；⑥很少进行体育活动（体育锻炼的标准是每周锻炼≥3 次、每次≥30 分钟、持续时间超过 1 年，从事农业体力劳动可视为有体育活动）；⑦明显超重或肥胖（BMI≥26）；⑧有卒中家族史。每一项得 1 分。

（2）筛查与干预流程：脑卒中筛查与干预的流程是根据卒中的危险因素，按照规范的标准将卒中高危人群筛查出来，并针对可干预危险因素给予适宜性技术的治疗和严格的健康教育，预防卒中的发生或复发；对于非卒中高危人群，通过进行合理的健康指导和危险因素干预，防止卒中危险因素的发生和发展，降低卒中发生率。筛查与干预流程参见图 10-4。

（3）脑卒中发病风险评估：我国迄今尚未建立公认的专门针对我国人群的脑卒中发病风险评估模型，目前仍推荐采用"缺血性心血管病 10 年发病危险度评估表"（参加本章"冠状动脉粥样硬化性心脏病健康管理"），评估个体缺血性脑卒中的发病风险。

2. 脑卒中人群预防　脑卒中的预防措施，最重要的是提倡健康的生活方式，包括鼓励戒烟、控制体重、防止肥胖、提倡多吃蔬菜、水果，适量进食谷类、牛奶、豆类和肉类、鼓励积极参加适合自己的体力活动、限制饮酒等。40 岁以上的人群应定期体检，了解血压和心脏功能情况，特别是有无房颤或缺血性心脏疾病，发现异常后即应积极治疗。

另外，由于脑卒中发生后尽快及时治疗对改善预后至关重要，因此提倡在公众中，特别是脑卒中高危人群中，积极开展健康教育，使其了解脑卒中预警症状。脑卒中预警症状主要有：①突发一侧面部或肢体麻木或无力；②突发视物模糊或失明，尤其是单侧；③语言表达或理解困难；④突发严重的不明原因的头痛；⑤不明原因的头晕、走路不稳或突然跌倒，尤其是伴有上述任何一个症状时。上述症状持续时间可能短到几秒钟，但不论时间长短，只要发生以上预警症状就应及时就医，以缩短院前延误时间。

3. 脑卒中康复　卒中康复是降低致残率最有效的方法，是脑卒中健康管理的重要关键环节。现代康复理论和实践证明，卒中后进行有效的康复能够加速康复的进程，减轻功能上的残疾，节约社会资源。

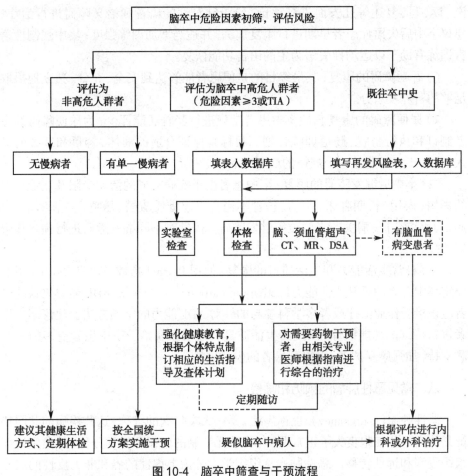

图 10-4　脑卒中筛查与干预流程

（1）卒中的功能障碍和康复治疗：卒中患者病情稳定后应尽早介入康复治疗。卒中患者的康复训练强度要考虑到患者的体力、耐力和心肺功能情况，在条件许可的情况下适当增加训练强度。

1）肌力训练：对于卒中肌力差的患者，在康复过程中针对相应的肌肉给予适当的渐进式抗阻训练，进行肌力强化训练。肌电生物反馈疗法结合常规康复治疗功能电刺激治疗。

2）痉挛的防治：痉挛的治疗应该是阶梯式的。治疗痉挛首选无创的治疗方法，运动功能训练疗效不好，特别是全身性肌肉痉挛的患者，建议使用口服抗痉挛药物。对局部肌肉痉挛影响功能和护理的患者，建议使用肉毒素局部注射治疗，以缓解痉挛。

3）感觉障碍患者可采用特定感觉训练和感觉关联性训练，以提高其触觉和肌肉运动知觉等感觉能力。

4）认知障碍和情绪障碍的康复：进行认知功能评定，应用乙酰胆碱酯酶抑制剂来改善卒中后认知功能。出现卒中后抑郁或情绪不稳的患者，可以使用选择性 5- 羟色胺再摄取抑制剂等抗抑郁治疗或心理治疗。

5）语言交流障碍的康复：由言语治疗师对存在交流障碍的卒中患者从听、

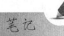

说、读、写、复述等几方面进行评价,给予针对性的语音和语义障碍进行治疗。建议卒中后失语症患者早期进行康复训练,并适当增加训练强度;集中强制性语言训练有助于以运动性失语为主的语言功能恢复。

6)吞咽障碍的康复,其最终目的是使患者能够达到安全、充分、独立地摄取足够的营养及水分。

7)尿便障碍的康复急性卒中患者常规进行膀胱功能评价,为尿便障碍的患者制订和执行膀胱、肠道训练计划。目标是保证合适的液体、容量和纤维的摄入,有助于患者建立一个规律的如厕时间。

(2)卒中后继发障碍的康复:卒中患者由于疾病造成的活动受限及在治疗中的失用、误用,长期卧床、制动、护理不当会引起骨质疏松、压疮、关节挛缩,肩痛、肩手综合征、肩关节半脱位等继发障碍。需针对不同继发障碍进行预防和康复治疗。

(3)日常生活能力和生活质量的康复:使用 Barthel 指数及改良 Barthel 指数评定卒中患者的日常生活能力(activity of daily living, ADL)。ADL 能力欠缺的患者应该接受作业治疗或者多学科参与的针对 ADL 能力的干预方法。建议卒中患者进行持续的功能锻炼,以提高生活质量。建议家属给予卒中患者更多的关心和支持,加强康复护理,以提高患者的生活质量。

八、常见恶性肿瘤的预防和筛检

恶性肿瘤(malignancy),也称癌症,是一大类疾病的统称,这些疾病的共同特征是体内某些细胞丧失了正常调控,出现无节制的生长和异常分化,并发生局部组织浸润和远处转移。恶性肿瘤从组织学上分为上皮性的癌和非上皮性的肉瘤及血液癌。

恶性肿瘤可发生于任何年龄,任何器官的任何组织,其发病与有害环境因素、不良生活方式及遗传易感性密切相关。早期发现的癌症多数有可能治愈。

(一)恶性肿瘤流行状况

2000 年全球新发癌症病例约 1000 万,死亡 620 万,现患病例 2200 万。预计 2020 年癌症新发病例将达到 1500 万,死亡 1000 万,现患病例 3000 万。我国自 20 世纪 70 年代以来,癌症发病率及死亡率一直呈上升趋势,至 90 年代的 20 年间,癌症死亡率上升 29.42%,年龄调整死亡率上升 11.56%。2000 年我国癌症发病人数约 180 万～200 万,死亡 140 万～150 万。目前我国每死亡 5 人,即有 1 人死于癌症;而在 0～64 岁人口中,每死亡 4 人,即有 1 人死于癌症。在我国城镇居民中,癌症已占死因的首位,前 5 位分别为:支气管肺癌(lung cancer)、肝癌、胃癌、食管癌和结直肠癌(colorectal carcinoma, CRC);在农村居民中,癌症占全死因的第 2 位,前 5 位分别为:肝癌、胃癌、支气管肺癌、食管癌和大肠癌。

在我国,随着社会经济的发展,癌症的主要危险因素并未得以相应控制。当前我国肝癌、胃癌死亡率居高不下,肺癌、结直肠癌及乳腺癌(carcinoma of breast)呈显著上升趋势,宫颈癌及食管癌的发病率和死亡率则呈下降趋势。

笔记

（二）恶性肿瘤的危险因素

癌症发生的原因非常复杂，但大体可分为遗传和先天性因素及后天环境因素。少数癌症的发生主要和遗传及先天性因素有关，但大多数癌症，主要和后天环境及个人生活方式因素有关。我国癌症的主要危险因素依次为吸烟、乙肝病毒及其他病毒感染、膳食不合理及职业危害等。

1. 吸烟　吸烟是多种癌症主要或重要的危险因素。在我国，80% 以上的肺癌由吸烟引起。吸烟也是口腔癌、喉癌、食管癌及胃癌等的重要危险因素。我国肺癌超过癌症总死因的 20%，而且发病率及死亡率增长最为迅速，是我国的第一大癌症。

2. 乙肝病毒及其他病毒感染　我国乙肝病毒的感染率达 60%，乙肝病毒的携带率大于 10%，是造成慢性肝炎、肝硬化及肝癌的主要原因。其他与人类恶性肿瘤有关的病毒感染包括：人乳头瘤病毒与宫颈癌，巨细胞病毒与卡波西肉瘤，以及 EB 病毒与 Burkitt 淋巴瘤、免疫母细胞淋巴瘤和鼻咽癌等。

3. 膳食营养因素　热量摄入过多和身体活动不足引起的肥胖和多种癌症，如大肠癌、子宫内膜癌、绝经后乳腺癌等肿瘤的发生有关。近 20 年来，我国居民的膳食结构及生活方式有明显的"西方化"趋势，城市和富裕农村中超重和肥胖已成为重要的公共卫生问题，同时也是结直肠癌与乳腺癌上升的重要原因；而在贫困地区，一些营养素的缺乏仍然也与某些癌症的高发密切相关，如硒的缺乏与食管癌有关。

另外，饮酒与口腔癌、咽癌、喉癌、直肠癌有关。长期饮酒可导致肝硬化，继而可能与肝癌有联系。饮酒可增加吸烟者患某些恶性肿瘤致癌的风险。由于食物污染、变质或人工添加的许多化学物质，如亚硝胺、黄曲霉毒、苯并芘等，也和多种癌症的发生有关。

4. 职业危害　有些职业性接触的化学物具有致癌性。随着经济的发展，我国职业危害及由此所致癌症呈逐渐严重趋势。我国卫生计生委已将石棉所致肺癌、间皮瘤，苯所致白血病，砷所致肺癌、皮肤癌等明确为职业性恶性肿瘤。

5. 其他环境因素　电离辐射，包括医源性 X 射线，可引起人类多种癌症，如急性和慢性细胞白血病、其他类型急性白血病、多发性骨髓瘤、恶性淋巴瘤、骨肉瘤、皮肤癌、肺癌、甲状腺癌、乳腺癌、胃癌、胰腺癌、肝癌、喉癌、脑瘤、神经母细胞瘤、肾脏细胞瘤及鼻窦癌等。1945 年 8 月，原子弹在日本广岛和长崎爆炸后的幸存者中，白血病发病率明显增高，1950—1954 年达到高峰，而且距爆炸中心越近，接受辐射剂量越大者，白血病发病率越高。又如 1925—1943 年美国放射科医生的白血病死亡率较一般医生高 10 倍以上。紫外线照射则是皮肤癌明确的病因。

（三）恶性肿瘤的筛查和早期诊断

癌症的早期发现、早期诊断及早期治疗是降低病死率及提高生存率的主要策略之一。世界卫生组织曾估计，现有的技术方法应用得当，可使癌症病死率降低约 1/3。目前我国就诊癌症患者中，早期病例不足 10%，治疗中花费大而收效小，资源浪费严重。

笔记

但迄今为止，经临床试验证实有效的癌症筛查方法还不多。其中，子宫颈癌的筛查及早诊早治在世界范围内得到认同，因有多种方案适应不同水平卫生资源的需求，世界卫生组织推荐各国均可开展，我国亦将其作为重点筛查项目。但65岁以后患子宫颈癌的危险性极低，因此一般不主张对65岁以上的妇女进行常规的子宫颈癌筛查。

乳腺癌的筛查及早诊早治在发达国家已有定论，WHO推荐在卫生资源充足的地区施行。近20多年来，我国乳腺癌的发病率呈明显上升趋势，但流行特点与西方国家有所不同，其绝经期后的发病率逐渐下降，而不像西方国家妇女随年龄增长而上升。因此，我国有专家推荐妇女乳腺癌的筛查年龄以35～70岁为宜，但关于适合我国妇女的乳腺癌筛查的适宜手段、对象、效果等，均尚未获得大型研究的确定。

大肠癌的筛查及早诊早治在一些发达国家也得到积极施行。近年来我国大肠癌发病的上升趋势显著，危害日益严重，且通过筛查可有效降低其病死率，因此应是筛查的重点肿瘤。食管癌、肝癌及鼻咽癌尚无国际公认的筛查及早诊早治方案，我国的肿瘤防治工作者在这方面做了大量的工作，如有研究提示，对乙肝病毒感染者，恰当使用甲胎蛋白测定，有可能降低肝癌病死率，因此可考虑在相应高发区的特定人群中测定甲胎蛋白筛查肝癌。

肺癌的筛查目前仍是一个充满争议的问题。迄今尚无重要的医学组织推荐对肺癌进行人群筛查。既往采用胸部X线摄片筛查肺癌的方法，不能显著降低肺癌病死率。但自20世纪90年代起，有多项研究显示，低剂量螺旋CT有可能成为一项有前景的肺癌筛查方法。新近有一几项大型随机对照研究提示，对高危人群采用低剂量螺旋CT筛查可降低肺癌病死率。近几年来，欧美多个国家推荐，可在一些特点人群，如50岁以上，且吸烟年限大于30年的人群中，每年进行1～2次低剂量螺旋CT检查，以筛查肺癌。

在一些西方国家如美国，前列腺癌（carcinoma of the prostate）发病率很高，在男性中其死亡率仅次于肺癌，但对是否进行前列腺癌筛查亦存在很多争议。我国属于前列腺癌低发地区，其发病率估计仅约为美国的1/10，因此我国前列腺癌筛查项目还有待充分的临床效果及成本-效益研究评价。

知识拓展

肿瘤标志物

肿瘤标志物是指在肿瘤发生和增殖的过程中，由肿瘤细胞合成、释放或者是机体对肿瘤细胞反应而产生的一类物质。当机体发生肿瘤时，血液、细胞、组织或体液中的某些肿瘤标志物可能会升高。如肝癌患者常会有甲胎蛋白（AFP）升高、前列腺癌患者常会有前列腺特异性抗原（PSA）升高。

但是，现今所知的肿瘤标志物，绝大多数不仅存在于恶性肿瘤中，也存在于良性肿瘤、胚胎组织甚至正常组织中。因此，单独发现肿瘤标志物指标升高，不能作为肿瘤诊断的依据。

笔记

目前,各国学术团体均不推荐一般健康人检查肿瘤标志物筛查恶性肿瘤,因为做这些检查并不能减少肿瘤死亡的风险,反而增加很多不必要的担忧和导致额外的其他检查。但有乙肝病毒感染者,应考虑定期检查甲胎蛋白。西方国家人群因为前列腺癌发病率很高,因此部分专家建议中老年人定期做前列腺特异性抗原检查,但也有很多专家对此表示反对。

本 章 小 结

儿童、青少年和妇女由于其生理特点,是健康管理应予重点关注的人群;随着我国人口老龄化,老年人健康管理已纳入我国基本公共卫生服务中。

慢性病已成为我国人群致死和致残的主要原因。高血压、糖尿病、冠心病、脑血管病和恶性肿瘤是导致我国人群死亡的主要慢性病。这些疾病多数有明确的危险因素,通过有效的健康管理,可显著降低其发病率和病死率。

循证医学已成为现代医学的主流理念。健康管理服务应以政府机构和专业学术团体发布的相关指南为依据。

(吴海云)

关键术语

新生儿 neonate	婴幼儿 infant
学龄前儿童 preschool children	青少年 adolescent
孕产妇 pregnant women	围绝经期 perimenopausal period
高血压 hypertension	糖尿病 diabetes
冠心病 coronary heart disease	
急性心肌梗死 acute myocardial infarction	
恶性肿瘤 malignancy	肺癌 lung cancer
结直肠癌 colorectal carcinoma, CRC	
乳腺癌 carcinoma of breast	前列腺癌 carcinoma of the prostate
宫颈癌 cervical cancer	筛查 screening
脑卒中 stroke	超重 overweight
肥胖 obesity	高尿酸血症 hyperuricemia
痛风 gout	风险评估 risk assessment

练习题

一、简答题

1. 简述我国惯用的小儿年龄分期。

2. 婴儿必须在1岁内完成哪些疫苗接种?

笔记

3. 新生儿出院后 1 周内，应进行家庭访视，其内容主要包括哪些？

4. 母乳喂养有哪些益处？

5. 我国学龄期儿童及青少年应重点预防哪些疾病？

6. 孕晚期健康管理的主要内容是什么？

7. 围绝经期妇女激素替代治疗的利弊有哪些？

8. 老年人接种流感疫苗的益处有哪些？

9. 老年人身体活动的益处主要有哪些？

10. 高血压的主要危险因素是什么？

11. 自我测量血压应注意哪些事项？

12. 简述高血压患者的治疗目标。

13. 简述世界卫生组织对糖尿病的分型。

14. 2 型糖尿病高危人群包括哪些人？

15. 简述 2 型糖尿病的治疗目标。

16. 目前我国使用的脑卒中风险评估表包括哪 8 项？

17. 脑卒中预警症状主要有哪些？

二、讨论题

1. 有资料显示，我国母乳喂养率逐年下降，你认为其中有哪些社会文化因素？应采取哪些对策提高母乳喂养率？

2. 目前多数国家的学术团体都提醒围绝经期妇女应慎用激素替代治疗，请查阅相关文献，谈谈你对这个问题的看法。

3. 我国老年人流感疫苗接种率较低，请设计一个宣传提纲，用于老年人健康教育，以提高其对接种流感疫苗的接受性。

4. 跌倒是老年人意外伤害死亡的首要原因，你认为应采取哪些措施预防老年人跌倒？

5. 我国高血压治疗达标率不到 10%，你认为其中的主要原因是什么？

6. 有资料显示，我国近 30 年来冠心病患病率和发病率均呈上升趋势，你认为其主要原因是什么？

7. 脑卒中是我国人群主要死亡原因。与西方国家不同，我国脑卒中患者中，出血性脑卒中占 30% 左右，你认为其中可能的原因有哪些？

8. 近年来，我国部分地区出现了"防癌体检套餐"，请在网上检索其内容，并对其合理性进行评价。

笔记

▶ 第十一章

家庭、学校和工作场所健康管理

学习目标

通过本章的学习,你应该能够:

掌握 家庭生活周期问题以及防范、家庭保健的定义和方法以及家庭健康评估条件;学生健康管理实施内容;工作场所健康管理相关定义。

熟悉 家庭概念、类型、结构和功能,家庭健康教育内容以及家庭健康评估原则和程序;学生健康管理实施流程;工作场所健康管理的形式和方法。

了解 家庭研究理论以及家庭健康评估工具;学校健康管理考核指标;健康管理的实施步骤。

章前案例

家庭因素对健康的影响

患者为 80 岁老年男性,瘫痪卧床 2 年多,生活不能自理,目前在家中由其 59 岁女儿(护理者)独自完成护理任务。近期,由于照顾父亲的只有女儿一人,女儿夜间睡眠受到影响,同时护理导致的疲劳长期积累,使女儿出现腰痛、肩痛和头痛等健康问题。从家庭访视的现场观察中发现:尽管患者下肢有部分活动能力,但在移动时,为了不让父亲多用力,女儿把全部重力压在自己身上,同时由于患者床位太低,导致其弯腰过度;而患者依赖性很强,不主动做力所能及的事,家庭中所有的事情都由女儿完成。通过访谈得知护理者丈夫是某公司经理,每天工作很忙,晚上回来很晚,几乎不能帮助妻子照顾岳父;护理者还有一个儿子在外地工作,也无法放弃工作或请假回来护理外公。尽管护理者认为护理工作很辛苦,同时感到生活暗淡、烦躁和苦恼,但由于责任心和亲情的关系,依然每天坚持护理父亲。

讨论:

1. 女儿(护理者)出现的健康问题受到家庭中哪些因素的影响?

2. 解决女儿(护理者)健康问题的方法有哪些?

第一节　家庭健康管理

一、家庭的概念及其演变

家庭(family)是由两个或多个人组成的,家庭成员共同生活和彼此依赖的处所。家庭成员间应具有血缘、婚姻、供养、情感和承诺的永久关系,并通过共同努力以达到生活的目标与需要。

由于受不同历史环境和不同民族文化的影响,不同时代、不同国家、不同民族对家庭的认识也不同,大致可以归纳为传统意义的家庭概念和现代意义的家庭概念两种。传统意义的家庭是指有法定血缘、领养、监护及婚姻关系的人组成的社会基本单位。随着社会的发展变化,人们对家庭的概念也有了新的认识。现代意义的家庭除强调婚姻关系和法定的收养关系外,也承认多个朋友组成的具有家庭功能的家庭。在我国,多数的家庭是以婚姻为基础、以法律为保障、传统观念较强的家庭,家庭关系比较完整而稳定。

二、家庭的类型

家庭大体可以分为以下 3 种类型:①婚姻家庭,是指被法律承认的、具有合法婚姻关系的家庭。具体有两种分类方法,一类是包括核心家庭(由父母及未婚的子女组成)、主干家庭(由父母和已婚子女及第三代人组成)、联合家庭(由父母和几个已婚成家子女及其孙子女居住在一起)。另一类包括双工作场所家庭、夫妻分居家庭、丈夫或妻子或父亲或母亲离家家庭、继父母家庭、领养或抚养家庭、自愿不要孩子的家庭;②一方抚养子女的家庭,包括父母离异有孩子的家庭、自愿单身领养孩子的家庭、非自愿单身有孩子的家庭;③非婚姻家庭,包括同居家庭、享用同一居室的人组成的家庭、非亲属关系的人组成的家庭、同性恋家庭等。

随着改革开放和对外交流的不断扩大,人民生活水平的提高,我国家庭发展趋向于小规模和多样化,以夫妻制的三人核心家庭为主,但老年夫妻单独生活的家庭、老年夫妻一方丧偶独居或与子女一同生活的家庭增多,因此带来诸如年轻夫妻家庭的育婴经验不足、老年夫妇孤独及缺少家人照顾等社会问题。与此同时,在大城市中,单身且不愿结婚家庭、一方抚养孩子的家庭、同居家庭呈现逐渐增加的趋势,此类家庭由于家庭关系不完整、不稳定或者个人的孤独带来的与此相关的心理社会问题比较普遍,也成为影响家庭健康的因素之一。

三、家庭结构

(一)概念
家庭结构(family structure)是指构成家庭单位的成员及家庭成员互动的特征,分为家庭外部结构和家庭内部结构。家庭外部结构主要指家庭人口结构,即家庭的类型。家庭内部结构指家庭成员间的互动行为,其表现是家庭关系。

(二)家庭内部结构的内容
家庭内部结构包括四方面,即家庭角色、家庭权利、沟通方式和价值系统。

1. 家庭角色　是指家庭成员在家庭中所占有的特定地位及履行的特定行为。一般家庭成员依照社会规范和家庭工作性质、责任,自行对家庭角色进行分配,成员各自履行其角色行为。比如家庭中男女之间的角色,都要把握好自己的定位,如果定位不好不仅影响男女之间的和谐发展,甚至影响整个家庭和谐。

2. 家庭权利　是指家庭成员对家庭的影响力、控制权和支配权。家庭权利分为传统权威型、情况权威型、分享权威型。如对作为社会的自然和基本单元的家庭，特别是对于它的建立和当它负责照顾和教育未独立的儿童时，应给予尽可能广泛的保护和协助。如对母亲，在产前和产后合理的一定时间内，应给予特别保护，在此期间，对有工作的母亲应给予带薪休假或有适当社会保障福利的休假。如对儿童和少年采取特殊的保护和协助措施，不得因出身或其他条件而有任何歧视。

3. 沟通方式　是指家庭成员之间对感情、愿望、价值观、意见和信息进行交换的过程。大量的事实表明，沟通不良是众多婚姻家庭问题的"祸根"，它常引发各种婚姻家庭的矛盾冲突，甚至导致婚姻解体。适当的交流与沟通可以增进夫妻感情，让许多矛盾解决在萌芽状态；反之，缺乏必要的交流与沟通，绝不会"距离产生美"，反而只能拉开夫妻之间的亲密距离，给矛盾的产生留下大量的空间。因此，幸福的家庭必从良好沟通开始。

4. 价值系统　是家庭在价值观方面所特有的一种思想、观念、态度和信念。它的形成受家庭所处的文化背景、宗教信仰和社会价值观的影响。如在传统观念中，父亲在孩子面前总是保持着冷漠严肃的形象，给孩子洗尿布、喂奶、照顾孩子等家务活也与父亲的大男人形象联系不到一起。不过在今天，一种颠覆传统家庭观念的新角色——"全职爸爸"开始出现。他们为了支持爱人的工作，自己作出事业上的牺牲，在家庭生活中发挥自己的聪明才智，忙并快乐着。

四、家庭功能

家庭功能（family function）是指家庭本身所固有的性能和功用，家庭功能决定了家庭成员在生理、心理及社会各方面各层次需求的满足程度。家庭功能的好坏直接关系到每个家庭成员的身心健康及疾病的预后，因而是家庭评估中最重要的内容。家庭具有以下5种功能。

1. 情感功能　家庭成员以血缘和情感为纽带，通过彼此的关爱和支持满足爱与被爱的需要。情感功能是形成和维持家庭的重要基础，它可以使家庭成员获得归属感和安全感。

2. 社会化功能　家庭可提供社会教育，帮助子女完成社会化过程，并依据法规和民族习俗，约束家庭成员的行为，给予家庭成员文化素质教育，使其具有正确的人生观、价值观和信念。

3. 生殖功能　包括生养子女、培养下一代的功能，它体现了人类作为生物世代延续种群的本能与需要。

4. 经济功能　为家庭生活提供需要的经济资源，包括金钱、物质、空间等，以满足多方面的生活需要。

5. 健康照顾功能　通过家庭成员间的相互照顾，可以抚养子女，赡养老人，保护家庭成员的健康，并且在家庭成员生病时，能提供多方面的照顾。家庭健康照顾的主要内容是提供适当的饮食、居住条件和衣物，维持适合于健康的居家环境，有足够的维持个人卫生的资源，进行保健和患者的照顾，配合社区整体健康工作。

笔记

五、家庭健康和健康家庭

（一）基本概念

尽管学者们普遍认为家庭健康和健康家庭是两个意思相同的概念，可互换，但目前还没有一个统一的家庭健康（family health）或健康家庭（healthy family）的定义，其原因是不同学科的学者从不同角度去认识和理解家庭健康或健康家庭的概念。例如医学模式认为家庭健康是家庭成员没有生理、社会心理性疾病，家庭没有功能失调或衰竭的表现；角色执行模式认为家庭健康是家庭有效地执行家庭功能和完成家庭发展任务；适应模式认为家庭健康是家庭有效、灵活地与环境相互作用，完成家庭的发展，适应家庭的变化；幸福论模式认为家庭健康是家庭能持续地为家庭成员保持最佳的健康状况和发挥最大的健康潜能提供资源、指导和支持。这四个模式没有相互重叠，而是反映不同层次的家庭健康。

总之，家庭健康是指能使其家庭中每一个成员都感受到家庭的凝聚力，能够提供足够滋润身心的内部和外部资源的家庭，它能够满足和承担个体的成长，维系个体面对生活中各种挑战的需要。而要成为健康家庭，必然要实现个体在家庭中的自主性及个体参与家庭内外活动的能动性，家庭成员间要有开放以及坦诚的沟通，要有支持和关心的温馨氛围和促进成长的环境。

（二）家庭健康或健康家庭应具备的条件

1. 良好的交流氛围　家庭成员能彼此分享感觉、理想，相互关心，使用语言或肢体语言的沟通方式促进相互了解，并能化解冲突。

2. 增进家庭成员的发展　家庭给各成员有足够的自由空间和情感支持，使成员有成长机会，能够随着家庭的改变而调整角色和职务分配。

3. 能积极地面对矛盾及解决问题　家庭成员对家庭负有责任，并积极解决问题。遇有解决不了的问题，不回避矛盾并寻求外援帮助。

4. 有健康的居住环境及生活方式　重要的或有影响力的家庭成员能认识到家庭内的安全、膳食营养、运动、闲暇等对每位成员的重要性，从而引导家庭生活朝健康行为和生活方式转变。

5. 与社区保持密切联系　家庭应不脱离社区和社会，并能充分运用社会网络，利用社区资源满足家庭成员的需要。

六、家庭生活周期

（一）家庭生活周期定义和特点

家庭生活周期（familylifecycle）是指家庭遵照社会与自然发展规律，经历产生、发展与消亡的整个过程。家庭生活周期具有以下特点：①随时间变化；②有起点和终点；③家庭有阶段性的发展趋势，每一阶段都有特定的发展课题；④有正常的变迁和意外的危机；⑤有生物、行为和社会信息的交流。

（二）家庭生活周期研究

家庭生活周期这个概念涵盖了婚姻、生育、教育和死亡等一系列生命课题，

笔记

对家庭生活周期的研究可以对家庭、生命、婚姻的各种现象和机制进行更深入的探讨,避免将婚姻、生育、死亡等家庭过程孤立起来进行研究的弊端。比如通过对家庭生活周期的分析,可以更好地解释处于不同家庭生命周期的人们心理状态、家庭成员之间的关系、婚姻障碍背后的家庭原因等。研究分类可以表现为:

1. 整体研究　把家庭作为一个分析单位,对家庭中的成员以及他们之间的关系作为一个整体加以研究。该方面研究看起来是一种理想的研究方式,但受到分析方法的复杂化,数据搜集的困难,以及较难与人口基本要素(婚姻、生育、死亡)直接联系等方面的限制。

2. 个体研究　把在家庭中生活着的个体作为分析单位进行研究。该研究在方法论与数据来源方面的困难相对较小于前者,但对于各个个体之间的相互关系研究以及推论家庭结构的变动也并非易事。

(三)家庭生活周期问题以及防范

1. 青年单身周期　该周期处于单身没有成立家庭阶段。这一周期可能出现的主要问题有:①个人的生理健康问题;②结婚前的心理问题。

防范和解决问题的方法是在生理、心理和社会方面的全方位锻炼,为结婚做准备。

2. 已婚夫妻无子女家庭周期　这一阶段是新婚夫妻与原始家庭脱离阶段,平均可持续 2 年。这一周期可能出现的主要问题有:①新婚的生理问题以及对遗传病的了解;②和原始家庭的关系改变如何;在财产、情感和价值观方面彼此分享的情况如何;③夫妻双方对时间、金钱、外界朋友、事业等看法如何;④配偶之间合作是否默契。

防范和解决问题的方法有:①在生理方面要学习新婚生理知识和遗传病知识;②在心理方面要对新婚夫妇进行评估,了解心理问题并咨询解决;③在社会方面要增加夫妇对各自家庭社会关系的适应性。

3. 养育婴幼儿家庭周期　即从孩子出生到满 30 个月,这一阶段年轻父母会面对疲劳、经济压力、家庭休闲活动受限制等问题。这一周期可能出现的主要问题有:①配偶间关系的改变情况;②父母对子女的责任应如何分担;③对子女的行为应如何处置;④配偶及其原始家庭之间的关系发生了何种改变。

防范和解决问题的方法有:①在幼儿方面,主要是营养指导、疾病预防、意外伤害问题;②在母亲方面,主要是产后恢复、营养、心理指导等;③在父亲方面,主要是照顾家庭成员,调整自己的心理等问题。

4. 学龄儿童的家庭周期　即孩子 30 个月到 13 岁之间,这一阶段面临的主要问题有:①孩子身体、社会、情感及智力上的发展问题;②孩子对学校的适应情况;③以家庭为单位参与的社会活动问题。

防范和解决问题的方法有:①密切注意孩子身体、社会、情感及智力上的发展,并给予及时调整和解决;②密切关注孩子对学校的适应情况,特别是由于生理变化带来的心理变化,并及时调整和解决;③积极以家庭为单位参与的社会活动。

笔记

5. 有青少年子女的家庭周期 即孩子 14～20 岁，主要是孩子青春期在性方面的问题。这一周期可能出现的主要问题有：①青春期子女如何在责任与自由、依赖与独立之间寻求平衡；②是否讨论性问题；③配偶和原始家庭之间的关系又发生何种变化。

防范和解决问题的方法有：①密切注意子女在责任与自由的心理问题；②和子女讨论性问题并正确引导；③注意夫妇两人之间的关系变化并发现问题，以便及时解决。

6. 子女离家家庭周期 两代关系演变为成人对成人的关系，双亲由关注孩子转化为彼此重新关注，时间约经 8 年。这一周期可能出现的主要问题有：①配偶与子女之间存在何种关系；②家庭角色如何改变；③配偶的婚姻关系改变如何；④健康情况。

防范和解决问题的方法有：①密切注意母亲的心理变化，预防心身疾病的发生；②注意夫妇两人之间的关系变化并发现问题以便及时解决；③要家庭成员重新规划亲子关系的发展。

7. 中年父母家庭周期 约可持续 15 年，中年父母要重新评估终身目标，安排家庭优先次序，这一阶段的妇女常有情绪危机。这一周期可能出现的主要问题有：①夫妻过去承担父母的责任，现在闲下来如何打发时光；②家中成员的失落感；③生理改变情况以及随之发生的心身问题。

防范和解决问题的方法有：①生理方面要密切注意由于生理功能减退带来的生理问题，特别是疾病发生问题，要及时咨询与治疗；②女同志在心理方面要密切注意由于生理功能问题带来的精神问题，要及时咨询与治疗；③夫妇的性生活问题要及时注意。

8. 老年家庭周期 可持续 10～15 年，这一阶段主要出现的问题有老年夫妻因失去职业，出现与社会脱离的问题，并因此产生忧虑等心理问题。这一周期可能出现的主要问题有：①夫妻如何适应退休的问题；②对老年的到来做了何种准备；③家中成员的失落感发生情况；④生理改变后发生的问题。

本周期问题防治的重点是疾病的治疗与防范，在心理方面要及时考虑老年心理退化带来的种种精神问题。

案例分析 11-1

常回家看看

家庭中老母亲已 88 岁，以前是在农村生活，几年前儿子把她接到城里自家别墅居住。虽然城里较农村居住条件好，但老母亲总抱怨别墅太大人太少，没有人陪她说话。而儿子和儿媳除了照顾三餐以外，其他方面由于工作太忙也无法顾及。近期，老母亲出现失眠、心烦、自言自语、幻觉等症状，但到医院就诊却无法找出病因。

讨论：

1. 案例中的问题出现在家庭生活周期的哪一个阶段？

2. 养老和照护老人是当前的主要问题，从社会和家庭的角度如何解决？

家庭角色

在家庭系统中,每个成员所扮演的角色及各种角色之间的关系有一定的规律性。在家庭角色中还有如下一个不成文的分工现象:即父母之间有一个起主导作用,指导着家庭的发展方向,另一位主要处理家庭里的事务,孩子作一些辅助工作。儿童行为研究专家认为,当一个儿童被赋予其无法胜任或不愿接受的家庭角色时,就造成一种"不健全的角色"现象,这时儿童就会因为力不从心、无法实现或不愿履行其职责。

七、家庭研究理论

(一)一般系统理论

家庭系统理论于 20 世纪 70 年代初开始出现并应用,是构筑在奥地利生物学家 Ludwig Von 1945 年提出的"一般系统理论"基础之上。家庭系统理论认为家庭是受社会文化、历史和环境相互作用的一个"开放系统",家庭成员是系统的组成部分,每个家庭成员都是交互作用的;该理论帮助人们在家庭关系出现问题时,判断问题出现的环节、问题的类型,寻找解决的办法。家庭系统具有以下的特点。

1. 整体性 家庭成员的变化一定影响家庭整体的变化。例如:妻子突然生病住院,打破以往的家庭生活状况。丈夫由于工作忙,孩子担当了帮助父母料理家务的工作,家庭成员自行调整了家庭生活。由于家庭角色分配发生变化,导致家庭整体发生相应的变化。

2. 积累性 家庭整体的功能大于家庭成员功能之总和。例如:年迈的奶奶生病,生活不能自理,需要人照顾。此时家庭的全体成员,包括夫妻、兄弟姐妹、孙子孙女聚集在一起,商量如何分工照料老人。家庭成员汇聚一起的讨论比家庭成员各自安排效果倍增。

3. 稳定性 家庭系统力图应对家庭内外的变化,维持家庭的安定。例如新婚期的家庭,夫妻双方各自有自己婚前家庭的生活习惯,两人组成新的家庭,必然出现难以适应的地方,但他们会尽量互相作出一些让步,以适应新的家庭生活,维持家庭的稳定。

4. 周期性因果关系 家庭成员的行为促使家庭内部发生各种变化,产生周期性因果关系。例如:父亲染上了赌博的坏习惯,经常挥霍家里的钱财。妻子说服不了丈夫,经常苦闷而致身心症状,导致不能很好料理家务。孩子看到父母的状态,担心和害怕,经常旷课,学习成绩下降。进而使父亲的心理压力增大,想通过赌博把失去的都找回来,乃至恶性循环状态。由此可见,家庭成员间的关系不仅停留在单一原因与结果的关系上,他会连续地影响家庭各成员,而出现新的原因,这样周而复始地循环呈现周期性。

5. 组织性 家庭成员有层次和希望达到的角色。例如:家庭成员是由不同时代和年龄的父母、子女、兄弟姐妹组成,他们既是独立的个人,同时也是相互

笔记

具有联系的子系统。父母有养育子女长大成人的义务，父母期待子女通过学习而使之社会化，子女遵照父母教诲去做。

家庭系统理论的应用

美国健康管理专家 Anderson 把家庭系统理论用于家庭护理，他主张应用家庭系统的各程序进行家庭健康护理，将家庭系统论中提出的家庭特点和家庭健康相关理论进行综合，提出了家庭健康系统的 5 个程序。各程序包括的概念有：①发展程序：家庭发展阶段的转变、家庭发展动力。②健康程序：健康信念、健康状态、健康习惯、生命周期、保健服务的提供。③应对程序：资源的活用、问题的解决、压力、危机的应对。④相互作用程序：家庭成员关系、沟通与交流、养育、抚爱、外来支援。⑤综合程序：共同体验、同一性、责任、历史、价值观、境界、仪式。

（二）家庭压力应对理论

家庭压力应对是指动用社区和家庭力量为提高家庭人员对压力生活适应的能力和减少危机产生的可能性。家庭压力应对理论主要阐述当家庭第一次出现或反复出现危机时，要掌握此危机处于哪一阶段，援助该阶段的家庭成员，促进他们提高应对问题的能力，增强其生活能力，并强调选择适当的援助方法，挖掘成员中能促进家庭健康的各种潜力，促进发挥其作用。家庭压力干预策略包括：①消除压力源；②增强对压力的适应性；③增强个体或家庭的应对能力。例如帮助家庭更充分地认识问题中的各因素以及自身对问题的情绪反应状况，以利于家庭重新认识和评价事件的意义；教给家庭成员解决问题的一些基本步骤。

《压力下的家庭》

1947 年 Reuben Hill 发表了著作《压力下的家庭》，这是对第二次世界大战中出征的 135 个家庭进行的跟踪调查。研究结果提出了 ABCX 模式。A 表示压力源事件，B 表示家庭应对危机所具有的资源，C 表示家庭对事件的认识，X 表示家庭危机。该模式主要强调的是：家庭是否产生压力或发生危机，并不是某些事件直接导致的结果，而是取决于两个变量，即家庭资源和家庭成员对事件的认识。

八、家庭健康管理

（一）家庭健康档案

家庭健康档案的建立对家庭保健具有重要意义，建立家庭健康档案不仅是

笔记

社区卫生服务和家庭医生制度服务的依据,也是对社区居民进行动态管理的最好工具,同时也是医学研究的重要基础。家庭健康档案主要内容包括以下几方面。

1. 家庭基本资料　包括家庭住址、人数及每个人的基本资料,建档医生和护士姓名,建档日期等。

2. 家系图　以绘图的方式表示家庭结构及各成员的健康和社会资料,是简明的家庭综合资料,其使用符号有一定的格式。

3. 家庭卫生保健记录　记录家庭环境的卫生状况、居住条件、生活起居方式,是评价家庭功能、确定健康状况的参考资料。

4. 家庭评估资料　包括家庭结构资料、家庭成员资料、家庭生活周期资料、家庭功能资料。

5. 家庭主要问题目录及其描述　目录里记载家庭生活压力事件及危机的发生日期、问题描述及结果等,多采用SOAP病历的方式进行描述。

6. 家庭成员健康资料　家庭成员健康档案资料包括一般情况(性别、年龄、职业等),保存好完整的疾病资料(X线片或报告、心电图、B超、化验单、体验表等各种病历原始单据),行为方面的问题(烟酒史、食物过敏史、接触过敏史、药物过敏史等)。儿童应有生长发育方面的资料和预防接种卡。妇女应该有孕初期保健方面的内容。

知识拓展

SOAP病历

SOAP病历是美国临床药师协会推荐的药历书写格式,事实上这也是美国绝大多数药师采用的一种格式。SOAP病历,S(subjective):即主观性资料,包括患者的主诉、病史、药物过敏史、药品不良反应史、既往用药史等;O(objective):即客观性资料,包括患者的生命体征、临床各种生化检验值、影像学检查结果、血、尿及粪培养结果、血药浓度监测值等;A(assessment):即临床诊断以及对药物治疗过程的分析与评价;P(plan):即治疗方案,包括选择具体的药品名称、给药剂量、给药途径、给药时间间隔、疗程以及用药指导的相关建议。

(二)家庭健康教育

家庭健康教育是个人和家庭健康发展的主要环节。特别是在儿童和老人方面的家庭健康教育,更有助于预防意外伤害的发生。在开展家庭健康教育活动时,着重可从家庭环境卫生、生活方式、心理健康、疾病防病知识、安全教育、生殖与性教育等方面加以考虑。

(三)家庭健康评估

1. 需要进行家庭健康评估的状况　一般说来,当生活中出现危机,例如丧失家庭成员、失业、意外、死亡、战争、分离等问题时就需要进行健康评估。除此以外,需要家庭健康评估的状况还包括:①病患频频地因非特异性的症状来求诊,如头痛、背痛、腹痛、疲劳、失眠等,特别是没有器质性病变的时间;②过度利用医疗保健机构(资源利用过度)或每个家庭成员都经常就诊;③处理慢性病时遭遇难题,如高血压维持药物的依从性不佳,糖尿病及严重气喘发作频繁等;④"涟漪"效应(ripple effect),不同的成员出现同样的严重疾病症状或家中接连出现严重的疾病;⑤情绪及行为方面的问题,主要是在家庭周期转换时段出现的问题,如中年妇女的更年期综合征问题;⑥配偶间的问题(婚姻及性问题);主要是经济、文化、心理等问题;⑦"代罪羔羊"或"三角关系"(triangulation),即将家中未解决的压力以情绪转移的状况移至家庭中成员,如将某些负性情绪转移给小孩;⑧与生活方式及环境因素有因果关系的疾病。如酒精性肝病、情绪性消化道溃疡等;⑨促进健康与预防疾病的活动,包括预防接种、遗传咨询及营养指导等;⑩家庭发展阶段因预期问题而产生的焦虑,如婴儿的诞生及照顾、青春期、中年危机、空巢综合征等。

2. 家庭健康评估程序 家庭健康评估包括四个步骤,具体为:①与个人交谈或用问卷获得资料,如利用心理量表进行分析并获得资料;②收集比较家庭成员的个人资料并综合评价;③收集家庭结构资料,分析家庭代际层次和亲属关系等;④收集和分析家庭成员互动所得资料,例如测量互动间的个体反应,比较和综合互动间个体反应等资料。

3. 家庭健康评估内容 家庭评估概要包括3部分,即家庭生活周期、心理层面、社会环境。进行评估时,由评估人询问家庭成员,最后由家庭全科医生进行评估。

(1)家庭生活周期:主要询问的问题有:①这个家庭有几个成员;②家庭成员近来住址;③该家庭处于家庭生活周期中的哪个阶段;④在这个家庭周期目前发生了哪些问题;⑤过去该家庭遭遇过哪些大问题;⑥家庭对这些问题的处理方式是否满意。

(2)家庭的社会和心理方面的问题:主要询问的问题有:①谁是这个家庭的决策者;②在这个家庭时期,哪些人应受重视;③家庭成员中,大家各自的期望值是什么,是否已经实现,现在还有哪些期望值;④家庭成员间彼此引起注意的主要因素是什么;⑤家庭成员的个体差异与自我表达方式;⑥家庭成员各自间的容忍度有多大。

(3)社会环境:主要询问的问题有:①该家庭和亲戚间有多少接触,亲友是否前来帮助解决问题或是前来制造问题;②家庭成员在邻居中是否有很多朋友,成员们参加的社团或团体有哪些;③家庭有无使用社区资源,以后是否还会使用这种资源;④该家庭中其双亲受教育的程度。

4. 家庭健康评估工具

(1)家系图:家系图(family tree)是指将家庭的结构性资料及功能性资料用简单的图谱及文字表达,以形成家庭主要问题的直观性解释。家系图常根据不同情况而采用不同的样式,一般男性用□表示,女性用○表示;□、○以横线联结的称为婚姻线,表示为夫妇;从婚姻线的近中点向下作垂线,下端连上子女记

笔记

号,子女如在 2 人以上,可按出生顺序从左向右排列,世代数在图左端以罗马数字标出,并在各人记号的右肩接各世代顺序,记以阿拉伯数字。

(2)家庭功能的 APGAR 问卷:家庭 APGAR 问卷即"家庭关怀度指数"问卷,它是一种以主观的方式来探讨患者对本身家庭功能满意程度的工具。该问卷于 1978 年由美国西雅图华盛顿大学的 Smilkstein 医师根据家庭功能的特征设计的,其特点是简单、快捷,能在很短的时间内,使受测试者对自己家庭的功能进行主观的、量化的评价,并进一步指出家庭问题存在的可能层次。其本意是希望家庭全科医生在初次接触家庭时,就对家庭情况有个整体的了解,就像给新生儿打分一样,给家庭进行打分。问卷分为两部分,涉及家庭功能的实现和家庭成员关系两方面(表 11-1,表 11-2)。该问卷曾被世界各地反复验证,其信度(reliability)及效应(validity)已被肯定。既往在学者的验证中,家庭 APGAR 与学校成绩及行为、使用治疗药物遵医嘱行为以及父母评分比,与忧虑、生产及产后并发症呈反比。问卷的缺点是特异性较差,且只能测定"主观上"认为的满意度。APGAR 是代表家庭功能五部分的首个字母,主要内容如下。

表 11-1　家庭 APGAR 问卷第一部分

填写下列问题,您就能对您的家庭有更好的了解,如果您对您的家庭或本项目还有其他补充,请写在补充说明处。"家庭"是指平常与您住在一起的成员,如果您是一个人居住,请将目前与您最密切的人当作您的家人。

家庭档号:填表人:年月日

1. 当我遭遇困难时,可以向家人求助,对此我比较满意。

　　经常(　　)　　有时(　　)　　几乎很少(　　)

　　补充说明:

2. 在与家人进行讨论问题时,是以分担问题的形式,对此我较满意。

　　经常(　　)　　有时(　　)　　几乎很少(　　)

　　补充说明:

3. 当我希望从事新的事业或发展时,家人能接受并给予支持,对此我较满意。

　　经常(　　)　　有时(　　)　　几乎很少(　　)

　　补充说明:

4. 我满意家人对我表达情感的方式,以及对我的情绪(愤怒、悲伤、爱)的反应。

　　经常(　　)　　有时(　　)　　几乎很少(　　)

　　补充说明:

5. 我很满意家人与我共度时光的方式。

　　经常(　　)　　有时(　　)　　几乎很少(　　)

　　补充说明:

补充说明:由家庭成员就各问题的满意度分别选择经常、有时、几乎很少三方面进行选择,计分分别为 2 分、1 分和 0 分。如总分在 7～10 分为家庭功能无障碍,4～6 分为中度功能不全的家庭,0～3 分为重度功能不全之家庭。

　　医务人员填写:

　　问卷分数:

　　家庭功能评估:

　　签名:

A：适应度（adaptation），即家庭面临危机或压力时，内在与外在资源的使用情况，以及使用后解决问题的力度。

P：合作度（partnership），指家庭成员对问题的决定权以及责任的共享情况。

G：发展状况（growing），即家庭成员间经过相互支持而达到生理、心理和社会适应方面的成熟与自我实现。

A：感情问题（affection），指家庭各成员间相互关爱的状况和程度。

R：亲密度（resolve），是用来代表家庭成员彼此间享受共同的时间、空间和经济资源的承诺（commitment）。

表11-2 家庭 APGAR 问卷第二部分

按密切程度将与您住在一起的人（配偶、孩子、重要的人、朋友）顺序写下			跟这些人相处的关系（ ）		
关系	年龄	性别	好	一般	不好
如果你和家人不住在一起你经常求助的人（家庭成员、朋友、同事、邻居）			跟这些人相处的关系（ ）		
关系	年龄	性别	好	一般	不好

九、家庭医生制度

（一）定义

家庭医生制度要以全科医生为主要载体、社区为范围、家庭为单位、全面健康管理为目标，通过契约服务的形式，为家庭及其每个成员提供连续、安全、有效、适宜的综合医疗卫生服务和健康管理的服务模式。

家庭医生制度源于社区卫生服务，社区卫生服务是社区建设的重要组成部分，它是以健康为中心、家庭为单位、社区为范围、需求为导向，以妇女、儿童、老年人、慢性患者、残疾人和脆弱人群为重点，以解决社区主要问题、满足社区基本卫生需求为目的，融预防、医疗、保健、康复、健康教育、计划生育技术指导为一体的，提供有效、经济、方便、综合、连续的基层卫生服务。

家庭医生制度的构建与实施，有助于保护居民健康和提高居民生活质量，是维护社会发展、人力资源生产和再生产的基本保证，也能够促进社会经济和社区文明建设的发展。

（二）家庭医生制度实施原则

1. 突出一个核心 以居民健康管理为核心，坚持以人为本，以维护和促进

笔记

居民健康为目标,以家庭医生团队为依托,依靠现代科学技术,为居民提供全过程、连续的健康管理。

2. 强调签约服务　以提供签约服务为手段。按照自愿的原则,居民与家庭医生团队签订服务协议,家庭医生团队根据协议为家庭所有成员提供基本医疗服务和健康管理服务。

3. 注重多种方式　以规范服务形式为重点。在属地化管理的基础上,通过电话、网络、随访等方式提供预约服务、咨询服务、上门服务等多种形式的服务,同时不断规范和完善家庭医生服务的内容和流程。

4. 加强政策支持　以政策引导支持为保障。不断健全政府主导、部门协作、社会参与的工作机制,不断明晰社区首诊、双向转诊、上下联动的工作方式,不断完善政府财政投入、基本医疗保障、卫生信息化、人才培养等相关配套政策,为家庭医生制度的顺利实施保驾护航。

5. 科学绩效考核　要在实践中不断评估、总结、提高,加强成本核算和效益分析,构建科学、合理的绩效考核评价体系,体现医务工作者的劳务价值,不断提升医务人员的工作积极性和广大居民的就医满意度。

6. 健康可持续发展　家庭医生制度是社区卫生服务发展的较高级形式,它对深化医疗卫生体制改革具有重要意义,对全面提升健康水平和总量控制卫生经费的不合理增长有支撑作用。因此,健康可持续发展显得非常重要。

（三）家庭医生服务的内容

1. 服务对象　要以辖区内的常住人群为家庭医生的主要服务对象,通过自愿签约提供服务,签约居民及其家庭成员均能利用家庭医生服务。对于人户分离的居民,其可以在当前的工作地、居住地或户籍所在地自愿选择自己的家庭医生,对于流动人口、外来从业人员,鼓励其在自己的居住地就近选择家庭医生。社区卫生服务中心、家庭医生要通过积极宣传、引导居民自愿签约,各大型综合性医院、专科医院要加大对社区卫生服务中心、家庭医生的技术支持力度,各相关行政部门要通过优惠政策鼓励居民签约,并在社区首诊。要积极利用现代互联网信息技术,以居民身份证号码作为唯一识别码,限定服务对象在服务范围内仅选择一名家庭医生。

2. 服务主体　家庭医生制度的服务主体原则上由具有全科主治医师资质的人员为主体,家庭医生应该由经过住院医师规范化培训的、具备良好的专业素质和人际沟通能力、熟悉相关医疗卫生法律、拥有简单涉外知识的医生来担当,并且家庭医生可以根据自己的工作需要,自行选择具备相应从医资质的人员组建以自己为法人代表的工作团队。

3. 服务内容　家庭医生应为签约的居民提供以社区基本医疗和基本公共卫生服务为主的服务内容,并尽可能根据居民需求,提供健康咨询、健康教育、健康管理、上门随访、预约就医等定制化的服务。

4. 主要服务形式

（1）建立签约机制:建立家庭医生信息公示制度,使社区居民充分了解家庭医生服务的有关信息,方便居民签约和联系。制订家庭医生服务协议,确定服务内容、方式、期限和双方责任义务等款项,通过优惠政策、主题宣传等措施,引导服务对象在自愿基础上,选择辖区内的家庭医生签订服务协议,形成家庭医生对社区居民的签约服务机制。

(2)推行预约服务制度:为有效缓解"三长一短"的就医现象,在实施家庭医生制度的过程中,要大力推行预约就医服务,制定家庭医生预约服务制度。签约居民可通过电话、邮件、网络等多种形式进行预约,在约定时间段内优先享受其签约家庭医生提供的预约门诊服务和基本公共卫生服务。

(3)实施社区首诊制度:在预约门诊服务的基础上,建立社区首诊制度,主要通过优先就诊,预约三、二级医院的专家以及家庭医生优惠服务等政策,吸引签约居民选择首诊在社区,并通过进一步拉开医疗保险在各级医院的报销比例,逐步引导居民就医首诊定点在社区。

(4)实施社区首诊和双向转诊制度:家庭医生在对签约居民提供服务的过程中,若签约居民的病情超出家庭医生的诊疗能力或符合双向转诊条件的,应由家庭医生开具专门转诊单,通过双向转诊专门渠道帮助其转往三、二级医疗机构;三、二级医疗机构应建立双向转诊制度,指定专门部门负责,保证转诊患者得到及时、合理的诊治。遇到紧急情况时,签约居民直接到三、二级医院挂急诊或住院治疗的,就诊后应到家庭医生处补办双向转诊单,以备处理医保报销等事宜。

待病情稳定或进入康复期后,需要将患者从上级医疗机构转至社区卫生服务中心时,上级医疗机构应通过转诊专门渠道,并及时将患者就诊情况反馈给家庭医生,家庭医生应在获得的上级医疗机构诊疗信息基础上做好随访等承接工作,保证患者就诊服务的无缝隙连接。

(5)开展健康咨询、健康管理等定制化服务:家庭医生要主动公开电话、手机、网络交流工具等沟通方式,充分依托社区资源,利用规范化的居民电子健康档案,接受签约居民各种形式的健康咨询,并采取现场释疑、预约门诊、诊疗建议并预约至上级医疗机构等适当方式予以处理。家庭医生要根据签约居民的主要健康问题和需求制订健康管理服务计划,实施个性化健康干预,开展针对性、有效、互动的健康指导。

(四)家庭医生制度的绩效评价

1. 家庭医生制度本身的绩效评价 家庭医生制度的绩效考核指标体系包含对家庭医生及其团队的考核和对家庭医生制度整体实施效果的考核,主要分为家庭医生工作量考核、慢性病管理绩效考核、家庭医生团队考核以及部分附加因素的考核4部分。

在家庭医生的工作量考核中,包括家庭医生服务、医疗数量、护理数量、社区健康服务数量、家庭健康服务数量等项目,其中每个项目还都包含二级考核指标。在慢性病管理绩效考核中,考核的具体包括对慢性病患者的随访次数、随访质量等考核内容。对家庭医生团队的绩效考核中,既包括配药、送药、出访等和医疗服务相关的指标,也包括均次费用、患者满意度等费用指标和社会综合指标,并且每个指标的考核均转化成一定的分数进行核算。

附加指标中,着重考察家庭医生技能的提升,内容包括发表论文的数量、完成工作的积极性等方面的指标。该绩效考核体系充分考虑到各个社区卫生服务中心的实际情况,每个社区卫生服务中心可以给不同项目赋予不同的权重和原始值,并将相应结果乘以权重后直接相加,以家庭医生的综合排名给予相应激励。总的来说,该考核指标体系兼顾质、量的结合,又注重长远发展和近期产出的综合,可以在小范围试点后,渐进推广。

2. 社区绩效评价 重点是十项内容,即卫生服务需要、卫生服务利用、卫生资源、工作活动、态度评价、费用和效益评价、效果和结果评价、影响评价、反应性评价和信任度评价。

第二节 学校健康管理

研究发现学生健康问题不仅在疾病方面的问题(乙肝等传染病),而且在行为方面(饮食、运动)也有很多问题;近期的研究还表明,由于学生离家出走、自杀未遂等方面的消息不断见诸报端,心理健康问题亟待关注。

一、概念

学生健康管理是指对学生的生长发育与健康状况指标进行检测,根据检测结果对健康状况进行评估,在对学生进行健康教育与健康咨询的基础上,采取系列健康干预措施和健康促进活动,最终达到提高学生健康水平的目的。

二、学生健康问题

1. 疾病问题 主要是龋齿、沙眼、麻疹、腮腺炎和风疹等传染病。
2. 行为问题 主要是饮食和运动问题。
3. 心理问题

三、学生健康管理实施内容

(一)工作目标

为学生提供基于学生电子健康档案的健康管理,通过"医教结合"有效对接,建立政府为主导、部门合作、学校负责、家庭配合的学生健康管理联动机制,借助信息技术手段,逐步实现家庭、学校、社区医疗卫生机构及管理部门的信息资源互换、互通、互享,实现学生健康校内校外的全程管理,从而不断提高学生的健康素养和健康水平。

(二)机构与职责

1. 疾病预防控制中心

(1)开展学生常见病防治、学生生长发育和体质健康检查、视力筛查及屈光档案建立、计划免疫管理和免疫相关疾病(麻疹、腮腺炎、风疹)、学生意外伤害监测、口腔保健、因病缺课监测、传染病防控的业务培训及技术指导。

(2)开展社区对学生常见病、学生意外伤害、因病缺课、传染病病例的疾病管理工作的质量管理工作,并对社区的疾病管理与随访工作进行质量效果评估与考核。

(3)协调信息化建设过程产生的问题,汇总并反馈问题,督促软件的修改与完善。

(4)统计学生健康管理工作数据,对学校卫生管理和学生健康状况作出全面的评价,发现并分析影响学生健康的问题,及时调整健康干预重点及方向,依托学生电子健康档案建立有效的医校联动学生健康管理模式。

2. 学校

(1)学校及学生档案维护与使用:负责收集与维护学校、学生、学校工作人员基本信息。使用学生健康管理系统,发现问题,提出完善建议。

(2)协助社区卫生服务中心开展学生健康体检、视力检查、学生常见病监测与防治、医疗就诊结局收集、学生生长发育和体质健康、学生心理卫生防治、学生意外伤害监测、口腔保健、因病缺课监测、健康管理等工作,并录入数据。

(3)积极参与各类岗位培训,配合卫生专业机构开展促进校内卫生保健工作的各类调查、活动和突击工作。

(4)做好学生传染病管理、预防接种登记、统计工作,配合疾控部门开展预防性接种、预防性服药。发生传染病需做到早发现、早报告、早隔离、早治疗、早消毒处理,并严格执行复课前诊检制度。

(5)开展健康教育课和健康教育活动,培养学生良好的卫生习惯,树立健康生活方式。

(三)人员与职责

1. 校园医生

(1)建立并维护学生电子健康档案:为每位学生建立电子健康档案、发放健康卡,督促学校每学期进行学生、学校基本信息维护。

(2)健康体检:参与责任学校体检工作,对体检中发现的营养不良、贫血、肥胖(超重)、伤害、龋齿、新发视力低下等情况的学生,及时给出指导和转诊建议。

(3)疾病监测:及时掌握责任学校学生伤害发生、因病缺课、因病就诊、计划免疫情况,对聚集性就诊病例进行预警,需补种疫苗的学生进行预约,做到早发现、早报告、早干预、早治疗。

(4)健康管理:对疾病学生(营养不良、贫血、低视力、伤害、肥胖、超重、重点传染病等)开展建卡随访管理工作,提供治疗、干预、保健和康复等服务。

(5)应急管理:配合开展聚集性事件调查及处置工作,督促处理措施落实情况,防止暴发流行。

(6)业务指导:①开展中小学卫生保健人员和教师健康管理软件操作培训和指导;②开展疾病监测、报告、干预、管理要求培训;③开展学校凭证入学接种证查验、免疫接种管理业务培训。

(7)健康教育:开展健康教育工作,督促学校动员学生进行健康素养自评及满意度测评,对技能薄弱的学生重点指导。参与学校的健康促进项目。

2. 家庭医生

（1）做好与校园医生的对接工作。

（2）对居住在本社区学校在读的患病家庭学生开展疾病追踪随访，实现全程健康管理。

（3）对因故未能参加体检、牙防或疾病随访学生，督促家长及时就诊。

（4）对需要进一步诊治的学生，与家长沟通，做好转诊建议和相应服务。

（5）对学生的行为和生活方式进行指导和干预，创造健康的生活氛围。鼓励签约家庭中小学生积极参与"闵行健康网"中的健康素养测试。

知识链接

健康素养

健康素养是指个人获取和理解健康信息，并运用这些信息维护和促进自身健康的能力。居民健康素养评价指标纳入国家卫生事业发展规划之中，作为综合反映国家卫生事业发展的评价指标。公民健康素养包括三方面内容：基本知识和理念、健康生活方式与行为、基本技能。

四、学生健康管理流程

1. 学校学生健康检查工作流程见图 11-1。

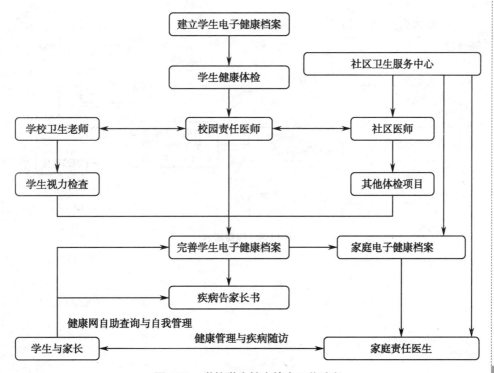

图 11-1 学校学生健康检查工作流程

笔记

2. 学校学生疾病管理工作流程见图 11-2。

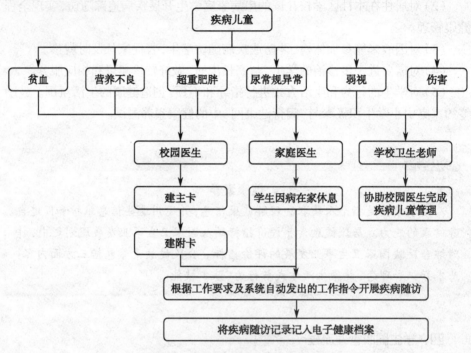

图 11-2　学校学生疾病管理工作流程

3. 健康教育见图 11-3。

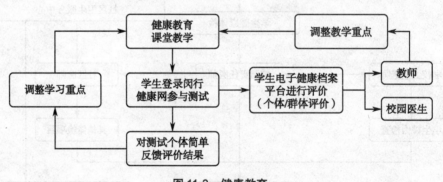

图 11-3　健康教育

4. 计划免疫见图 11-4。

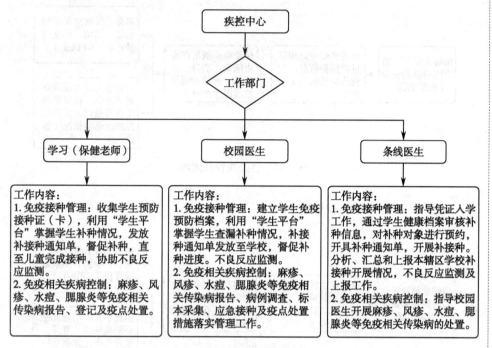

图 11-4 计划免疫

5. 麻疹、风疹、水痘、流行性腮腺炎工作流程见图 11-5。

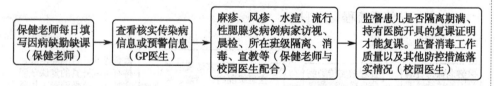

图 11-5 麻疹、风疹、水痘、流行性腮腺炎工作流程

6. 因病缺课工作流程见图 11-6。

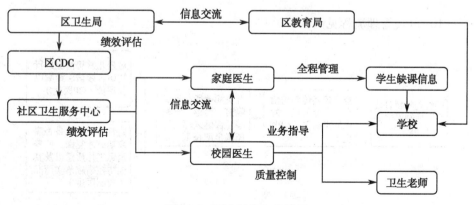

图 11-6 因病缺课工作流程

7. 传染病管理流程见图 11-7。

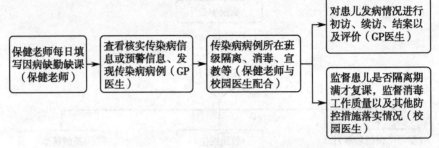

图 11-7 传染病管理流程

8. 手足口病管理流程见图 11-8。

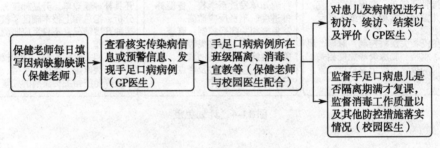

图 11-8 手足口病管理流程

9. 猩红热管理流程见图 11-9。

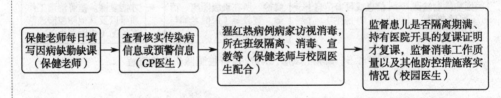

图 11-9 猩红热管理流程

10. 肝炎管理流程见图 11-10。

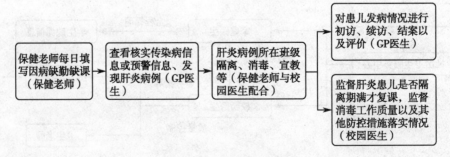

图 11-10 肝炎管理流程

笔记

11. 菌痢管理流程见图 11-11。

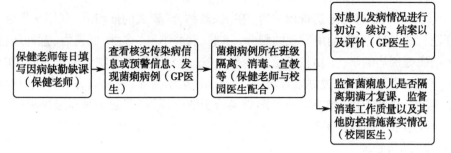

图 11-11 菌痢管理流程

12. 伤寒管理流程见图 11-12。

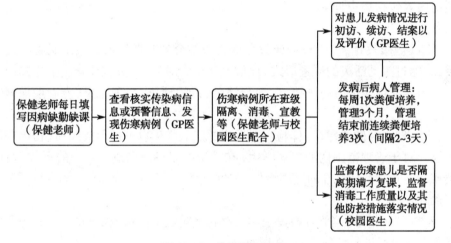

图 11-12 伤寒管理流程

五、学生健康管理形式与方法

（一）建立学校、学生基础档案

1. 建立学校基础档案库，为学校卫生工作提供基础信息。

2. 合理利用电子健康档案（eHR），落实学生健康档案，建立"一人一档"。

（二）开展学生健康和环境危险因素监测

1. 开展学生健康危险因素监测，掌握危险因素分布情况。

2. 开展疾病报告，重视及时性与真实性，建立"学校 - 社区 - 疾控"三级报告或网络直报制度。

3. 建立校园环境监测网络，开展饮用水及室内环境监测。

（三）实施健康促进和随访管理工作

1. 工作形式与管理内容

（1）推进"医教结合"，落实一校一医工作制度：在"医教结合"模式的推动下，目前辖区内全部中小学已经建立"一校一医"对口挂钩关系，每所学校配备一名校园医生,由社区全科医生组成,以每周 2 次、每次 >1 小时的频率,定期入校进行学生健康管理。

(2)健康促进与随访管理内容:在"医教结合"模式的推动下,利用学生健康管理软件平台,对监测中发现的肥胖、超重、营养不良、贫血、低视力、意外伤害、传染病等疾病的学生,由校园医生定期入校,针对不同个案制订健康处方,实行一对一健康干预。通过健康宣教、饮食干预、运动指导、药物处方等方式对疾病学生进行早期干预,结合环境监测结果给予健康评估,实现疾病零级预防,促进学生健康水平的整体提升。

2. 随访管理工作

(1)制订随访计划:根据管理疾病的不同性质与特征,以及学生疾病发展的严重程度,在学生健康管理软件中自动生成学生疾病随访计划。

(2)定期入校随访:校园责任医生根据随访计划,入校对疾病学生进行随访,随访内容包括病史询问、体格检查、内外科检查、健康宣教、行为指导、健康干预等。

(3)健康教育课:学校健康教育课程应结合各时期重点防控疾病类型进行授课,通过生动活泼的课程形式,以群体学生为对象,提升整体学生卫生知识水平。内容应包含传染病防控、营养与健康、近视预防、心理卫生、青春期保健等专题。

(4)针对性健康建议:体检后对发现的疾病学生以书面形式反馈,提出健康建议。对于管理范围内的疾病学生,在随访时以小范围或一对一的形式,对同类疾病儿童进行针对性的健康指导,如饮食调整、运动干预等,给学生留下深刻印象。

(5)就医指导:当管理时发现学生存在严重健康隐患或疾病时,推荐至儿童专科医院进行进一步咨询和诊疗。

(6)社会心理指导:从心理学视角对学生种种不正确、不健康的理念进行疏导解惑,运用专业知识,通过解释、澄清、忠告、建议等方式,在面对面交流中帮助启发学生处理问题的能力、提高适应性。

六、学校健康管理考核指标

(一)学生健康档案建档考核

学生健康档案建档率大于 95%,确保学生健康体检、疾病随访和干预信息及时维护到学生健康档案中,确保档案内信息的延续性、完整性与准确性,健康档案维护率达到 95% 以上。

(二)学生健康体检考核

学生健康体检完成率达到 98% 以上,体检完成后及时将学生健康体检信息录入学生健康体检系统,确保档案的延续性和完整性。

(三)学生疾病建档与疾病随访管理

学生疾病建档率与疾病随访管理率要求达到 100%(目前包括:因病缺勤、营养不良、贫血、低视力、伤害、肥胖、超重、尿常规异常、重点传染病等 22 种疾

笔记

病），建立疾病管理档案后及时完成学生疾病管理与随访工作，学生疾病规范管理率达到90%以上（表11-3）。

表11-3　学生疾病建档率与疾病随访管理要求

指标名称	指标要求
学生健康档案建档率	≥95%
健康档案维护率	≥95%
学校托幼机构满意率	≥95%
因病缺课管理率	≥90%
健康教育网上互动率	≥20%
健康体检率	≥98%
疾病建档率	100%
疾病规范随访率	≥90%

（四）计划免疫考核

1. 免疫规划疫苗接种率　免疫规划疫苗实际接种数／免疫规划疫苗接种数×100%。

2. 免疫接种信息建档率　免疫接种信息建档数／学生数×100%。

3. 疫情规范管理率　疫情规范管理数／疫情数×100%。

（五）传染病控制考核

1. 及时将中国疾病预防控制中心病例信息录入至学生健康管理系统，完成传染病处置过程中的各项工作。

2. 传染病信息录入完成率100%。

3. 传染病处置率100%。

（六）眼防

1. 及时开展视力普查并对视力检查正确性进行复核，并对疑似沙眼学生督促复查。

2. 视力普查率＝视力检查人数／应检查人数×100%。

3. 视力误差发生率＝复查学生视力误差二档以上眼数／复查学生视力眼数×100%。

4. 沙眼普查率＝沙眼检查人数／沙眼应检查人数×100%。

5. 沙眼患病率＝患沙眼人数／受检人数×100%。

6. 沙眼复查率＝沙眼复查人数／查出沙眼人数×100%。

7. 沙眼治疗率＝沙眼治疗人数／查出沙眼人数×100%。

第三节　工作场所健康管理

劳动人口是社会中最富创造力的资源，他们的身心健康直接影响国民经济发展、工作场所生存和家庭稳定，但快速增长的慢性病和职业病发生率正在剥夺着他们的健康。据国家对10个城市的上班族调查显示，亚健康状态的员工已占

笔记

48%，尤以经济发达地区为甚，其中北京75.3%，上海73.49%，广东73.41%。而几乎每个参与市场竞争的个体都或多或少地患有慢性病和心理疾患。因此，开展劳动场所的健康管理迫在眉睫。

一、概述

（一）工作场所概念

1. 工作场所　工作场所主要指日常工作所在的场所。比如环卫工人的工作场所可以是公路，白领的工作场所是写字楼的办公室，超市营业员的工作场所就是超市等。工作场所的功能是：①学习的场所；②个性、能力发挥的场所；③获得生活费用的场所；④人际关系的场所；⑤生活的重要场所；⑥一个竞争的场所。

2. 工作场所健康管理　按照WHO的定义，工作场所健康管理是指"促使工作场所提高对影响健康的因素的控制能力，以及改善工作组织所有成员健康的过程"。

（二）相关定义

1. 功能社区　特指对同一特定核心功能具有统一诉求的专有人群组成的实际或虚拟的社区。在健康管理场所的分类上一般分为生活社区和功能社区。

2. 功能社区健康管理　是一项专门针对工作场所用户开发的服务。工作场所管理者结合健康医疗服务和信息技术，从社会、生理、心理等各个角度来系统地关注和维护工作场所员工的健康状态。

3. 电子健康档案　是居民健康管理（疾病防治、健康保护、健康促进等）过程的规范、科学、数字化记录。是以居民个人健康为核心、贯穿整个生命过程、涵盖各种健康相关因素、实现信息多渠道动态收集、满足居民自身需要和健康管理的信息资源。

4. 基于电子健康档案的功能社区健康管理信息系统　是面向功能社区（如学校、工作场所、事业、机关单位等）特定人群，由该人群健康管理部门（工作场所医院、干保科、工作场所体检中心等）建立，以医疗卫生服务机构及其外部技术支持单位为依托，以专业电子健康档案为信息载体，开展健康管理和服务信息操作、管理和服务的平台。系统强调以个人、家庭为单位，以动态、连续的特定健康问题的电子健康档案为载体，结合特定人群各项卫生服务工作的实际特点，系统、连续地采集、存储和运用特定健康资料，从而提高卫生服务工作的科学性、系统性、针对性、有效性和及时性，实现"生物、心理、社会"三个维度的有效健康管理。

5. 功能社区健康管理模式——4C8M模式　4C：健康体检、健康档案、风险评估、健康促进。8：主要指8个健康管理模块，即营养学、社会学、运动学、生物学、心理学、环境学、传统中医、自然疗法。M：主要是指远程健康管理。

二、工作场所影响健康因素

1. 环境条件影响员工的健康　工作环境的物理、化学和生物学危害物与职业健康和安全密切相关。暴露于恶劣的工作环境与不良卫生状况，如空气质量不良、粉尘、噪声、化学物质等,可能会导致许多健康问题的发生,如癌症、失聪、呼吸道疾病、皮肤和眼睛的伤害等。

2. 工作场所组织和文化因素影响员工的健康　工作组织制度如管理方式、政策、行政程序、分工、命令执行链、沟通方法,工作场所文化,组织结构,工作群体的凝聚力与沟通以及工资系统等。这些因素会通过控制幅度、自主性、工作负荷、决策的参与、工作满意度、工作士气与疏离感来影响员工的工作状态。

3. 工作任务与活动是影响员工健康的重要因素　工作任务的类型、工作特点如手工操作、工作负荷、重复性动作、不良工作姿势、工作速度、轮班、工作的设计、设备等,都会影响员工的健康。

4. 生活状况和工作场所以外的因素也可能影响员工的健康　如社会经济、文化、支持网络及工作场所外的生活方式等。

三、工作场所健康管理的相关机构

(一)工作场所保健管理机构

为工作场所各层领导和员工提供优质、便捷的医疗保健服务;健康管理服务;卫生服务规划、运行监督与考核;健康、疾病状况监测与干预。

(二)专科医院

业务领域管理向功能性服务个人转变。疾病资源库,专病协作网,现有健康管理,诊疗模式体系的改革创新业务的信息服务与支持。

(三)社区卫生服务机构

提供基本医疗、基本公共卫生服务以及重大公共卫生服务。

(四)健康管理相关机构

如体检中心、影像中心、体验中心、心电中心和健康管理中心等。

四、工作场所健康管理需求分析

1. 工作场所体检。

2. 重大疾病就诊特需服务。

3. 慢性病管理,家庭监测康复服务。

4. 干部管理服务健康管理,体检,评估,亚健康,慢性病康复,监测,就诊特需服务,健康档案,健康评估,疾病预警等。

5. 门诊就诊特需服务干部就诊,特需门诊,资源管理,个性化定制。

6. 住院诊疗特需服务干部病房,特需病房,专家参与,资源管理,个性化定制。

7. 亚健康状态管理服务预约,会诊,住院,亚健康管理,慢性病管理,康复指导服务,家庭远程监护。

五、工作场所健康管理的实施步骤

(一)健康监测

对工作场所员工每年度进行一次健康体检,结合中医体质辨析技术,判断居民体质情况,客观了解员工处于何种状态(疾病、疾病临界、亚健康、基本健康),建立和不断完善个人健康档案,纳入健康管理系统中进行动态跟踪管理。

(二)客观健康评估

首先明确身体现阶段的状态,对处于疾病状态的个体确定病因,给予及时的就医和用药方面的指导,营养指导和个性化的辅助性康复方案。

(三)健康干预

本阶段以治疗性养生计划为主,促进疾病的康复。对于正在服用药物和保健品者,对其服用的药物和保健品进行筛选,寻找出效果最好、毒副作用最小的药物。同时明确了解所使用的保健品是否有效,真正起到对身体保健的作用,减少不必要的经济支出。

对处于亚健康和基本健康状态的个体,从预防和提高入手,在饮食营养、生活起居、运动保健、心理减压等方面给予个性化有针对性的指导和调理。采用"对症保健"、"针对性养生"。根据每个人不同的健康状况,一方面提示要注意重点保护哪些脏腑和系统,让每个人都直观地知道自己各脏腑系统功能和结构的强弱趋势;另一方面,每个人养生采用的方法、药物都有了选择依据,养生是针对3种健康(躯体、心理、精神)的全方位养生,按照个体临时健康状况的不同,本阶段以提高性养生计划为主,达到理想的健康状态。

对于处于疾病预警、疾病前期的个体,从预防和改善入手,主要针对的是脏器功能性改变的恢复,以阶段性健康用品为主,配合其他健康指导(包括各种自然疗法、民间疗法等)的综合调理方法。调理重点以不适的主诉症状、身体系统低点的改善及病因为主,达到症状消失、远离疾病的目的,恢复健康状态。本阶段以预防性养生为主。

制定健康食谱——进行系统的膳食指导,建立每周营养配餐食谱,以整体的营养不平衡的状态进行纠正,结合不同季节进行食疗养生保健。把好饮食营养关,为职员个体指导针对性地补充人体必需的营养物质,提高自身抵抗疾病和自愈能力。

为服务对象设定个性化的运动处方指导,利用现有场地、时间和条件,开展健身锻炼,提高身体整体素质。

六、工作场所健康管理形式和方法

1. 网络架构设计 以工作场所干部保健中心为主体,围绕中心医院以及下属的卫生服务机构,外部大型综合医院、大型专科医院通过网络组成区域医疗服务专用信息网络平台。

2. 系统功能设计

(1)社区诊疗协作平台:是实现功能社区卫生服务机构与外部医疗中心之间开展预约挂号、双向转诊、远程会诊、特需门诊挂号、特需住院、代理检验等协同服务工作的支撑平台。

协作平台功能包括:①预约服务:支持基层卫生服务机构预约上级医院的科室挂号和检验检查。②远程会诊:以电子病历共享为基础,支持不同专业、不同机构的医务人员为患者进行网络会诊。③双向转诊：根据患者疾病状况，结合双向转诊指征要求，以电子病历共享为基础，实现患者在不同层级医疗机构间的双向转诊，做到患者未到，信息先行。④干部特需门诊挂号：专家资源共享，实现绿色通道，解决"一号难求"。⑤特需病房管理：优先治疗、优先检查、优先手术。

（2）电子病历：采集患者的基础信息（生活史、过敏史、既往史、家族史）、每次诊疗记录（症状、诊断、查体结果、医嘱处方），以及全部的检验检查结果（临床检验、特殊检查、图片报告）。能快速建立慢性病，高血压等疾病患者的终身电子病历。

（3）家庭监测和日常管理：慢性病患者经常利用家用数字化生化检验设备，对慢性病常用评测指标进行监测如血糖、血压，但普遍缺乏定期记录的意识，导致这些基础数据的利用率低下，无法帮助医生进行有效诊断。为改变这种状况，通过该系统的特殊接口，医生可以查看患者在网上记录的服药日记、监测结果、饮食记录、运动日记，掌握患者自我管理的状态。医生将不只是根据每次就诊时片段化的检查结果作出判断，还能从患者日常生活管理中了解更多影响治疗的因素，制订更具针对性的诊疗方案。个性化患者指导：饮食不合理、缺乏运动等不良生活习惯是导致慢性病如糖尿病等疾病的患者剧增以及病情难以有效控制的主要原因。指导患者配合健康饮食、合理运动是推动患者自我管理的先决条件。

（4）工作场所干部体检（健康）管理：具体功能包括：①客户分级分层：依据体检资料，对客户的健康进行分级分层管理；并按照管理状态，对客户进行分类标识（特定人群健康档案，个性化综合健康体检方案）。②疾病/健康状态评估：依据疾病/健康评估模型，对个体的疾病/健康状态进行评估。③疾病/健康管理方案制订：根据客户的健康状态，制订系统的干预方案，包括药物干预、非药物干预等措施，基于日历，产生疾病/健康管理的时间计划，方案执行跟踪。④随访患者管理：系统可以对随访患者进行个性化的管理，为每个患者个性化地设定随访方案，包括随访时间，随访复查项目，随访注意事项。随访时间还可以根据患者疗效的变化而动态调整患者的随访时间，使患者的随访更加科学化。

本 章 小 结

家庭是人们生活的重要场所，家庭中每位成员的心理、行为和生活方式在很大程度上受到家庭类型、结构、功能和关系等的影响，其中家庭功能包括情感功能、社会化功能、生殖功能、经济功能和健康照顾功能。

家庭生活周期是家庭遵照社会与自然发展规律，经历产生、发展与消亡的整个过程，每一个周期中都有可能出现的主要问题需要重点防范和解决。

家庭保健是以家庭为单位的护理，家庭保健方法包括建立家庭健康档案和实施家庭健康教育。

家庭健康评估是在家庭内部实施的综合性健康评估,评估的重点是家庭系统,关注家庭周期发展的动态变化,从家庭生活周期、心理层面、社会环境三个角度开展评估。

学校健康管理是通过"医教结合"有效对接,建立政府为主导,部门合作、学校负责、家庭配合的学生健康管理联动机制,借助信息技术手段,逐步实现家庭、学校、社区医疗卫生机构及管理部门的信息资源互换、互通、互享,实现学生健康校内校外的全程管理,从而不断提高学生的健康素养和健康水平。

工作场所健康管理是面向功能社区(如学校、工作场所、事业、机关单位等)特定人群,以医疗卫生服务机构及其外部技术支持单位为依托,以专业电子健康档案为信息载体,开展健康管理和服务信息操作、管理和服务的平台。提高工作场所卫生服务工作的科学性、系统性、针对性,有效性和及时性,实现"生物、心理、社会"三个维度的有效健康管理。

(鲍 勇)

关键术语

家庭结构　family structure　　　家庭功能　family function
家庭健康　family health　　　　　家庭生活周期　family life cycle
家庭保健　family care
学校健康管理　school health management
工作场所健康管理　worker health management

练习题

一、填空题

1. 家庭内部结构包括_____、_____、_____、_____四方面。

2. 家庭保健的方法有_____和_____。

3. 计划免疫考核指标有_____、_____和_____。

4. 功能社区健康管理的模式——4C8M模式包括_____和_____。

二、选择题

1. 以下不属于家庭功能(family function)的是
　　A. 情感功能　　　　　　　B. 社会化功能
　　C. 发展功能　　　　　　　D. 生殖功能

2. 有学龄儿童的家庭主要问题是
　　A. 婚姻关系的改变和注意力的转移
　　B. 家庭调整对学校的适应情况
　　C. 以家庭为单位参与的活动
　　D. 以上都是

笔记

3. 家庭健康评估主要由哪个人群完成

    A. 由家人("患者")完成   B. 由医生完成

    C. 由第三方完成   D. 以上都不对

4. 学生视力普查率的公式是

    A. 视力检查人数/应检查人数×100%

    B. 视力检查人数/人数×100%

    C. 检查人数/应检查人数×100%

    D. 以上都不对

5. 亚健康状态管理服务包括

    A. 预约   B. 会诊

    C. 慢性病管理   D. 以上都对

三、名词解释

1. 家庭生活周期   2. 家庭保健

3. 学校健康管理   4. 工作场所健康管理

四、简答题

1. 家庭健康评估的原则有哪些？

2. 家庭生活周期具体可以划分为哪些周期？

3. 简述学校学生疾病管理工作流程。

4. 简述工作场所健康管理的实施步骤。

五、讨论题

1. 论述建立家庭健康档案对家庭保健的意义。

2. 论述家庭健康评估与社区慢性病干预的关系。

3. 论述学校健康管理意义和评估关系。

4. 论述工作场所健康管理流程。

笔记

第十二章

健康管理在健康体检中的应用

学习目标

通过本章的学习，你应该能够：

掌握 健康体检概念、健康体检项目设置、体检报告的解读、检后管理。

熟悉 健康体检机构设置、健康体检流程及注意事项。

了解 健康体检报告的书写、健康体检质量控制与管理。

章前案例

《韩非子·喻老》中关于《扁鹊见蔡桓公》的章节这样写道：扁鹊见蔡桓公，立有间，扁鹊曰："君有疾在腠理，不治将恐深。"桓侯回："寡人无疾。"扁鹊出，桓侯曰："医之好治不病以为功。"居十日，扁鹊复见，曰："君之病在肌肤，不治将益深。"桓侯不应。扁鹊出，桓侯又不悦。居十日，扁鹊复见，曰："君之病在肠胃，不治将益深。"桓侯又不应。扁鹊出，桓侯又不悦。居十日，扁鹊望桓侯而还走。桓侯故使人问之，扁鹊曰："疾在腠理，汤熨之所及也；在肌肤，针石之所及也；在肠胃，火齐之所及也；在骨髓，司命之所属，无奈何也。今在骨髓，臣是以无请也。"居五日，桓侯体痛，使人索扁鹊，已逃秦矣。桓侯遂死。

这个故事告诉了我们防微杜渐的道理，使我们知道了如果在疾病早期不加以预防、治疗，到小病发展成大病的时候，就已经丧失了治疗的最佳时机，"譬犹渴而穿井，斗而铸锥，不亦晚乎？"。我国的传统医学中医很早以前就已经告知人们疾病的早发现、早诊断、早治疗的重要性。那么我们作为今天的现代人，随着经济飞速发展、生活压力不断增长，在亚健康状态、心脑血管疾病、心身疾病、恶性肿瘤等疾病发生率逐年递增的社会大环境中，怎样才能提前了解自己的身体状况，从而维护身体健康，提高生命质量，怎样对疾病做到"三早"呢？健康体检无疑是开启"管理健康之门"的金钥匙。

第一节 健康体检概念

一、健康体检的发展历史

"体检"二字来源于医学体格检查。在过去，人们有病才去医院进行检查，一般把以疾病诊治为目的的体检，称之为"诊疗性体检"，诊疗性体检是临床诊断环

笔记

节,是针对症状或疾病及其相关因素的诊察方法,是临床服务环节的第一步。第二次世界大战后,人们对健康的理解和需求发生了很大变化,1908年美国开始进行征兵体检,随后向其他行业扩展,并逐渐将体检的内容、方式、间隔时间以及执业人员资质和行业机构的建设标准等事宜,以法律的形式固定下来,这种在办理入职、入学、入伍、驾照、出国、结婚、保险等手续时的体检,是为某项特定工作或行为进行的诊察服务,称之为"社会性体检"。随着社会发展与人们健康意识的进一步提高,人们需要健康维护,需要了解自己是否能够耐受致病因素的侵袭,越来越多的人不再是患病后的被动诊治,而是主动找医生进行检查,这种针对未病、初病或将病的健康或亚健康人群的体检,称之为"健康体检"。1947年,美国医药协会最早提出了健康体检概念,并郑重向公众建议:每个35岁以上的健康人应每年做一次全面的身体检查,并和医生有一个良好的沟通。英国Dobell医生在1861年提出,定期的体检可以预防疾病及死亡,并强调,对于没有明显病症的市民,如果能够由受过良好教育的医生们来进行包括家族史、个人病史、生活环境、生活习惯的调查,对身体器官的状态、机能及体液、分泌物做显微镜检查等,将检查结果以报告书的方式来通知,并给予必要的建议,对于人们的健康是有益的。

健康检查不仅可以使健康人群加深对自我身体机能的了解,改变不良生活习惯,避免导致疾病的危险因子产生,更重要的是可以帮助人们科学地了解和维护健康,最大限度地降低疾病的困扰与经济负担。20世纪60—70年代,美国保险业最先提出"健康管理"的概念,随着健康管理在健康体检中的应用与发展,社会性体检的内涵与目的已经向健康体检发展,也属于健康体检范畴。

早期的体检没有专门的场所,而是在一般的医疗机构中进行,其执行医生也是由一般的门诊医生承担,属于"诊疗性体检"。我国在2000年前,体检仅局限于就业、参军及求学等目的而进行的强制性专项体检,体检的实施单位也是政府指定的非营利性医疗机构。2000年后,由于人们对健康需求的逐年递增,医疗机构逐渐面向健康人群开展健康体检服务,随着民营机构的进入和社会资本的投入,健康体检市场得到快速发展。在行业标准方面,我国原卫生部已于2009年9月1日出台并实施了《健康体检管理暂行规定》。

健康体检与健康管理的理念在我国可以追溯到2000年前。公元前8世纪至公元前7世纪《周易·既济》曰"君子以思患而豫(预)防之"。公元前4世纪至公元前3世纪《黄帝内经》云"圣人不治已病治未病,不治已乱治未乱""大病已成而后药之""乱已成而后治之""譬犹渴而穿井,斗而铸锥,不亦晚乎?"。唐代孙思邈在医著《千金要方》提到"上医治未病,中医治欲病,下医治已病"。

二、健康体检的概念

健康体检(health examination)是依据现代健康新概念与现代医学模式,通过医学手段和方法对受检者进行心身整体检查,了解受检者整体健康状况、早期发现疾病线索和健康隐患的诊疗行为;是用于个体和群体健康状况评价与疾病风险预测、预警及早期筛查的一种医学行为、方法与过程;是以健康为中心的心身整体医学检查。

健康体检有别于"诊疗性体检(diagnostic examination)"。诊疗性体检是以临床疾病诊治为目的、针对症状或疾病及其相关因素的诊察行为与过程,主要通过临床医学手段和方法对受检者的躯体生理等进行检查,以确诊或排除疾病。健康体检是指受检者在"身体健康"时,主动到医院或专业体检中心对整个身心进行的医学检查,目前,具备成熟理论体系支撑的健康体检内涵包括躯体生理健康体检(即传统的辨病体检)、心理健康体检与中医健康体检(体质辨识与四诊和参)。具体有以下不同。

1. 理论体系不同 健康体检依据的是健康管理学理论体系;诊疗性体检依据的是临床医学理论体系。

2. 方法体系不同 健康体检主要依靠健康管理学相关检测手段,主要有健康问卷、诊疗性体检、心理体检、中医体检、生活方式评估等,主要目的是实现健康分级评估、亚健康评估、疾病风险评估预警、疾病早期筛查。诊疗性体检主要依靠临床检测手段,主要是体格检查、临床检验、影像学检查等,主要目的是作出正确的疾病诊断。

3. 体检目的不同 健康体检的主要目的是通过检查发现是否有潜在的疾病、以便及时采取预防和治疗措施,并通过健康分级评估、疾病风险评估,开展健康教育、健康促进与疾病风险干预等,为健康管理提供科学依据;诊疗性体检的目的是根据病痛症状,通过体检发现其原因和部位,明确诊断,为临床治疗提供依据。

4. 服务对象不同 健康体检的服务对象是主动防病查体的"健康人";诊疗性体检服务对象是因疾病或伤痛而就医的"患者"。

5. 指导思想不同 健康体检指导思想是"健康促进""预防为主""治未病";诊疗性体检指导思想是"治病救人""救死扶伤"。

6. 围绕中心不同 健康体检是以"健康"为中心的体检过程;诊疗性体检是以"疾病"为中心的体检过程。

7. 体检项目不同 健康体检的项目与诊疗体检项目有所区别。例如,国家有关部门颁布的《学生健康标准》《中国成年人体质测定标准》是我们评定体质的标准;根据健康新概念、现代医学模式以及健康管理学理论,心理健康体检与中医体质辨识属于健康体检的常规项目,这些项目在诊疗性体检中还未列入必检项目。

8. 体检结果不同 健康体检的结果是健康评估报告,并出具健康管理方案,通过健康管理来促进健康、预防疾病。而诊疗性体检的结果是疾病诊断,为临床诊疗提供依据,通过临床治疗来消除病痛和症状。

9. 体检场地不同 健康体检机构具有独立空间,实行医检分离,甚至设计男女不同性别体检线;而诊疗性体检依托临床辅助检查科室,完成全项检查多需与患者交叉,增加感染机会。

三、健康体检的应用

随着社会经济发展与生活水平的提高,人们的健康意识逐渐增强,健康观念

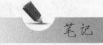
笔记

从看病转向保健、从治病转向防病，健康体检逐渐成为预防保健的主要方式，也是我国贯彻预防为主卫生工作方针的重要措施。对健康人群开展健康检查是卫生事业未来重要的发展方向，是各级政府与组织的重要社会责任，也是各级各类医疗卫生单位未来重要业务工作之一。具体而言，健康体检主要有以下方面的应用。

1. 招生、招工、招干、征兵体检，是及时发现升学、就业、入伍医学禁忌证的一项必不可缺的重要工作，是保障新生、新工、新兵体格素质，培养合格人才的重要手段。

2. 对学生、战士、企事业单位职工和社会人群定期进行健康体检，可以早期发现和早期诊断多发病、职业病、传染病、地方病，为早发现、早治疗、早预防提供科学依据，从而达到有病早治，无病早防的目的。

3. 对出国、入境、食品和公共场所从业人员进行健康体检，及时发现他们中的传染病，是控制传染源、切断传染途径的重要措施，从而使社会人群免受传染，也能保证受检者的健康。

4. 开展婚前健康体检，在婚前发现配偶双方中的遗传病、性病、传染病或其他暂缓或宜终身放弃结婚的疾病，是保证婚后家庭幸福，婚姻美满，减少和预防后代遗传病的发生，提高人口素质的重要手段。

5. 对职工工伤和职业病进行诊断和劳动力鉴定，体现了国家和企事业单位对职工因工致残的关心，同时也是抚恤伤病人员的医学依据，关系到因公致伤残者的切身利益。因此，做好对职工工伤和职业病致残程度鉴定，使其献身有心，致残有靠，对稳定社会安定团结、调动广大职工的劳动积极性更具积极意义。

6. 通过普通人群健康体检，可了解一个单位或一个地区人群健康状况及各种疾病的发生情况，这是衡量人群健康水平和卫生保健措施的主要指标，为制定防治措施和卫生政策的重要依据。

7. 健康体检也是一种重要的医学科研方法，可以发现许多疾病的发病及流行规律，有助于开展流行病学调查。

8. 健康体检获得的大量体检数据，可为国家制定体检标准提供依据，为医学人口学、环境学、社会学等学科提供人群健康数据。

知识拓展

疾病定义：疾病是个体生命在多种风险因子、致病因子的相互作用下，经过一定时间出现的相对稳定的心理、生理、社会功能的异常状态，表现为认知、情绪、代谢、生理功能、形态结构的异常变化，这种变化超过了一定范围或阈值，使正常的生命活动受到一定的限制或破坏，或早或迟地表现出可觉察的症状、体征或异常行为，这种状态的结局可以是康复（恢复正常）或长期残存，甚至导致死亡。疾病首先表现为 DNA 表型改变、信号传导行为改变、分子网络改变、细胞行为学改变、生理功能改变、最后引起形态学改变。

笔记

四、健康管理与健康体检的关系

(一)健康体检是健康管理的重要内涵和基础

健康体检是健康管理信息收集的主要途径。通过健康体检收集的健康信息包括：诸如遗传因素，如种族、年龄、性别、身高、体重等；既往病史、家族病史、预防接种史、生长发育史、婚育史等，以及体格检查、相关实验室检查、健康问卷、心理测评、中医体质辨识、仪器设备检查信息等。高质量、全方位的健康体检是保证高质量健康管理顺利实施的前提与基础。

(二)健康体检的目标是健康管理

健康体检的目的是为健康管理提供科学依据。即根据健康体检所收集的健康信息，通过健康管理专家及各种健康风险评估工具对受检者的健康状况及未来患病或死亡的危险性进行定性或定量评估，系统分析受检者健康状况及在未来患病的危险程度、发展趋势及相关危险因素，从而制订个性化的健康管理计划。

(三)健康管理指导与规范健康体检行为

健康管理理念与思想需要贯彻到健康体检的全过程。在进行健康体检之前，首先需根据受检者的性别、年龄、工作性质、生活方式等进行全面的健康分析，指导受检者挑选合适的体检套餐或体检项目。从而避免健康体检流于形式，降低漏诊率，达到通过健康体检及时发现健康问题及潜在健康问题的目的。

为确保健康体检结果能真实、准确地反映受检者的健康状况，尽量降低各种因素对体检结果的影响，受检者在进行体检前应给予相应的健康管理与检前指导，提醒受检者体检前各检查项目注意事项及体检中配合要点，保证体检结果的真实可靠。体检前指导实质上属于健康教育内涵，也是健康管理的一部分。

(四)健康管理与健康体检相互促进、互为一体

健康管理是一个系统化工程，从信息采集、体检、分析、预测、评估、干预、落实、跟踪、总结每个细节的连贯性来看，任何环节不能缺少，才能达到健康管理的目的。健康管理不是在进行完信息采集 - 健康评估 - 健康教育 - 健康促进等环节后便完成了它的使命，它是一个循环往复、螺旋式上升的连续动态管理过程。健康体检与健康管理相互交替、相互推动，健康体检数据的动态变化牵动着健康干预计划的变化，同时，健康体检信息指标也是健康管理效果评估的重要指标；健康管理又反过来指导健康体检的计划及项目，从而周而复始，不断完善健康管理，实现健康管理效益最大化。

> **知识链接**
>
> WHO 研究指出：人类 1/3 的疾病通过预防、保健是可以避免的，1/3 的疾病通过早期的发现是可以被有效控制的，1/3 的疾病通过积极有效的医患沟通能够提高治疗和预后的效果。这其中包括了心脑血管疾病、恶性肿瘤等一些严重危害人类健康的疾病，而这一切，都可以通过科学的健康管理来实现。美国密歇根大学健康管理研究中心主任 Dee.W.Edington 博士在经过 20

笔记

多年的研究后得出这样一个结论,即健康管理对于任何企业及个人都有这样一个秘密:90%和10%。具体地说就是90%的个人和企业通过健康管理后,医疗费用降到了原来的10%;10%的个人和企业未做健康管理,医疗费用比原来上升了90%。因此,根据西方国家健康管理产业发展的经验来看,前瞻性地进行健康预防和管理,不仅可以避免不必要的疾病发生,减少个体的健康损失,还可节约大量的医疗投资和昂贵的治疗费用。

第二节　健康体检机构设置

一、健康体检机构的分类

健康体检机构按机构类别可分为:①二级、三级医院内设立的健康体检科;②一级医院门诊内部设立健康体检部门;③独立的专业化体检机构。医院附设体检中心的优点是:检出疾病可立即安排进一步专业检查与确诊,甚至安排及时住院治疗,缺点是医护人员大部分为医院其他科室人员兼职,并不固定,检查仪器、设备与临床患者难以完全分开,部分检查区域与患者公用。目前,大多数大型医院都已经建立独立的健康体检中心,拥有体检专职人员,配备体检专用检查仪器及设备,实现了医检分离。独立的专业化体检机构是指单独设立的专门从事健康体检的相关机构,在服务与规模上具有优势。

> **知识链接**
>
> 据《中国健康管理相关服务机构现状调查》指出:自2001年我国第一家健康管理公司正式注册成立以来,截至2008年8月,我国健康管理相关机构数量不少于5744家,分布在全国23个省、4个直辖市和4个自治区。其中北京市数量最多,约占全国总数量的1/10,其次是广东省、江苏省、山东省和上海市。其中机构使用频率最高的前五个名称从高到低依次为体检中心、健康咨询公司、健康管理公司、健康服务公司和健康科技公司。其他名称有健康教育公司、亚健康公司、保健公司、健康顾问公司、健康研究中心、健康推广公司、健康产业公司等。其中体检中心、健康咨询公司和健康管理公司分别占机构总数的64.5%、14.0%、6.1%。84.9%的机构提供健康信息搜集服务,46.8%提供健康风险评估服务,66.7%的机构为服务对象提供疾病管理服务。

二、健康体检机构场所要求

1. 独立的体检空间和受检者通道,建筑总面积不小于600m²,独立的检查室使用面积不小于6m²,配有洗手池。特殊科室符合相关规定,专用通道宽度不小于2~2.5m。

笔记

2. 场所设置体现"一站式"服务流程,并设候检区、体检区、就餐区和健康教育区,要求环境整洁、区域布局、流程合理、通风良好。

3. 严格按照相关规定配备污水、污物、医疗垃圾处理以及急救设施。

4. 保证采血室光线充足,应在采血前后做好通风和物体表面的清洁消毒,环境卫生达到相关规定环境的要求。

三、健康体检诊疗科目要求

1. 心电图诊断、超声诊断、医学检验科所含项目应当满足原卫生部《健康体检基本项目目录》的要求。

2. 健康体检中心应根据原卫生部《健康体检基本项目目录》,制定本单位《健康体检项目目录》,并向有关部门备案。

3. 制定体检项目时需根据本机构专业技术条件和医疗服务水平制定《健康体检项目目录》,确保医疗服务的安全。

四、健康体检机构人员要求

(一)医师

1. 从事健康体检的医师应具有《医师执业证书》,按照《医师执业证书》注册的执业地点、执业类别、执业范围执业,参加执业医师定期考核,并考核合格。

2. 每个体检专业科室至少配备 1 名相对固定的中级以上专业技术职务任职资格的执业医师从事健康体检工作。

3. 至少配备 2 名内科或外科副主任医师及以上专业技术职务任职资格的执业医师,并经过卫生行政部门指定的机构培训考核合格,取得"健康体检主检医师证书",健康体检主检医师取得证书后需每 2 年培训 1 次。

4. 从事放射科检查的医师应持有《放射工作人员证》;从事彩色多普勒超声诊断的医师应持有《大型医用设备上岗证》。

(二)护士

1. 从事健康体检的护士应当具有《护士执业证书》,按照《护士执业证书》注册的执业地点执业,并按规定定期参加护士注册和继续医学教育。

2. 至少具有 10 名注册护士。

(三)其他卫生技术人员

1. 具有能够满足健康体检需要的其他卫生技术人员。

2. 从事健康体检的医技人员应当具有专业技术职务任职资格及相关岗位的任职资格,按规定必须持有相关上岗合格证的岗位,必须持证上岗。

3. 从事艾滋病检测筛查的检验技师应持有《艾滋病检测培训合格证》。

五、健康体检机构设备要求

(一)健康体检基本设备

各科检查设施包括:身高体重机、血压计、检查床、听诊器、叩诊锤、超声检查仪、心电图机等,检验科相关检验设备,医用诊断 X 射线机,急救设备、一次性医疗用品、紫外线灯、安全个人防护设备等。

（二）健康体检需要的其他设备

计算机、打印机、传真机等办公设备以及根据健康体检需要配备的其他相关设备及信息网络相关设备。

（三）健康体检需要强制检定的设备

心电图机、身高体重机、血压计、超声检查仪、医用诊断 X 射线机等设备。

第三节　健康体检项目

一、基本项目

体检基本项目主要有：

1. 一般情况　主要检查身高、体重、胸围差、腹围、臀围等，对照《中国成年人体质测定标准》，营养、形态发育评估，健康问卷等。

2. 内科　主要检查血压、心肺听诊、腹部触诊、神经反射等项目。

3. 外科　主要检查皮肤、淋巴结、脊柱四肢、肛门、疝气等。

4. 眼科　检查视力、辨色、眼底、裂隙灯显微镜，判断有无眼疾。

5. 耳鼻咽喉科　检查听力、耳疾及鼻咽部的疾病。

6. 口腔科　包括口腔疾患和牙齿的检查。

7. 妇科　已婚女性的检查项目，根据需要行宫颈刮片、分泌物涂片、TCT（液基薄层细胞检测）等检查。

8. 放射科　进行胸部 X 线片。

9. 检验科　包括血、尿、便三大常规，血生化（包括肝功能、肾功能、血糖、血脂、蛋白等）等检查。

10. 心理体检（SCL-90）。

11. 中医体质辨识（中医体质量表）。

12. 辅诊检查科室　包括心电图、B 超（肝、胆、胰、脾、肾、前列腺、子宫、附件、心脏、甲状腺、颈动脉）、乳腺红外线、TCD（经颅多普勒超声检查，判断脑血管的血流情况）、骨密度等项检查。

二、特色检查项目

糖尿病相关检查、内分泌学检测、肿瘤标志物、血液流变学检查、24 小时动态心电图检查（Hort）、24 小时动态血压、脑功能检查、风湿免疫全套检查、微量元素检查、肺功能检查、体能测试、核素显像（ECT）检查、CT、MRI、双源 CT、PET-CT、胃肠镜、胶囊胃镜、乳腺钼靶等。

三、女性检查项目

女性在成长的每一个阶段都面临着不同的问题。青春期是女性特征突显期，怀孕期女性面临着妊娠、临产、孕后保健等，还有更年期、老年期。这其中，

笔记

年轻女性是尤为值得关注的一个群体,由于现代人完全冲破以往的传统婚姻观、恋爱观,未婚同居、婚前性行为等在年轻人当中已成为普遍的事情。而且大多数女性由于受传统思想影响,很少定期做妇科体检,从而为妇科疾病埋下隐患。患妇科感染性疾病、慢性宫颈炎、乳腺疾病等比例逐年很大,且呈年轻化趋势。可见,定期体检对保证女性身体健康至关重要。

妇科体检项目包括:一般妇科检查、宫颈脱落细胞学检查(宫颈刮片)、妇科B超、乳腺检查及性激素水平检测,对于高危人群可进行高危型人乳头瘤病毒(HPV)检测、肿瘤标志物检测等。

(一)一般妇科检查

一般妇科检查包括:腹部、外阴、阴道、宫颈、子宫、盆腔、双附件触诊等。排除妇科常见的阴道炎、宫颈炎及妇科肿瘤等疾病。

1. 宫颈脱落细胞学检查　包括外阴、阴道、宫颈细胞学检查,对早期宫颈癌的发现很有帮助。

2. 妇科超声检查　了解子宫、附件有无肿瘤、囊肿等疾病。

3. 性激素检查　常用的性激素检查即性激素6项,包括卵泡生成激素(FSH)、黄体生成激素(LH)、雌二醇(E_2)、孕酮(P)、睾酮(T)、催乳激素(PRL)。通过测定性激素水平来了解女性内分泌功能和诊断与内分泌失调相关的疾病。

4. 人乳头瘤病毒(HPV)检测　了解HPV感染情况。

5. 肿瘤标志物检测　见肿瘤筛查相关检查项目。

(二)乳房检查

1. 乳房视诊　包括乳房形态与轮廓、乳房皮肤、乳头、乳晕的检查。

2. 乳房触诊　包括乳房一般触诊、肿块触诊、局部皮肤温度及乳房挤压等检查。

3. 乳腺红外线检查　用于乳腺增生、乳腺肿块等初步筛查。

4. 乳腺X线钼靶摄片　用于乳腺癌的筛查。

5. 乳腺超声检查　了解乳腺肿块及区域淋巴结情况。

6. 乳腺磁共振(MRI)检查　用于补充钼靶摄片检查。

四、肿瘤筛查检查项目

世界癌症基金会提示:近10年来全世界癌症的发病增加20%,也就是说10年前全世界每年新发癌症患者1000万余人,10年后的今天已经上升为每年新发癌症患者1200万余人。我国肿瘤登记中心发布的《2012中国肿瘤登记年报》,其中数据披露,近20年来,我国癌症呈现年轻化及发病率和死亡率"三线"走高的趋势,每年新发肿瘤病例估计约为312万例,平均每天8550人,全国每分钟有6人被诊断为恶性肿瘤。据统计,全国肿瘤发病率为285.91/10万,发病率无论男女,城市均高于农村。从年龄段上看,40岁以上年龄组发病率快速升高,80岁年龄组达到最高,城市和农村变化趋势基本相同。全国35～39岁年龄段恶性肿瘤发病率为87.07/10万,40～44岁年龄段恶性肿瘤发病率几乎翻番,达到154.53/10万;50岁以上人群发病占全部发病的80%以上,60岁以上癌症发病率超过 1%。全国肿瘤死亡率为 180.54/10 万,估计每年因癌症死亡病例达 270 万例。我国居民因癌症死亡的概率是 13%,即每 7～8 人中就有 1 人因癌症死亡。全国恶性肿瘤发病率前 10 位排名为:肺癌、胃癌、结肠癌、直肠癌、肝癌、食管癌、乳腺癌、胰腺癌、淋巴瘤、膀胱癌、甲状腺癌。前 10 位恶性肿瘤占全部恶性肿瘤的 76.39%。居全国恶性肿瘤死亡率第 1 位的男女均是肺癌,其次为肝癌、胃癌、食管癌和结肠癌、直肠癌,前 10 位恶性肿瘤占全部恶性肿瘤死亡率的 84.27%。因此,现有的健康体检检测项目中,肿瘤的筛查检查项目就显得尤为必要和重要。

(一)头颈部肿瘤相关检查项目

头颈部肿瘤主要包括:甲状腺癌、鼻窦癌、鼻咽癌、喉癌、舌癌、牙龈癌、口底癌、腮腺癌、头颈部皮肤癌、硬腭癌、鼻息肉、颈部肿块等。35 岁以上男女育龄者均可参加此项目检查。检查项目包括:头皮部、耳部、鼻部、口腔、甲状腺及颈部情况;耳镜、鼻镜、喉镜、B 超检查,必要时行 CT、核磁等影像学检查。实验室检测 EB 病毒血清(EB 病毒阳性者,仅代表患者以往曾经受过 EB 病毒的感染,但是否是鼻咽癌发病的直接原因,目前尚无定论。EB 病毒阳性者,有家族史,本人又来自高发区,自身免疫功能低下,都有可能是患鼻咽癌的危险因素)。对发现异常者应登记留档,并尽快通知受检者到专科进一步诊治。当然,最终诊断应以病理报告为"金标准"。

(二)肺癌相关检查项目

对于 35 岁以上男女育龄者每年常规检查 1 次。了解受检者日常吸烟初始年龄、性别、吸烟连续时间、每日吸烟支数,并作严密细致的登记。检查项目包括:痰细胞学检查、胸部 X 线检查、低剂量 CT 检查、必要时行增强 CT 检查、纤维支气管镜检查。肿瘤标志物主要检查:神经元特异性烯醇化酶(NSE)、非小细胞肺癌相关抗原(CYFRA21-1)、癌胚抗原(CEA)、鳞状细胞抗原(SCC)等。以上肿瘤标志物检测结果数值一定要结合其他物理检查,在结论提示中要谨慎,不可轻易下结论。对异常受检者,建议及时到专科进一步做诊断;对可疑受检者建议定期复查,一定要严密随访,最终诊断以局部肿物病理活检报告结果为"金标准"。

(三)胃癌相关检查项目

建议 35 岁以上男女育龄者每年常规检查 1 次。对有胃部慢性病史,如慢性萎缩性胃炎、胃溃疡、糜烂性胃炎等病患者要定期体检。了解家族肿瘤史(明确高危群体)。检查项目包括:大便常规＋潜血、消化道造影检查、纤维胃镜检查、上腹部 CT 检查。肿瘤血清标志物检查:癌胚抗原(CEA)、糖类抗原(CA19-9)、糖类抗原(CA72-4)、糖类抗原(CA242)。以上肿瘤标志物检测结果数值一定要结合其他物理检查,在结论提示中要谨慎,不可轻易下结论。发现可疑受检者,要及时建议去专科进一步诊治。最终诊断以局部肿物病理活检报告结果为"金标准"。有上消化道肿瘤家族史的受检者,建议每年做 1～2 次体检。

(四)食管癌相关检查项目

40 岁以上育龄男女均应每年常规检查 1 次。对日常有不良生活饮食方式者,如酗酒、吸烟、进食快、喜饮烫食者;有反流性糜烂性食管炎、食管平滑肌瘤

笔记

等疾病者；有上消化道肿瘤家族病史者，为高危人群，应定期检查。检查项目包括：颈部触诊、颈部 B 超检查、食管、上消化道造影检查、纤维食管镜、细胞学检查、CT 检查。肿瘤血清标志物检查鳞状细胞抗原（SCC）。发现疑似病例，尽量建议患者去专科做进一步诊治。受检者有进食发噎症状，不可轻易下诊断，建议专科进一步诊治；最终诊断以病理报告为诊断的"金标准"。对于有上消化道肿瘤家族病史的高危人群，建议每年做 1～2 次定期体检。

（五）大肠癌相关检查项目

40 岁以上男女群体每年应做 1 次检查。凡是有消化道肿瘤家族病史者，应每年做 1～2 次检查。近期大便经常出现异常变化，大便潜血阳性者，要严密随访。检查项目包括：肛门指诊检查，影像学检查包括下消化道造影检查、纤维结肠镜检查（如有息肉可随时镜下手术切除）。血清肿瘤标志物：癌胚抗原（CEA）、糖类抗原（CA19-9）、糖类抗原（CA15-3）、糖类抗原（CA242）。以上肿瘤标志物检测结果数值一定要结合其他物理检查，在结论提示中要谨慎，不可轻易下结论。对于阳性报告、可疑受检者，建议及时到专科进一步诊治，并定期严密随访，力求有明确结果的档案资料统计。对于结直肠内有息肉、溃疡的受检者，建议每年最好做一次纤维结肠镜检查，必要时将息肉摘除。

（六）肝癌相关检查项目

40 岁以上男女群体均可行此项目检查。以往有慢性乙型肝炎、丙型肝炎、戊型肝炎病史者建议常规行此项目检查。检查项目包括：腹部 CT、腹部彩色 B 超检查；血清生化检查：肝功能、乙肝五项；血清肿瘤标志物：甲胎蛋白（AFP）、癌胚抗原（CEA）、糖类抗原（CA50）、α-1 岩藻糖苷酶（AFU）。以上肿瘤标志物检测结果数值一定要结合其他物理检查，在结论提示中要谨慎，不可轻易下结论。以上检查指标有异常的受检者，建议到专科做进一步诊断。有肿瘤家族病史的受检者，建议每年做 1～2 次预防体检；有慢性肝炎病史的受检者建议每年做一次预防体检。

（七）前列腺癌相关检查项目

40 岁以上男性建议每年做 1 次体检。检查项目包括：尿常规、肛门指诊、泌尿系彩色 B 超、磁共振、血清肿瘤标志物检查：总前列腺特异性抗原（TAFP）、游离前列腺特异性抗原（FPSA）。以上肿瘤标志物检测结果数值一定要结合其他物理检查，在结论提示中要谨慎，不可轻易下结论。有血尿者、B 超提示有可疑病灶，应建议进一步检查，同时建议专科诊治。最终诊断以病理结果为"金标准"。

（八）乳腺癌相关检查项目

凡是育龄妇女均应每年定期做 1 次预防体检。有肿瘤家族史的受检者每年最好做 1～2 次预防体检。检查项目包括：乳腺触诊、彩色 B 超、X 线钼靶检查（40 岁以上已婚女性，可每年做一次乳腺 X 线钼靶检查（20～40 岁的妇女，如无危险因素、无症状且体格检查为阴性，建议 1～3 年进行体格检查和强调乳房知晓，不建议进行乳腺 X 线钼靶检查。而对于 30～39 岁女性，有选择地对高危青年女性进行 X 线检查）、细胞学检查（乳头溢液者）、血清肿瘤标志物检查：糖类抗原（CA15-3）、糖类抗原（CA72-4）、糖类抗原（CA242）。以上肿瘤标志物检测结果数值一定要结合其他物理检查,在结论提示中要谨慎,不可轻易下结论。如有异常一定要到专科做进一步明确诊断,最终诊断以临床病理报告结果为"金标准"。

(九)宫颈癌及卵巢癌相关检查项目

育龄妇女均应每年定期做妇科常规检查1次,有肿瘤家族病史受检者,建议每年做1~2次预防体检。检查项目包括:妇科检查、宫颈刮片、人乳头瘤病毒(HPV)、彩色B超(以阴道式B超检查为主)、盆腔部CT检查、血清肿瘤标志物:鳞状细胞癌抗原(SCC)、糖类抗原(CA125)、人类附睾蛋白(HE4)、甲胎蛋白(AFP)、癌胚抗原(CEA)、糖类抗原(CA19-9)。以上肿瘤标志物检测结果数值一定要结合其他物理检查,不可轻易下结论。绝经后妇女有阴道间断出血者,要慎重处置;宫颈中—重度糜烂时,建议行阴道镜检查;双侧卵巢有结节者,可考虑B超引导下局部穿刺检查。最终诊断以病理报告为"金标准"。

知识拓展

21世纪医学发展三大战略转移

目标上移:从疾病主导走向以健康为主导

中心下移:从以医院为基地下移到社区、家庭

关口转移:从单纯疾病诊断治疗前移至疾病预防与健康促进

21世纪医学发展7P模式

preventive medicine(疾病预防)

participatory medicine(公共参与)

personalized medicine(个性化)

promotive medicine(健康促进)

predictive medicine(疾病预测)

protective medicine(健康维护)

pre-warning medicine(风险预警)

五、健康体检套餐设计原则

健康体检套餐项目内容常规主要包括五大部分:①个人健康信息问卷,包括个人一般情况、既往史、家族史、健康问卷、生活方式评估问卷等;②一般的体格检查,包括内科、外科、妇科、耳鼻咽喉科、眼科、口腔科等科室的专科检查;③化验检查,包括血、尿、便常规及血糖、血脂、肝功能、肾功能、乙肝五项、肿瘤标志物等;④仪器检查,包括心电图、X线、B超等影像学检查;⑤其他检查,包括心理健康体检(SCL-90等)、中医健康体检(体质辨识)等。

健康体检套餐项目的设计首先要依据健康管理学基本原理与方法,再结合受检者的性别、年龄、职业、体检目的不同进行科学设计。受检者在选择套餐时应征求医生的建议,医生应根据健康管理相关要求为受检者制定包含上述五大

笔记

部分内容的健康体检套餐项目。结合受检者自身实际情况，可以从以下几点进行考虑。

（一）性别不同

男性和女性除了生殖系统上的显著差异外，激素和生活方式等差异也会造成男女的诸多不同。女性一般到了 30 岁，要做第 1 次乳房检查；50 岁的时候，还要做乳腺 X 线钼靶检查，或者 40 岁就开始做。而宫颈刮片的检查，要求在 18 岁（或者性行为以后）做第 1 次检查。以后 1～3 年检查一次。在连续 3 次阴性结果后，检查间隙可以适当延长。男性 40 岁开始做第 1 次前列腺检查，如前列腺超声和前列腺特异性抗原（TAFP）、游离前列腺特异性抗原（FPSA）。

（二）年龄不同

不同的年龄有不同的健康问题与多发病，应根据各年龄段常见健康问题与易患疾病选择相应的健康体检项目。比如青壮年人易患代谢性疾病（糖尿病、高尿酸血症）以及脂肪肝等；中老年人易患心脑血管疾病、癌症、代谢性疾病等。

（三）不同职业人群

教师由于粉尘对肺部和咽喉部的刺激，以及长期站立和不良坐姿对腰椎、颈椎的影响，应着重耳鼻咽喉科、X 线胸片和腰（颈）椎正侧位片检查；销售人员饮食常常不规律、饮酒量大，易造成消化道疾病，可加做胃镜、肠镜等检查；伏案工作的办公室一族最应注意的是颈椎和腰椎等。另外，长时间坐或者站立，还应注意代谢异常的情况，应注意颈椎 X 线正侧位片、腰椎正侧位片及血脂和血糖的检查。

（四）家族史、个人史不同

某些疾病有较为明显的家族聚集性，如糖尿病、脑卒中、冠心病、乳腺癌、结肠癌等。如果有明确的某种疾病的家族史，应增加与之相关的体检项目。如一个一级和二级亲属都曾患有结肠癌的人，应增加相应的肿瘤标志物监测，以及粪便潜血检查。对于有冠心病家族史的中年人，则增加冠心病危险因子、血脂全套、动态心电图、运动踏板试验甚至双源 CT 等检查。另外，还应根据自己既往的健康情况，有针对性地增加一些随访、复查的项目，比如有慢性乙型肝炎病史者，患肝癌的危险性会显著上升，应该定期检查甲胎蛋白。

（五）根据既往史或既往体检异常发现选择必要的复查

如过去患有乙型肝炎，此次应检查乙型肝炎 6 项、肝功能、B 超、甲胎蛋白、乙型肝炎病毒脱氧核糖核酸（DNA）等；如既往 B 超发现肝血管瘤，此次应复查 B 超，了解肝血管瘤大小变化情况。

（六）根据现有症状选择必要的体检项目

如有胸闷应选择心脏、肺等部位的相关检查；胃痛应该选择胃镜或胃肠钡餐透视等检查。

（七）根据需要选择体检项目

如招工、招干、职业病、婚前检查、孕前检查等，均应依据需要选择体检项目。

（八）根据个人经济状况选择体检项目

经济条件好的受检者可选择相对全面的健康体检，如选择胃肠镜检查时，可考虑全麻下无痛胃肠镜或胶囊胃肠镜检查，以减轻受检者痛苦。

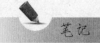

第四节　健康体检流程及注意事项

一、健康体检流程

健康体检是否顺利实施,首先要设置合理的健康体检流程(health examination process)。健康体检和医疗服务的最大区别在于健康体检在短时间内人员相对集中,需要因人而异地处理,所以统一、规范的流程设置显得十分重要。其各环

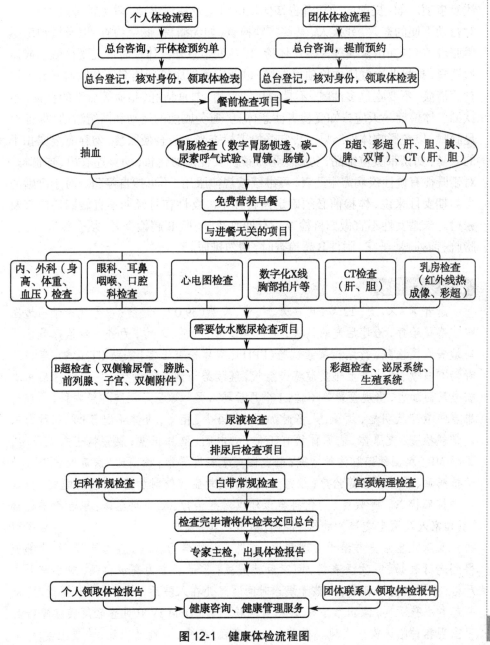

图 12-1　健康体检流程图

节的畅通、连贯，直接影响体检秩序和体检质量。检前的科学指导，检中的优质服务，检后的健康管理服务的顺利实施，不仅能保证体检的质量，减少漏检，而且能合理疏散人群，保证受检者在和谐有序的环境下进行，减少候检时间，克服环境因素带来的拥挤嘈杂等弊端，让体检者高兴而来，满意而归。以下为健康体检常规流程图（图 12-1）。

二、体检注意事项

（一）检前注意事项

应在健康体检前提前告知受检者时间、陪伴、饮食、活动、用药、着装等方面注意事项。如：提前向受检者告知体检的时间及注意事项，避免精神过度紧张。对行动不便的老人、残疾人、某些特殊检查（如无痛胃、肠镜检查）以及精神敏感紧张者，应告知由家属等人陪伴体检，以免发生意外。体检时带上既往就诊或体检资料，指导此次健康体检项目选择，以及完善健康管理档案。在检前三五天饮食宜清淡，不要吃过多油腻、不易消化的食物，勿食猪肝、猪血等血性的食物，不饮酒。体检前一天应告知受检者注意休息，避免剧烈的运动和情绪激动，保证充足睡眠，以免影响体检结果。告知受检者检查当天着轻便服装，勿穿有金属扣子的衣裤，勿携带贵重饰品，勿戴隐形眼镜。女性请勿化妆，勿穿连衣裙、连裤袜。对于既往有慢性疾病需服药者，可继续按规律服用，不可擅自停药。对于已婚的育龄期女性来说，体检前必须确定是否怀孕。女性在月经期不宜做妇科检查及尿检。未婚女性不宜做妇科检查。有抽血及肝、胆 B 超检查者，须空腹进行；行膀胱、前列腺、子宫、附件 B 超检查时，请勿排尿。

案例分析 12-1

患者×××，女，12 岁，因咳嗽、气喘、发热（39.0℃）起病；患者就诊于当地医院按感冒治疗，治疗后发热消失，但仍有咳嗽、心慌、乏力；为进一步治疗就诊于当地省人民医院，行结核菌素试验（PPD）、胸片检查正常，头颅 CT 正常，考虑患者仍有咳嗽、气喘等上呼吸道感染症状，继续给予消炎等对症治疗。治疗后患者咳嗽反而加重，出现烦躁等不适；1 个月后转入另一家三甲医院神经内科，入院时患者咳嗽症状明显，烦躁，人多时加重，言语少，拒食，查体不配合；入院行血尿便常规检查，支原体、衣原体检查正常；心电图、胸片正常；腰穿检查未见异常；头颅 MR：双侧额部脑沟稍增宽；脑电图提示轻度异常；诊断为"病毒性脑炎"，给予抗病毒、营养神经等治疗；治疗 2 周后，咳嗽症状较前加重，并出现呕吐，出现精神抑郁状态。呼吸科、消化科会诊建议对症治疗；心身科会诊：患者精神抑郁（不和家人及医生交流）、卧床、拒食、咳嗽明显；遂转入心身科治疗，入科后了解病史及患儿生活史并给予心理测评（该患儿从小学习优秀，性格要强，每次都能得到老师表扬，一次没表扬，回家后就哭泣；父母双方为高级白领，对小孩要求严格，报了各种培训班，小孩无娱乐时间。患儿在入院后，在亲امج小孩探望时，能一起和小孩玩耍，像正常小孩）。心身科诊断为：DSM-IVN（儿童轻度转换障碍）-可出现各种临床疾病表现。在心身科治疗后，痊愈，目前已出院，恢复上学。

（二）检中注意事项

体检过程中受检者需精神放松,向主检医生如实反映既往病史,详细了解留取标本的注意事项等。例如受检者在体检时若精神紧张可引起血管收缩,以致采血困难、血压升高,有时还可能发生晕血,从而影响检查结果的真实性。在留取尿液标本时尽量留中段尿,避免污染;在大便检查的前3天,不进食含血食品,防止出现假阳性;如大便带有黏液或血液,应注意选取黏液及血液部分,以便提取准确的信息。B超检查易受消化道气体干扰的深部器官时,需空腹检查或进行严格的肠道准备,同时尽量要求检查前3日禁食牛奶、豆制品、糖类等易于发酵产气的食物,检查前一日晚餐宜清淡,检前8小时内需禁食、禁水。

（三）检后注意事项

1. 及时出具健康体检报告　关于健康体检报告(health examination report)具体出具时间的限定,目前尚无相关医疗规范明确。但原卫生部颁布的《健康体检管理暂行规定》中明确规定健康体检报告属于病案范畴,因此,健康体检报告也应参照原卫生部在《病历书写基本规范》中对相关医疗文书的书写时间限定,在合理约定时间内及时出具体检报告。严禁因为工作人员的疏忽而拖延报告出具时间。

2. 保护受检者隐私权　健康体检机构应牢固树立尊重和保护受检者隐私权的服务意识和法制观念。通过健康体检,体检机构掌握了大量的受检者个人信息。其中不仅包括受检者的健康情况(甚至身体缺陷),还包括受检者的个人基本信息、通信资料、生活习惯和不良嗜好,在健康体检报告的制作、包装、管理、存档和发放的过程中,这些关系到个人隐私的资料信息都应得到体检机构的有效保护,任何随意散布和泄露受检者个人信息的行为均视为对受检者隐私权的侵犯。

3. 受检者的知情权和自由选择权　体检结束后,体检机构应如实告知受检者的检查结果,检查结果的临床意义和临床价值。就是说这种结果都有哪些可能,会有可能是什么情况,概率是多大,该受检者最有可能的情况是什么。针对这种检查结果,受检者下一步有哪些可提供的选择,选择的利与弊是什么。其中需特别注意的是对于究竟采取何种应对方式,则应由受检者自行决定。

第五节　健康问题与健康体检报告

一、健康体检常见健康问题的特点

健康管理学所指的健康问题不仅仅指疾病,而更加强调的是人对健康的担心、风险因子、亚健康、不适感觉、不适症状、体征、诊断性试验检查结果,以及与疾病和健康有关的心理、行为、社会、经济、文化等方面的问题。大部分健康问题尚处于早期未分化阶段,属于不典型症状、体征与阳性结果,无疾病证据与诊断,常伴随大量心理、社会问题。处理健康问题策略不同于临床专科,需要从人的心身整体角度、中医治未病以及西医预防理念进行思维与判断,需要心身整体干预与全人健康管理(whole-person management)的理念,以健康促进和疾病预防为目标,体现健康管理学的要求,建立长期稳定的伙伴式互动关系,追求整体健康结局，具体包括 4 方面：全面管理心身整体的人；全面的健康促进与疾病预防（holistic health management）；动态、连续性管理；多学科整体性管理（multidisciplinary management）。

二、健康体检报告的意义

（一）对受检者

受检者到健康体检机构寻求健康体检服务，是为了发现其自身存在的健康问题，并通过体检机构的健康管理指导和必要的后续医疗服务，使自身的健康问题得到有效的解决，健康状况得到不断改善。体检报告是受检者在完成了一系列检查后得到的最终结果。体检机构所出具的健康体检报告不仅要求各项记录规范，符合病历管理的相关规定，其结论应全面、完整、准确、科学，并且要对受检者健康问题的解决和改进提出可行性意见，切实符合健康管理学要求。

（二）对体检机构

通过对健康体检报告档案的建立和信息化管理，医疗机构掌握了大量数据资料。这些资料数据有助于对受检者健康问题的判断和健康趋势的分析，从而不断提高健康体检质量，为开展健康管理提供坚实的基础。同时，健康体检报告的标准化是健康体检与临床医疗之间资源共享的重要基础。

（三）对政府与社会

健康体检报告为开展大规模、多中心科研和流行病学调查提供了最宝贵的基础资料。这些科研和流行病学调查的结论为政府管理部门更全面地掌握国民健康问题和健康动态，有针对性地制定相关卫生政策提供了可靠的数据基础和科学依据。

三、健康体检报告书写的指导原则

（一）规范化原则

原卫生部颁布的《健康体检管理暂行规定》中明确规定健康体检报告属于病案范畴，健康体检报告及其表格的设定、书写质量和签署审核都必须遵从临床医学的相关规定，按照原卫生部下发的《病历书写基本规范》和《电子病历基本规范（试行）》执行。

（二）综合性原则

健康体检报告不是对各项检查的阳性结果的汇总罗列，应把受检者作为一个统一的身心有机整体，对其检查出的各项异常进行综合分析，结合既往病史和体检资料，从而得出准确判断和正确评价。

（三）指导性原则

受检者到医疗机构寻求健康体检服务是为了解决和改善健康问题，这就要求健康体检报告不仅具有客观、真实、准确、完整、规范的性质，还要深入浅出、通俗易懂，对受检者起到健康评价、健康指导与健康干预的作用。

（四）共享性原则

随着信息化技术和管理的发展，已使医疗资源的共享成为可能。健康体检报告应逐步实现标准化,为体检机构之间、体检机构与医疗机构之间的信息共享打下良好的基础。

四、体检报告分类和形式

1. 体检报告的分类　体检报告主要分为两类:个人体检报告和团检分析报告。

2. 体检报告的形式　体检报告的书写形式主要分为手工书写式的健康体检报告和电子版式的健康体检报告。

现在大多数健康体检中心已采用电子版的健康体检报告形式。该形式是在实现了体检流程的信息化、网络化管理的基础上完成的。从体检项目方案的制订,体检流程的实施,到体检结果的自动录入、体检数据的传输及汇总,生成健康体检初审报告,再经主检审核,最后打印签署。其优点在于简化流程,提高工作效率;减少人为差错,提高服务质量;便于统计、对比与信息共享。

五、个人体检报告书写

(一)个人健康体检报告一般包含以下内容

1. 体检机构和体检项目名称(中英文对照)。

2. 受检者基本信息(个人信息、既往病史、生活方式和不良嗜好)。

3. 健康体检的各项检查结果(物理诊断、影像学检查、检验等)。

4. 综合健康体检结论。

5. 健康管理建议。

(二)受检者基本信息要求

1. 受检者的个人信息　包括基本内容、体检序号、影像资料、基础资料等。如姓名、性别、年龄(和出生日期)、身份证号、民族、婚姻状况、工作单位、联系方式、职业、出生地等;此次体检的体检编号或 ID 号、体检时间、体检套餐类型和体检次数;受检者照片;血型等生理基础资料。

2. 病史　包括既往病史、现病史、家族病史、个人史,如既往疾病诊断和治疗情况。包括高血压、冠心病、糖尿病等慢性疾病,恶性肿瘤,以及相关手术史等;现患疾病及治疗情况;明确有遗传倾向和遗传易感性的疾病;药物过敏史、预防接种史、传染病接触史等。女性还应包括婚育、月经史。

3. 生活方式和不良嗜好　包括饮食、运动、排便、睡眠、吸烟、饮酒等情况。如主食量、饮食偏好;是否有规律运动、每周运动频率、每次运动时间、运动方式等;运动的频率、性状、习惯变化等;睡眠时间和质量,睡眠问题包括失眠、鼾症;服药情况;吸烟年限、吸烟量、戒烟时间;饮酒年限、平均每周饮酒次数、每次饮酒量等。

(三)各项体检结果的书写记录要求

1. 物理诊断检查结果　即医师通过视、触、叩、听 4 种基础物理诊断方法所得出的结论或印象。物理诊断为内科、外科、妇科、眼科、耳鼻咽喉科及口腔科等专业科室的主要检查手段。书写和记录要求包含专业描述、诊断和建议及医师签名。

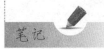

笔记

2. 影像学检查结果　包括超声、放射线、心电图检查等。书写和记录要求包含专业描述、诊断和建议、影像资料及医生签名。影像资料的保存和提供对医疗机构和受检者都十分重要，可根据情况向体检团体和个人提供电子或纸质资料。

3. 检验结果　包括血、尿、便常规，血生化（血糖、血脂、肝功能、肾功能等），血清学检查（肿瘤标志物）等。记录要求包含实测值、单位、参考范围和检验员签字。异常数据应重点标示检验项目，采用非常规方法时，应注明检验方法、检验设备和试剂名称。

（四）健康体检结论及健康管理建议的书写要求

1. 筛选检查项目中的异常结果　将所有检查项目结果进行浏览，将有临床意义的异常结果筛选出来。

2. 作出疾病诊断或疑诊诊断　根据体检各项结果中符合疾病诊断的部分，结合个人病史等资料，综合作出规范的疾病诊断或疑诊诊断，并尽可能对疾病的程度进行评价。疾病诊断的书写应参照 ICD-10 的基本原则，如 2 型糖尿病，并提出专科就诊意见。

3. 作出健康分级评估、生活方式评估以及疾病风险评估。

4. 对亚健康与亚临床问题提出检后管理建议　对于已明确的亚健康状态以及不需要立即进行临床处置的临床问题，对其检后的复查、随诊提出建议和意见。如子宫肌瘤：建议半年复查盆腔超声，妇科随诊。

5. 对与疾病相关的生活方式问题提出建议　对于生活方式对疾病诊断影响较大的疾病，需要对其生活方式进行指导。如高尿酸血症：建议低嘌呤饮食（限制海鲜鱼虾类、动物内脏、肉汤、扁豆、菠菜、干豆类、啤酒等），可进食牛奶、鸡蛋，多饮水，半年复查血尿酸，必要时内科就诊药物治疗。

6. 列出阳性体征、阳性检查结果及建议　对于不能明确诊断但体检指标异常的阳性结果，应在体检结论中体现，并对进一步的检查、复查提出建议。如尿蛋白微量：建议复查尿常规，内科随诊。

7. 提出生活方式改进建议　根据生活方式评估问卷，对生活方式中存在的健康危险因素进行有针对性的改进建议和指导。如缺乏运动：建议逐步增加有氧运动，每周 3 次以上，每次 30 分钟，同时适度增加肌肉力量和柔韧性锻炼。

（五）健康体检结论中要注意的几个问题

1. 健康体检结论的排列顺序　健康体检结论应按照疾病或异常结果的轻重缓急顺序排列。①重症疾病（急需马上治疗的疾病，如急性心肌梗死、糖尿病酮症酸中毒等）；②重点疑诊诊断（如恶性肿瘤）；③已确诊疾病（如高血压、2 型糖尿病等）；④阳性检查结果（脂肪肝、胆囊结石等）。如左肺占位病变：建议行肺部CT 检查，胸外科就诊，明确诊断；高血压病：血压控制理想，继续目前治疗，心内科随诊；脂肪肝：建议低脂、低热量饮食，限制饮酒，增加运动，每年复查肝脏超声；超重：低脂肪、低热量饮食，加强运动，减轻体重。

2. 尽量回避具体治疗方案　健康体检的主要目的是发现异常，同时用专业知识和经验指导受检者进一步的检查和治疗。现代医学的发展越来越趋于专业化，分工越来越细，新的检查和治疗方法手段不断出现，所以本着对受检者负责

笔记

的态度，应该指导性地建议临床专科的检查和治疗，在健康体检报告中应避免涉及药物和手术等具体治疗手段的建议。

3. 结合受检者个人情况作出指导建议　信息化管理应用的一个弊端就是逐渐削弱了医生的主观能动性。健康体检结论和建议都呈固定模式维护在信息库中，只需简单选择即可生成建议和意见雷同的体检报告。在健康体检报告中要特别注意结合受检者年龄、生活习惯和健康状况，有针对性地进行指导和建议。如 45 岁男性超重：建议低脂饮食，加强运动，减轻体重；75 岁男性超重：建议均衡饮食，适量运动，控制体重。

六、团检分析报告书写要求

健康体检机构应对团检单位出具团检分析报告。团检分析报告中应主要对单位参检人员的总体健康状况和主要健康问题进行分析，并提出改善建议。主要内容包括：

1. 参检员工的自然情况　总体检人数、按年龄和性别分层情况和百分比。

2. 员工总体健康状况分析　未检出异常结果的人数 / 百分比；异常结果的人数 / 百分比。

3. 生活方式问题或健康危险因素流行情况。

4. 多发疾病和异常结果统计分析　总体前 5 位或前 10 位疾病统计分析（按年龄分层分析）；男性及女性多发疾病和异常结果统计分析（按年龄分层分析）；男性及女性专科疾病统计分析（按年龄分层分析）。

5. 疑诊恶性疾病统计。

6. 重点随访计划。

7. 健康体检状况对比分析（与历年或与前次体检对比、多发疾病趋势分析）。

8. 常见体检异常指标的临床意义。

9. 针对该单位参检人员的健康情况提出改善指导建议。如加强健康教育、改善职工餐厅、组织健身运动等。

10. 今后体检项目的推荐和改进建议　针对此次体检结果，异常疾病分布的人群、年龄、工作性质等特点，对此次体检项目进行适当调整，有针对性地提出下一次体检方案。

案例分析 12-2

××××年××学校学生健康体检分析报告

××××年×月×日—××××年×月×日，××医院体检中心对××学校进行为期×日的体检工作，体检项目有：形态及生理功能（身高、体重、胸围、肺活量、血压、身体发育情况）、眼科（裸眼视力、沙眼、结膜炎、色觉）、口腔科（龋齿、牙周）、耳鼻咽喉（耳、鼻、扁桃体）、内外科常规。按《学生体质健康标准》，对初一、初二、初三年级数据进行统计分析，结果如下。

一、总体情况

全校初一年级，12 个班，学生 816 人，体检 814 人，体检率 99.8%。

笔记

全校初二年级,13个班,学生1026人,体检1023人,体检率99.7%。

全校初三年级,13个班,学生1075人,体检1073人,体检率99.8%。

二、体检结果

初一年级视力障碍者11人,占1.3%,1.0~0.8者8人,0.8~0.6者3人,扁桃体肥大者3人,龋齿者4人,肥胖23人。

初二年级视力障碍者16人,占1.6%,1.0~0.8者10人,0.8~0.6者6人,扁桃体肥大者4人,龋齿者6人,肥胖33人。

初三年级视力障碍者25人,占2.3%,1.0~0.8者39人,0.8~0.6者109人,扁桃体肥大者5人,龋齿者6人,肥胖37人,有扁桃体手术史及腹股沟斜疝病手术史各1人。

全校2917人,视力障碍者52人,占1.8%。

三、体检结果分析及措施

将所有学生体检结果均出具报告单,发放到学生手中。对有异常情况的学生报告书写具体情况如下。

(一)全校学生营养状况不容忽视

学生出现营养不良和肥胖都对身体和学习不利,因此,需要通过多种形式宣传,让学生了解有关合理营养,平衡膳食的营养科普知识,清楚营养不良与肥胖的原因、危害性和膳食防治的科学性,从而培养学生建立科学的饮食习惯。家庭与学校密切配合,对学生营养不良和肥胖进行有效的综合防治。对营养不良的学生,学校与家长配合进行膳食指导,通过合理营养给予纠正;中度营养不良学生应建议到医院就诊;肥胖学生进行个体膳食指导,多参加体育活动。

(二)视力预防措施

(1)按《中小学生近视眼防治工作方案》的要求,注意减轻学生的学习负担,合理安排学生的作业量和课外活动,使学生用眼的负担适当,有劳有逸,得到合理的调节。

(2)采取多种形式广泛开展课外活动,保证学生每天有1小时的体育活动时间,按照动静结合,近视与远视交替的原则安排好课程与活动。

(3)坚持每天的眼保健操活动,由老师负责监督。

(4)定期调整学生的座位。

(5)定期检查学生的视力。

(三)其他

龋齿是学生的一种重要常见病。通过此次口腔卫生检查工作查出龋齿者16人,提示保护学生的牙齿应从幼年开始就要养成良好的护牙习惯。学校应针对学生群体,尤其是中学生,从学生口腔健康教育入手,提高学生口腔健康意识,培养良好的口腔卫生习惯。

(1)将学生口腔保健内容纳入教育工作计划,向学生宣传龋齿与牙周疾病的危害。

(2)提高学生的有效刷牙率。

(3)推广使用保健牙刷。

笔记

（4）有龋齿的学生及时到医院进行充填治疗。

四、医学建议

1．学校开展健康教育，提倡合理膳食，不合理的减肥、节食、偏食对身体快速发育的青少年危害极大，影响到健康成长。

2．学生养成良好的用眼习惯，有意识地保护视力，不疲劳用眼；学校加强保护学生视力的措施，如增强照明、减轻学习负担，课间坚持保健操。

3．加强体育锻炼，增强机体素质，可以有效预防呼吸系统及其他系统疾病的发生，改善健康状况。

4．发现疾病的同学宜及时就医，不要延误病情。

5．有龋齿的学生及时到医院进行充填治疗。

6．其他　对扁桃体肥大者等学生已通知到医院复诊、咨询，以采取相应有效的措施。

通过此次体检工作，更加清楚了解到学生常见病防治工作的重要性，让社会、家庭、学校密切配合，做好学生常见病的预防和治疗工作。

××体检中心

××××年×月×日

第六节　体检报告的解读

一、生理数据的关联

体检出来的各种检验数值指标，有些可直接判断，有些则需全面考虑，综合分析，不是 $1+1=2$ 那样简单，不能完全"对号入座"，生化指标的参考值也会因为检验设备的不同有所差别，不是千篇一律。当某些数据高于或低于参考值时，有时有确诊价值，有时可能只是一个警讯，还需要其他检查结果来综合分析。

一般来说，解读体检报告，应遵循以下原则。

（一）单个系统的关联

体检报告中反映出某个特定指标异常时，我们不能凭这一个指标来确定是否患病，要寻找相关联的其他指标来综合评判。如血糖值的升高，只是一次的高值不能判定为糖尿病，这时要看尿糖是否阳性，以及历年体检的血糖水平，甚至可以通过调查问卷及访谈了解家族史、既往病史来支持诊断。

（二）相关系统的关联

体检中发现的疾病，只有很少一部分是单个独立的，有很大部分与其他相关器官或系统有关联，因此我们在解读体检结果时，一定要把所有的异常和处于正常高值的指标联系起来，全面分析。例如：一位历年体检都发现血压高的人，除了要观察血压的动态变化外，还要关注心、脑、肾的一些病理变化，以判断高血压是否对这些器官造成损害，同时，也要关注血脂、动脉硬化等与之密切相关的情况。

（三）把握纵横两条线

解读体检报告切忌只见树木，不见森林，不仅要结合其他体检结果横向地综

笔记

合分析,而且更须作纵向的随访,用时间来考验诊断。所谓纵向就是要将历年的体检数据、指标进行连贯对比,综合分析,通过对比直观地了解此次健康检查与历年相比有哪些不同,又有哪些新异常。即使是正常范围内,对比几年的体检数据,可以对身体指标有一个连续、动态的观察,密切追踪,全面了解体检者的健康状况,寻找出可能的致病危险因素和疾病发展趋势,预知未来患某种疾病的概率。而横向就是上面所说的将有关联的相关系统数据指标综合起来看,以找到疾病和潜在疾病之根源。

二、解读体检报告应注意的问题

(一)一次阳性结果不轻易下诊断

健康体检是针对多数人群的初筛,有些指标敏感性高,本身就处于动态水平上,检测到的数值只代表某一刻的水平,很可能受其他因素的影响。

所以仅凭报告单中的某几个数据和阳性体征是不能够直接下结论的,需要重复检测,或辅以其他指标、其他检测,"点""面"结合,综合分析,共同诊断。

(二)注意体检细节不误读

有些体检结果往往受体检环境和体检流程的影响而出现假阳性结果,单看体检报告必然引起误解。比如:血压在餐前、餐后就会有不同变化,有人在爬楼梯后立即量血压,这时的血压高就不足为奇了。还有前列腺特异抗原(TPSA)对早期没有症状的前列腺癌的诊断有意义,但如果做了直肠指检及前列腺按摩后抽血做了这项检查,就很可能出现升高的假象,给体检者造成不必要的紧张。

(三)一个结果多种考虑

一个阳性结果往往代表多种可能,比如肝功能检查中的丙氨酸氨基转移酶(ALT)升高,有可能是肝炎,也可能是体检期间服用了某些对肝脏有损害的药物引起的药物性肝损害,还有脂肪肝引起的 ALT 升高以及熬夜、过度疲劳等多种情况。这些必须向受检者说明,并嘱其进一步随访、观察、检查。

(四)解读体检报告要透彻

在分析报告中,医生从不良生活方式、疾病史和遗传史入手,沿时间纵向分析,同时根据体检中采集的生理数据横向分析。最终找出危害因素间的相互关系,确定主次,给受检者以完整的思路,而非孤立地看待某一异常数据,如把高血压与遗传史、生活不规律、酗酒、摄入过多高能量食物、动脉硬化、动脉粥样硬化斑块形成、心脑供血不足等相关联,使受检者既知晓目前健康问题可能产生的危害,又明确如何纠正不健康的生活行为。

三、面谈与报告结合

将体检报告当面对体检者进行解读,这是一个绝佳的解读时机,可以通过面谈,了解受检者更多的信息,并结合体检报告,帮助受检者解除认识上的一些误区,使其真正了解自己的健康状况,采取积极措施,步入健康生活轨道。

(一)寻找主要风险

由于受检者的性别、年龄、职业、个性、身体状况、行为和生活习惯、经济和

笔记

文化背景等各有不同,通过面谈,可以更直观地了解疾病成因,找出影响健康的主要危险因素,预测健康发展趋势和疾病风险。

(二)警示风险危害

普通意义上的健康体检只是单纯地寻找疾病,以便早发现、早治疗,这固然是体检的一个重要目的,但随着健康管理理念的深入,体检更重要的意义在于寻找健康危险因素。很多人体检后只看结论,不重视边缘指标,如果没有特别的异常,便觉得万事大吉。通过面谈,找到风险并警示风险危害,使其在主观上高度重视自己的健康状况,变被动为主动,积极采取措施避免风险危害,真正达到预防疾病的目的。

(三)寻找干预措施

通过体检寻找健康的主要风险,并对这些风险提出警示,但更重要的是针对健康风险因素制订干预措施,包括饮食、运动、药物、心理、不良生活方式的改变、中医养生保健计划的实施等;以可变可控指标为重点,有目标、有计划、有措施地定期追踪,动态监测,保证健康管理系统工程的顺利实施。当然,从表面看这是一个完美的程式化的流程,但在实际操作中,往往建议雷同,没有个性。而且因各种因素,很多人不能把措施落实到位或不能坚持。面谈为医生(或健康管理师)与受检者之间的沟通提供了一个有效的渠道,通过访谈,可以贴近受检者,对每个不同的个体提出各种切实可行的改进计划,使干预措施更加人性化、个性化,更具有实际操作性和指导性,更容易被接受并坚持。

知识拓展

德国一项 40 年 100 例尸检随机研究结果显示:①临床误诊率:1959 年 7%、1969 年 12%、1979 年 12%、1989 年 11%、1999/2000 年 11%;②各种检查的假阴性率(漏诊率):1959 年 24%、1969 年 30%、1979 年 22%、1989 年 34%、1999/2000 年 41%;③各种检查的假阳性率(误诊率):1959 年 7%、1969 年 11%、1979 年 9%、1989 年 7%、1999/2000 年 15%。辅助检查假阳性与假阴性高达 50% 以上,影像学检查误诊率 7% 升至 25%,病史、体格检查仍是最主要的诊断方法,正确率一直稳定在 62%~84%。

广西医科大学刘家奇 2003 年 120 例疑难病症前瞻性研究显示:临床诊断误诊率为 18.3%;辅助检查误诊率为 35.1%。

第七节 健康体检质量控制与管理

一、健康体检质量控制概念

质量控制是质量管理的一部分,致力于满足质量要求,或者说是为达到质量要求所采取的作业技术和活动。健康体检质量(the quality of health examination)控制涉及 3 方面的内容:一是来自医疗卫生管理部门对医疗服务相关的法律、

笔记

法规及对健康体检服务制定的各项规定；二是来自卫生监督部门的执法监管及社会、行业的监督；三是医疗机构本身或体检机构自身对体检质量的控制和管理。

（一）体检质量是体检质量控制的根本

体检质量控制的根本在于体检质量，而体检质量的基础在于依法执业。健康体检服务是医疗行为，按照医疗机构进行医政管理，因此所有适用于医疗机构的法律、法规、规范性文件和地方法规，国家标准和行业标准都适用于健康体检服务，只有不涉及，没有不适用。

1. 关于医务人员　在健康体检医疗服务中，医师与护士等医务人员需具备相应的执业资质和专业能力。

2. 关于医学检验　体检机构应当按照《医疗机构临床实验室管理办法》的有关规定开展健康体检实验室检查并出具检验报告。加强医学检验科管理，建立待检样本管理和检验设备管理、定期校准制度。

3. 关于医疗设备　在健康体检机构使用的医疗设备和器械应符合国家有关规定，并依法索证、建立年检台账和档案管理制度。不得使用未经国家批准或已明确废止和淘汰的医疗技术用于健康体检。

4. 关于外出健康体检　体检机构外出开展健康体检活动，应于组织外出前至少 20 个工作日，向核发其"医疗机构执业许可证"的卫生行政部门办理备案手续。备案内容包括体检时间、地点、受检人数、体检项目、人员资质、设备状况和工作流程。体检机构须在核发其"医疗机构执业许可证"的卫生行政部门管辖区域范围内开展外出健康体检。在开展外出健康体检前，应与委托单位签订《健康体检委托协议书》，确定双方的法律责任。外出健康体检的场所，应当符合《健康体检管理暂行规定》的具体要求。凡需采集血液、体液标本的房间应达到《医院消毒卫生标准》规定的Ⅲ类卫生环境。体检机构应当按照《健康体检项目目录》开展外出健康体检。外出健康体检进行医学影像学检查和实验室检测，需保证检查质量并满足放射防护和生物安全要求。

（二）影响体检质量的因素

1. 体检中心的环境　优美温馨的环境对查体工作人员和受检者保持良好心态具有积极的作用。

2. 科学合理的体检布局　首先要符合体检流程，另外要体现每个体检区的特点并且要符合查体规范。

3. 日平均体检人数　一个体检中心或体检组日平均体检人数应根据规模大小而定。若日体检人数过多，为了赶任务，只好走过场，这样会使体检质量下降。

4. 体检工作人员素质　包括政治素质和业务素质两方面。要具有较强的责任心、敬业心和较高的技术水平、丰富的临床诊治经验。由于诊断技术水平不高或不熟悉体检诊断标准，不能发现异常或将正常认为异常、将异常认为正常，就会造成疾病检出率失真。由于体检医师责任心不强，可能造成漏诊或错诊。

5. 人均体检费用　对体检费用的多少不能一概而论，要根据体检对象、体检目的、体检单位及受检人员经济承受能力而定，不能千篇一律，如体检单位或

笔记

受检人员经济承受能力好,可选择多一些的检查项目。一般情况下,体检辅助项目多一些,发现的疾病与异常也要多一些。相反如体检费用过少,好多必须要检查的项目都不能进行,必将影响体检质量。因此对每个受检人员的具体费用和项目,受检者个人或体检单位要与体检中心或体检组共同商谈而定。

6. 体检受检率 由于群众对健康体检的认识程度不同,所以也影响到受检率的多少。一般情况下,一个单位的受检率达到 90% 以上时,所得出的体检统计分析资料才能比较真实地反映出受检单位的职工健康情况。如果某单位组织 1000 人的健康体检,由于种种原因,受检人员只有 500 人,也就是说,受检率仅 50%。这样就使体检结论不能真正反映本单位职工健康状况,一般来说,年轻人多的单位,受检率低,退休职工多的单位受检率高,当然受检率的高低还与体检单位组织的好坏,体检费用多少及体检目的等多种原因有关。

7. 受检者的心理因素 由于体检的性质和体检目的不同,对受检者的心理也会产生不同的影响,如情绪紧张时往往血压升高、呼吸急促、心跳加快、腹壁紧张等,尤其像招生、招工、招兵、招收公务员等选择性体检,往往担心查出某种疾病影响自己的前途和愿望,常常隐瞒病史,有的在体检时弄虚作假,如背诵视力表、失盲检查图谱等,这些行为对体检结论的正确性有很大的影响,体检医师对这些情况应当做到心中有数,以便能得出正确结论。而对伤、病、残等鉴定性体检(如工伤、伤残、事故等),大多数受检者倾向于希望能查出自己的疾病和伤残程度,而且愈重愈好,以期达到补偿的目的,所以体检医师应排除干扰,实事求是地牢牢掌握体检标准,以便作出正确结论。

保健性体检的受检者的心理倾向比较平衡,他们希望能全面、确切地了解自己身体健康状况,以便获得有效的保健措施,因此他们体检自述主诉一般都是真实的,所获得的资料可靠,作出的诊断也比较客观正确。

二、健康体检质量控制实施

(一)健康体检质量管理的组织

体检机构应该将体检质量放在首要位置来抓,机构法人为第一责任人,应建立健全健康体检的各级质量管理组织,明确并设专人负责健康体检的质量管理工作。组织实施医疗安全管理,确保健康体检质量控制并持续改进。建立健康体检风险预警机制、医疗纠纷及不良事件可追溯制度。

体检机构应当按照原卫生部《医院投诉管理办法(试行)》及时受理、妥善处置健康体检工作中的医疗投诉。设立健康体检医院感染管理组织,由专兼职人员负责健康体检中的医院感染工作。对健康体检中使用的医疗设备进行保养、维修和更新管理,确保医疗设备齐备、完好,检验试剂及急救药品应当在有效期内。

体检机构还应建立健全健康体检管理的核心制度,该制度需包括:①健康体检工作岗位和职责。②健康体检操作信息查对制度。③健康体检科室间会诊制度。④健康体检疑难报告讨论制度。⑤健康体检检验"危急值"报告制度。⑥健康体检高危异常检查结果登记告知制度。⑦健康体检信息资料管理制度。⑧健康体检医疗纠纷处理制度。⑨健康体检医疗安全责任追究制度。⑩健康体检质量控制定期评估制度等。

（二）健康体检质量控制的实施

严格按照医学诊疗技术规范开展健康体检工作：制定《健康体检科室技术操作规范》，根据健康体检工作量的需要，合理配置人力资源，提高服务能力，保证每个受检者在检查科室合理的检查时间。加强医护人员的"三基三严"业务培训，提高专业技能水平。加强医务人员的医疗卫生管理法律法规培训，提高依法执业的意识。定期检查、考核医疗卫生管理法律、法规、规章制度和临床医疗护理常规以及岗位职责的执行情况。

从事健康体检的医师应运用规范的检查方法及操作技术进行本专业的检查，如实记录检查结果并签名。遇有重大阳性体征，应当及时通知受检者并进行登记、随访。对体检的检查结果要实事求是，不得弄虚作假。

体检机构应依法尊重受检者的知情同意权和隐私权，自觉维护受检者的合法权益。按有关规定履行对受检者相应的告知义务。需要委托其他医疗机构进行的医学检验或其他检查项目，应在健康体检前告知受检者，征得受检者同意后方可开展委托工作。告知内容应包括：受托方的机构名称、需要受托方完成的检查项目等相关事项。做妇科检查或采用阴式方法做超声波检查前，应当告知受检者无性生活史者免做。放射线检查前应当明示放射线有害健康，对孕妇、计划孕育者及未成年人等特殊人群应尽量避免进行放射线照射。对其他特殊健康检查项目，必须告知注意事项并履行告知义务。

体检机构的保护性要求：健康体检检查室非单人间时，应当设有遮挡设施。放射线检查，应当为受检者提供更衣服务设施。男性医务人员为女性受检者进行检查时，应当有女性医务人员或家属在场。未经受检者本人同意，机构不得擅自散布、泄露受检者个人的体检信息。

医学检验科室应按照《医疗机构临床实验室管理办法》的有关规定开展健康体检实验室检测并出具检验报告。还应参加室间质量评价活动，做好室内质量控制工作，有室内质量评价记录。加强医学检验科生物安全管理，建立相关危险因素控制预案和管理制度。

体检机构的医学影像学检查，应严格执行有关诊疗技术规范并出具医学影像学检查报告。放射工作场所应符合国家规定的标准，需经过专业机构的现场审核并达到合格。做好设备的日常稳定性检测，按照有关规定进行年度检测并取得合格证书。建立设备档案及管理制度。还应做好受检者的放射防护，确保辐射安全。应当完整保存受检者相关放射影像学资料（包括数字化资料）。

在感染控制方面，应按照健康体检《医院感染管理规范》做好本机构感染防控的管理。

（三）体检机构出具的健康体检报告应当符合以下要求

1. 健康体检报告的基本内容 医疗机构名称和健康体检项目名称。受检者个人基本信息，包括：姓名、性别、年龄、身份证号、婚姻状况、工作单位、联系电话等。受检者体检基本信息要准确、完整，应包括体检号、体检时间和在本医疗机构体检次数。体检的各项检查结果，包括物理诊断、影像学检查、医学检验等。体检综合结论及指导建议。

2. 健康体检报告的检查记录应符合临床诊疗规范　健康体检报告和检查记录应当包含病史［既往病史、主要家族史］，生活方式，专业描述，诊断建议及医师签名，并按照相关医疗文书书写规范要求书写，规范使用中文医学术语。物理诊断结果包括内科、外科、眼科、耳鼻咽喉科、口腔科、妇科等专业科室的检查结果。各科室体格检查记录要标准规范。

3. 影像学检查结果　包括超声、放射、心电图等检查结果。检验结果包括各项检验、细胞学检查结果，记录要求包含实测值、单位、参考范围、异常数值重点标示和检验操作及审核人员双签字［检验项目采用外送委托和（或）非常规检验方法时，应注明检验机构、检验方法和试剂名称］。

4. 健康体检报告中的体检结论填写要求　体检项目中的异常检查结果应当体现在健康体检结论中。体检中如怀疑占位及恶性病变可能时，应当给予明确提示，并给出需要专科进一步检查或诊治的建议。体检结果符合疾病诊断的，应当结合病史等相关资料作出疾病诊断。结果已明确诊断的疾病，应结合受检者目前治疗情况对疾病的控制作出初步评价，并提出专科诊治的建议。受检者的生活方式对疾病发展和预后有较大影响的，应当有针对性地提出改善生活方式的指导性建议。健康指导建议要通俗易懂。健康体检结果中的异常阳性指标不能明确诊断的，应当在健康体检结论中体现，并提出需要进一步检查、复查的建议。健康体检结论的排列顺序应当合理，突出急重症和恶性疾病。体检结论必须有主检医师签名。

5. 健康体检报告的保护性送达要求　健康体检报告须按单人份密封包装，并明确标有"受检者本人拆阅"字样。健康体检报告包装、存档和发放管理符合有关规定。在健康体检报告的制作、包装、存档和发放等过程中，要强化保护受检者"隐私权"的法律意识。健康体检信息保存期限应参照医疗机构门诊病历要求管理。

（四）行风建设在质量控制中的重要作用

医德医风建设是医疗机构提高服务质量的有效手段，同样也是体检机构提高服务水平与保证服务质量的有力保证。因此，体检机构应当采取多种方式，广泛收集医疗机构内、外对健康体检工作的意见和建议，主动接受社会对健康体检工作的评价和监督。如不得以营利为目的对受检者进行重复检查，不得诱导过度需求。不得以健康体检为名出售药品、保健品、医疗保健器械等。严禁出具虚假健康体检报告。严禁违法发布健康体检的虚假广告，误导、欺骗受检者。

同时还应在健康体检公共区域内公示以下内容：体检机构依法执业登记的主要事项，包括体检机构名称、地址、主要负责人、所有制形式、健康体检项目、健康体检科室的具体设置、健康体检流程示意图、健康体检项目收费标准；委托其他医疗机构开展健康体检的项目及受委托医疗机构的基本情况；健康体检投诉部门、地点、接待时间及其联系方式。

本 章 小 结

本章系统阐述了健康体检的概念、健康体检机构设置、体检项目设置、体检流程、体检报告书写、体检报告解读、体检质量管理与控制的相关内容。

1. 健康体检是通过医学手段和方法对受检者进行身体检查，了解受检者健康状况、早期发现疾病线索和健康隐患的诊疗行为。是健康管理的重要家庭成员，与健康管理相互为用。

2. 对建立健康体检机构的基本要求和规定、开展健康体检的基本检查项目以及健康体检项目开展趋势进行了详细的描述。

3. 健康体检工作者必须要熟知健康体检流程及注意事项、健康体检报告的书写原则以及不同体检人群的体检报告书写要求和形式。

4. 掌握体检报告解读的原则及注意事项，为受检者提供真实、可靠、实用的体检结果，是提高体检质量和规避风险的重要环节。

5. 体检质量保证健康体检正确引导健康管理系统中其他工作环节的实施。

（李永奇）

关键术语

健康体检　　health examination
健康管理　　health management
体检流程　　health examination process
健康体检报告　health examination report
健康体检质量　the quality of health examination

练习题

一、填空题

1. 体检机构按类别分类包括_____，_____，_____。

2. 健康体检机构场所专用通道宽度不小于_____。

3. 每个体检专业科室至少配备_____名相对固定的中级以上专业技术职务任职资格的执业医师从事健康体检工作。

4. 健康体检机构至少要拥有_____名注册护士。

5. 体检基本项目主要包括_____，_____，_____三大部分。

6. 对于有上消化道肿瘤家族病史的受检者，应该建议每年做_____次定期预防体检。

7. 乳腺癌筛查常用仪器检查为_____和_____。

8. 健康体检报告书写的指导原则_____，_____，_____，_____。

9. 体检报告分为_____，_____。

10. 体检报告的解读需遵循_____，_____，_____的原则。

二、单项选择题

1. 我国于哪一年出台并实施了《健康体检管理暂行规定》
   A. 2008年　　B. 2009年　　C. 2010年　　D. 2012年　　E. 2013年

2. 体检机构建筑总面积不小于
   A. 200m^2　　B. 300m^2　　C. 250m^2　　D. 450m^2　　E. 600m^2

3. 健康体检机构人员要求至少配备几名内科或外科副主任医师以上专业技术职务任职资格的执业医师
   A. 2名　　　B. 3名　　　C. 4名　　　D. 6名　　　E. 1名

4. 健康体检主检医师取得"健康体检主检医师证书"后需每几年培训1次
   A. 1年　　　B. 3年　　　C. 6年　　　D. 4年　　　E. 2年

5. 居全国男、女性恶性肿瘤死亡率第1位的是
   A. 肝癌　　　　　　B. 胃癌　　　　　　C. 结肠癌
   D. 胰腺癌　　　　　E. 肺癌

6. 以下不属于肺癌肿瘤标志物的是
   A. NSE　　　　　　B. AFP　　　　　　C. CEA
   D. SCC　　　　　　E. CYFRA21-1

7. 对几岁以上育龄男女均应每年行食管癌相关检查
   A. 35岁　　B. 40岁　　C. 45岁　　D. 30岁　　E. 50岁

8. 筛查食管癌的肿瘤血清标志物主要是
   A. NSE　　　　　　B. CYFRA21-1　　　　C. SCC
   D. CEA　　　　　　E. AFP

9. 男性一般几岁开始做第一次前列腺检查
   A. 35岁　　B. 40岁　　C. 45岁　　D. 30岁　　E. 50岁

10. 影响体检质量的因素不包括
    A. 体检中心的环境　　　　　B. 体检布局是否科学合理
    C. 受体检受检率影响　　　　D. 受检者心理紧张
    E. 与日平均体检人数无关

三、简答题

1. 健康体检的定义是什么？
2. 健康管理核心内容包括哪三部分？
3. 女性健康体检的重要性？
4. 体检套餐项目设计需根据哪几点进行选择？

四、问答题

1. 健康体检的应用？
2. 你怎么看待健康体检与健康评估的关系？
3. 健康体检报告的意义包括哪些？

五、讨论题

1. 试述健康管理与健康体检的关系。
2. 试述健康体检中心发展趋势。

笔记

第十三章

健康管理在健康保险中的应用

学习目标

通过本章的学习,你应该能够:

掌握 健康保险的定义、医疗保险的定义。

熟悉 健康保险与医疗保险的关系;我国现阶段医疗保险的内涵及形式。

了解 世界主要的几种医疗保险模式;商业健康保险的发展。

章前案例

周某,22岁,某大学大一在读生,纳入医保范围。该年母亲为其购买了A公司的住院医疗保险,该险种每次最高限额2000元,根据实际损失赔付。次年周小姐又自行购买了B公司的住院医疗保险,保障额度为5000元,同样根据实际损失赔付。最近,周小姐生病住院,一共花费4800元,在大学生医保的基础上,在A公司处得到理赔,但B公司却以"重复保险"为由,拒绝理赔。周小姐不明白为什么买了两份住院医疗保险,却只能得到一份赔付。

医疗费用类保险的目的是为了弥补伤害,如果想要靠多份保险而获得多倍保险赔付,超过实际损失金额是不可能的。在实际健康保险理赔中,为避免重复理赔,通常会先要扣除社会保险的金额,然后对余下部分进行商业理赔。

第一节 健康保险基本知识

一、保险的概念、特征与分类

保险(insurance)作为分散风险、消化损失的一种经济补偿制度,可以从不同的角度揭示其含义。从经济角度看,保险是分摊意外损失、提供经济保障的一种财务安排。从法律角度看,保险是一种合同行为。保险合同当事人双方在法律地位平等的基础上,签订合同,承担各自的义务,享受各自的权利。从风险管理角度看,保险是风险管理的一种方法,或是风险转移的一种机制。

保险的特征是指保险活动与其他经济活动相比所表现出的基本特点。一般地说,现代商业保险具有4个典型特征。

1. 经济性 保险是一种经济保障活动。保险的经济性主要体现在保险活动的性质、保障对象、保障手段和保障目的等方面。

笔记

426

2. 互助性　保险具有"一人为众，众为一人"的互助特性。

3. 法律性　从法律角度看，保险具有明显的法律性质。保险是一种合同行为，所以保险的法律性主要体现在保险合同上。

4. 科学性　保险是以科学的方法处理风险的一种有效措施。

按照保险标的分类，可将保险分为财产保险与人身保险。

1. 财产保险　财产保险是以财产及其有关利益为保险标的一种保险，包括财产损失保险、责任保险和信用保证保险等。

2. 人身保险　人身保险是以人的寿命和身体为保险标的保险，包括人寿保险、健康保险和意外伤害保险等。

二、健康保险的概念、种类

健康保险（health insurance）是指在特定社会形态和卫生条件下，以被保险人的身体为保险标的，对被保险人因遭受保险范围内的各种疾病或意外伤害事故所发生的医疗费用或导致工作能力丧失所引起的收入损失，以及因为年老、疾病或意外伤害事故导致需要长期护理的费用支出提供经济补偿的保险。健康保险的概念有广义和狭义的区分。广义的健康保险不仅关注被保险人遭受保险事故损失后的经济补偿，而且更加关注被保险人保险有效期内的预防保健和健康教育，及其生存期间的健康管理。狭义的健康保险一般特指对医疗费用损失的补偿保险，即我们一般所说的医疗保险。

健康保险按照保险责任的不同一般分为：医疗保险、长期护理保险和失能保险。

1. 医疗保险（医疗费用保险）（medical insurance）　由于社会成员居住的地区不同，年龄不同，身体条件、收入状况都存在差异，构成了不同的社会群体和社会阶层，而不同的社会群体和阶层又有着不同的社会需求。针对不同的社会群体和阶层，应采取不同的保障措施。我国构筑的多层次医疗保障体系，主要包括：

（1）基本医疗保险：在医疗保障体系中，基本医疗保险具有社会保险性质，它是医疗保险的主体形式，因此也称为社会医疗保险。基本医疗保险的保险基金由用人单位和职工分别按照职工工资总额和个人工资的一定比例，共同缴纳组成；基本医疗保险实施的是个人账户与社会统筹相结合的筹资模式。基本医疗保险制度立足于满足城镇职工的基本医疗需求，构成了我国现阶段医疗保障体系的基础。

（2）补充医疗保障制度：补充医疗保险有广义和狭义之分。广义的补充医疗保险，其"补充"相对于"基本"而言，是指在国家和社会建立的基本医疗保险制度之外的存在进行发展，并对某一部分社会成员起补充作用的各种医疗保险措施的综合。它包括：职工个人在参加基本医疗保险之后，再交费投保商业性医疗保险；儿童、农民工等未被基本医疗保险涵盖的特殊群体所实行的医疗保险等多种形式。

狭义的补充医疗保险，是指在国家相关法规、规范指导下，以用人单位为直接责任主体而建立的一种政策性团体福利性的社会保障制度形式之一。狭义的

笔记

补充医疗保险实质上是一种用人单位福利,它为本单位职工谋取基本医疗保险之外的各种医疗条件和待遇,其资金主要来源于职工福利基金或税后利润。

就补充医疗保险的性质和社会意义而言,它的建立主要是为完善国家的多层次医疗保障体系直接服务的,这使得它能够享受到国家财政、税收等方面的优惠,并直接接受国家宏观社会政策的规范,从而在一定程度上属于政策性保险范畴;就用人单位角度而言,补充医疗保险是一种激励员工,提高效率的员工福利制度;对用人单位的员工而言,补充医疗保险则是减少疾病后的收入替代率风险的一种福利保障措施。

(3)商业性医疗保险:商业性医疗保险是在市场经济条件下一种较为规范、较为成熟的以盈利为目的的医疗保险,并普遍被世界各国采用。

商业性医疗保险是被保险人在向商业性保险公司投保后,在保险期内因疾病或身体受到伤害时,由保险人负责给付保险金的一种保障方式。商业性医疗保险以追逐利润为目的,并通过对投保人进行风险选择,以防止资金出险而确保商业利润,它与具有社会保障性质的社会医疗保险公司各司其职,相互补充。由于商业医疗保险主要是根据市场的保险需求设计并推出医疗保险的商品品种,并且这种需求量还要达到一定的规模。从我国的情况看,基本医疗保险制度的建立留给商业保险的潜在市场很大,商业医疗保险有着广阔的发展前景。

(4)医疗救助:医疗救助是国家和社会向低收入的贫困人口,或因患重病而无力支付昂贵医疗费用而陷入困境的居民提供费用资助的经济行为。这是一种低层次的以减免医疗费用为主要形式的医疗保障,它既是医疗保障体系中的一个重要组成部分,又是一种特殊的社会救助行为。医疗救助的资金筹集来源于两方面,一是各级财政通过民政部门主办的救助体系,对城市的"三无"人员和农村的"五保户"人群患病时给予的资助。二是通过具有慈善性的筹集机构进行募集和捐赠资金。

(5)农村医疗保障:我国经济与社会发展的二元结构,决定了我国医疗保障体系的二元结构。改革开放以来,随着农村经济发展水平的提高,农民年收入的不断增长,农村医疗保障也呈现形式多样性的新格局,出现了以农村合作医疗制度为主题,统筹医疗社会保险、健康保险等多种保障形式。新型农村合作医疗制度是由政府组织、引导、支持,农民自愿参加,个人、集体和政府多方筹资,以大病统筹为主体的农民医疗互助共济制度。它是从现阶段农村经济社会发展的实际出发,吸取我国传统合作医疗长期实践经验的一种体制创新,实质上是一种农村社区医疗保障。同传统合作医疗相比,在筹资机制、筹资层次、保障方式、服务模式、基金管理与监督,以及与贫困救助相结合方面,有一系列的创新发展。

2. 长期护理保险 是指为那些因年老、疾病或伤残而需要长期照顾的被保险人提供护理服务费用补偿的保险。

3. 失能保险(又称失能收入损失保险) 是指当被保险人由于疾病或意外伤害导致残疾、丧失劳动能力不能工作以致失去收入或减少收入时,由保险人在一定期限内分期给付保险金的一种健康保险。

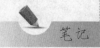
笔记

三、我国基本医疗保障制度存在的主要问题

我国的基本医疗保障制度改革采取渐进方式,从部分人群开始设计制度,逐步推进,本身带有很强的阶段性和试验性,需要在实践中不断探索完善,不可避免地存在一些局限。

1. 保障水平总体不高,人群待遇差距较大　一是医疗保险虽然从制度上实现了全覆盖,但仍有 1 亿多人没有纳入医保体系,得不到基本医疗保障。二是筹资和保障水平总体不高,部分重病患者参保后个人负担仍然较重。医疗保障范围以住院为主,常见病、多发病的门诊医疗费用统筹正在推进过程中。三是城乡之间、区域之间保障水平不均衡,城镇居民医保和新农合待遇明显低于城镇职工医保,中西部地区与东部沿海地区待遇水平落差较大。以上 3 点表明公平性尚有欠缺。四是多层次医疗保障制度不健全,只有部分人群有补充保险,商业保险产品与基本医疗保障衔接不够,医疗救助的能力也很有限,家庭因病致贫,因病返贫的现象时有发生。

2. 适应流动性方面不足　一是医保关系转移接续困难。城乡基本医疗保险分属不同部门管理,参保人员在城乡之间、区域之间流动以及身份发生变化时,医保关系转移接续困难。二是异地就医问题突出,特别是部分异地安置退休人员反映就医报销不便,需要垫付医药费用,一些退休人员要求享受居住地医疗保险待遇。

3. 保证可持续性方面不足　一是统筹层次不高。目前仍然以县级统筹为主,共济性不强,基金抗风险能力较差,同时也造成了大量异地就医。二是医药费用成本控制机制未完全建立。按照医改要求,医疗保障对医疗服务的监督和制约作用需要进一步发挥。三是经办服务能力不适应事业的快速发展。各地医疗保险经办机构普遍存在人员编制、经费不足的问题。还有不少地区信息化水平低,管理手段落后。

四、我国医疗保障事业发展的展望

1. 扩大覆盖面,尽快实现全民医保的目标。

主要措施:一是全面解决历史遗留问题。在将关闭破产国有企业退休人员全部纳入城镇职工医保的基础上,2010 年已统筹解决其他关闭破产企业退休人员和困难企业职工参保问题。二是推进大学生参保。将新入学大学生全部纳入城镇居民医保,已经参加商业保险的大学生做好衔接,保障其基本医疗。三是加大推进灵活就业人员、农民工等参保力度,落实选择参保政策,提高参保率。四是新农合参合率继续保持较高水平。同时,按照全民医保的目标,探索建立引导各类人员长期参保的机制,减少有病参保、无病退保的"逆向选择"。

2. 提高并均衡医疗保障待遇水平,保障人民群众基本医疗。

主要措施:一是提高封顶线。2010 年所有统筹地区城镇职工医保、城镇居民医保和新农合统筹基金最高支付限额分别提高到当地职工年平均工资、居民可支配收入和全国农民人均纯收入的 6 倍以上,今后随着经济社会发展继续提

笔记

高。二是提高住院医疗费用报销比例。2010年城镇居民医保和新农合政策范围内住院费用报销比例达到60%以上，职工医保政策范围内住院费用报销比例也要有所提高。同时，考虑均衡职工医保、居民医保和新农合的待遇水平，不断缩小差距，促进社会公平。三是进一步降低大病、重病患者个人负担。在规范相应的治疗指南和疾病治疗服务包的基础上，逐步探索解决白血病、先天性心脏病等儿童重大疾病患者个人负担过重的问题。四是拓宽保障范围。2010年城镇居民医保门诊统筹扩大到60%的统筹地区，新农合门诊统筹达到50%的统筹地区，争取用2～3年时间在全国全面推开，逐步解决人民群众常见病、多发病的医疗费用负担问题。五是加大医疗救助力度。在资助城乡所有低保对象、五保户参保的基础上，对其经医保报销后仍难以负担的医疗费用给予补助。逐步开展门诊救助，取消住院救助病种限制。探索开展重特大疾病救助办法。

3. 加强医疗保险管理，提高基金使用效率。

主要措施：一是从2010年开始编制包括医疗保险在内的社会保险预算，使基金管理更加科学、规范。基金结余较多的地区，通过编制"赤字预算"等办法，扩大覆盖面，提高待遇水平，限期释放过多的结余。二是提高医疗保险统筹层次，2011年基本实现市级统筹，增强基金共济能力。参保人数较少、共济能力差的省区，逐步探索实现省级统筹。三是加强医疗服务管理，推行定点医疗机构分级管理等制度，充分发挥医疗保险对医疗服务的监督和制约作用。四是改进支付方式，推行按人头付费、按病种付费、总额预付等，2010年选择部分临床路径明确的疾病进行试点，逐步在有条件的地区推广。

4. 改进医疗保险服务，方便参保群众。

主要措施：一是推行直接结算，减少个人垫付医药费用，着力解决参保人员"跑腿"和"垫支"问题。以"一卡通"为重点，完善医疗保险信息系统。2010年80%的统筹地区实现医疗费用医保机构与医院直接结算，个人不垫付医药费用。二是以异地安置退休人员为重点，改进异地就医结算管理服务。通过提高统筹层次，减少异地就医人数；推进省内联网结算，尽快实现同省跨城市异地就医直接结算；探索建立区域经办机构协作机制，逐步解决参保人员跨省异地就医结算问题。三是做好基本医疗保障关系转移接续工作，做到手续简便、流程规范、数据共享，方便广大参保人员接续基本医疗保险关系和享受待遇。四是充分利用社会资源，探索委托具有资质的商业保险机构等提供医疗保障服务，最大限度地方便参保人员。

知识拓展

城市医疗保险制度的发展

1980年之前，我国的城市医疗保险制度是包括劳保医疗和公费医疗制度在内的城镇职工医疗保险制度，这个在20世纪50年代建立起来的医疗保险制度，以工资收入者为保障的主要对象，通过政府的统一规划、组织和大量的投入，形成了市、区两级医院和街道门诊部组成的三级医疗服务及卫生

笔记

防疫体系,惠及了亿万城镇居民。但是由于原有的医疗保险制度是计划经济的产物,随着我国经济体制改革的不断深入,原有的医疗保障制度中诸如:社会化程度较低、医疗保险资金筹集机制不健全、缺乏有效的费用控制、医疗保险管理体系不健全、医疗卫生资源分配不合理等问题越来越突出,原有的医疗保障制度已不能很好地满足城镇职工对于医疗服务的需求,1984年8月,在原卫生部起草的《关于卫生工作改革若干政策问题的报告》中提出"必须进行改革,放宽政策,简政放权,多方集资,开阔发展卫生事业的路子,把卫生工作搞好"。此后几年中,国务院多次下发文件,调整医疗保险制度。2009年1月,国务院通过《关于深化医药卫生体制改革的意见》(简称"新医改")的方案,2009年4月向社会颁布实施。"新医改"的总体目标是建立健全覆盖城乡居民的基本医疗卫生制度,为群众提供安全、有效、方便、价廉的医疗卫生服务。

知识拓展

农村医疗保险制度的发展

新中国成立之后,随着广大农村土地改革和农业互助合作社运动的广泛开展,由群众自发集资创办了具有公益性质的保健站或医疗站。1965年6月26日,我国政府针对农村医疗卫生的落后面貌,提出了著名的"六•二六"指示,要求原卫生部"把医疗卫生工作的重点放到农村去",为解决长期以来农村缺医少药的问题,保障人民群众健康提供了政策支持。1978年,全国五届人大把农村合作医疗保险制度载入了《宪法》;1979年,原卫生部、农业部和财政部等部委根据《宪法》精神联合下发了《农村健康保障章程〈试行草案〉》,到1980年,全国农村约有90%的行政村实行了合作医疗,从而历史性地解决了广大农村群众长期存在的"看病难"问题。2002年10月,中共中央、国务院作出了《关于进一步加强农村卫生工作的决定》(简称《决定》),这是进入新世纪以来,推进农村卫生工作的纲领性文件。《决定》明确指出"要逐步建立以大病统筹为主的新型农村合作医疗制度"。2003年1月,国务院办公厅转发了原卫生部、财政部和农业部的《关于建立新型农村合作医疗制度的意见》,要求"从2003年起,各省、自治区、直辖市至少要选择2～3个县(市)先行试点,取得经验后逐步推开。到2010年,实现在全国建立基本覆盖农村居民的新型农村合作医疗制度的目标,减轻农民因疾病带来的经济负担,提高农民健康水平"。2006年1月,原卫生部等7部委局联合下发《关于加快推进新型农村合作医疗试点工作的通知》,对新型农村合作医疗制度给予了充分肯定,认为新型农村合作医疗制度"对于提高农民健康水平、缓解农民因病致贫、因病返贫、统筹城乡发展、实现全面建设小康社会目标具有重要作用",提出"各省(区、市)要在认真总结试点经验的基础上,加大工作力度,完善相关政策,扩大新型农村合作医疗试点"。

笔记

五、健康保险业发展存在的问题

1. 在国家医疗保障体系中的作用发挥还不够充分 国内学者通常认为,由政府主办的社会保险应当覆盖全民——所谓"保基本、全覆盖",商业保险只能发挥补充作用。2001 年,国务院发展研究中心市场经济研究所与中国保险学会等共同组织的"中国 50 城市保险市场调研"结果显示,在未来 3 年里,有 49.9% 的城市居民考虑购买商业保险,其中健康保险的预期购买率达到预期消费者总数的 77%,成为未来 3 年里中国城市居民最希望购买的商业保险产品,这与目前健康保险保费收入占全部保费收入不到 10% 的地位很不相称。而且,我国健康保险赔付占医疗总费用的比例小于 2%,健康保险行业需要改变保险人在传统商业健康保险经营中的被动地位。

2. 专业化经营需进一步加强 专业化的核心是根据健康保险的风险特点建立相适应的经营管理模式,不是靠寿险经营模式,不是专营垄断,不是靠专业机构就能实现的。由于健康保险同时在财险公司、寿险公司和专业健康保险公司销售,这在一定程度上挤占了专业健康保险公司的市场份额。据保险业人士透露,专业健康保险公司的保费收入中很大一部分来自投资理财行业的业务、业务渠道则倚重于银行。亟须建立包括专业的管理机构、单独核算、完善的健康保险产品体系、专门的核保核赔体系、专业的精算体系、专业的信息管理系统在内的专业化经营制度。同时,数据基础建设严重滞后,经验数据缺乏。主要表现在:一是表现没有科学的编码系统数据;二是信息技术应用水平有待提高,需要专业的 IT 系统;三是数据管理制度待完善,以解决数据失真和流失等问题。

3. 对医疗风险的管控需要加大 由于中国医疗资源分布严重不均,商业健康保险的保险公司与病源充足的大医院的谈判能力有限,很难建立可以影响医院医疗行为和医药费用的深层次合作机制:保险公司主要依靠被保险人的医疗单据进行理赔,没有实现对医药的直接供款,没有形成"风险共担、利益共享"的利益联系纽带,难以接入医疗服务过程,难以控制医疗费用;保险公司没有一张覆盖广、效率高、可控制的合作医院网络,与医院合作模式尚未取得实质性突破。所以,目前健康保险公司与医疗机构之间真正的利益共同体尚未形成,同时健康保险公司构建自己控制的医疗服务网络体系还存在着制度障碍。

4. 管理服务能力有待提高 健康保险的管理人员主要是从医院招聘来的医务人员,他们对医学、精算、风险管理、市场调研、条款设计、市场推动等方面的了解十分有限。健康保险的销售则大都借用寿险的销售队伍,销售时对客户期望理解不够、对医疗专业术语解释不够,客户满意度还有待提高。在服务项目上,仅仅尝试健康咨询、健康提醒、定期体检等简单服务,难以开展糖尿病等慢性病管理一类的服务,还不能满足客户不断提高的服务要求。

5. 市场竞争仍需进一步规范 几乎所有的财产保险和人寿保险公司均在经营健康保险业务,部分市场主要采取低价竞争策略,把健康保险业务作为敲门砖,使得市场费率无法真实反映业务成本,这种粗放竞争导致消费者对健康保险多样化的保障需求没有得到充分满足。而专业健康保险公司处于探索阶段,专

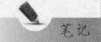
笔记

业化经营理念认识还不够清晰，专业化经营模式还没有成型。

6. 政府政策支持有待完善　从国外发展经验看，健康保险发展较好的国家都通过对保险人和被保险人实施税收优惠政策，鼓励和支持健康保险发展。我国目前对保险公司经营 1 年期以内的健康保险业务、个人购买健康保险都没有实行税收优惠政策，对企业购买健康保险的税收优惠力度也比较有限，不利于激发个人和企业购买健康保险的需求。

第二节　健康保险制度的主要模式

任何一个国家的健康保险制度都会受本国的社会、经济、政治与文化、历史沿革等各方面情况的影响，因此，不同国家的健康保险制度呈现不同的特点。一般来说，健康保险制度可分为以下几种模式：国家保障型模式、社会保险型模式、商业保险型模式以及个人储蓄型模式。

一、国家保障型模式

国家保障型模式是指医疗保健经费由国家财政支出，纳入国家预算，通过中央或地方政府实行国民收入再分配，有计划地拨给有关部门或直接拨给医疗服务提供方，医疗保险享受者看病时基本无需再支付医疗费用。在这种模式下，政府直接举办医疗保险事业，老百姓纳税，医院直接向居民提供免费（或低价收费）的医疗预防保健服务，覆盖面一般是本国全体公民，医疗资源实行计划配置。其主要特点是：保险基金主要由国家财政提供，由政府进行计划性配置，费用增长相对缓慢；覆盖面广，有较好的普遍性和公平性，有利于保障全体社会公民的身体健康；医疗机构主要为国家所有，为大多数公民提供免费的综合医疗服务。

该制度体现了重视国家责任、普遍覆盖、全面收益的特性，医疗服务具有国家垄断性和高度计划性，目前采用这种模式的代表国家是英国以及瑞典、丹麦、芬兰、爱尔兰、西班牙等北欧国家和加拿大、澳大利亚、新西兰等英联邦国家，前苏联、东欧国家以及我国 20 世纪 50 至 90 年代末实行的传统的公费医疗制度。

国家保障型模式存在的最主要问题是：资金渠道单一化，国家财政不堪重负；市场起不到调节作用；医疗服务效率较低，难以满足居民不断增长的医疗需求。同时，由于就医无需（或极少）支付医疗费用，消费者缺乏费用意识，容易导致对医疗服务的过度利用，从而浪费有限的卫生资源。

英国的国家健康服务体制（NHS）以其典型的计划管理特征在发达国家中独树一帜，卫生资源按照计划方式进行配置，卫生服务提供则以公立医院为主体。

"国家健康服务"由一系列的地方卫生当局和全英健康委员会掌管，由中央政府直接负责，社会公平是英国国家卫生服务制度的重要原则，英格兰、苏格兰和威尔士"国民健康服务"4/5 的费用是由税收支付的，费用的增长则是由于要满足越来越多的老年人口的需要。同时还要充分利用医疗技术的进步成果为国民服务。这些经费还用于为一些特殊人群提供在社区而非医院的更多更适合的各类型护理,如老年人精神病患者以及有智障的人群等。

英国的健康服务体制虽然使全民享受到了由政府全额提供的福利型医疗保健服务,然而与此同时,尽管英国作为发达国家有着强大的财力作支撑,都仍然难以应对与日俱增的医疗经费支出的公共财政压力,政府在医疗领域的财政经费出现了巨大的赤字和缺口。从20世纪80年代初,英国政府开始在医疗领域进行改革,主要措施包括:市民患病后必须先找自己的家庭医生或去社区诊所就诊,当这些机构不能进行处理时,再由其将患者转诊到区级医疗机构,如此逐级转诊,使医疗资源得到充分利用;开始导入市场机制,逐步推行"管"与"办"分离等。经过近十多年来的运作,改革后的体制效应正在逐渐发挥出来,政府财政赤字的压力逐步得到缓解,医疗卫生服务质量正在得到提高。

知识链接

英国于1948年成立了国家健康服务体系(National Health Service, NHS),它是由英格兰、苏格兰、威尔士三个公共资金资助的医疗保健系统共同的名字。该系统主要由一般税收,而不是保险支付。英国为全民提供免费医疗服务,同时又保持较低的医疗卫生支出,主要原因是国家卫生服务体制集医疗卫生服务、医疗保障和服务监管功能于一体,政府能够全面规划医疗卫生资源配置,将政府职能、医疗卫生机构利益和公民利益有效地统一起来,医疗机构或医生基本没有以医谋利的动机和条件,政府对居民就诊实行按需要提供,患者按疾病程度有顺序地就医。遇有急诊或威胁生命的疾病,可以立刻得到及时救治;对于不直接威胁生命的疾病,需排队等候免费治疗。政府投入资金用于体现社会效益的服务领域,比如疾病预防控制、孕产妇和婴儿医疗保健、居民基本医疗服务等,公立医院不提供高端的特需服务。2012年伦敦奥运会开幕式上,英国向全世界展示了他们引以为豪的国家健康服务体系(NHS)。

二、社会保险型模式

社会保险型模式是指依据国家法律强制建立健康保险制度,由雇主、雇员共同缴费,政府给予适当补贴,当参保者及其家属由于疾病、受伤或生育时,由健康保险机构负责提供医疗服务,并给予一定的物质帮助。

服务项目一般包括全科医生的基本医疗服务、大多数病种的住院治疗和必要的药品。多数国家还包括专科医疗服务、外科手术、孕产保健、某些牙科保健服务以及某些医疗装置,筹资与偿付水平较高的国家,还包括患者就医交通、住院伙食与家庭护理服务等。其主要特点是:由国家通过立法强制实施,保险基金由国家、雇主和劳动者共同负担,强调个人责任;参保者享受健康保险的权利与缴费义务相联系,实行社会统筹,相互共济;健康保险一般由中介组织实施,实行"现收现付",政府对其是宏观监督和管理;注重政府的作用,强调全面的覆盖和平等的享有；在一定程度上实现个人收入的横向转移，体现社会公平原则，同时强化自我保障意识，体现效率原则；筹资渠道法制化、多元化，基金有稳定来源，政府负担相对较轻。

以德国为代表的西欧和南欧的许多国家都长期坚持这种强制（义务）性的医疗保险。目前采取这种模式的国家有德国、日本、法国、意大利、西班牙、比利时、奥地利、韩国、荷兰、哥斯达黎加等。我国国有企业实行的传统劳保医疗制度也属于这类保险模式。

德国采用国家立法强制推行的社会医疗保险制，由雇主和雇员按一定比例共同缴纳医疗保险金，建立社会保险基金，用于雇员及家属看病就医。法定社会医疗保险覆盖了德国90%以上的人口；政府通过社会医疗保险为参加者提供基本卫生服务；医疗保险基金独立预算，专户使用，社会公开。

社会保险模式存在的主要问题是：由于实行第三方付费，医患双方缺乏费用意识，容易出现供需双方的道德风险，医疗费用难以有效控制；医疗保险费用负担的代际转移问题突出，特别是在人口老龄化较高的国家或地区，这个问题更为突出。

近年来，实行社会医疗保险的国家大都进行了不同程度的改革，如对医疗机构实行总额预算封顶，以控制医院及医生总收入的增长；对医疗费用实行分担，以增强被保险人的费用意识。

三、商业保险型模式

商业保险型模式是指将健康保险作为一种特殊商品，按市场法则自由经营。在健康保险市场上，健康保险提供方通常是一些营利性或非营利性的医疗保险公司，购买者可以是企业、个人或政府。经过多年的发展，已趋于完全的市场化，不同险种由市场根据不同需求产生，保险人与被保险人之间是一种契约关系，各自履行自己的权利和义务；公民自愿投保，共同负担疾病造成的经济损失，政府负担较轻。

经营保险者主要以营利为目的，适应多层次的不同需求，降低了医疗服务成本，促进医学科技的迅速发展；营利性的医院在医疗体系中占主导地位，所有医院基本实行管与办的分离。

目前采用这种模式的代表国家是美国。绝大多数美国人参加的是私人或社会团体举办的私营性医疗保险组织。

这种保险模式存在的最突出问题是不公平现象严重，不同收入人群享有的保障程度差别较大；出于营利的动机，大量资源投入到高水平的医疗服务，满足医疗高消费，导致医疗费用的快速增长。

美国政府在医疗领域如同在其他领域一样，采取的是高度自由的市场经济体制模式，但是立法和监督上却不忽视，任何市场行为都不能超越其法律框架之外，全世界第一部《医院法》就是在美国诞生的，其规定既详细，又便于操作。

针对上述存在的问题，美国也进行了改革，改革的方向是发展集服务提供和筹资于一体的管理型保险，如HMO、PPO等。

患者保护与平价医疗法案(简称 PPACA，又称为奥巴马医改)，是美国总统贝拉克·奥巴马于 2010 年 3 月 23 日签署的联邦法。PPACA 为第 111 届美国国会关于医疗改革的主要立法。法案要求所有美国公民都必须购买医疗保险，否则将需要缴纳一笔罚款，除非因宗教信仰或经济困难的原因而被豁免。法案还对私人医保行业与公共医保项目进行了改革，计划在 10 年内耗资 8710 亿美元，将 3000 万没有医保、约占 94% 的美国公民纳入了医保的覆盖范围。94% 的覆盖率目标，对比目前 4700 万美国人处于医保之外、近 4000 万人医保不全的现实，是个相当宏大的计划，这相当于解决了全美 1/3 人口的"看病难"问题。该法案的施行会增加国家医疗开支，同时减少联邦医保(Medicare)开支。法案首次明文规定，人人享有医疗保险权利，其中，一方面维持现有通过雇佣关系获得医保的做法(即相当于中国的"单位医保"，由雇主承担医保费用)；另一方面，联邦政府会向低收入人群提供医保补贴，这冲破了美国固守的只有 65 岁以上老人或残疾人等特殊群体才享有 Medicare 或 Medicaid 等"政府医保"的老政策，是突破性的改革建议。

四、个人储蓄型模式

个人储蓄型模式是指依据国家法律，强制劳动者或劳资双方定期储蓄，以劳动者个人名义建立医疗保障账户，用于支付医疗费用的一种保险制度。是一种强制性个人储蓄，具有完全积累特征的保障制度。其主要特点是：具有强制性，根据法律规定，每一个有工作的人(包括个体业主)，都必须依法参加保健储蓄，只建立个人储蓄账户。储蓄医疗保险强调个人责任，个人通过纵向积累解决患病就医时所需费用；账户存款不足以支付费用时，自费补差或以未来储蓄偿还；对费用的约束性较强，较好地解决了医疗费用负担的代际转移问题；同时，还能够满足不同层次的需求，政府负担较轻。

目前采用这种模式的代表国家是新加坡。按照新加坡法律规定，每人每个月要按工资的 6%～8% 进行保健储蓄(由雇主和雇员各分担 50%)。储蓄账户上的存款可用来支付储蓄者及家属的住院费用和部分昂贵的门诊检查、治疗项目的费用。

储蓄型健康保险模式存在的主要问题是：公平程度差；社会互助共济、共同分担风险的实现程度低。有些疾病如危重病、慢性病，需要支付高额医疗费用，完全依靠个人账户的积累，常常难以满足实际需要。

为了弥补储蓄医疗保险的不足，新加坡在实施储蓄医疗保险的同时，又实行了一项健保双全计划，实际上是一种自愿参加的大病保险，如果参加了大病保险，当参保人的医疗费用超过了规定的数额(政府规定的可扣额)，超过部分可由大病保险按一定比例支付。

五、各国健康保健制度的比较

从上述的介绍可以看出,任何国家的健康保障体系都是不同的,各国的制度安排是和本国的政治、经济、文化有着密切关系的,健康保障制度的本地化程度很高。

1. 国家(全民或政府)医疗保险模式　又称为国家卫生服务制度,政府直接举办医疗保险事业,老百姓纳税,政府收税后拨款给公立医院,医院直接向居民提供免费(或低价收费)医疗预防保健服务,覆盖面一般是本国全体公民,并对医疗资源实行计划配置;医疗保险基金有稳定来源;能有效控制医疗费用的过快增长;医疗保险覆盖面广,能较好地体现公平性原则。缺点:市场起不到调节作用;资金渠道单一化,财政不堪重负;医疗服务效率较低,难以满足居民不断增长的医疗需求。

2. 社会医疗保险模式　由国家通过立法形式强制实施的一种医疗保障制度,医疗保险基金社会统筹、互相供给,主要由雇主和雇员按一定比例缴纳,政府酌情补贴。服务项目一般包括全科医生的基本医疗服务、大多数病种的住院治疗和必要的药品。多数国家还包括专科医疗服务、外科手术、孕产保健,某些牙科保健服务以及某些医疗装置,筹资与偿付水平较高的国家,还包括患者就医交通、住院伙食与家庭护理服务等。以德国为代表的西欧与南欧的许多国家都长期坚持这种强制(义务)性的医疗保险。优点:筹资渠道法制化、多元化,基金有稳定的来源,体现了一定的社会公平性。缺点:容易出现供需双方的道德风险,医疗费用难以有效控制;医疗保险费用负担的代际转移问题突出。

3. 商业(市场)医疗保险模式　也称资源医疗保险,按市场自由法则自由经营,参保自由、自愿入保,缴纳保费,适合需方的多层次需求。目前采用这种模式的代表国家是美国。优点:能适应社会多层次的不同需求;促进医疗科技的迅速发展;利于降低医疗成本。缺点:不公平现象突出;医疗费用的增长无法控制。

4. 储蓄型医疗保险模式　是根据法律规定,强制性地以家庭为单位储蓄医疗基金,把个人消费的一部分以个人公积金的方式储蓄转化为保险基金。以个人责任为基础,政府分担部分费用。优点:能有效控制需方道德防线造成的需求膨胀和医疗资源的浪费;能有效解决"横向积累"带来的代际矛盾。缺点:公平程度差;社会互助共济、共同分担风险的实现程度较低。

综上所述,当今世界各国的健康保健制度模式可归纳为国家政府保险型、社会健康保险型、私营性健康保险、储蓄健康保险和社会统筹与个人账户相结合的健康保险模式(中国特有)。目前我国的医疗制度改革也正朝着社区医疗服务的世界共同方向发展,到2020年,中国最终将逐步形成"大病上医院,小病找社区"的格局。

第三节　健康管理与健康保险

美国20世纪60年代的医疗保险由保险公司承担,保险公司对于不确定的医疗事件(有损害)都会尽最大可能进行规避。

笔记

总结来说,健康保险属于保险范畴,具有保险运营的特点。对健康保险的运营而言,一是控制出险后由于医疗技术、医疗服务提供方的欲望所造成的不可控医疗费用的发生。DRGs(diagnosis related groups)产生于美国,20世纪70年代,为了科学地进行医疗评价,耶鲁大学卫生研究中心通过对169所医院70万份病历的分析研究,提出了一种新型的住院患者病例组合方案,并首次定名为DRGs。后来,联邦政府卫生财政管理局(HCFA)基于付费的需要,对该项研究进行资助,并研制完成了第二代DRGs,该版本构成了现有版本的基础。DRGs体系的建立,有效地规避了此类情况的发生。

DRGs中文翻译为(疾病)诊断相关分类,它根据患者的年龄、性别、住院天数、临床诊断、病症、手术、疾病严重程度,合并症与并发症及转归等因素把患者分入500~600个诊断相关组,然后决定应该给医院多少补偿。DRGs是当今世界公认的比较先进的支付方式之一。DRGs的指导思想是:通过统一的疾病诊断分类定额支付标准的制定,达到医疗资源利用标准化。有助于激励医院加强医疗质量管理,迫使医院为获得利润主动降低成本,缩短住院天数,减少诱导性医疗费用支付,有利于费用控制。在实施的过程中,许多国家发现了其进一步的优点:有效降低了医疗保险机构的管理难度和费用;有利于宏观预测和控制医疗费用;为医疗质量的评估提供了一个科学的、可相互比较的分类方法。DRGs用于医疗费用支付制度的基本出发点是:医疗保险的给付方不是按照患者住院的实际花费(即按服务项目)付账,而是按照患者疾病种类、严重程度、治疗手段等条件所分入的疾病相关分组付账。依病情不同、患者不同、治疗手段的不同,会有不同的DRG编码相对应。

DRGs与单病种付费的相同点在于两者的付费标准都预先制定,并且都以疾病诊断以及ICD编码为基础。不同点是DRGs组仅有几百个,可以覆盖所有病种;而病种数有近万个,单病种付费只能选择少数病种;另外,DRGs比单病种付费的组合方案更为科学、合理。

二是加大力度推行健康管理,从而控制出险率,降低出险率。健康管理是20世纪50年代末最先在美国提出的概念。健康管理其核心内容是医疗保险机构通过对其医疗保险客户(包括疾病患者或高危人群)开展系统的健康管理,达到有效控制疾病的发生或发展,显著降低出险概率和实际医疗支出,从而减少医疗保险赔付损失的目的。美国最初的健康管理概念还包括医疗保险机构和医疗机构之间签订最经济适用处方协议,以保证医疗保险客户可以享受到较低的医疗费用,从而减轻医疗保险公司的赔付负担。

随着业务内容的不断充实和发展,健康管理逐步发展成为一套专门的系统方案和营运业务,开始出现区别于医院等传统医疗机构的专业健康管理公司,并作为第三方服务机构与医疗保险机构或直接面向个体需求,提供系统、专业的健康管理服务。

一、健康保险行业中健康管理的意义及作用

健康管理(health management)是对个人或人群的健康危险因素进行全面管

理的过程。其宗旨是调动个人、集体和社会的积极性,有效地利用有限的资源来达到最大的健康效果。健康风险评估是健康管理过程中关键的专业技术部分,并且只有通过健康管理才能实现,是慢性病预防的第一步,也称为危险预测模型。它是通过所收集的大量的个人健康信息,分析建立生活方式、环境、遗传等危险因素与健康状态之间的量化关系,预测个人在一定时间内发生某种特定疾病或因为某种特定疾病导致死亡的可能性,并据此按人群的需求提供有针对性的控制与干预,以帮助政府、企业、保险公司和个人,用最少的成本达到最大的健康效果。个体与群体的健康能够有效、大量的控制、降低保险公司的出险率,从而为保险公司带来可观的收益,大大促进健康保险事业的发展。

二、健康保险对健康管理的意义及作用

健康管理与健康保险关系密切,互相促进,协调发展。健康管理应用于健康保险行业,有效地控制了健康保险行业普遍面临的巨大的疾病风险,同时将更丰富的健康服务提供给了保险对象。反过来,健康保险也对健康管理产生了重要的影响,主要表现在以下几方面。

(一)健康保险促进了健康管理的发展

健康管理首先出现在健康保险市场较为成熟的美国,有着它深刻的背景与历史原因。美国是实行市场化健康保险模式的典型国家,绝大部分人口的健康保险由市场提供。20世纪50～60年代,美国的医疗费用不断高涨,其医疗卫生费用、人均卫生费用均位居世界前列,这极大地困扰了美国的健康保险市场。而我们知道,由于资本的逐利性,市场具有天生的敏锐性和快速的反应力,出于对控制医疗费用成本的迫切需要,美国健康保险市场开始了健康管理的探索工作,直接促进了健康管理的产生和发展。健康保险为健康管理开辟了应用平台,在这里各种新型的健康管理技术得以推广并日趋成熟与完善。

(二)健康保险有利于健康管理的普及与推广

健康权是公民的基本权利,大部分国家建立了健康保险制度,旨在为本国居民提供健康保障,并且都有了一定的历史。无论是商业健康保险为主还是社会医疗保险为主的国家,健康保险的发展目标都是覆盖尽可能多的人群,因此,国家也从制度上保证了健康保险的普及性。而健康管理作为一个新生事物,还不太为大众熟悉及运用,如果仅靠独自发展,要想占领市场进而被市场接受将是一个长期而艰难的过程。如果健康管理能与健康保险相结合,则能借助健康保险成熟广泛的渠道,成功推广健康管理服务与产品。

(三)健康保险有利于提高健康管理的认可度

经过多年的发展,无论是社会医疗保险还是商业健康保险都已经得到了保险对象的认可,由于健康保险对人群实实在在的健康保障作用以及日趋成熟与完善的服务体系,健康保险在人群中有着良好的社会声誉和市场影响,市场认可度较高。而健康管理对广大群众来说还很生疏,如果能与健康保险相结合,通过健康保险机构的正面引导和宣传,借助健康保险的社会声誉和市场影响,则能使广大群众逐渐加深对健康管理的服务理念、服务流程、管理技术、内在价值的理

笔记

解,提升市场对健康管理的知晓度和认可度。

三、健康管理在健康保险行业中的应用

健康管理在健康保险行业中的应用,就是指将健康管理的基本步骤及常用干预方法与健康保险产品的提供结合起来,发挥健康管理在风险管控以及健康服务方面的优势,降低健康保险的出险率及赔付率,比如健康保险的运营绩效,从而促进健康保险行业的发展。

四、健康保险业发展展望

国际医药卫生体制改革的一般步骤是:第一步,扩大健康保险的覆盖面,实现人人享有基本保障;第二步,控制成本及管理费用。中国医改的第一步目标已接近实现,下一步医改亟须制定医药费用控制战略,完善医药卫生体制改革的微观机制,解决"过度医疗"所引起的居民医药费用过多、过快增长问题。为此,应当推进中国现代医疗市场机制建设,重视商业保险机构在建设现代医疗市场机制中的作用,提升商业健康保险在中国医药卫生体制改革中的定位。

按行业所属生命周期的位置,健康保险属于依靠密集技术的朝阳产业,面临广阔的市场前景。

1. 保险发展的战略目标 充分认识医改新形势下积极参与多层次医疗保障体系建设的重要意义。我国医疗保障体系改革的探索、实践表明,商业健康保险作为国家医疗保障体系的有机组成部分,对于完善社会保障体系、提高社会保障水平、创新社会管理、促进医疗保障体系的可持续发展具有重要意义。

商业健康保险参与医疗保障体系建设,能够提供丰富的健康保险产品,满足民众多层次、多样化的健康保障需求;能够形成规范化的医疗保障管理服务模式,提高参保人员的满意程度;能够充分发挥自身在医疗风险控制上的经验和优势,减少不合理的医疗费用支出;能够减轻政府机构在增设经办机构及人员编制方面的压力,降低管理成本,让医疗保障制度的运营"成本更低、效率更高、服务更好、专业更强"。

2. 健康保险的发展途径 国内外健康保险经营的实践证明:健康保险与健康管理之间具有天然的内在联系。健康保险在为客户提供健康风险保障服务的同时,需要加强与医疗服务机构和健康管理服务机构的合作,或直接投资于与健康保险业务密切相关的健康管理、医疗、养老、护理等机构,进一步延伸健康保险产业链,为客户提供健康教育、疾病预防、就医服务、康复指导和护理等全流程的健康管理服务,建立和完善"健康保险+健康管理"的专业化经营模式。

(1)扩大健康保险的覆盖面:积极参与基本医疗保障经办管理服务,完善管办分离的运行模式。以政府购买服务的方式委托具有资质的商业保险机构进行经办。进一步巩固和扩大补充(大病)医疗保险等政策性业务方面的优势,积极参与承办大病保险。

(2)健全数据分析的能力:要加大技术创新力度,建立销代、核保、理赔、客户管理、信息统计分析、风险评估等功能齐全的健康保险风险控制体系。

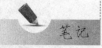
笔记

建立健全疾病发生率、医疗费用等基础数据库。大力推进新型系统的数据处理和统计分析能力,提高健康保险业务数据分析能力,实现对健康保险业务信息的深度利用。

(3)抓好对医疗机构的管理:把发展"管理式医疗保健"作为医药费用控制的重要内容,逐步培育包括"医疗供给者、医疗需求者和商业保险机构"在内的三边医疗市场。建立健全保险行业定点医院管理制度、医疗机构谈判机制和多种有效的付费机制,加强对医疗行为的监督和对医疗费用的控制。2010年某商业保险公司以战略投资者身份投资龙岗中医院,全权负责医院的日常经营管理,自成为首家进入公立医院的保险公司以来,其建立了覆盖全国37个中心城市,包括400余家含三甲医院、外资医院、体检中心和口腔诊所在内的医疗网络,向客户提供就诊预约、住院安排、急难救援、海外网络等系列服务,实现对医院医疗服务管理的引领。

(4)强化客户健康管理:按《关于健康保险产品提供健康管理服务有关事项的通知》要求,探索通过资本合作、协议合作等多种方式,与医疗、护理、体检、健康管理等机构深度合作,实现健康管理与保险业务的良性互动:鼓励探索健康保险与健康管理结合的综合保障服务模式,逐步实现健康维护,诊疗活动的事前、事中和事后全程管理;积极推行健康教育、健康咨询、慢性病管理等服务,提高民众健康意识,改善生活方式,预防疾病发生发展;创造条件建立客户健康档案,通过多种途径与医疗机构实现客户健康档案和诊疗信息的共享;积极探索与医疗机构风险分担、利益共享的经营模式。

3. 业务发展重点

(1)进一步丰富健康保险产品体系:在保险责任、保险费率、支付方式和服务内容等方面为企业和个人提供多样化,个性化的选择;大力发展各类医疗保险和疾病保险,加大失能收入损失保险和医疗执业保险产品的研发力度,设计适合人口老龄化需要的护理保险产品。

(2)鼓励产品创新:对于商业健康保险领域的产品或技术创新引入一定的保护期;引导保险公司开发终身续保的商业健康保险产品,探索面向"高风险"已病人群的商业健康保险机制;允许在重疾险等商业健康保险产品价格里加入疾病预防管理费用,降低或延缓大病和危重疾病的发生率。

(3)做好与基本医疗保险相衔接险种的开发:如城乡居民大病保险;大病保险制度的完善运行需要对筹资标准、报销范围、最低补偿比例、统筹层次以及就医、结算管理制度、经办机构选择标准等基本政策进行合理而明确的规定。大病保险试点工作应该早有定论,不能在各地分化,要避免产生新的制度碎片和社会不公。

4. 监管措施

(1)对健康保险实施单独监管、专属经营:在保监会内部设置专门的监管部门,对健康保险实施单独监管。这样既有利于监管机构在更高层面上与社会保障、医疗卫生等相关部门进行沟通协调,争取更有利的政策环境,又有利于通过专门的力量加强对健康保险的研究、指导和监管,推进健康保险的专业化发展。

（2）建立专门的监管制度：进一步细化和完善与财产保险和人寿保险相区别的、适应健康保险经营特点的核算制度、精算制度、风险管理制度和核保理赔制度，搭建专门的信息管理系统，进一步规范和加快推进健康保险的发展。

（3）严格准入制度，逐步实现健康保险由专业健康保险公司专属经营：明确保险机构参与我国多层次医疗保障体系建设的专业资质、领域、方式和监督办法，实施严格的准入制度。加大对《健康保险管理办法》贯彻落实的检查力度，推动健康保险的专业化经营。将健康保险业务的保险机构进行业务剥离，通过设置独立的经营机构，逐步实现健康保险业务由专业健康保险公司专属经营。

5. 改善环境　健康保险具有准公共产品属性，加快健康保险发展，需要强化政府在政策制定、制度设计、监督管理等方面的职责。要出台税收优惠政策，支持健康保险的发展。对保险公司经营的健康保险业务和各类医疗保障经办管理费收入全部免征营业税，进一步提高企业购买健康保险保费支出税前列支比例，对个人购买健康保险保费支出实行税前全额扣除。

本 章 小 结

　　本章通过对保险的定义及特性的描述，论述了保险作为分散风险、消化损失的一种经济补偿制度，可以从经济、风险管理等不同角度揭示其含义。一般地说，现代商业保险具有经济性、互助性、法律性、科学性4个典型特征。按照保险标的分类，可将保险分为财产保险与人身保险。同时，根据健康保险发展历史叙述了健康保险的定义与意义，并对健康保险按照保险责任的不同进行分类，一般分为：医疗保险、长期护理保险和失能保险。健康保险制度可分为：国家保障型模式、社会保险型模式、商业保险型模式以及个人储蓄型模式4种模式，并对4种模式进行了逐一的对比讲解。论述了健康保险通过对健康管理的意义包括：健康保险促进了健康管理的发展；健康保险有利于健康管理的普及与推广；健康保险有利于提高健康管理的认可度。最后，详细阐述了健康管理在健康保险行业中的应用，就是指将健康管理的基本步骤和常用干预方法与健康保险产品的提供结合起来，发挥健康管理在风险管控以及健康服务方面的优势，促进健康保险行业的发展。

（谢俊明）

关键术语

保险　insurance　　　　　　　健康保险　health insurance
医疗保险　medical insurance　　健康管理　health management

练习题

一、填空题

1. 现代商业保险具有＿＿＿＿、＿＿＿＿、＿＿＿＿、＿＿＿＿四个典型特征。

笔记

2. 健康保险制度可分为下以 4 种模式：_____模式、_____模式、_____模式、_____模式。

二、问答题

健康保险对健康管理的意义。

三、讨论题

基于医疗保险支撑的健康管理事业是否需要商业健康保险；若需要，思考需要怎样的商业健康保险。

第十四章

健康服务业概述

学习目标

通过本章的学习,你应该能够:

掌握 健康服务业的定义和特征;发展健康服务业的意义。

熟悉 中国健康服务业发展前景。

了解 国内外健康服务业发展历史。

章前案例1

养老地产案例

杭州师范大学健康管理团队与养老地产合作,以健康管理为核心理论,充分考虑老年社区的"高风险"因素,通过对人口学特征、老年人健康状况、心理需求等进行调研,分析养老社区的外部坏境、内部布局等问题,探讨新型学院式养老社区的构架。学院式养老是指:除提供基础的日常生活与医疗服务之外,在园区中以学校为组织形式,以开展符合老年人生理和心理特征的学习、活动为核心内容,实现老年人物质与精神的"双赢晚年",从而推动家庭、社会的和谐发展。学院式养老不仅要打造一个老年人居住的优越空间,更希望它创造一种全新的养老模式,给住宅产业的发展以及老龄化问题的解决带来有益的实践和启迪,让老人们"老有所乐,老有所学,老有所为"。

学院式养老以颐乐学院为运行平台,是一座功能齐备、设施先进、模式丰富、规模庞大的复合休闲健康养老主题园区。颐乐学院的核心要素是以学校的组织方式,构成园区内老年人的日常组织形态,开展适合老年人身心健康的各类学习、活动。将现有养老产业中强调的健康、生活服务转变为常规必备内容,将学习定位为老年生活的主旋律,将对老年人精神需求的重视提升到与物质需求的同等高度,改变以往养老模式中的人性缺失,让老年人不再虚耗光阴,找到归属感,重回社会,实现自我价值。

在学院式养老机构中,学员以户为单元入住宿舍——颐养公寓。不仅具备家的形式,可以拥有私密空间,自由支配时间。同时,又与专业服务团队和专业机构同处园区中,便捷地获得各项服务。在颐乐学院,家不再是简单的血缘关系组成的狭义概念,而是把人际交往和生活互助扩大化,形成社区大家庭概念,重建社会化的亲情关系,满足不断前进、变化的人际沟通需求。倡导的新概念养老性社区,将带来全新的养老概念与房地产开发崭新理念,它打造了一个满足老年人基本需求与深层次需求的温情社区,克服了现有养

笔记

老模式的不足,它打造了一个"以人为本,终身关怀"的亲情社区,社区内的家庭亲情、邻里亲情和朋友亲情无处不在;它营造了一个学院式的养老模式,是充满活力的年轻社区,而不是一个暮气沉沉的老年社区。中国有1亿多城市老人,学院式养老模式将经过不断的自我完善和市场验证,有望成为最能满足中国老人不断变化的各类需求的养老模式。颐乐学院通过普及推广,将变成社会公共产品,为中国的养老产业走出一条实现社会经济效益的可持续发展道路。

章前案例2

健康管理服务模式探讨
——浙医二院国际保健中心

国际保健中心是2004年浙江大学医学院附属第二医院(简称浙医二院)为适应浙江经济迅猛发展及杭州国际旅游城市建设,满足国内外人士高层次医疗保健需求而建立的集医疗与保健于一体的服务中心。建筑面积达20 000平方米,参与健康管理服务面积达6000平方米,年体检客户8万余人次,年业务量超亿元。中心提倡"早检早治,防患未然;良好心态,健康之本"的理念,配备全套完善的医疗设施,拥有独立的超声机、DR、CT、动脉硬化仪、骨密度仪、EZ-SCAN等,为体检客户提供一站式服务。中心积极探索公立医院健康管理学科建设模式,借鉴美国、新加坡等地的发展模式,将全科医学与健康管理学科进行有机整合,初步建立了以"健康体检→检后服务→健康管理(全科)病区→社区健康管理服务"的健康管理服务模式。

健康体检:作为中心的基本工作,质量把控严格。2009年起,中心领导根据JCI国际评鉴标准建立了完整的体检质量控制体系,并成为全国首批健康管理示范基地之一;2010年体检中心更名为健康管理中心,下设拓展部、体检服务部、随访部、客户服务部、健康教育部、学术培训部,各部门分工合作,更好地为体检客户提供连续性的健康管理服务。

检后服务:中心特设立健康咨询门诊,由专职医生解读体检报告,另设立体检随访部,由专人负责检后异常的随访及跟踪服务。

健康管理(全科)病区:为每一位入住就诊的宾客提供全方位的医疗服务。根据个性化的需求,配备不同形式的客房,如单人间、双人合住的标准间以及带有客厅和餐厅的高档套间等,可为不同层次需要的患者提供清净优雅宾馆式的入住环境。病区除拥有高雅的环境优势,还有雄厚的专业力量,为有需要的体检者提供优质的服务。

笔记

第一节 健康服务业概念

健康是人类的基本权利,健康服务业是以维护和促进人民群众身心健康为目标。《国务院关于促进健康服务业发展的若干意见》(国发〔2013〕40号)的出台,明确了健康服务业涵盖的具体内容,指导我国健康服务业良性发展,满足广大人民群众对健康服务的需求。本章主要从健康服务业的概念、发展历史及发展前景3方面对健康服务业进行概述。

一、健康服务业概念

以控制医疗支出、促进生命质量为主要目标的健康服务,逐渐成为公众和各国政府的共识和选择,健康服务业成为继IT产业后新兴、快速发展和成长的产业。因此,在"大健康观"的引导下,健康服务业不仅是一个单一的产业,更可以看作包括所有与健康有直接或间接关系的产业链和产业体系。《国务院关于促进健康服务业发展的若干意见》(国发〔2013〕40号)(以下简称《意见》)中对健康服务业的概念有准确的界定,即健康服务业以维护和促进人民群众身心健康为目标,主要包括医疗服务、健康管理与促进(health management and promotion)、健康保险以及相关服务,涉及药品、医疗器械、保健用品、保健食品、健身产品等支撑产业,覆盖面广,产业链长。这一定义明确了健康服务业涵盖的具体内容,是指导我国健康服务业发展的核心。

二、健康服务业范围

《国务院关于印发卫生事业发展"十二五"规划的通知》(国发〔2012〕57号),明确提出要加快健康服务业发展,包括"建立完善有利于健康服务业发展的体制和政策"、"完善鼓励和促进非公立医疗机构发展的政策措施"、"大力发展生物医药、改造提升传统医药"。《国务院关于印发服务业发展"十二五"规划的通知》(国发〔2012〕62号)进一步阐述了"健康服务业"的具体范围,指出健康服务业应包括"基本与非基本医疗卫生服务、多层次的医疗保障体系、医疗护理、健康监测、卫生保健、中医医疗保健、康复护理、健康管理教育与培训、健康咨询、健康保险、康复医疗服务等诸多方面"。

《意见》作为我国首个健康服务业的指导性文件,从我国国情出发,借鉴国外经验,明确了健康服务业的范围,包括医疗服务、健康管理与促进、健康保险以及相关服务和支撑性产业四方面。现分述如下。

首先,医疗服务是健康服务业的关键环节和核心内容。尽管健康服务业的内涵丰富、外延宽泛,医疗服务以及提供医疗服务的医疗机构始终是发展的核心所在,没有优质的医疗服务作为支撑,其他衍生、外延服务难以持续发展。要切实落实政府办医责任,坚持公立医疗机构面向城乡居民提供基本医疗服务的主导地位。同时,广泛动员社会力量发展医疗服务,努力扩大医疗服务供给,提高服务效率。

笔记

其次，健康保险是健康服务业发展的重要保障机制。人民群众的健康需求能不能转化为消费，很大程度上取决于购买力。国内外的经验表明，健康服务业的长足发展需要成熟的健康保险体系来保障。近年来，随着医改的深入推进，我国基本形成了覆盖城乡居民的全民医保体系，但商业健康保险发展仍然相对滞后，健康保险保费占卫生总费用的比重仅约 2.8%，发展健康服务业，需要在完善全民基本医保的基础上，加快发展商业健康保险，建立多层次的医疗保障体系。

再次，健康管理与促进主要面向健康和亚健康人群，内涵丰富，发展潜力巨大。随着人民群众生活水平的不断提高，对健康服务的需求正在从传统的疾病治疗转为更加重视疾病预防和保健，以及追求健康的生活方式，对健康体检、健康咨询、健康养老、体育健身、养生美容以及健康旅游等新兴健康服务的需求都在快速增加。发展健康服务业，需要在不断加强基本医疗卫生保障的基础上，不断发现并针对市场需要，创新服务模式，发展新型业态，不断满足多层次、多样的健康服务需求。

最后，支撑性产业涵盖对医疗服务、健康管理与促进、健康保险服务形成基础性支撑及所衍生出来的各类产业，主要包括药品、医疗器械、保健用品、健康食品等研发制造和流通等相关产业，以及信息化、第三方服务等衍生服务。这些产业普遍存在多、小、散、乱的问题，需要进一步提高科技水平，通过支持健康相关产品的研制和应用，加快发展并形成健康服务业产业集群，增强市场竞争力。

三、健康服务业特征

健康服务业是一个以大健康观念为前提，与健康直接或间接相关的产业体系，具有以下 5 个共同特征。

（一）产业链长，投资大且风险高

健康服务业包括医疗服务、健康管理与促进、健康保险以及相关服务等多个与人类健康密切相关的生产和服务领域，横跨第一、第二与第三多个传统产业，该产业的发展对与之相关的多个产业具有较强的关联影响。健康服务业的高技术含量决定了其技术研发与产品开发所需软硬件设备费用高，周期长且失败风险亦很高，同时其相关人力资源的成本亦很高，因此，健康服务业具有产业链条长、资金投入大且高风险的特征。

（二）技术含量高

健康服务业中运用的诊疗技术、健康危险因素监测等手段和方法的更新与信息技术、生命科学、生物工程等高新技术的发展紧密相连，是众多领域最新研究成果的展示与运用。它体现了相关学科的研究成果价值，其手段和方法是多学科交叉、融合的范例。因此，健康服务业中的产品及服务具有很高的科技附加值。

（三）与公众利益密切相关

健康服务业中所有行业所提供给市场的产品及服务均受到人群疾病谱及死亡谱、公众健康需求、国家医疗卫生制度及体制等因素的影响，健康服务业的市场竞争规律也与其他产业有明显区别。具体来看，医疗相关产业具有被动消费的特点，即消费者往往因身患疾病不得不去医疗机构消费，购买药品和医疗服

笔记

务,产生消费行为。而健康相关服务业则往往由消费者主动选择是否要为享受产品及服务而买单。但是,无论是主动消费还是被动消费,健康服务业所提供的产品及服务都需要健全的监管机制和严格的准入制度来保证购买者的安全,因为健康服务业提供给消费者的是与人身安全直接相关的产品及服务,公众对其产品或服务的质量或效果十分关注且特别敏感。

(四)具有公共物品与私人物品双重属性

健康服务作为一种特殊产品,具有公共物品与私人物品的双重属性。一方面,公民具有享有基本医疗服务的权利,为保障公民生命安全和危重病者得到及时的抢救医治,政府和医院有提供医疗服务的责任与义务,这些都是其公共产品的属性,也决定了政府在提供医疗服务中的主导角色。然而另一方面,公共产品的供给不足、缺乏竞争、效率降低等特点不符合现代发展社会对于健康服务的巨大及多样化的需求,这些都决定了健康服务作为产业发展的必要性及其产业属性私人物品属性。

(五)具有明显的社会效益和可持续性

健康服务业为消费者所提供的是与预防、医疗、保健、康复、健康管理等相关的产品、技术及服务,这些技术手段是提高劳动力人口素质、提升全民健康水平的基本保障。因此,健康产品和服务的提供不仅关系到人群的健康状况,更与社会稳定和经济可持续发展息息相关。健康服务业的发展不仅具有显著的经济效益和社会效益,更有极强的可持续性。著名经济学家保罗·皮尔兹曾指出,继计算机和网络产业之后,引领全球财富"第五波"的将是未来的明星产业——健康服务业。

四、发展健康服务业的意义

健康是人全面发展的基础,关系国家和民族发展的根本。近年来,随着我国经济社会较快发展,人民生活水平显著提升,人人追求健康生活的愿望愈加强烈,健康服务需求快速释放,呈现多层次、多样化的特点。我国经济社会发展现阶段,已经对发展健康服务业提出了客观需要。同时,新一轮医改取得阶段性成效,人民群众基本医疗卫生需求得到一定保障,也为健康服务业全面发展创造了良好条件。

在世界一些发达国家和地区,健康服务业已经成为现代服务业中的重要组成部分,产生了巨大的社会效益和经济效益,例如美国健康服务业规模相对于其国内生产总值比例超过 17%,其他经济合作与发展组织(OECD)国家一般达到 10% 左右;比较而言,我国还有很大的发展潜力和空间。但由于处于起步阶段,除产业规模较小、服务供给不足外,我国健康服务业还存在服务体系不够完善、监管机制不够健全、开放程度偏低和观念相对滞后等问题,供给不足与资源浪费现象并存,需要把握机遇,采取有力措施,促进健康服务业快速协调发展。这不仅是保障人民群众基本健康服务,满足多样化、多层次健康需求,提升全民健康素质的迫切要求,也有利于扩大内需、增加就业,转变发展方式,对改善民生、稳定增长,全面建设小康社会具有重要意义。

（一）有助于更好地满足人民群众日益增长的健康需求

据世界卫生组织（WHO）一项全球性调查结果表明，全世界真正健康的人仅占人口总数的 5%，经医生检查、诊断有病的人占 20%，而有 75% 的人则处于亚健康状态。20 世纪 60 年代前，危害人类健康的疾病主要是病毒、细菌和传染病，如天花、霍乱、鼠疫和肺结核等。随着抗生素的出现和运用，这些疾病逐渐消失。现在危害我们健康的疾病是重大与新发传染性疾病、心脏病、癌症、糖尿病、高血压、高血脂等慢性非传染性疾病。此外，据第四次国家卫生服务调查结果显示，2008 年我国慢性病例人数达 2.7 亿人。前 4 位死亡原因依次是脑卒中、恶性肿瘤、慢性阻塞性疾病、心脏病，占死亡总数的 75%，导致慢性病的危险因素（烟草使用、酗酒、高盐高脂饮食、静坐生活方式）处于流行高水平或者呈进行性上升的趋势。据统计，截至 2012 年底，我国心脑血管病发病率居世界首位，高血压患病人数接近 3 亿人，"三高"（患病率高、致残率高、死亡率高）和"三低"（知晓率为 45%，服药率为 28%、控制率为 8%）特征明显。

自 20 世纪 70 年代以来，人类疾病谱由以感染性疾病为主，转向以生活方式疾病、老年病为主，引发了医疗模式由单纯病后治疗转向"预防、保健、治疗、康复"相结合，人们更加重视亚健康状态的调整和恢复。预计我国人均国民生产总值 2015 年将超过 5000 美元，人口期望寿命将达到 74 岁，中国将进入高人类发展水平（指人类发展指数 >0.8）国家行列，这意味着健康会成为中国人的优先选择。因此，当前大力发展健康服务业可满足人们日益增长的健康需要，服务于人们健康水平的提高。

（二）有助于合理控制医疗费用过快增长，支持医疗卫生体制改革顺利进行

大量实践表明，针对疾病的医学思想和行为，在降低死亡率的同时导致患病率增加；在医学与药物学进步的另一方面又导致医源性、药源性疾病的上升，医疗费用日益上涨，造成了社会、家庭和个人的经济负担。20 世纪 90 年代中后期，我国卫生总费用年增长率达到 12%～18%，而同期 GDP 增长的速度则为 8% 左右。研究表明，在决定国民健康因素中：生活方式占 60%，环境占 17%，遗传因素占 15%，医疗服务占 8%。由此可见，维护健康不只是医疗机构的责任。健康服务业可为人们提供预防、诊断、治疗、康复、保健等产品与技术手段，保健品、健康体检、健康教育、健康管理等健康服务业的前端产业有助于加强疾病预防和人们健康状态的维持，健康食品的生产和销售等健康服务业最前端的产业可在很大程度上减少诸如慢性食物中毒等源自不良食品的疾病，体育健身、养生、美容等健康服务业的后端产业有助于促进人们实现更高层次的健康与健美。

此外，发展健康服务业还有利于支持医疗卫生体制改革的顺利进行。医疗服务业是健康服务业的重要组成部分，其发展将促进经济、简便的预防、诊断、治疗设备与药物的开发与应用，为减轻群众个人支付的医药费用负担、降低医疗服务和药品价格、改变公共医疗卫生服务长期薄弱状况，解决群众"看好病"等问题作出贡献。

（三）有助于更好地迎接我国人口老龄化的挑战

根据联合国人口基金会 2012 年一项预测数据显示，未来 5 年，全球 65 岁及

以上人数将在人类历史上首次超过 5 岁以下儿童总数，到 2050 年，上述老龄人口总数甚至会超过 14 岁以下儿童总数。中国老龄人口占世界首位，截至 2011 年末，我国（除港、澳、台地区）有 1.23 亿 65 岁及以上人口，约占总人口的 9.1%。据推算，我国 2010 年 60 岁及以上老年慢性病病例数为 1.1 亿人次，2030 年将增加到 3.1 亿人次，2050 年将达到 5.1 亿人次。目前，我国生活不能自理、需要照料的老年人人口约 1500 万，到 2020 年将超过 2500 万人次，2050 年达到 4000 万人。2050 年，我国将进入重度老龄化阶段，老年人将达到 4.4 亿，占总人口 30%，超过法国、德国、意大利、日本和英国目前人口的总和。随着老龄化持续加剧，高龄化、空巢化问题严重。目前，我国 80 岁以上老人在高速增长，约为老年人增速的 2 倍，预计 2050 年 5 个老人中就有一个 80 岁以上老人。而城市空巢家庭接近 50%，农村已超过 40%。老年人持续、快速增长，已成为整个健康服务业的特殊群体和主体人群。同时，随着老龄化持续加剧，我国阿尔茨海默病、帕金森病等老年性疾病日益增多。因此，老年人的健康已不仅是家庭问题，而是重要的社会问题。老年健康服务业是健康服务业的重要组成部分。

（四）有助于促进国民经济增长

发展健康服务业有助于提高社会人力资本的质量水平，推动经济发展。改善健康对经济发展的促进作用已经影响传统的经济核算方式，"全面收入（full income）"理论被提出，将健康改善带来的福利价值也纳入经济核算之中，以全面反映健康的实际影响。"失能调整生命年"的理论研究和实证测算则表明，预防 800 万人死亡可获得 3.3 亿个 DALY（失能调整生命年），每一个"失能调整生命年"在 2015 年前可平均获得年收入 563 美元，其直接经济总效益将达到 1860 亿美元。国内的相关研究显示，1950—1982 年，中国人口的平均期望寿命从 35 岁增加到 69 岁，由此而创造的经济价值共 24 730 亿元，平均每年约 773 亿元，相当于 GNP 的 22%。婴儿死亡率从 200‰ 降到了 35‰，每年可为社会带来的经济效益约为 2.6 亿美元。据世界银行测算，在过去 40 年的世界经济增长中，8%～10% 来自人们健康水平的提高。哈佛大学研究指出：亚洲经济发展的奇迹 30%～40% 来源于本地区人群健康的改善。

美国著名经济学家费雪（Lrving Fisher）早在 1909 年就在一份提交给国会的《国家健康报告》中提出：从广义角度看，健康也是一种财富的形式。在报告中，费雪界定了疾病所带来的经济损失，其中主要包括：第一，因为早亡而丧失的未来收益的净现值；第二，因为疾病而丧失的工作时间；第三，花费在治疗上的成本。费雪估计在 1900 年美国的健康资本存量为 2500 亿美元，超过当时其他形式的财富数量，甚至比土地更重要。

正因为健康服务业的发展具有推动国民经济发展的效应，世界各国政府都正在把加快健康服务业发展作为刺激经济发展的重要手段之一。2009 年 1 月 27 日，德国政府批准了一项总额高达 500 亿欧元的经济刺激计划。这是德国政府自 2008 年 11 月以来推出的第二套经济刺激计划。其中大部分资金将用于公共基础设施建设和减税两方面，重点投资医疗和教育领域。美国 8250 亿美元经济刺激方案中，将要为 850 万名可能失去健康保险的美国人提供医疗保障，美国总统奥巴马把投资医疗产业的重要性仅排在新能源之后，将其看作保留或创造新就业岗位的重点行业。2009年1月21日，时任国务院总理温家宝主持召开国务院常务会议，审议并原则通过了《关于深化医药卫生体制改革的意见》和《2009—2011年深化医药卫生体制改革实施方案》。依据这些决议，到2011年，3年内各级政府预计投入8500亿元用于医疗卫生产业建设。

（五）有助于充分利用我国丰富的中医药资源优势

哈佛大学教授迈克尔·波特20世纪90年代提出的"国家竞争优势理论"认为，产业是研究国家竞争优势时的基本单位，"国家竞争优势"就是国家整合相关资源，协助和促进特定产业提高生产效率、增强国际竞争力以占领国际市场的能力。当今世界全球经济一体化加快，国际经济分工和竞争日益激烈，随着一些中低收入国家加入分工，中国在一些低成本、低附加值为特征的传统产业上的比较优势将受到严峻挑战。以生物制药、营养保健为代表的健康服务业将是下一个黄金产业，如果中国能够充分发挥自身在健康服务业领域的竞争优势，积极创造良好的政策环境支持健康服务业的发展，抢占先机形成世界性的企业，那么就将在世界经济竞争中获得新的优势地位，不断增强国家的竞争力。

据统计，全球植物药以每年10%的比率递增，2005年全年销售额为250亿美元，植物保健品和化妆品年销售额为360亿美元，中药全球销售额为80亿美元。2006年，全球保健品销售额为700亿美元，并保持8%的速度增长，且保健品的功能范围以及保健食品的种类较以往都有所扩大。另外，随着频繁的国际交流，中医药理论越来越为广大的世界各国人民所接受，显示出广阔的对外服务前景，中医药医疗、教育、保健在全球将形成一种新型产业，为健康产业的发展注入新的活力。据统计，截至2012年，全球现已拥有各类中医、针灸医疗机构2万余个，医务人员近15万人；中医、针灸学校1200余所，在校生近20万名，同时，各种中医药外包服务业在蓬勃发展。

大力发展健康服务业有利于引导国内资源聚集和发展。从目前来看，我国的健康服务业发展面临西方国家更加重视中国市场和开发中国市场的巨大压力。他们正在以东西方文化差异和与中国习俗的差异为基础，制定不同的市场拓展策略进入中国市场。外商对中国投资，已从来料加工、合资办厂发展到兼并中国企业投资办厂的阶段。他们不仅利用中国的市场，而且也在整合中国的资源，整合我国不多的技术积累和国家培养的专业工程技术人员及掌握操作技能的技术工人，以及生产可靠性好、性能高、价位低的适合中国市场的产品。在策略上，他们不再是仅仅追求推销原公司的高性能、高价格的高档治疗类精密医疗器械，而是转向发展中国市场需求量大、面广的常规治疗类精密医疗器械，由此更增加了我们发展健康服务业的紧迫性。因此，我国及时启动健康服务业规划，积极引导社会资本等进入健康服务业领域，大力发展我国的健康服务业，增强其国际竞争优势。

（六）健康服务业的发展关乎民生与民心，关乎民族的前途未来与社会和谐，具有极大的社会功能

随着人们生活水平的提高，健康已经成为了社会生活的热点问题。对于个人

笔记

来说,健康是 1,其他的都是 0;对于社会来说,如果绝大多数人都处在亚健康或不健康状态,社会就会成为一个病态社会。"以人为本",其前提是以人的健康为本。而大力发展健康服务业可直接满足人民群众日益增长的健康产品与服务的需求,提高人民的健康水平。因此,健康服务业不仅只关乎经济的发展,而是关乎民生,关乎民心,关乎民族的前途未来。因此,发展健康服务业不仅具有推动经济发展的意义,同时也具有极大的社会功能,是老百姓的安身工程、安心工程。

第二节　健康服务业的发展

一、欧美国家健康服务业发展简况

《意见》明确了健康服务业的范围,包括医疗服务、健康管理与促进,健康保险及相关服务和相关支撑性产业四方面。因此,在追溯欧美国家健康服务业发展历史时,我们从以下四部分内容分别进行阐述。

(一)医疗服务业发展

据 2012 年美国人口调查局统计数据显示:过去 10 年,美国医疗服务业总就业人口增加了 76.6%,其中增长最快的是"家庭及社会保健服务"人员,增长率为 275%。目前,美国 1/7 的成年人从事健康产业,医疗服务业占到了美国经济的 17% 以上。美国经济学家预测,到 2020 年,美国的医疗服务业将占到美国经济的 25%。加拿大、日本等国的医疗服务业增加值占 GDP 比重也超过了 10%。医疗服务业的增长速度几乎超过了世界上每个国家的 GDP 增速。在 20 世纪 30 年代的美国经济大萧条中,唯有医疗服务业是直线上升的产业。2007 年美国次贷危机引发全球的金融危机后,医疗服务业依然保持稳定的发展态势,持续创造着巨大的经济效益。

德国联邦经济研究所数据显示:医疗服务业占国内生产毛额的 10%,劳动人口总数占就业市场的 13%。2010 年,德国医疗服务业产值达到了 728 亿欧元,在国内行业产值总额排名中居第 5 位;据预测到 2030 年,健康医药产品及服务业产值将成长 3 倍。德国政府于 2009 年 1 月批准了 500 亿欧元的经济刺激计划,而医疗健康产业和教育领域成为重点投资方向。

(二)健康管理与促进服务业发展

健康管理作为一个行业及学科,最早出现于 20 世纪 50 年代的美国。1929 年,由于健康管理能有效降低医疗赔付费用,美国蓝十字和蓝盾保险公司在对教师和工人提供基本医疗诊费的同时,也提供进行健康管理的费用,由此产生了健康管理的商业行为。

1969 年,美国联邦政府出台了将健康管理纳入国家医疗保健计划的政策。尼克松政府更是将健康管理保障体系转变。1973 年,美国政府正式通过了《健康维护法案》,特许健康管理机构设立关卡,限制医疗服务,以控制不断上升的医疗支出。如今,健康管理机构也统称为"管理医疗模式(managed care)保险制度",终于取代了美国部分的医疗保险。1978 年,美国密歇根大学成立了健康管理研究中心,旨在研究生活方式行为及其对人一生健康、生活质量、生命活力和医疗卫生使用情况的影响。

美国健康管理经过几十年的蓬勃发展,已成为美国医疗服务体系中重要的组成部分,且实践证明健康管理能够有效地改善人们的健康状况并明显降低医疗保险的开支。目前,有 7700 万的美国人在约 650 个健康管理机构中享受医疗服务,超过 9000 万的美国人成为预计支付组织(prospective payment organization,PPO)计划的享用者,这意味着每 10 个美国人就有 7 个享有健康管理服务。

英国医疗健康管理服务主要由国家健康保障体系(National Health Service,NHS)主导。以国家税收和国家保障体系为来源的公共基金为所有国民提供全套件的医疗服务。服务按需提供,与支付能力没有关系。商业健康保险主要客户为收入较高的人群,包括收入损失险,重大疾病险,长期护理保险,私人医疗保险,健康基金计划和牙医保险等。英国私营的 BUPA(英国有远见者联合会)是国际性的医疗及保健、保险组织。旗下 42 个健康体检中心通过对客户进行全面体检、咨询医生数据分析、预测疾病、客户可在当天收到包括疾病预防行动方案的体检结果。目前该机构成员遍布 190 多个国家,为全球超过 800 万机构的40 000 多位雇员提供全球性医疗保险及保健服务。其医疗医保结合的健康保险模式备受世人瞩目。

> **知识拓展**
>
> ### NHS:英国的成就和骄傲
>
> 伦敦奥运会(2012 年)开幕式上有这样一幕令人印象深刻:在米字旗升起之际,一大群医护人员走进运动场,排出了流光溢彩 3 个字母:NHS。NHS 是"国家健康服务体系(National Health Service System)"的缩写,代表了一个雇佣了 150 多万医护人员,由英国财政支持、免费为所有英国人提供医护服务的医疗制度。奥运会开幕式展示的,未必总是一个国家最为世界瞩目的东西,但肯定是其国民最自豪的事物。NHS 是典型的全民福利型医疗体制模式,其核心价值及原则是:提供全面可及的,基于患者需求而不是其支付能力的免费医疗服务。居住在英国的合法居民,除了支付一些处方费,眼科、牙科的费用之外,可以享受免费的医疗服务。

(三)健康保险服务业发展

美国由于 1929 年经济危机,住院患者减少,达拉斯市的贝勒大学(Baylor University)医院首创对医院费用实行预付方式,亦即蓝十字医疗保险。而与其齐名的蓝盾医疗保险则是对医师的诊查费和手术费预付的保险。其后,其他营利性的保险公司也相继参与了医疗保险,加入者最多时达 1.9 亿人以上。实行医疗保险制度的初期,只要支付一定额的医疗保险费即可享受医疗服务。随着医疗费用的高涨和患者的增加,支付费用不断增加。

此后,美国一些地区开始出现预计支付组织(PPO)和健康维护组织(health

笔记

maintenance organization，HMO）等制度，健康维护组织（HMO）以及其他健康管理组织机构（MCOs）与居民签约，代表居民与医院进行谈判，医疗费用比自行就医减少 30%。美国在自由诊疗的基础上建立了各种形式的医疗保险制度。1965年，约翰逊（L.B.Johnson）总统在全国范围内实施以老年人为对象的医疗照顾制度（medicare）和以贫困者为对象的医疗补偿制度（medicaid），从而开始进入美国医疗制度的大变革时期。

在美国现行医保体制下，大约有 1.6 亿 65 岁以下的美国人通过雇佣关系获得医疗保险，还有接近 1800 万美国人自行在市场上购买医疗保险。大约有 4400万美国人享受政府为老年人和残疾人提供的优惠医疗保险——"medicare"，还有近 6100 万贫困人口享受 medicaid 的优惠保险。不过目前仍有 4600 万美国人没有任何医疗保险，这一数额约占美国总人口的 15%。

2010 年 2 月 22 日出台了奥巴马政府的医疗改革方案。根据这一新的改革措施，未来 10 年内美国将花费 1.1 万亿美元，把医疗保险的对象扩大 3600 万人，并且到 2013 创建一个新的公共保险计划。

（四）健康服务相关支撑产业发展

美国从实施"健康美国 2010 项目活动"开始，就积极推动健身运动，并于2008 年颁布了《健康运动指南》。2009 年美国营养健康产业市场份额达到 1083亿美元，其中膳食剂（相当于我国保健品）占 25%，销售额高达 269 亿美元，并一直以 5% 左右的速度持续稳定增长。日本 2000 年通过"21 世纪全民健康促进运动"，发布"2006 年健康促进之健身活动指导"，实施"专门健康体检制度"及"特定健康指导制度"。英国于 2000 年后制定了健身活动策略。加拿大目前正在实施一项"全政府"活动——现在行动，它是探索通过全政府操作的健康促进活动来控制健康关键风险因素。芬兰实施了 25 年的成人健康促进项目，其中特色健身活动就是温泉和芬兰浴。

知识链接

美国"健康国民 2010"

美国"健康国民 2010"是一个综合的全民健康促进和疾病预防规划。该规划由美国卫生与公众服务部颁布，作为 21 世纪第一个 10 年的美国国民健康规划。其提出了两个战略性的目标，战略目标由涉及 28 个关注领域的 467个具体目标所支持。战略目标 1：提高生命质量，增长健康生命的年限；战略目标 2：消除不同群体之间的健康差异。该规划确定了 2010 年美国全民健康的方向、目标及具体要求，是一个具有重大意义的健康促进的纲领性文献。

二、中国健康服务业发展简况

经过 30 年的改革开放，经济飞速发展，人们健康意识越来越强，我国 13 亿人口形成了健康服务业巨大的市场需求。目前，我国健康服务业体系涵盖医疗服务、健康管理与促进、健康保险以及相关行业,涉及药品、医疗器械、保健用品、保健食品、健身产品等支撑产业,覆盖面广,产业链已初步形成,健康产业也已初具规模。

(一)医疗服务业发展

新中国成立以来,党和政府高度重视医疗卫生事业发展,1950 年 8 月在北京召开了全国卫生会议,确定了我国卫生工作"面向工农兵,预防为主,团结中西医"的三大方针。1996 年,国务院会议讨论通过了《中共中央、国务院关于卫生改革与发展的决定》(以下简称《决定》),《决定》中明确指出新时期卫生工作的方针是:以农村为主,预防为主,中西医并重,依靠科技和教育,动员全社会参与,为人民健康服务,为社会主义现代化服务。这一时期世界卫生组织先后确定了全球战略目标及采用初级卫生保健的策略,我国积极与世界卫生组织合作,引进和完善初级卫生保健的理论和技术。

2009 年,中共中央、国务院向社会公布了《关于深化医药卫生体制改革的意见》。《意见》提出了"有效减轻居民就医费用负担、切实缓解'看病难,看病贵'"的近期目标,以及"建立健全覆盖城乡居民的基本医疗卫生制度,为群众提供安全、有效、方便、价廉的医疗卫生服务"的长远目标。

2012 年卫生统计年鉴数据显示,目前我国注册医疗机构有 95.0 万个,其中医院有 23 170 个,基层医疗卫生机构 91.3 万个,公立医院 13 384 个,民营医院 9786 个,各类医疗机构拥有医务人员 911.57 万人,医疗机构在不断发展成熟。

(二)健康管理与促进健康服务业发展

2000 年,第一批健康管理公司开始成立;2004 年 9 月,第一家网上健康管理公司成立;同年 10 月,国务院批准中国人民健康保险股份有限公司成立;2005 年 9 月,深圳成立了第一家健康管理中心;2005 年 10 月,健康管理师正式成为新职业;2007 年 7 月,在北京成立了中华医学会健康管理学分会。从此,健康管理成为我国居民健康服务体系中的一个独立产业。纵观我国健康体检及健康管理机构的发展,可大体分为 3 个阶段:开始的 10 年处于初级阶段,服务概念为松散型;在发展中期,提出健康体检中心概念,开展体检后健康咨询服务;后期为健康产业快速发展时期,健康机构扩大,涉及民营医疗机构和社会团体等。健康管理工作内涵提升,涉及健康体检、健康管理、医疗保健等,健康管理产业链逐步形成,其中约 64% 的机构是体检中心。截至 2008 年,全国大大小小的体检中心和健康管理公司有 5700 多家。多数机构能按照健康管理普遍流程提供服务,但也存在规模大小不一,自行设立套餐类别和价格,自行进行服务的营销和推广,体检市场尚处于无标准、无规范、无管理的状态。

2000 年至今,健康管理在我国发展迅速,机构数量和服务内容不断发生变化。健康管理机构由最初的以体格检查为主要服务形式的体检中心,逐渐发展到服务内容加入就医挂号服务、营养膳食指导及生活方式指导。随着健康管理机构的不断发展壮大,服务内容不断完善,目前健康管理机构的服务内容还包括提供健康风险评估、提供私人医疗服务以及健康管理平台建设、保健品开发和中医养生服务等,逐步形成真正意义上的健康管理服务。

笔记

（三）医疗保险服务业发展

在医疗保险方面,20世纪50年代,我国农村兴起的合作医疗保障制度是农民群众的伟大创举。随之发展起来的是公费医疗保险和劳保医疗保险。经过1994年镇江、九江医疗保险试点,1998年国务院下发《国务院关于建立城镇职工医疗保险制度的决定》,实行医疗保险制度的改革,主要是解决原公费劳保制度的弊端,在市场经济条件下满足人民群众的基本医疗需要。从改革到现在,中国医疗保险制度已走过10多年的发展历程,完成了从公费、劳保医疗等福利性医疗保障制度到基本医疗制度的历史性转变。同时新型农村合作医疗制度的实施,保障了广大农民的医疗服务需求,加强了社会公平性。

（四）健康服务相关支撑产业发展

《意见》指出健康服务业主要包括医疗服务、健康管理与促进、健康保险以及相关服务,涉及药品、医疗器械、保健用品、保健食品、健身产品等支撑产业。改革开放以来,随着人民群众生活水平的不断提高,对保健品的需要日益增多。20世纪80年代至1995年初,是保健品行业的第一个高速发展时期。在这一阶段,由于保健品的高额利润和相对较低的政策壁垒和技术壁垒,涌现出了大大小小3000多家保健品生产企业,产品品种更是多达2.8万种,年产值达300多亿元。但消费者对保健品的"信誉危机"导致保健品市场繁荣不久即开始了大幅滑坡。1995—1998年,保健品行业经历了一个漫长的低谷期,企业数量和销售额大面积缩水,仅剩下1000家左右的生产厂家和总共100多亿元的年产值。其中60%左右的是中小型企业。2003年一场突如其来的非典,在给百姓带来惶恐的同时,也使健康市场异常红火,并在我国保健品市场多年连续下跌的情况下,奇迹般地创造了保健品市场份额大幅度提升的神话。并且,随着保健品市场进一步扩大,保健食品销售额有较大幅度的增长,2010年,保健品人均消费100元,保健品产业市场总容量突破1000亿元。

近20年来,我国保健品消费增长在15%~30%,远远高于发达国家13%的增长率,2004年全国保健品市场容量达到400亿元左右。当前由于工业、农业污染严重,健康成了焦点话题,人类对营养保健品、绿色食品的需求量大大增加。在未来,营养健康品将成为我国健康服务业的巨大增长点。随着我国人口老龄化社会的到来,营养保健市场有很大增长空间。

健身娱乐是健康服务业的新亮点,随着人民生活水平的提高,以及"黄金周""双休日"的出现,旅游、健身、娱乐等逐渐发展,由体育健身带动的健康相关产业发展潜力巨大。目前,我国各类体育经营企业2万多家,总投资额约2000亿元,营业额6000亿元。

知识拓展

健身产品

健身产品是用来满足人们在进行各类健身活动时所需要的各种专门器械和相关产品的总称。健身产品的设计与制造应符合健身运动的特点,目的是用于人们从事健身活动。狭义地讲,可以将健身产品认为是健身所使用的体育器械及附件,即健身器械。而广义地讲,健身产品还包括健身所需的非器械,如服装、鞋帽、图书、音像制品、食品、饮料、软件以及相关健身服务。

第三节　中国健康服务业发展前景

《意见》强调,要在切实保障人民群众基本医疗卫生服务需求的基础上,充分调动社会力量的积极性和创造性,着力扩大供给、创新发展模式、提高消费能力,促进基本和非基本健康服务协调发展。力争到2020年,基本建立覆盖全生命周期、内涵丰富、结构合理的健康服务业体系,健康服务业总规模达到8万亿元以上。

知识链接

"健康中国2020"

2008年,为积极应对我国主要健康问题和挑战,推动卫生事业全面协调可持续发展,在科学总结新中国成立60年以来我国卫生改革发展历史经验的基础上,原卫生部启动了"健康中国2020"战略研究。时任原卫生部部长陈竺指出,"健康中国"战略是一项旨在全面提高全民健康水平的国家战略,提出"到2020年,主要健康指标基本达到中等发达国家水平"。"健康中国2020"战略是以科学发展观为指导,以全面维护和增进人民健康,提高健康公平,实现社会经济与人民健康协调发展为目标,以公共政策为落脚点,以重大专项、重大工程为切入点的国家战略。实施"健康中国2020"战略,是构建和谐社会的重要基础性工程,有利于全面改善国民健康,确保医改成果为人民共享,也有利于促进经济发展方式转变,充分体现贯彻落实科学发展观的根本要求。

一、大力发展医疗服务

随着经济快速发展、人口城镇化、老龄化、生活方式的转变,国人疾病谱的变化,慢性疾病患病率增加,人民群众购买力增强,国民医疗服务需求呈"井喷式"增长。《意见》强调:医疗服务能力大幅提升,医疗卫生服务体系更加完善,形成多元办医格局,优化医疗服务资源配置,康复、护理等服务业快速增长,各类医疗卫生机构服务质量进一步提升。

(一)公立医疗机构

公立医疗机构面向城乡居民提供基本医疗服务的主导地位,继续面临深化改革、改制试点,加强医疗服务体系建设,内涵建设,提升服务效能。

(二)非公立医疗机构

非公立医疗机构将受到大力扶持和发展,鼓励社会资本举办非营利性医疗

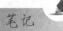
笔记

机构、提供基本医疗卫生服务，对这类主体的上下游产业链项目，优先按相关产业政策给予扶持。获得与公立医疗机构市场准入、社会保险定点、重点专科建设、职称评定、学术地位、等级评审、技术准入等方面同等对待的政策。支持向高水平、规模化方向发展，鼓励发展专业性医院管理集团。无论公立还是非公立医疗机构，都要根据区域卫生规划，合理布局和设置。康复医院、老年病医院、护理员、临终关怀医院等成为重点发展的医疗机构。从服务项目设置来看，大力发展康复护理、老年护理、家庭护理，形成规模适宜、功能互补、安全便捷的健康养老服务网络。提高规范化服务水平，以适应不同人群需要的护理服务，应对人口老龄化带来的康复、护理服务的迫切需求。

二、健康管理与促进服务水平明显提高

健康管理与促进的内涵非常丰富，与医疗服务、公共卫生紧密相关，建立健康导向型医疗保健服务体系，使预防、保健、疾病控制、康复、慢性病管理融为一体，有机整合。大力发展健康服务业，非禁即入、非禁即准。中医医疗保健、健康养老，以及健康体检、咨询管理、体质测定、体育健身、医疗保健旅游等多样化健康服务将得到大力发展。

（一）健康养老服务

推进医疗机构与养老机构等加强合作。在养老服务中充分融入健康理念，加强医疗卫生服务支撑。建立健全医疗机构与养老机构之间的业务协作机制，鼓励开通养老机构与医疗机构的预约就诊绿色通道，协同做好老年人慢性病管理和康复护理。增强医疗机构为老年人提供便捷、优先优惠医疗服务的能力。推动二级以上医院与老年病医院、老年护理院、康复疗养机构等之间的转诊与合作。发展社区健康养老服务，提高社区为老年人提供日常护理、慢性病管理、康复、健康教育和咨询、中医保健等服务的能力，鼓励医疗机构将护理服务延伸至居民家庭。鼓励发展日间照料、全托、半托等多种形式的老年人的照料护理，逐步丰富和完善服务内容，做好上门巡诊等健康延伸服务。

（二）全面发展中医药医疗保健服务

提升中医健康服务能力。充分发挥中医医疗预防保健特色优势，提升基层中医药服务能力，力争使所有社区卫生服务机构、乡镇卫生院和70%的村卫生室具备中医药服务能力。推动医疗机构开展中医医疗预防保健服务，鼓励零售药店提供中医坐堂诊疗服务。开发中医诊疗、中医药养生保健仪器设备。推广科学、规范的中医保健知识及产品。加强药食同用中药材的种植及产品研发与应用，开发适合当地环境和生活习惯的保健养生产品。宣传普及中医药养生保健知识，推广科学有效的中医药养生、保健服务，鼓励有资质的中医师在养生保健机构提供保健咨询和调理等服务。鼓励和扶持优秀的中医药机构到境外开办中医医院、连锁诊所等，培育国际知名的中医药品牌和服务机构。

（三）发展健康体检与健康咨询等健康服务

引导体检机构提高服务水平，开展连锁经营。加快发展心理健康服务，培育专业化、规范化的心理咨询、辅导机构。规范发展母婴照料服务。推进全科医生

笔记

服务模式和激励机制改革试点,探索面向居民家庭的签约服务。大力开展健康咨询和疾病预防,促进以治疗为主转向预防为主。

(四)发展全面体育健身

运动与健康密切相关,体育事业历来受到中国政府的高度重视。国家"十二五"规划纲要提出:"发展健身休闲体育,开发体育竞赛和表演市场,发展体育用品、体育中介和场馆运营等服务"。近些年随着中国经济社会快速发展和人们生活水平的提高,公众对体育的需求日益强烈,"参加健身活动,为健康投资"的新型消费观正在兴起,为体育产业发展开辟了广阔市场。经过多年发展,中国体育产业已在市场挖掘、技术创新、产品研发等领域具备了一定基础,为其在更高层次上发展创造了条件。以室外健身器材生产为例,目前世界上70%~80%的室外健身器材由中国制造,室外健身器材产业已成为中国体育产业的重要组成部分。近些年来,中国体育产业以年均15%以上的速度增长,2012年体育产业增加值超过4000亿元,占国内生产总值的比重超过0.7%,从业人员超过400万人。作为健康管理和健康促进的重要组成部分,全民健身服务业的地位日益重要,它适应和满足广大群众日益增长的体育健身、健美、娱乐和休闲等方面的消费需求;与此同时,健身用品、健身器械、体质检测也将同步提高消费需求。

(五)发展健康文化和旅游

支持健康知识传播机构发展,培育健康文化产业。鼓励有条件的地区面向国际国内市场,整合当地优势医疗资源、中医药等特色养生保健资源、绿色生态旅游资源,发展养生、体育和医疗健康旅游。

三、健康保险服务进一步完善

商业健康保险产品更加丰富,参保人数大幅度增加,商业健康保险支出占卫生总费用的比重大幅提高,形成较为完善的健康保险机制。积极发展健康保险,在2013年《意见》中列为主要任务。有研究指出,2015年我国健康保险潜在的市场需求在2520亿~10360亿元,是2011年健康保险保费收入的3.64~14.98倍。

(一)丰富商业健康保险产品

在完善基本医疗保障制度、稳步提高基本医疗保障水平的基础上,鼓励商业保险公司提供多样化、多层次、规范化的产品和服务。鼓励发展与基本医疗保险相衔接的商业健康保险,推进商业保险公司承办城乡居民大病保险,扩大人群覆盖面。积极开发长期护理商业险以及与健康管理、养老等服务相关的商业健康保险产品。推行医疗责任保险、医疗意外保险等多种形式的医疗执业保险。

(二)发展多样化健康保险服务

健康保险与健康管理经营具有天然的内在联系。建立商业保险公司与医疗、体检、护理等机构合作的机制,加强对医疗行为的监督和对医疗费用的控制,促进医疗服务行为规范化,为参保人员提供健康风险评估、健康风险干预等服务,或直接投资于与健康保险业务紧密相关的健康管理、医疗、养老、护理等机构,进一步延伸健康保险产业链,为客户提供健康教育、疾病预防、就医服务、

笔记

康复指导和护理等全流程的健康管理服务，建立和完善"健康保险＋健康管理"的专业化经营模式。

四、健康服务相关支撑产业规模显著扩大

健康服务相关支撑产业包括：药品、医疗器械、康复辅助器具、保健用品、健身产品等，产业链长、涉及面广、规模显著。大力发展健康服务业，必须有这些产业的支撑；反之，健康服务业的兴旺发达，必然促进健康服务相关支撑产业的发展。比如，血压计是便携医疗设备应用最广的一个市场，中国电子血压计市场规模年复合增长率将超过30%，2010—2012年，中国年均电子血压计的需求量为480万台，仅血压计一项就能产生巨大的产值。要大力培育健康服务业相关支撑产业。

（一）支持自主知识产权的医药产品

支持自主知识产权的药品、医疗器械和其他相关健康产品的研发制造和应用。继续通过相关科技、建设专项资金和产业基金，支持创新药物、医疗器械、新型生物医药材料研发和产业化，支持到期专利药品仿制，支持老年人、残疾人专用保健用品、康复辅助器具研发生产。支持数字化医疗产品和适用于个人及家庭的健康监测、监测与健康物联网等产品的研发。加大政策支持力度，提高具有自主知识产权的医学设备、材料、保健用品的国内市场占有率和国际竞争力。

（二）大力发展第三方服务

大力发展第三方服务，引导发展专业的医学检验中心和影像中心。支持发展第三方的医疗服务评价、健康管理服务评价，以及健康市场调查和咨询服务。公平对待社会力量提供食品药品检测服务。鼓励药学研究、临床试验等生物医药研发服务外包。完善科技中介体系，大力发展专业化、市场化的医药科技成果转化服务。这些举措有利于健康服务业的发展，降低资本运作风险和成本。

（三）支持发展健康服务产业集群

支持发展健康服务产业集群，鼓励各地结合本地实际和特色优势，合理定位、科学规划，在土地规划、市政配套、机构准入、人才引进、执业环境等方面给予政策扶持和倾斜，打造健康服务产业集群，探索体制创新。要通过加大科技支撑、深化行政审批制度改革、产业政策引导等综合措施，培育一批医疗、药品、医疗器械、中医药等重点产业，打造一批具有国际影响力的知名品牌。

本 章 小 结

健康服务业覆盖面广、产业链长，《国务院关于促进健康服务业发展的若干意见》（国发［2013］40号）（以下简称《意见》）作为我国首个健康服务业的指导性文件，从我国国情出发，借鉴国外经验，明确提出了健康服务业的内涵外延，即以维护和促进人民群众身心健康为目标，主要包括医疗服务、健康管理与促进、健康保险以及相关服务，涉及药品、医疗器械、保健用品、保

健食品、健身产品等支撑产业。健康服务业是一个以大健康观念为前提，与健康直接或间接相关的产业体系，具有五大共同特征，包括产业链长，投资大且风险高；技术含量高；与公众利益密切相关；具有公共物品与私人物品双重属性和具有明显的社会效益和可持续性。在世界一些发达国家和地区，健康服务业已经成为现代服务业中的重要组成部分，产生了巨大的社会效益和经济效益，而我国健康服务业仍处于起步阶段，在保证基本医疗卫生需求的基础上，人民群众正迫切期待多元化的健康服务供给，我国健康服务产业发展具备巨大潜力。在我国大力发展健康服务业具有重大意义，包括：有助于更好地满足人们群众日益增长的健康需求；有助于合理控制医疗费用过快增长，支持医疗卫生体制改革顺利进行；有助于更好地迎接我国人口老龄化的挑战；有助于促进国民经济增长；有助于充分利用我国丰富的中医药资源优势和具有极大的社会功能。在综合分析人民群众健康服务需求，以及我国健康服务业发展现状和前景的基础上，《意见》提出，到2020年，基本建立覆盖全生命周期、内涵丰富、结构合理的健康服务业体系，健康服务业总规模达到8万亿元以上，成为推动经济社会持续发展的重要力量。

（宋震亚）

关键术语

健康服务业　health services　　　医疗服务　medical service
健康保险　health insurance
健康管理与促进　health management and promotion
支撑性产业　supportive industry

练习题

一、填空题

1. 我国首个健康服务业的指导性文件是＿＿＿＿＿＿＿＿。

2. 健康服务业的范围包括，＿＿＿＿＿＿，＿＿＿＿＿＿＿，＿＿＿＿＿＿和＿＿＿＿＿＿四方面。

3. 健康服务业具有五大共同特征，包括＿＿＿＿＿，＿＿＿＿＿，＿＿＿＿＿，＿＿＿＿＿和＿＿＿＿＿。

4. 我国健康服务业目前处于起步阶段，除＿＿＿＿、＿＿＿＿外，我国健康服务业还存在＿＿＿＿，＿＿＿＿，＿＿＿＿和＿＿＿＿等问题。

5. 《意见》提出，到＿＿＿＿年，基本建立覆盖全生命周期、内涵丰富、结构合理的健康服务业体系，健康服务业总规模达到＿＿＿＿以上，成为推动经济社会持续发展的重要力量。

二、简答题

发展健康服务业具有哪些意义？

笔记

教学建议

一、教学目的

通过《健康管理学》课程的教学,使学生掌握健康管理的基本内容和基本方法;掌握健康管理的信息管理、风险评估、健康干预、健康教育的具体内容;具备重点人群、重点疾病健康管理的知识和能力;熟悉健康管理在家庭、学校、工作场所、体检中心的相关应用;能够运用健康管理的理论和知识指导实践工作,分析解决实际问题。

二、前期需要掌握的课程名称

临床医学概论
管理学
组织行为学
社会医学

三、学时建议

总学时:64 学时
理论学时:64 学时

教学内容	学习要点	总学时
第一章　概论	掌握:健康管理的概念;健康管理的基本步骤和常用服务流程。 熟悉:我国健康管理的需求现状;健康管理的主要目标和相关学科的关系;智能健康管理的概念和研究内容。 了解:健康管理兴起的背景和发展趋势	4
第二章　医学基础知识	掌握:临床医学与预防医学基础知识。 熟悉:现代医学主要诊断技术与治疗方法。 了解:临床预防服务与康复医学基本内容	4
第三章　相关基本知识	掌握:流行病学的基本概念、指标体系和研究方法;循证医学的基本概念。 熟悉:初级卫生保健的概念和内涵;社区公共卫生服务的基本原则、特征和内容;循证医学的实施步骤;医学伦理学的基本原则。 了解:"人人享有卫生保健"和"健康中国 2020"战略目标;健康管理相关法律制度和相关权利义务	4
第四章　中医治未病的理念和方法	掌握:中医治未病的基本思想;体质的概念;中医养生的概念。 熟悉:9 种常见体质类型特征、判定方法、调护措施。 了解:治未病是中医特色的健康管理;传统养生方法与技能	4

续表

教学内容	学习要点	总学时
第五章　健康信息管理	掌握：健康信息管理的基本概念；健康信息技术的类别；健康信息平台的基本原理和功能架构以及标准化居民健康档案的架构和信息内容。 熟悉：问卷调查采集数据方式和各类体检项目。 了解：健康信息管理的范畴和居民健康档案的信息标准	4
第六章　健康风险评估	掌握：健康危险因素的识别以及健康风险评估的基本原理。 熟悉：常用的健康风险评估方法和结果的解释。 了解：健康风险评估在健康管理中的应用	4
第七章　健康教育学	掌握：健康相关行为改变的理论；健康教育与健康管理的计划设计。 熟悉：健康教育与健康促进的概念；健康教育与健康管理实施和评价。 了解：传播的基本概念与模式	4
第八章　生活方式的健康管理	掌握：营养学基础知识；平衡膳食的要点；身体活动的分类和强度、成瘾行为及特征。 熟悉：营养素推荐摄入量；营养干预方法；保健食品的分类和功能；身体活动的健康效益以及有益健康的身体活动推荐量。 了解：食品安全与食物中毒；控烟策略；酗酒的危害；网络成瘾行为的干预等	8
第九章　心理健康管理	掌握：心理健康的概念；心理健康的标准；心理健康管理。 熟悉：心理健康问题及其表现；心理调节、心身疾病、心理问题的影响因素。 了解：心理健康评价依据；心理咨询	4
第十章　重点人群与疾病的健康管理	掌握：高血压病、2型糖尿病健康管理的基本内容。 熟悉：0～6岁儿童、孕产妇和老年人健康管理基本内容；冠心病、脑卒中、肥胖症健康管理基本内容；恶性肿瘤筛查的基本原则和方法；高血压、2型糖尿病、冠心病、脑卒中的危险因素及其常用的发病风险评估方法。 了解：青少年健康管理；血脂异常及高尿酸血症健康管理的基本内容	8
第十一章　家庭、学校和工作场所健康管理	掌握：家庭生活周期问题以及防范；家庭保健的定义和方法；家庭健康评估条件；学生健康管理实施内容；工作场所健康管理相关定义。 熟悉：家庭概念、类型、结构和功能；家庭健康教育内容以及家庭健康评估原则和程序；学生健康管理实施流程；工作场所健康管理的形式和方法。 了解：家庭研究理论以及家庭健康评估工具；学校健康管理考核指标；健康管理的实施步骤	4
第十二章　健康管理在健康体检中的应用	掌握：健康体检概念；健康体检项目设置；体检报告的解读；检后管理。 熟悉：健康体检机构设置；健康体检流程及注意事项。 了解：健康体检报告的书写；健康体检质量控制与管理	4

笔记

续表

教学内容	学习要点	总学时
第十三章 健康管理在健康保险中的应用	掌握：健康保险的定义；医疗保险的定义。 熟悉：健康保险与医疗保险的关系；我国现阶段医疗保险的内涵及形式。 了解：世界主要的几种医疗保险模式；商业健康保险的发展	4
第十四章 健康服务业概述	掌握：健康服务业的定义和特征；发展健康服务业的意义。 熟悉：中国健康服务业发展前景。 了解：国内外健康服务业发展历史	4

笔记

参考文献

1. 卢祖洵,姜润生. 社会医学. 北京:人民卫生出版社,2013.

2. 鲍勇,吴克明,顾沈兵. 家庭健康管理学. 上海:上海交通大学出版社,2013.

3. 倪军杰,鲍勇. 家庭医生技能实训教程. 上海:上海交通大学出版社,2012.

4. 北京健康管理协会. 健康体检主检医师培训指导手册. 北京:北京出版社,2012.

5. 曹东萍. 体检机构健康管理手册. 北京:化学工业出版社,2011.

6. 查理德·格里格,菲利普·津巴多. 心理学与生活. 第16版. 王垒,王甦,等,译. 北京:人民邮电出版社,2008.

7. 常春. 健康教育与健康促进. 第2版. 北京:北京大学医学出版社,2010.

8. 陈君石,黄建始. 健康管理师. 北京:中国协和医科大学出版社,2007.

9. 陈君石,李明. 个人健康管理在健康保险中的应用现状与发展趋势. 中华全科医师杂志,2005,4(1):30-32.

10. 陈立典. 中医养生. 北京:北京科学技术出版社,2006.

11. 崔树起,杨文秀. 社区卫生服务管理. 第2版. 北京:人民卫生出版社,2008.

12. 董恩宏,鲍勇,吴克明. 基于医疗服务质量四要素的医院内涵建设. 中华健康管理学杂志,2012,6(6):427-428.

13. 段厚省. 论身份权请求权. 法学研究,2006,(5):17-29.

14. 冯建强. 新时期体检中心主任工作创新管理标准实务全书. 北京:中国党史出版社,2010.

15. 傅华. 预防医学. 第6版. 北京:人民卫生出版社,2013.

16. 葛可佑. 中国营养科学全书. 北京:人民卫生出版社,2004.

17. 顾海. 公共卫生事业管理. 北京:科学出版社,2010.

18. 关于促进健康服务业发展的若干意见(国发〔2013〕40号). 国务院. 2013.

19. 关于进一步鼓励和引导社会资本举办医疗机构意见的通知(国办发〔2010〕58号). 国务院办公厅. 2010.

20. 郭念锋. 心理咨询师(基础知识). 北京:民族出版社,2005.

21. 郭清. 卫生管理学. 北京:科学出版社,2005.

22. 郭清. 健康管理学概论. 北京:人民卫生出版社,2011.

23. 郭清. 公众健康管理及实施. 中国科学院院刊,2009,24(6):631-636.

24. 郭清. 智能健康管理. 健康研究,2011,31(2):81-85.

25. 郭清. 中国健康服务业发展报告2013. 北京:人民卫生出版社,2014.

26. 国家"十五"攻关"冠心病、脑卒中综合危险度评估及干预方案的研究"课题组. 国人缺血性心血管病发病危险的评估方法及简易评估工具的开发研究. 中华心血管病杂志,2003,31(12):893-901.

27. 国家卫生计生委. 人口健康信息管理办法(试行)(征求意见稿). 2013.

28. 国务院关于促进健康服务业发展的若干意见. http://www.gov.cn/zwgk/2013-10/14/content_2506399.htm

29. 韩永昌. 心理学. 上海:华东师范大学出版社,2001.

30. 洪昭光. 心理健康名医导航. 北京:新华出版社,2007.

31. 胡大一. 用循证医学指导心血管疾病的防治. 中国循证医学杂志,2004,4(5):285-287.

32. 黄晓琳,燕铁斌. 康复医学. 第5版. 北京:人民卫生出版社,2013.

33. 姜乾金. 医学心理:理论,方法与临床. 北京:人民卫生出版社,2012.

34. 解析云计算安全问题与云计算安全解决办法. 上海泽众软件科技有限公司［引用日期 2013-11-16］.

35. 李德新,刘燕池. 中医基础理论. 北京:人民卫生出版社,2011.

36. 李静,李幼平. 循证医学与21世纪医学教育. 中国循证医学,2001,1(2):71-73.

37. 梁万年. 卫生事业管理学. 第2版. 北京:人民卫生出版社,2008.

38. 梁万年. 卫生事业管理学. 北京:人民卫生出版社,2012.

39. 刘力生,王文,姚崇华. 中国高血压防治指南(2009年基层版). 中华高血压杂志,2010, 01:11-30.

40. 刘天鹏. 健康管理师培训教材. 北京:人民军医出版社,2006.

41. 刘晓峰,杜晓锋,张祚建. 专家教你解读体检表. 郑州:郑州大学出版社,2013.

42. 露易丝·海. 生命之重建:治愈你的身体. 闫翠翠,译. 珠海:珠海出版社,2010.

43. 罗爱静. 卫生信息管理概论. 北京:人民卫生出版社,2009.

44. 罗伯特·费尔德曼. 心理学与我们. 黄希庭,译. 北京:人民邮电出版社,2009.

45. 吕永利. 人体形态科学. 第2版. 北京:科学出版社,2010.

46. 吕姿之. 健康教育与健康促进. 第2版. 北京:北京大学医学出版社,2002.

47. 马存根. 医学心理学. 北京:人民卫生出版社,2000.

48. 马烈光. 中医养生学. 北京:中国中医药出版社,2012.

49. 马伟杭. 发展健康服务业,促进经济转型升级. 卫生经济研究,2013,(10):3-5.

50. 马骁. 健康教育学. 北京:人民卫生出版社,2004.

51. 钱明. 健康心理学. 第2版. 北京:人民卫生出版社,2013.

52. 人民网. 发展改革委就促进健康服务业发展的若干意见答问(全文). 2013-10-14.

53. 舒晴. 健康服务业迎机遇,发展规模将达八万亿. 中国改革报,2013(10)-29(5).

54. 孙爱萍. 健康管理实用技术. 北京:中国医药科技出版社,2009.

55. 孙广仁、郑洪新. 中医基础理论. 北京:中国中医药出版社,2012.

56. 孙宏伟. 心理健康教育学. 第2版. 北京:人民卫生出版社,2013.

57. 孙柳. 循证护理的展望. 循证医学,2004,4(3):174-177.

58. 孙长颢,营养与食品卫生学. 第7版. 北京:人民卫生出版社,2012.

59. 孙志芳. 逆灸对力竭大鼠Ghrelin的影响及能量代谢相关机制的研究. 北京中医药大学硕士学位论文,2013.

60. 王玎玎,郭继志,于长海. 社区居民健康管理存在的问题及伦理选择. 中国医学伦理学,2011,24(1):69-71.

61. 王家良. 循证医学. 北京:人民卫生出版社,2010.

62. 王利明. 民法. 北京:中国人民大学出版社,2000.

63. 王陇德,白书忠,陈君石,等. 健康管理师基础知识. 北京:人民卫生出版社,2013.

64. 王明旭. 医学伦理学. 北京:人民卫生出版社,2010.

65. 王培玉. 健康管理学. 北京:北京大学医学出版社,2012.

66. 王玉川. 中医养生学. 上海:上海科学技术出版社,1992.

67. 卫生部. "健康中国2020"战略研究报告. 北京,2012.

68. 卫生部. 中国癌症预防与控制规划纲要(2004—2010). http://www.caca.org.cn/system/2009/03/18/010022193.shtml

69. 卫生部关于印发《国家基本公共卫生服务规范(2011年版)》的通知. http://www.gov.cn/zwgk/2011-05/24/content_1870181.htm.

笔记

70. 卫生部疾病预防控制局. 老年人跌倒干预技术指南. 中国老年, 2011, 22: 12-24.

71. 卫生部人才交流服务中心. 健康管理师（国家职业资格一、二、三级）. 北京: 人民卫生出版社, 2013.

72. 卫生部人才交流服务中心. 健康管理师（基础知识）. 北京: 人民卫生出版社, 2013.

73. 魏志学.《健康体检管理规定》贯彻实施与体检项目服务标准实施手册. 北京: 人民卫生出版社, 2009.

74. 闻德亮. 临床医学概要. 北京: 人民卫生出版社, 2013.

75. 吴崇其. 卫生法学. 北京: 法律出版社, 2005.

76. 吴克明, 朱兰, 王剑波, 等. 基于家庭医生责任制的社区健康管理研究. 中华健康管理学杂志, 2012, 6(6): 421-422.

77. 奚耕思. 心理神经免疫学. 西安: 陕西师范大学出版社, 2006.

78. 项俊波. 保险原理与实务. 北京: 中国财政经济出版社, 2013.

79. 薛荃, 张绍波, 鲍勇. 基于家庭医生式服务的社区医疗机构服务满意度研究. 中华医院管理杂志, 2013, 29(1): 57-61.

80. 杨勇, 许虹. 治未病概论. 北京: 人民卫生出版社, 2013.

81. 杨月欣, 王光亚, 潘新昌. 中国食物成分表 2002. 北京: 北京大学医学出版社, 2002.

82. 姚树桥, 杨彦春. 医学心理学. 第 6 版. 北京: 人民卫生出版社, 2013.

83. 尹田. 论一般人格权. 法律科学, 2002, (4): 11-18.

84. 卫生部关于印发《健康体检管理暂行规定》的通知 http://www.gov.cn/zwgk/2009-08/21/content_1398269.htm

85. 卫生部统计信息中心. 基于居民健康档案的区域卫生信息平台技术规范（征求意见稿）http://chiss.org.cn/hism/wcmpub/hism1029/zqyj/201302/t20130201_767.html

86. 云计算系统核心技术. 中国移动物联网 [引用日期 2013-07-15].

87. 张安, 鲍勇. 我国医疗卫生行业经济效率探讨. 中华健康管理学杂志, 2012, 6(6): 430-431.

88. 张宏宏, 欧光明. 心理咨询师（基础知识）. 第 2 版. 北京: 民族出版社, 2012.

89. 张开金, 夏俊杰. 健康管理理论与实践. 第 2 版. 南京: 东南大学出版社, 2013.

90. 张亮, 胡志. 卫生事业管理学. 北京: 人民卫生出版社, 2013.

91. 赵水平, 胡大一. 中国成人血脂防治指南解读. 北京: 人民军医出版社, 2010.

92. 郑继伟, 马林云, 杨敬, 等. 区域视角下的健康发展战略选择: 以浙江为例的施政研究. 北京: 科学出版社, 2013.

93. 中国肥胖问题工作组. 中国成人超重和肥胖症预防与控制指南（节录）. 营养学报, 2004, 26: 1-4.

94. 中国健康银行网——移动医疗 App: 在医院围墙外淘金. 中国健康银行网 [引用日期 2013-11-27].

95. 中国就业培训技术指导中心. 公共营养师（基础知识）. 北京: 中国劳动社会保障出版社, 2007.

96. 中国营养学会. 中国居民膳食营养素参考摄入量. 北京: 中国轻工业出版社, 2002.

97. 中国营养学会. 中国居民膳食指南. 拉萨: 西藏人民出版社, 2010.

98. 中国政府网. 国务院关于促进健康服务业发展的若干意见.

99. 中华人民共和国国家卫生和计划生育委员会. 关于印发《中国慢性病防治工作规划（2012—2015 年）》的通知. http://www.moh.gov.cn/zhuzhan/wsbmgz/201304/b8de7b7415ca4996b3567e5a09e43300.shtml.

100. 中华人民共和国劳动和社会保障部. 国家职业标准——健康管理师（试行）. 北京: 中国劳动社会保障出版社, 2007.

笔记

101. 中华人民共和国卫生部. 2012 中国卫生统计年鉴. 北京：中国协和医科大学出版社，2012.

102. 中华医学会神经病学分会脑血管病学组急性缺血性脑卒中诊治指南撰写组. 中国急性缺血性脑卒中诊治指南 2010. 中华神经内科杂志，2010，43：1-8.

103. 中华医学会糖尿病学分会. 中国 2 型糖尿病防治指南（2010 年版）. 北京：北京大学出版社，2011.

104. 中华医学会心血管病学分会，中华心血管病杂志编辑委员会. 中国心血管病预防指南. 中华心血管病杂志，2011，39：3-22.

105. 周洁，张新宇，樊民胜. 中国护理管理的伦理缺陷和困境浅析. 中国医学伦理学，2010，23（3）：33-34，69.

106. 2008 年第四次国家卫生服务调查分析报告. 北京：卫生部统计信息中心，2009.

107. An Zhang, Wen Xia MA, Bao Yong. Research on Efficiency of Primary Healthcare Service of Shanghai in China. European Scientific Journal June, 2013, 9(18): 99-108

108. Bruce G. Simons-Morton, Walter H. Greene, Nell H. Gottlieb. Introduction to Health Education and Health Promotion. 2nd ed. Waveland Press, 1995.

109. James F. Mackenzie, Jan L. Jurs. Planning, Implementing, and Evaluating Health Promotion Program. London: Macmillan Publishing Company, 1993.

110. Kopersk M. The state of primary care in the United States of America and lessons for primary care groups in the United Kingdom. British Journal of General Practice, 2000, 50(453): 319-322.

111. Michael P. O' Donnell. 工作场所健康促进. 第 3 版. 常春，等译. 北京：化学工业出版社，2009.

112. Paul Zane Pilzer. The New Wellness Revolution: How to Make a Fortune in the Next Trillion Dollar Industry. New York: John Wiley & Sons, 2007.

113. Society of Prospective Medicine. Handbook of Health Risk Assessment. Washington DC: SPM, 1999.

114. Stuart M, Weinrich M. Home- and community-based long-term care: lessons from Denmark. Gerontologist, 2001, 41(4): 474- 480.

115. Taylor RB. Family medicine: current issues and future practice//Taylor RB. Family Medicine: Principles and Practice. 5th ed. New York: Springer-Verlag, 1998.

中英文名词对照索引

笔记

469

D

E

F

G

笔记

笔记

X

Y

笔记

Z

85